Liebes Schnuffilein,
frohe Weihnachten 2007!
Ich liebe Dich
Dein Rainer

Das Pferd

Faszination und Mythos

Das Pferd

Faszination und Mythos

Susanne Sgrazzutti

Jürgen Schulzki (Fotografie)

p

Queen Street House
4 Queen Street
Bath BA1 1HE, UK

Producing: ditter.projektagentur gmbh, Köln
Lektorat und Bildbeschaffung: Irina Ditter-Hilkens, Köln
Konzept: Susanne Sgrazutti, Irina Ditter-Hilkens, Jürgen Schulzki
Gestaltung: Claudio Martinez, Köln
Litho: Klaussner Medien Service GmbH, Köln

ISBN-10: 1-40547-804-7
ISBN-13: 978-1-40547-804-5

Printed in China

Inhalt

Vorwort 8

Mythos Pferd – Dichtung und Wahrheit **10**

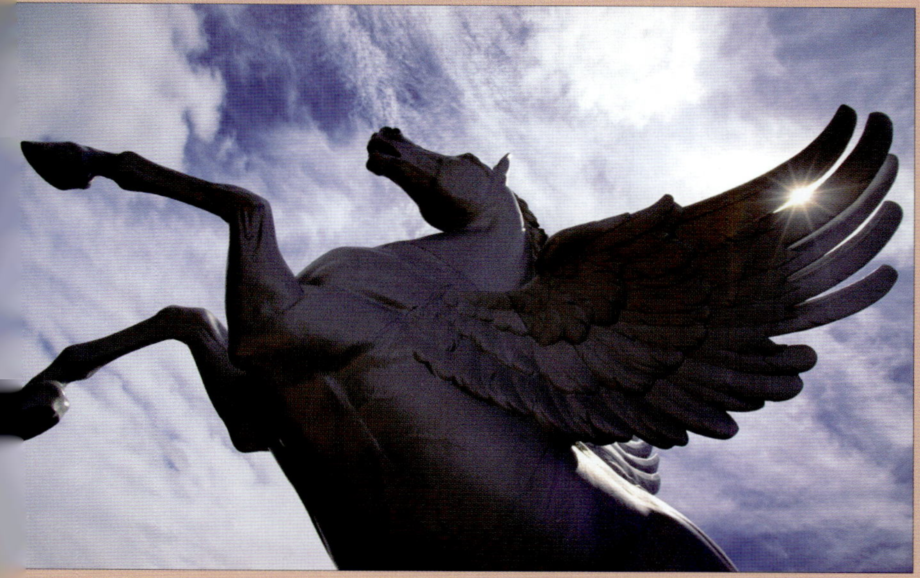

Das gehörnte Pferd 12
Das magische Hufeisen 14
Schmiedekünstler 16
Alte Geschichte(n) rund ums Pferd 18
Griechische Größen 20
Frauenpower 22

Aus grauer Vorzeit zur bunten Vielfalt **24**

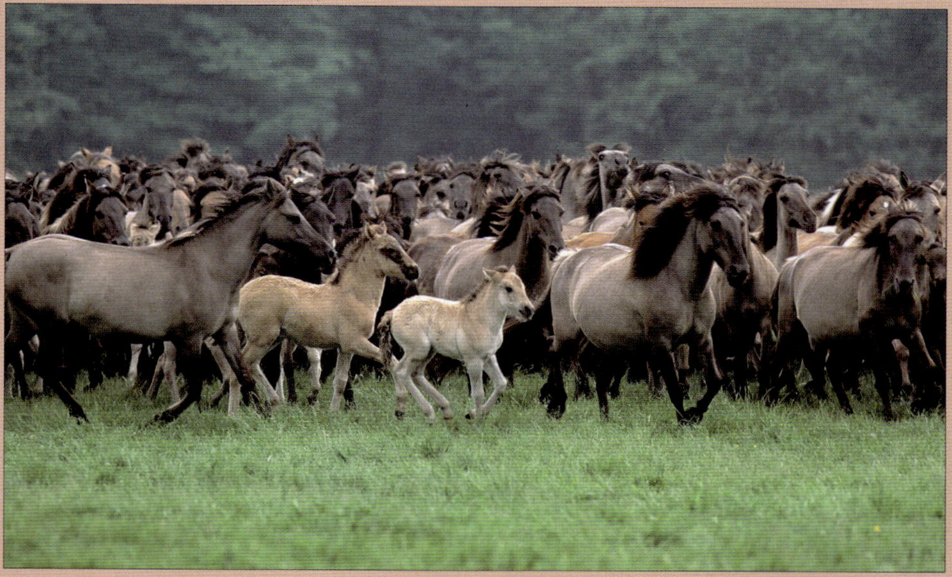

Das Stammbuch der Pferde 26
Einmal Zivilisation und zurück 28
Gesellig, undemokratisch und feinsinnig 30
Gut gebaut 32
Weiß wie Schnee 34
Schwarz wie die Nacht 36
Kunterbunt 38
Gezeichnet fürs Leben 40
Die Väter der Nation 42
Showbusiness 44
Temperamentvoll 46
Die Trinker der Lüfte 48
Spanisch für Fortgeschrittene 50
Die furchtlosen Stierkämpfer 52
Die geschulten Lipizzaner 54
Schwarze Perlen 56
Feucht fröhlich 58
Die Westernprofis 60
Die großen Deutschen 62
Masse und Klasse – Großkaliber 64
Blonde Beautys 66
Einen Gang zulegen 68
Klein, aber oho! 70
Dülmener Wildpferde – Alle Jahre wieder 72
Erkennungsdienstliche Hinweise 74

Pferdestärken in allen Lebenslagen 76

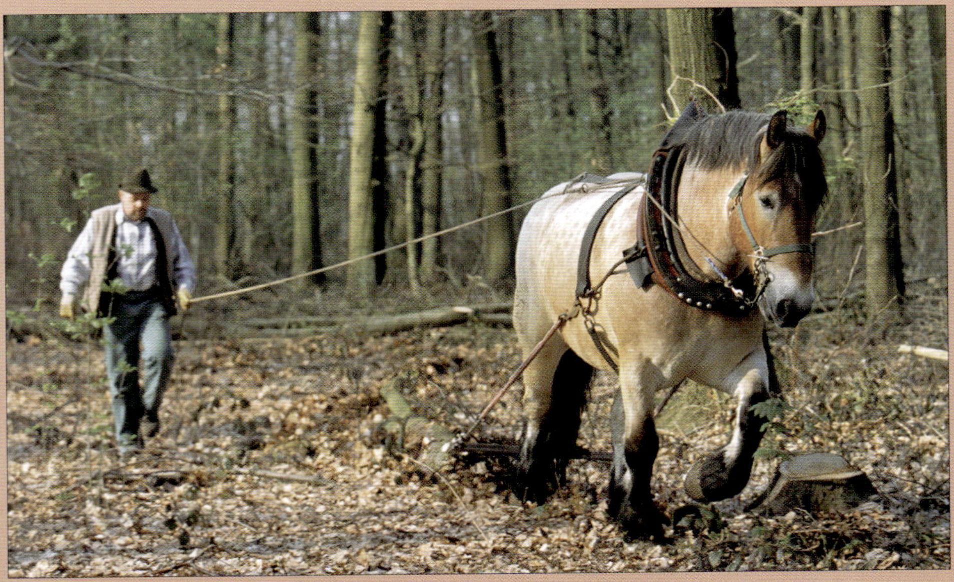

Beziehungsvariationen 78
Vertrauen gegen Vertrauen 80
Moderne Ritter und ihre Spiele 82
Ackern und rackern 84
Der Wilde Westen 86
Galoppierender Nachrichtendienst 88
Vorfahrt für Pferde 90
Straßenkreuzer 92
Pazifisten an der Front 94
Kanonenfutter – Pferde in den Weltkriegen 96
Vertriebene 98
Pferde im Trubel 100
Pferde im Wappen 102

Ausgezeichnete Athleten 104

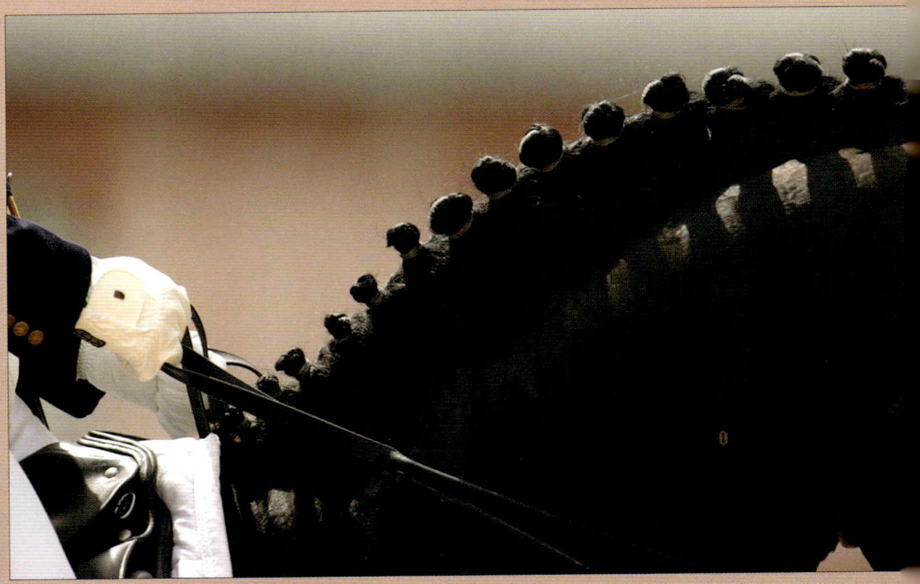

Der Sport der Könige 106
Mit großer Leichtigkeit 108
Mikrokosmos Rennbahn 110
Ja, wo laufen sie denn? 112
Legenden 114
Wetten, dass ... 116
Der Renner unter den Pferden 118
Schwing die Hufe! 120
Bloß nicht galoppieren! 122
Gymnastik auf hohem Niveau 124
... immer taktvoll 126
In Frack und Zylinder 128
Steil, hoch, weit 130
Den Absprung nicht verpassen 132
Die Überflieger 134
Das Weltfest des Pferdesports 136
Die Alleskönner 138
Gute Reise! 140
So weit die Hufe tragen 142
Die Rotröcke 144
König der Spiele – Spiel der Könige 146
Kleines Einmaleins des Polo 148
Auf den Spuren der Cowboys 150
Besondere Beweggründe 152
An der langen Leine 154
Und nach der Karriere? 156

Vom Schaukelpferd zum Steckenpferd **158**

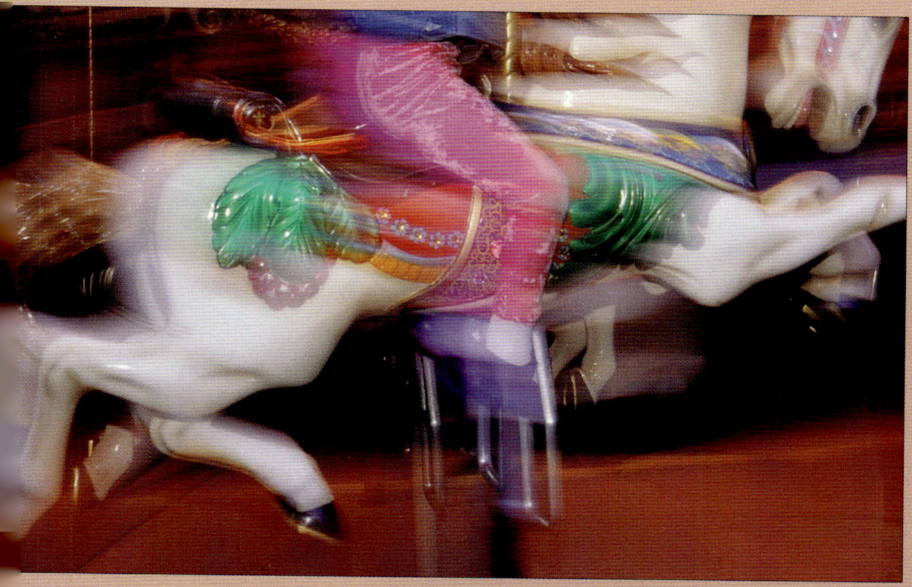

Infiziert mit dem Pferdevirus 160
Frohes Spielen! 162
Manege frei 164
Freunde fürs Leben 166
Gut gerüstet 168
Aufgezäumt 170
Aufgesattelt 172
Essen & Trinken 174
Schöner Wohnen 176
Moderner Wohnen 178
Rustikaler Wohnen 180
Gesund und munter durchs ganze Jahr 182
Ein Fell für alle Fälle 184

Dank 186
Abbildungnachweis 187
Literatur- und Quellennachweis 187
Register 188

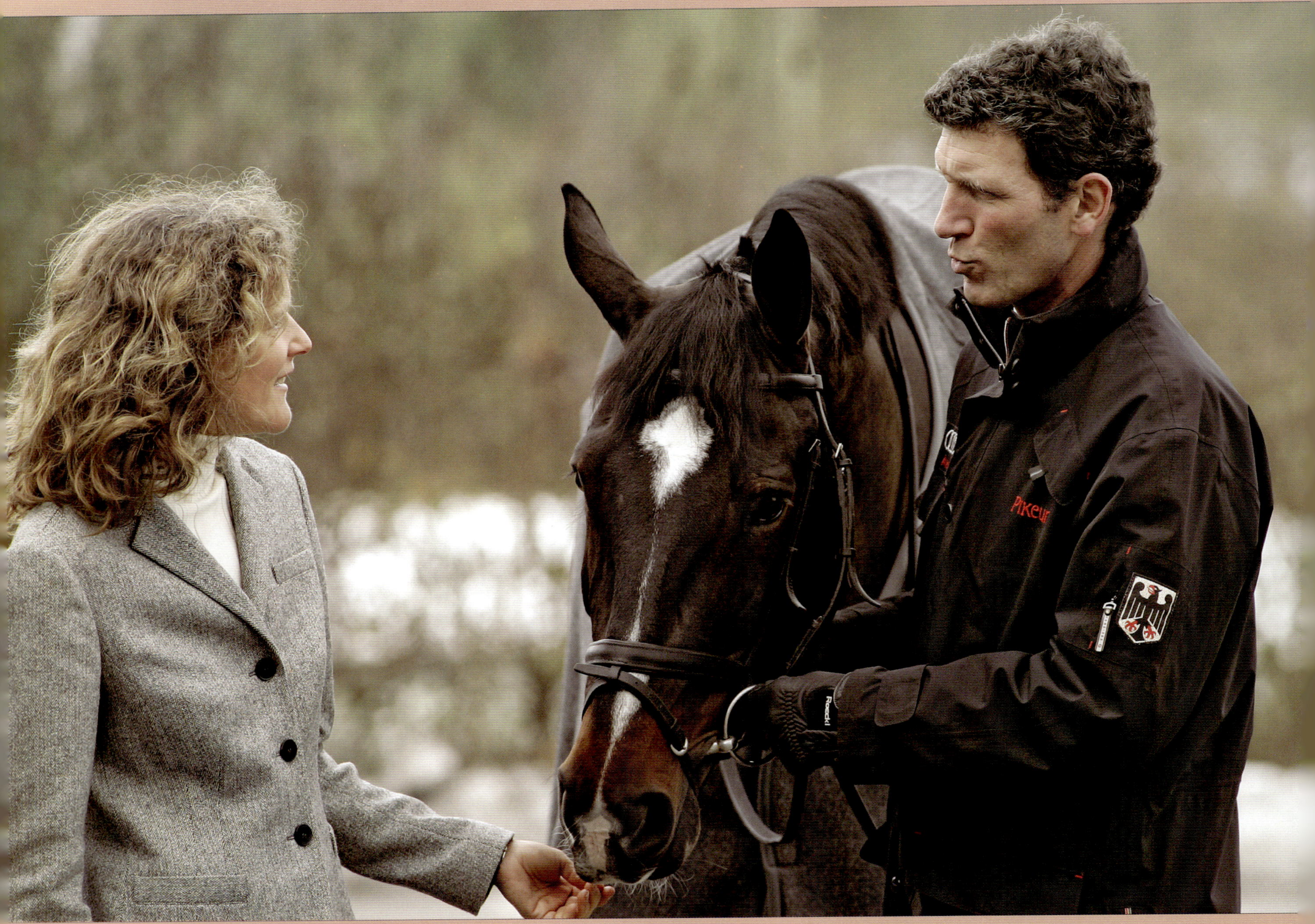

Autorin Susanne Sgrazzutti beim Plausch mit Ludger Beerbaum – unter den Augen des Nachwuchspferdes Enorm.

Ludger Beerbaum, Jahrgang 1963, ist der erfolgreichste deutsche Springreiter der Gegenwart. Bei seinen ersten Olympischen Spielen 1988 in Seoul gewann er auf Anhieb Mannschaftsgold und konnte diese Erfolge in Atlanta und Sydney wiederholen. Dazu kommen noch zwei WM- und drei EM-Titel mit der Mannschaft sowie ein EM-Einzelsieg und der Gewinn des Weltcup-Finals mit seiner bekanntesten Stute Ratina Z. Die Zahl der Siege in bedeutenden Springprüfungen wächst stetig weiter an, allein dreimal sicherte er sich beim CHIO den Großen Preis von Aachen. Ludger Beerbaum versteht es, Pferde zu Weltklasseathleten auszubilden und rechtzeitig nach Nachwuchs Ausschau zu halten. Er ist in der Pferdewelt als Perfektionist anerkannt – für sein erfolgreiches Pferdemanagement und den vertrauensvollen Umgang mit seinen Tieren.

Vorwort

Pferde sind faszinierende Lebewesen, auch deshalb, weil sie den Menschen dazu anhalten, aufmerksam und sensibel mit ihnen zu kommunizieren – ohne große Worte. Im Umgang mit Pferden ist der Mensch aufgefordert, auf die Körpersprache der Tiere einzugehen und sein eigenes Verhalten danach auszurichten.

Pferde gehören zum Kulturgut jeder Gesellschaft. Ihre Existenz war schon oft bedroht, aber anpassungsfähig wie sie sind, haben sie sich immer wieder selbst geholfen. Zu den rund 60 Millionen Pferden, die weltweit mit uns leben, verbindet viele Menschen eine ganz besondere Beziehung.

Auch ich als Profi habe durch den Umgang mit ihnen, gerade in Bezug auf die Entwicklung meiner Persönlichkeit, sehr viel gelernt. Ganz besonders geprägt hat mich die Zeit mit Ratina Z. Als sie zu mir in den Stall kam, hatte ich große Erwartungen an die Ausnahmestute, die gerade unter Piet Raymakers bei den Olympischen Spielen in Barcelona die Silbermedaille in der Einzelwertung gewonnen hatte. Natürlich wollte ich sie genauso reiten wie alle meine anderen Pferde – mit maximaler Kontrolle. Aber Ratina war mindestens so eigenwillig wie ich, ihr gefiel mein Stil überhaupt nicht und sie zeigte sich immer lustloser. Auch wenn ich damals am liebsten mit dem Kopf durch die Wand wollte, musste ich einsehen, dass ich so nicht weiterkam. Ich musste lernen, sinnvolle Kompromisse zu machen, ließ Ratina mehr Freiheiten im Alltag und im Parcours, und sie dankte es mir. Nach über einem Jahr hatten wir einen gemeinsamen Nenner gefunden und unsere erfolgreiche Zeit begann. Wie entspannt unser Verhältnis heute ist, können Sie auf Seite 156 sehen.

Mit diesem Buch begeben Sie sich auf einen kurzweiligen Streifzug durch Mythologie, Geschichte, Sport und Kultur, zu dem Susanne Sgrazzutti viel Informatives, Amüsantes und teilweise fast schon Vergessenes zusammengetragen hat. Hier und da mit einem Augenzwinkern beschrieben, werden die Geschichten und die eindrucksvollen Fotos von bemerkenswerten Pferden, Menschen und Ereignissen sicher auch Sie fesseln. Tauchen Sie ein in die faszinierende Welt der Pferde!

Ich wünsche Ihnen viel Spaß beim Lesen!

Ihr

Ludger Beerbaum

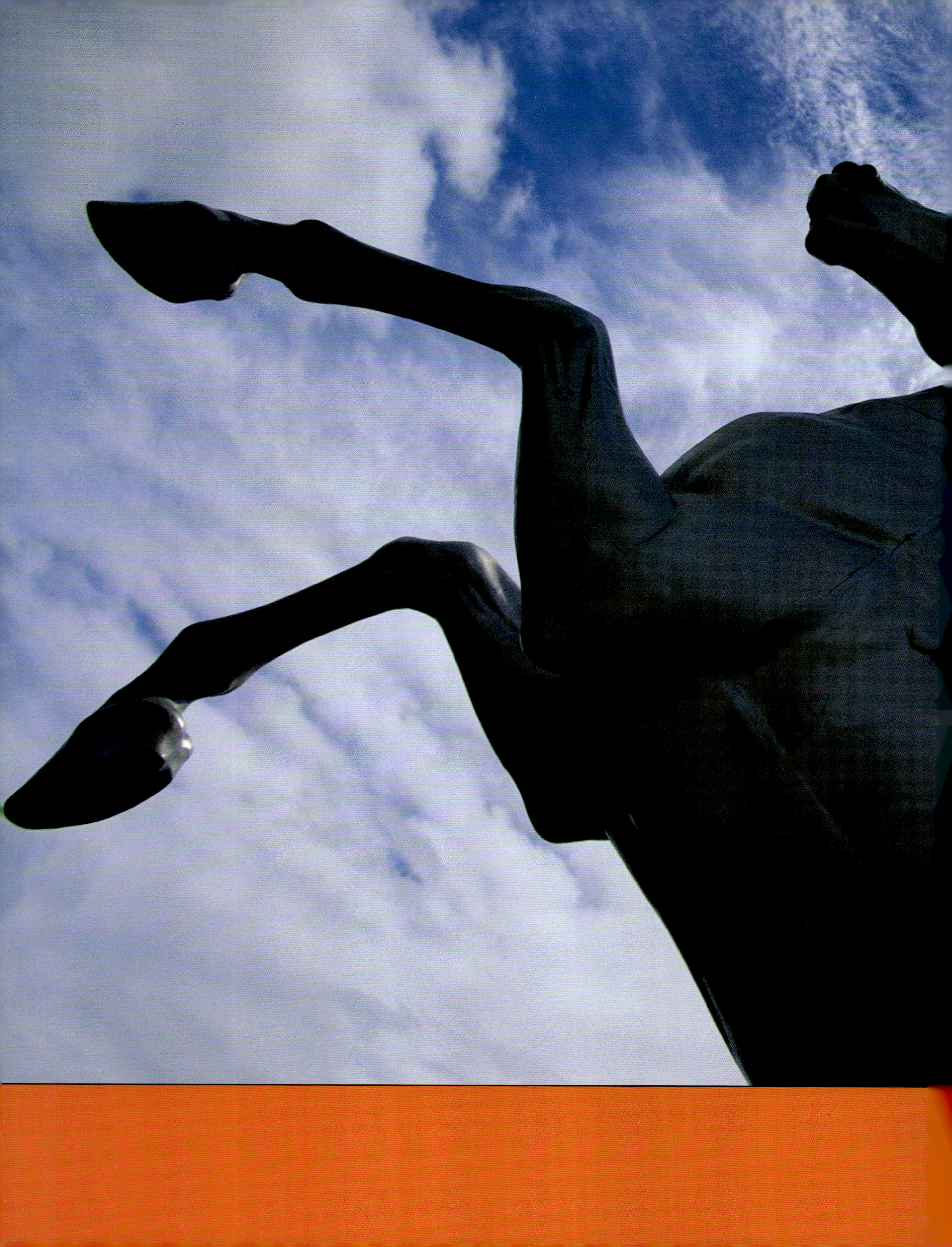

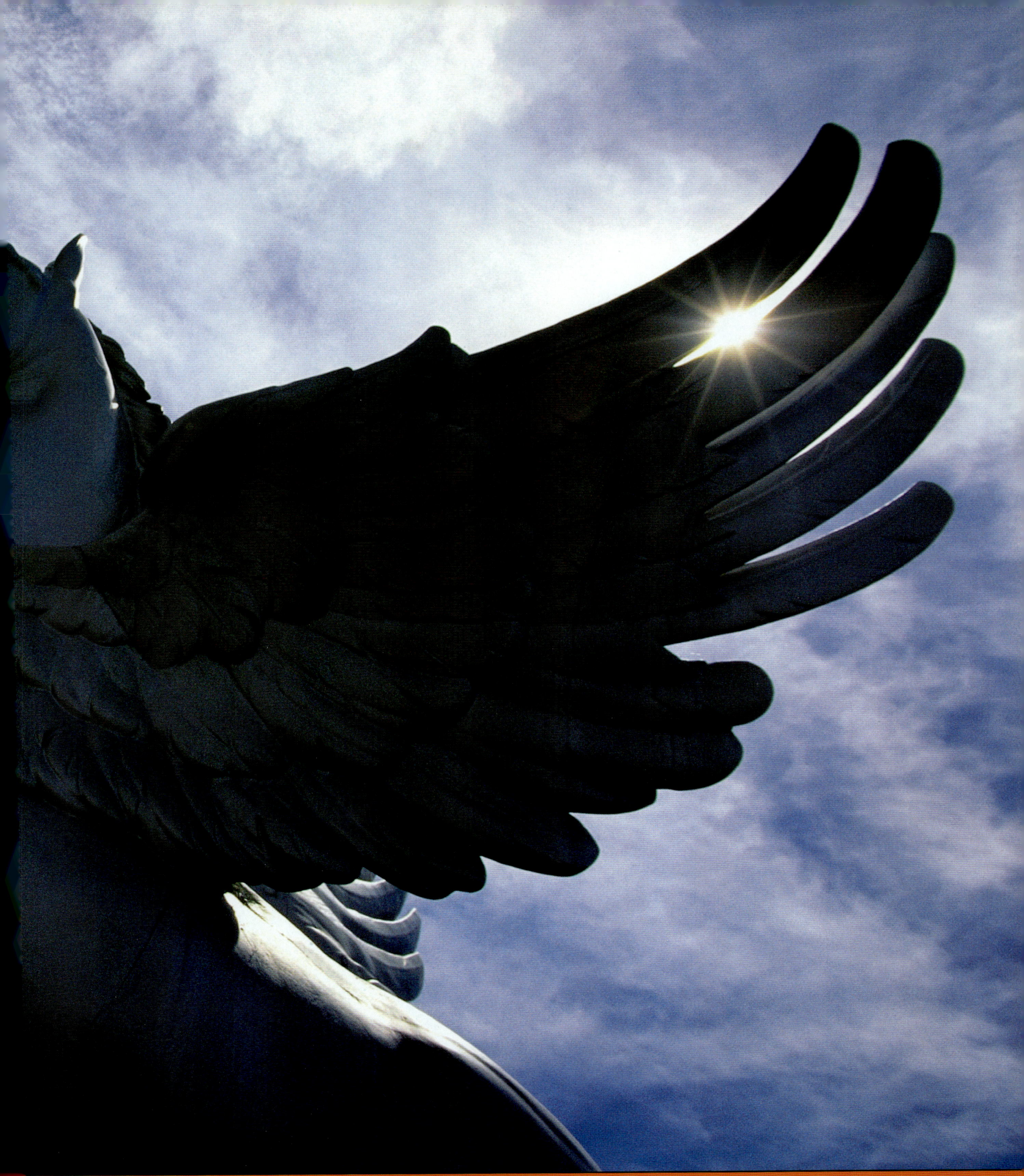

Mythos Pferd – Dichtung und Wahrheit

Das gehörnte Pferd

Unüberwindliche Kraft, Reinheit, Jungfräulichkeit und auch Liebe verkörpert das menschenscheue Einhorn, das der Sage nach nur im Schoß einer Jungfrau zu fangen sei.

Das fabelhafte Tier mit seinem weißen Pferdekörper und dem gedrehten Horn auf der Stirn zog die Menschen überall auf der Welt in seinen Bann. In China gehört das Einhorn neben Drache, Phönix und Schildkröte zu den vier Zaubertieren. Eine Legende erzählt, das Einhorn sei im 6. Jh. v. Chr. einer jungen Frau erschienen und habe ihr lautlos zu verstehen gegeben, sie werde einen „König ohne Thron" gebären. Diese Prophezeiung bezog man später auf den Philosophen Konfuzius.

Vom Altertum bis ins 19. Jh. glaubten die Menschen fest an die Existenz des Einhorns – im christlichen Abendland überliefert und verbreitet durch das Naturkundebuch „Physiologos", das die Eigenschaften von Tieren und Pflanzen beschrieb, um sie mit der christlichen Lehre zu verknüpfen. Dem Mythos Einhorn war jahrhundertelang nicht beizukommen, selbst dann nicht, als der französische Paläontologe Georges Baron de Cuvier 1827 bewies, dass aufgrund der Anatomie des Pferdeschädels ein Horn zwischen dem geteilten Stirnbein niemals hätte Halt finden können.

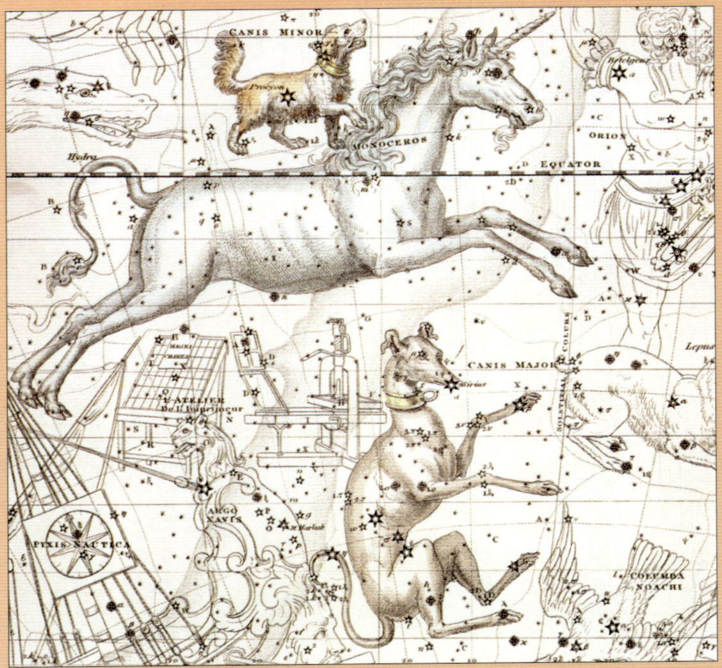

Das Einhorn am Himmel
Erst 1624 wurde das Einhorn in die hehre Runde der Bilder am Sternenhimmel aufgenommen. Damals zeichnete der Mathematiker Jakob Bartsch das Sternbild Monoceros, das mit seinen fünf Sternen zwischen Orion und Hund im Winter am Abendhimmel sichtbar wird, mit der deutschen Bezeichnung Einhorn in die Sternenkarte ein. Die Milchstraße, die uns am nächsten liegende Galaxie, durchquert das Sternbild, dessen Zentrum jährlich am 5. Januar um Mitternacht kulminiert.

Das Einhorn soll ein Einzelgänger sein und der Legende nach in einem Wald leben, in dem immer Sommer ist. Unabdingbar ist ein See, denn die Tiere sind angeblich sehr eitel und lieben es, ihr Spiegelbild im Wasser betrachten.

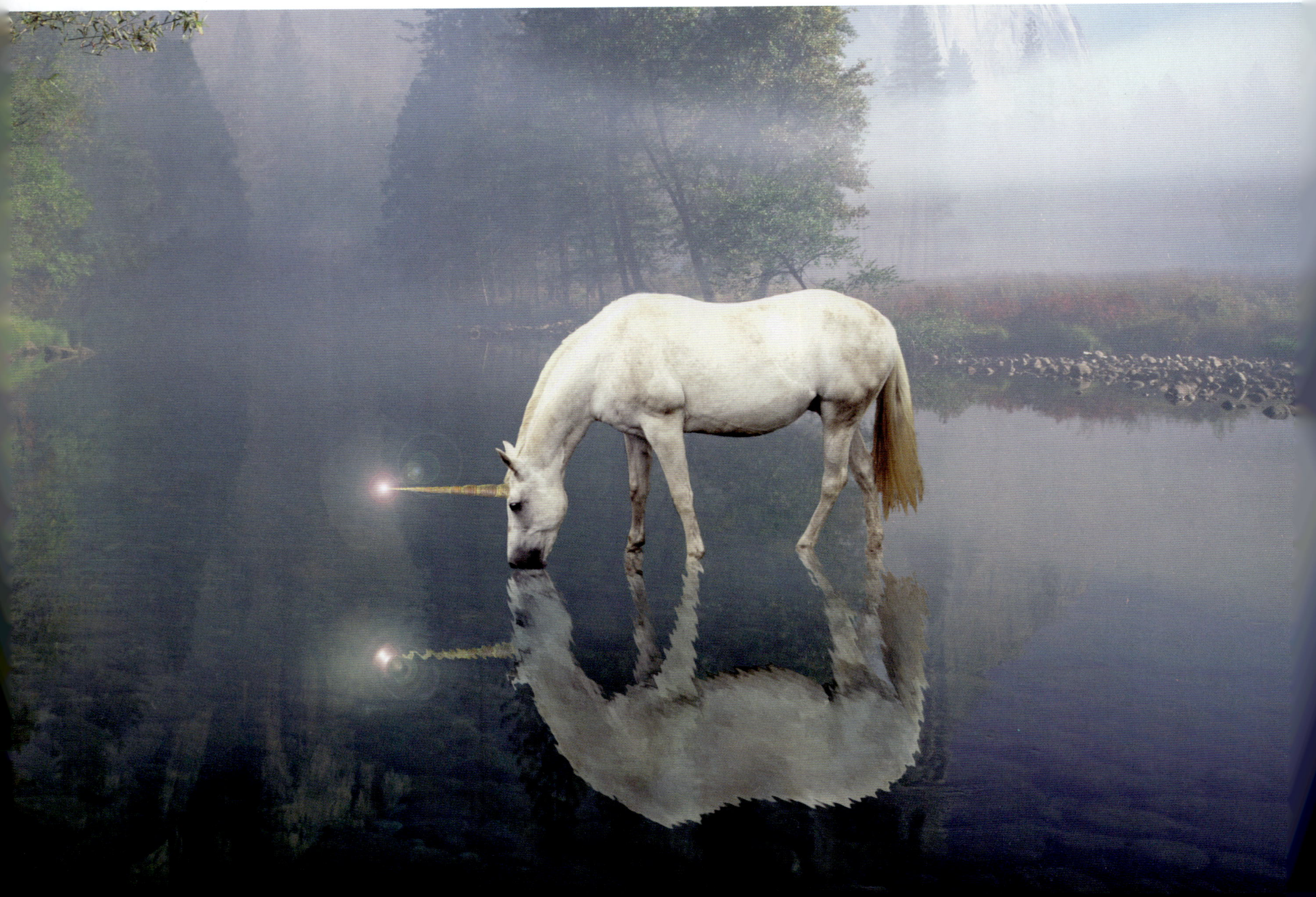

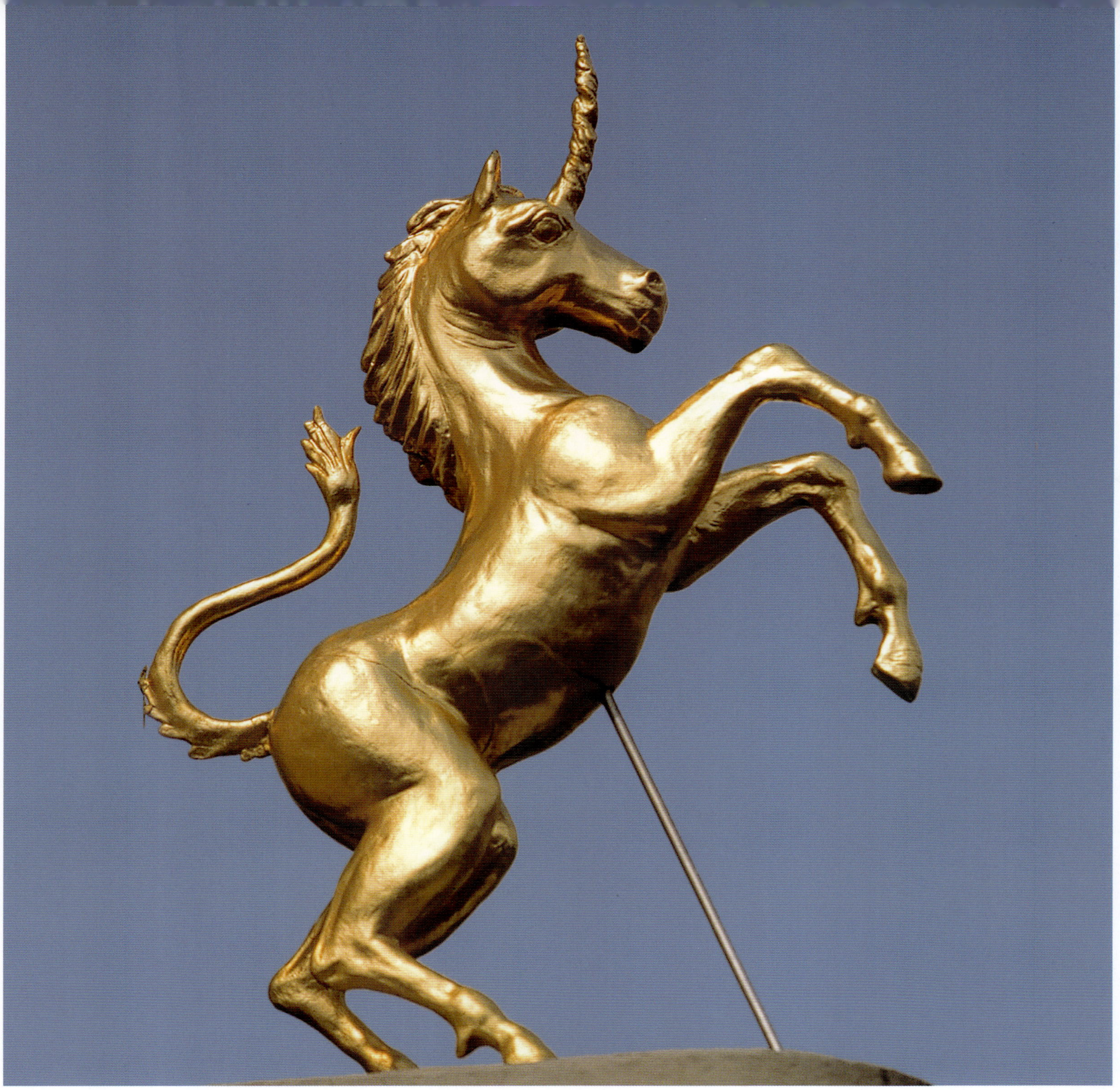

Das Kennzeichen des Einhorns ist sein schneckenartig gedrehtes, spitz zulaufendes Horn, mit dem es gegen Feinde kämpft, aber angeblich auch heilen und Tote wieder zum Leben erwecken kann.

Doch genau diesem langen, spitzen, phallischen Horn mit seiner antitoxischen, häufig auch als aphrodisierend beschriebenen Wirkung galt des Menschen Begierde. Wenn es allerdings kein Einhorn gab, was war das also für ein Horn, das zu Pulver zermahlen wurde und aus dem Amulette, Ringe und sogar Trinkbecher gefertigt wurden, die jegliches Gift unschädlich machten? Des Rätsels Lösung ist skurril und ernüchternd: Das Horn stammt in Wirklichkeit nicht von einem gehörnten Pferd, sondern es ist der linke Stoßzahn des männlichen Narwals *(Monodon monoceros)*. In Europa waren die friedlichen Meeressäuger aus den arktischen Gewässern lange Zeit weitestgehend unbekannt, sodass die seltenen Funde ihrer bis zu 3 Meter langen Zähne immer wieder den Glauben an die Existenz der Einhörner nährten. Deshalb trägt der Narwal, dessen Bestand heute auf 20 000 Tiere geschätzt wird, inzwischen den Beinamen Einhornwal.

„Das letzte Einhorn“

Das Einhorn eroberte auch die Leinwand. Bereits 1982 kam der amerikanische Zeichentrickfilm „The Last Unicorn“, basierend auf dem gleichnamigen Buch, ins Kino. In der zauberhaften Geschichte sucht das letzte frei lebende Einhorn nach seinen Artgenossen. Es erfährt, dass der Rote Stier sie am Ende der Welt gefangen hält, und begibt sich zusammen mit drei Begleitern auf die abenteuerliche Suche.

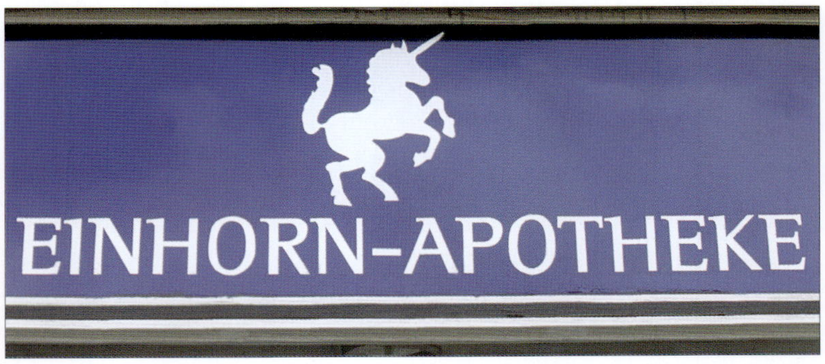

Aufgrund des Glaubens an die heilenden Kräfte des Einhorns machten sich bereits im 15. Jh. Apotheken dessen Name zu Eigen. Noch heute finden sich Einhorn-Apotheken in ganz Deutschland.

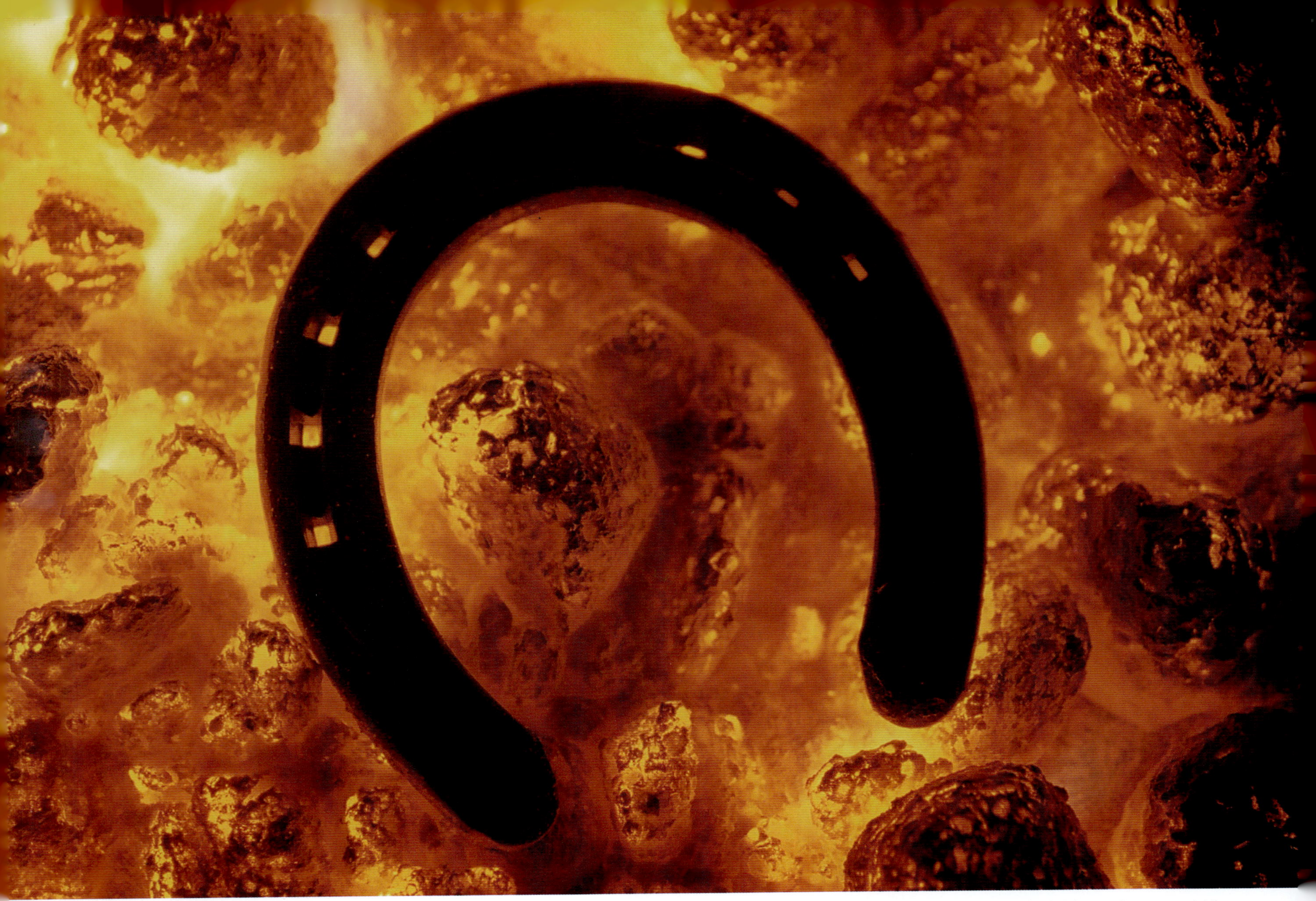

So wichtig das Hufeisen für manch einen Menschen als Glücksbringer sein mag, so wichtig ist es auch für die Pferde. Es schützt die Hufe, die sich auf hartem Boden schneller ablaufen, als das Horn nachwachsen kann, vor zu starker Abnutzung.

Das magische Hufeisen

Wem es die launischen Götter vor die Füße werfen, dem soll das Hufeisen Glück bringen und alles Unheil von ihm fernhalten. Woher das Glück allerdings kommt oder ob man es gar schon hatte, als man über das Eisen stolperte, ohne sich dabei ernsthaft zu verletzen, bleibt ungeklärt.

Wichtig ist, dass der Zufall mit im Spiel ist: Denn wer bewusst danach sucht oder sich sogar ein Hufeisen kauft, der hat nur ein x-beliebiges Dekorationsstück erworben – ohne magische Kräfte. Das magische Hufeisen sucht sich selbst aus, wen es beglücken will; erzwingen lässt sich nichts.

Wer nun für würdig befunden wurde, Hufeisenbesitzer zu sein, steht als nächstes vor der Frage, wie herum das Hufeisen aufgehängt werden muss. Daran scheiden sich bis heute die Geister, und mit Logik braucht man es gar nicht erst zu versuchen. „Natürlich mit der Öffnung nach oben, damit sich das Glück darin sammeln kann", behaupten die einen. „Auf keinen Fall", sagen die anderen, „denn das Glück muss aus der ‚Schale des Halbmondes' herausfließen und kann so alles Übel an seinen Biegungen ableiten." Auch hier bewahrheitet sich die alte Weisheit, jeder ist und bleibt seines Glückes Schmied. Und wer nicht an die Wirkung glaubt, dem ist sie sowieso nicht vergönnt. Noch etwas: Angeblich soll nur ein rostiges Eisen, am besten noch mit alten Nägeln versehen, die

Hufnägel

Glücklicherweise tut den Pferden nicht weh, wenn man ihnen ihre „Schuhe" einfach unter den Huf nagelt, denn es wäre ziemlich schwierig, die Hufeisen auf eine andere Weise zu befestigen. So magisch, dass sie von ganz alleine halten, sind sie nämlich auch wieder nicht. Also kommt der Hufschmied nicht umhin, die Hufnägel vorsichtig durch die sechs bis zehn Löcher des u-förmigen Beschlags zu hämmern.

Abgesehen davon, dass manch ein Mädchen einen Hufnagel als Schmuck an einem Lederband um den Hals trägt, gibt es keine andere Verwendung für die 30–80 mm langen, speziell geformten Metallgegenstände – sollte man zumindest meinen. Doch falsch gedacht! Aus dem 30-jährigen Krieg wird berichtet, dass sich die Landsknechte eine schreckliche Folter ausgedacht hatten: Sie sollen ihren Feinden Hufnägel ins Essen gestreut haben, was denen nicht besonders gut bekam.

Die Mythologie hat selbst den Hufnagel mit Beschlag belegt und verleiht ihm eine friedvolle Bedeutung. Er soll Krankheiten abwehren und dem Hufschmied bei der Arbeit eine glückliche Hand bescheren. Darum wurden früher im Viehstall vier Eisennägel in einen Holzträger geschlagen. Einer davon war ein Sargnagel, die anderen drei waren Hufnägel.

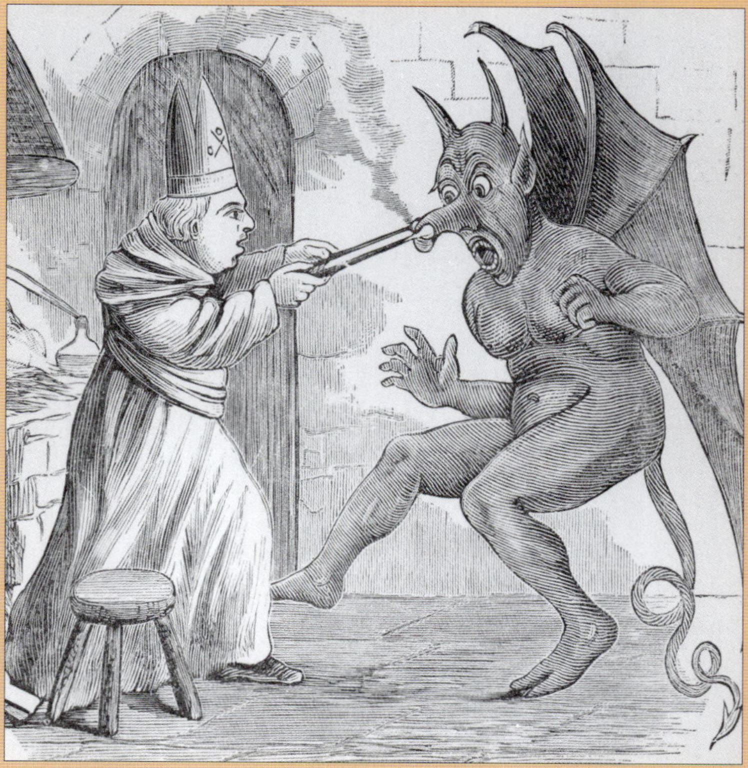

Dunstan und der Pakt mit dem Teufel

Die wildesten Legenden ranken sich um Dunstan, den Erzbischof von Canterbury, der um 909 geboren wurde. Als er im Jahr 988 starb, blickte er auf ein bewegtes Leben zurück. In die Geschichte ging er ein mit tatsächlich Vollbrachtem und allerlei Episoden, die er angeblich erlebt haben soll.

Bei irischen Mönchen aufgewachsen, lernte er von ihnen nicht nur, seinen Geist zu schulen und seine Seele dem christlichen Glauben zu öffnen, sondern außerdemn allerlei handwerkliche Dinge wie z. B. den Umgang mit Hammer und Amboss.

Und so begann auch der sagenhafte Teil seines Lebens: Der Teufel, im Allgemeinen hinterhältig und schlau, begab sich nichts Böses ahnend in Dunstans Hände. Ausgerechnet er ließ sich von dem gottesfürchtigsten Schmied, den er Land auf, Land ab finden konnte, ein neues Eisen unter den Huf schlagen. Dunstan erkannte den Bösewicht und hämmerte, seine Chance ergreifend, mit geradezu roher Gewalt auf des Teufels Geläuf ein. Ob aus Angst oder um ihn das Fürchten zu lehren, war nicht auszumachen – jedenfalls zeigte der Teufel Schwäche: Kleinlaut bat er Dunstan, von ihm abzulassen. Der Mann Gottes nutzte die Gunst des Augenblicks zu einem kleinen, aber feinen Handel und verlangte vom Teufel, künftig alle zu verschonen, die ein Hufeisen trügen. Höchst widerwillig schloss der Dämon den Pakt mit Dunstan, dem es somit gelang, zum Schutz des Schmiedehandwerks beizutragen.

absolute Glückseligkeit bringen. Der Unwissende würde es wahrscheinlich in seinem Eifer blank polieren und hätte damit die magischen Kräfte für alle Zeiten weggewienert. Manch einer schwört auf Eisen von Rennpferden, weil diese nämlich angeblich unter einem besonders guten Stern stehen.

Ein Hufeisen zu verlieren ist keine Bagatelle. Die Götter werden es wohl kaum als Opfergabe werten. Schwindet deshalb nun das Glück dahin? Im Geldbeutel wird es auf jeden Fall Schwund geben. Denn auf drei Eisen kann der Vierbeiner natürlich nicht laufen. Der Hufschmied muss außer der Reihe kommen, um nur ein einziges Eisen anzupassen.

Darum sucht jeder Reiter selbst in morastigem Boden sorgfältig nach einem verloren gegangenen Glücksbringer.

Warum aber überhaupt so viel Trara um ein gebogenes Stück Metall, einen schlichten Gebrauchsgegenstand? Vielleicht, weil das Hufeisen, folgt man der Magie, gleich drei übernatürliche Kräfte in sich vereint: Es wurde im läuternden Feuer aus zauberkräftigem Eisen geformt und stammt vom mythischen Pferd. In dieser Symbolik fließen römische, keltische und germanische Betrachtungsweisen zusammen.

Wortschöpfungen, die mit dem Hufeisen zumindest namentlich in direkter Verwandtschaft stehen, haben übrigens keinerlei übersinnliche Kräfte. Der Hufeisenklee beispielsweise ist eine ziemlich unbedeutende Kräuterpflanze, und die Hufeisennasen sind eine ganz gewöhnliche Fledermausart.

Der Glaube an die magischen Fähigkeiten des Metalls ließ die Menschen in der Vergangenheit Hufeisen über die Tür nageln, die Dämonen fern halten sollten. Der Kult ums Hufeisen hat sich bis in die Gegenwart gerettet, heute zieren die Glücksbringer allerdings häufiger den Kühlergrill einer PS-starken Blechkarosse statt Haus- und Stalltore.

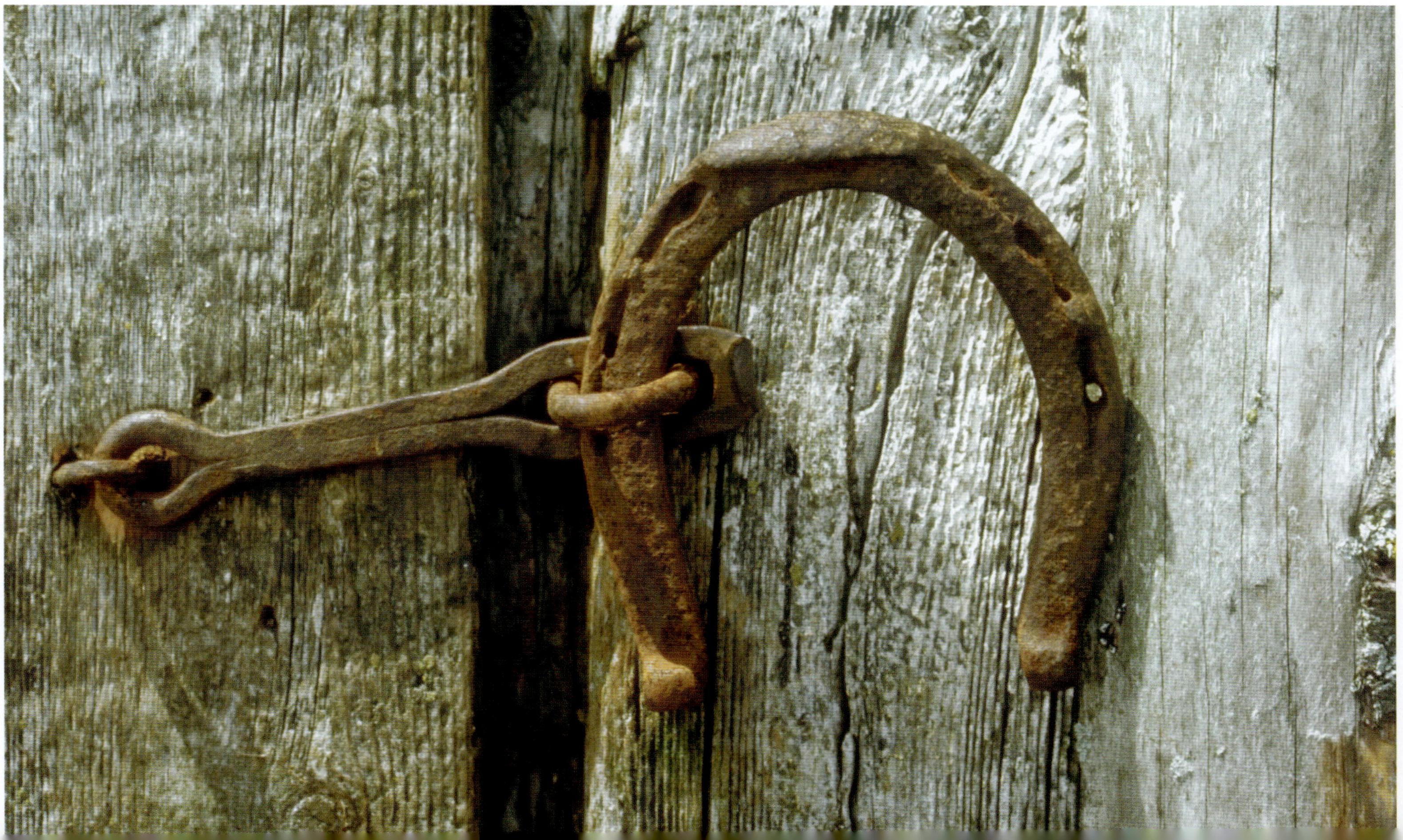

Schmiedekünstler

„Jeder ist seines Glückes Schmied", mahnte der römische Konsul Appius Claudius 307 v. Chr. zur Tüchtigkeit, und er verwies nicht grundlos auf das sagenumwobene Handwerk der Huf- und Waffenschmiede, das längst Eingang in die römische und griechische Mythologie gefunden hatte. Die Römer verehrten Vulcanus, dessen göttliche Schmiede sie im Innern des Ätna auf Sizilien vermuteten. Sie setzten ihn mit Hephaistos gleich, dem griechischen Gott des Feuers, der als hinkender Schmied von allen anderen Göttern verehrt wurde, weil er ihnen herrliche Waffen, Paläste und sogar das Zepter für Gottvater Zeus schmiedete. Einzig seine Frau Aphrodite, die schöne Liebesgöttin, machte ihm Sorgen: Während er tüchtig am Amboss werkelte, vergnügte sie sich anderweitig. Also schmiedete der begnadete Hephaistos flugs ein unzerstörbares Netz, das er am Bett anbrachte, um den außerehelichen Vergnügungen seiner Gattin ein Ende zu bereiten – mit Erfolg.

Vom Umgang mit Feuer, Wasser, Eisen, Hammer und Amboss ging schon immer eine große Faszination aus, die sich nicht nur in der griechischen und römischen Mythologie spiegelt. Damit lässt sich auch erklären, warum der „Smid", wie er im frühen Mittelalter genannt wurde, ein so hohes gesellschaftliches Ansehen hatte. In der Hierarchie eines Dorfes kam er gleich nach dem Bürgermeister und traf in dessen Abwesenheit durchaus wichtige Entscheidungen. Im Notfall übernahm er sogar die Aufgaben des Priesters.

Zurück in die Gegenwart: Die Last der Schmiedearbeit nehmen längst auch Frauen auf sich. Solange es Pferde gibt, werden hippologische Fußpfleger – egal welchen Geschlechts – immer gefragt sein. Schließlich wächst der Pferdehuf stetig um etwa 1 cm pro Monat und eine professionelle wie feinfühlige Pediküre ist unabdingbar, weil der Huf lang und länger wird, und das Pferd nach und nach an Trittsicherheit verliert. Man stelle sich eine Ballerina, deren Zehennägel zu lang sind, beim Spitzentanz vor – völlig unzumutbar. Ähnlich kapriziös können Pferde, bekanntlich Einzeher, reagieren, wenn sie der Schuh drückt. Außerdem nutzen sich die Eisen ab und nach sechs bis acht Wochen ist es Zeit für die Runderneuerung. Der Hufschmied des Vertrauens sollte zupacken

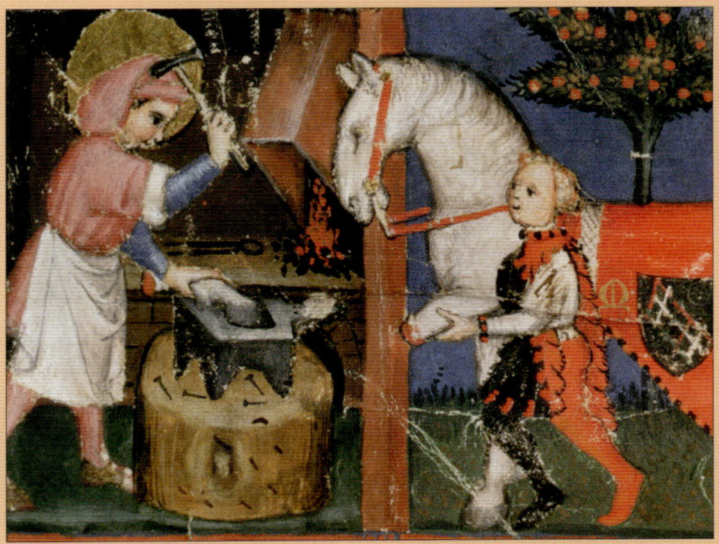

Der heilige Eligius (588–660)

Für den ganzen Kult rund um das Hufeisen und die sagenhaften Schmiedekünstler bedurfte es selbstverständlich eines anständigen Schutzpatrons. Im christlichen Glauben sind mindestens zehn von Region zu Region verschiedene zu finden.

Der heilige Eligius, ein gelernter Goldschmied und späterer Bischof von Noyon, ist einer von ihnen. In Frankreich sind keine herausragenden Taten von ihm in die Chroniken eingeflossen, aber in Deutschland erzählte man sich wundersame Geschichten über Eligius. Er sei Hufschmied gewesen und hätte sich selbst für so begnadet gehalten, dass er sich als „Meister der Meister und Meister über allen" titulierte.

Eines Tages stellte er einen Gesellen ein, der es verstand, sich die schwere körperliche Arbeit leicht zu machen: Er schnitt dem Pferd kurzerhand den Fuß ab, bearbeitete ihn direkt am Amboss und passte ihn anschließend wieder an, als sei nichts gewesen. Da dieser merkwürdige Geselle nicht irgendein Scharlatan, sondern Christus selbst war, funktionierte die Methode. Davon wusste Eligius jedoch nichts, also versuchte er nichtsahnend, es seinem Gesellen gleich zu tun und hackte ausgerechnet dem Pferd des heiligen Georg den Fuß ab, den er nach getaner Arbeit jedoch nicht mehr anzusetzen vermochte. Gott sei Dank kam wie zufällig Christus dazu und konnte die Situation noch retten.

Von da an saß Eligius nicht mehr auf dem hohen Ross der Selbstüberschätzung, sondern leistete ehrliche Arbeit in seiner Schmiede und wurde ganz besonders fromm. Dank seiner Tugenden stieg er später sogar noch zum Bischof auf und wurden von vielen Angehörigen des Schmiedehandwerks als Schutzpatron verehrt.

Bis heute weisen in Frankreich und im Norden Deutschlands mancherorts zu Hufeisen gebundene Kränze den Weg zur Schmiede im Ort – die so genannten „Sträuße des heiligen Eligius".

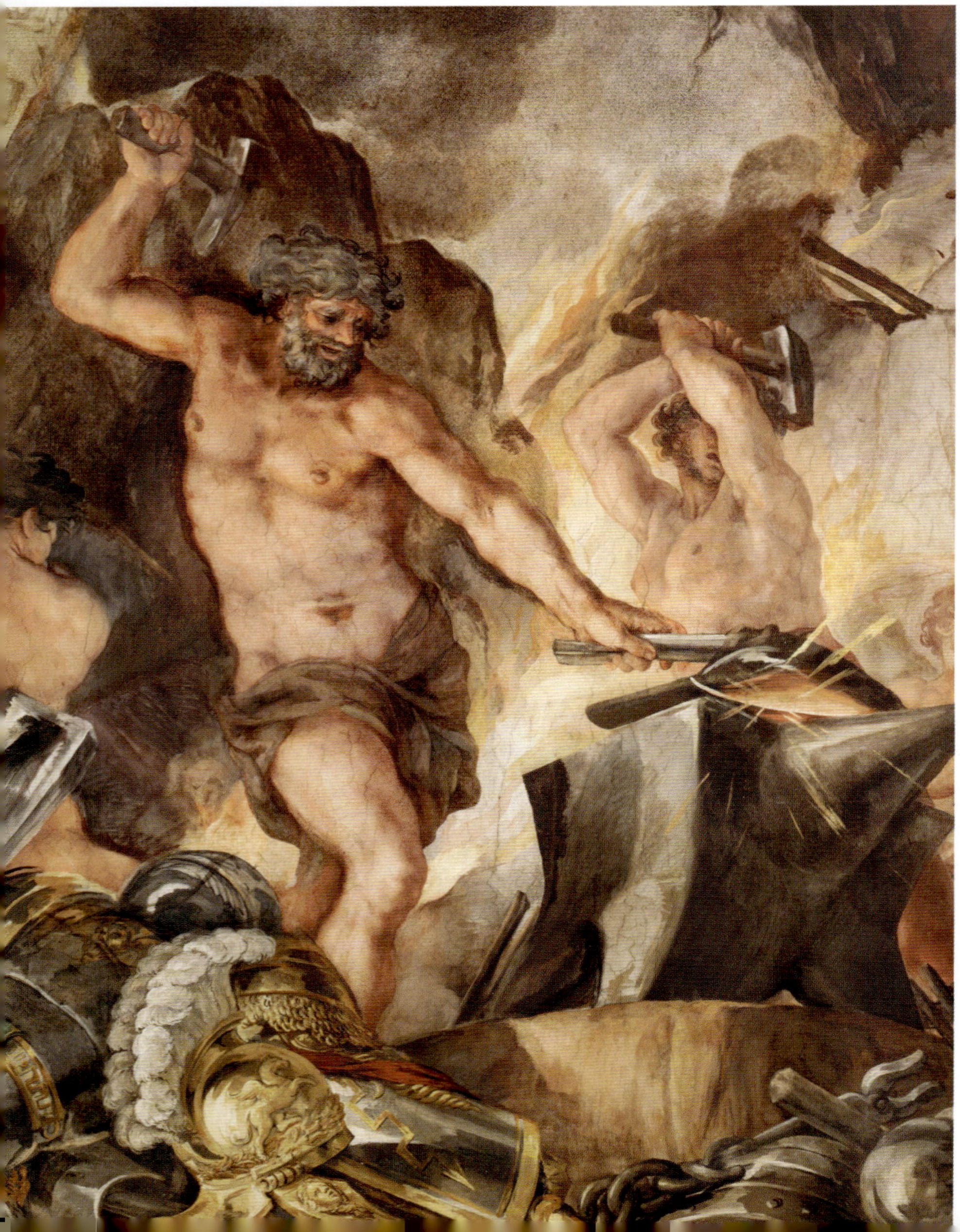

Hephaistos ist in der griechischen Mythologie der Gott des Feuers und der Schmiede – und der einzige Handwerker unter den olympischen Gottheiten. Seine Werkstatt befand sich der Sage nach unter dem Vulkanon.

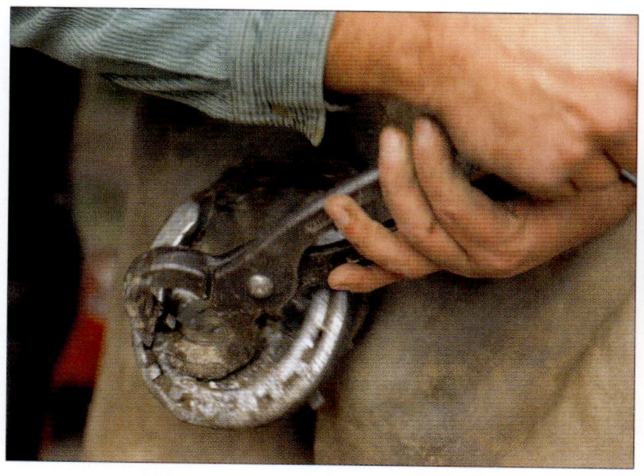

Alle 6–8 Wochen brauchen Pferde einen neuen Beschlag. Zuerst muss der Schmied das alte Hufeisen mit einer Zange entfernen.

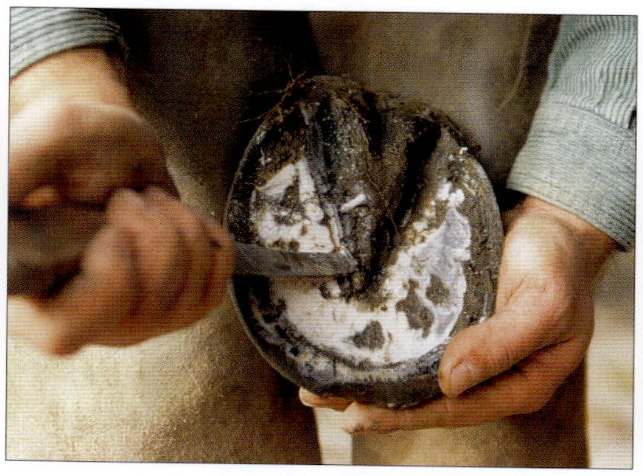

Dann wird mit dem Hufmesser das überschüssige Horn entfernt, bevor die Sohle gerade geraspelt wird, damit das Eisen passt.

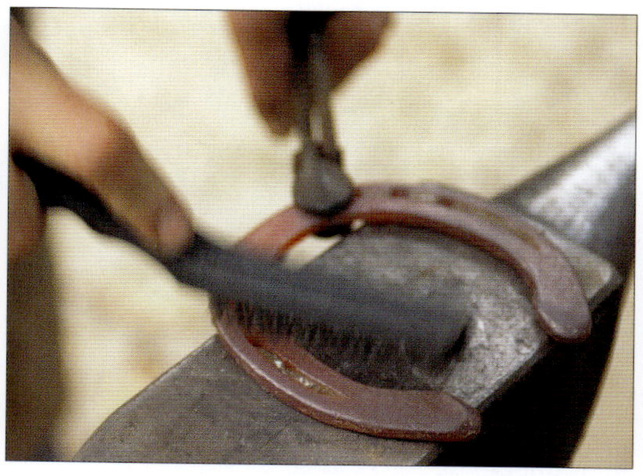

Um das Eisen individuell an den Pferdehuf anzupassen, muss es erhitzt und in Form geschmiedet werden.

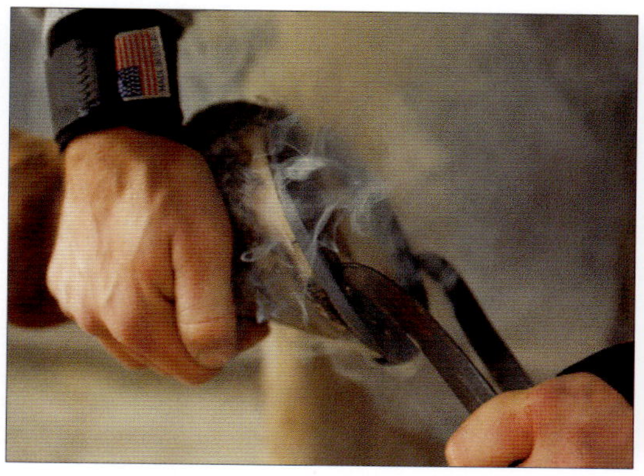

Anschließend wird es aufgebrannt, damit es gut am Huf anliegt. Der Schmied muss darauf achten, nicht zu tief zu brennen.

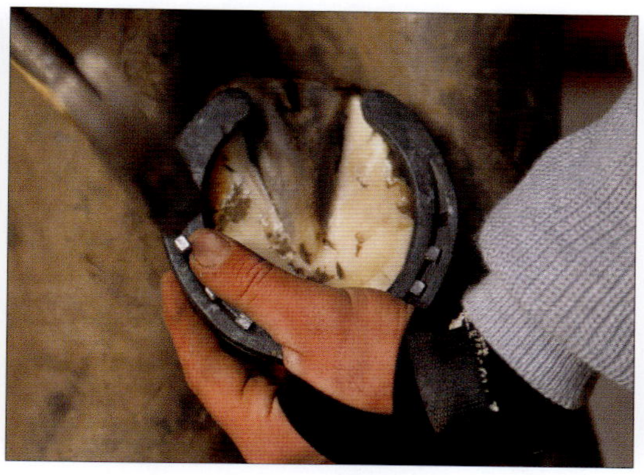

Jetzt kann das Eisen aufgenagelt werden. Außerhalb der weißen Linie ist der Huf tot, deshalb spürt das Pferd nichts davon.

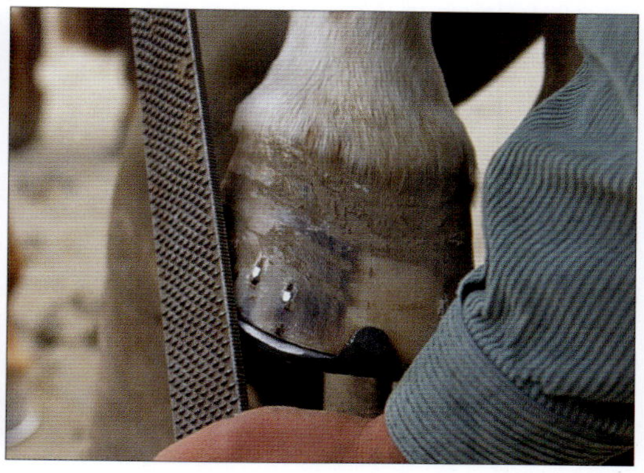

Die Nagelspitzen werden abgezwickt, umgebogen und glatt gefeilt, sodass keinerlei spitzen Nagelteile mehr herausstehen, an denen sich das Pferd verletzen könnte.

können, denn Pferde beschlagen kostet Kraft. Huf und Eisen müssen schließlich millimetergenau zueinander passen. Verwendet werden dabei vorgefertigte Modelle, von denen es etwa hundert verschiedene gibt. Für die individuelle Passform sorgt der Schmied, der durch seinen Pferdefachverstand auch kleinere Bewegungsmängel und Fehlstellungen korrigieren kann. Die Bedürfnisse jedes einzelnen Kunden in- und auswendig zu kennen, gehört eben zum Berufsethos.

WIE DER SCHMIED DIE SPRACHE INSPIRIERT

„Pläne schmieden"
„Mehrere Eisen im Feuer haben"
„Schmiede das Eisen, solange es heiß ist."
„Verstand ohne Mut – zum Schmieden fehlt die Glut."
„Mut ohne Verstand – zum Schmieden fehlt die Hand."
„Die Eisen aus dem Feuer holen"
„Ein heißes Eisen anfassen"
„Dafür hat der Schmied Zangen."
„Man kann wohl Waffen gegen die Feinde,
aber nicht gegen die Furcht schmieden."
„Wenn Schmieds Frau einen Nagel braucht,
muss sie ihn beim Krämer kaufen."

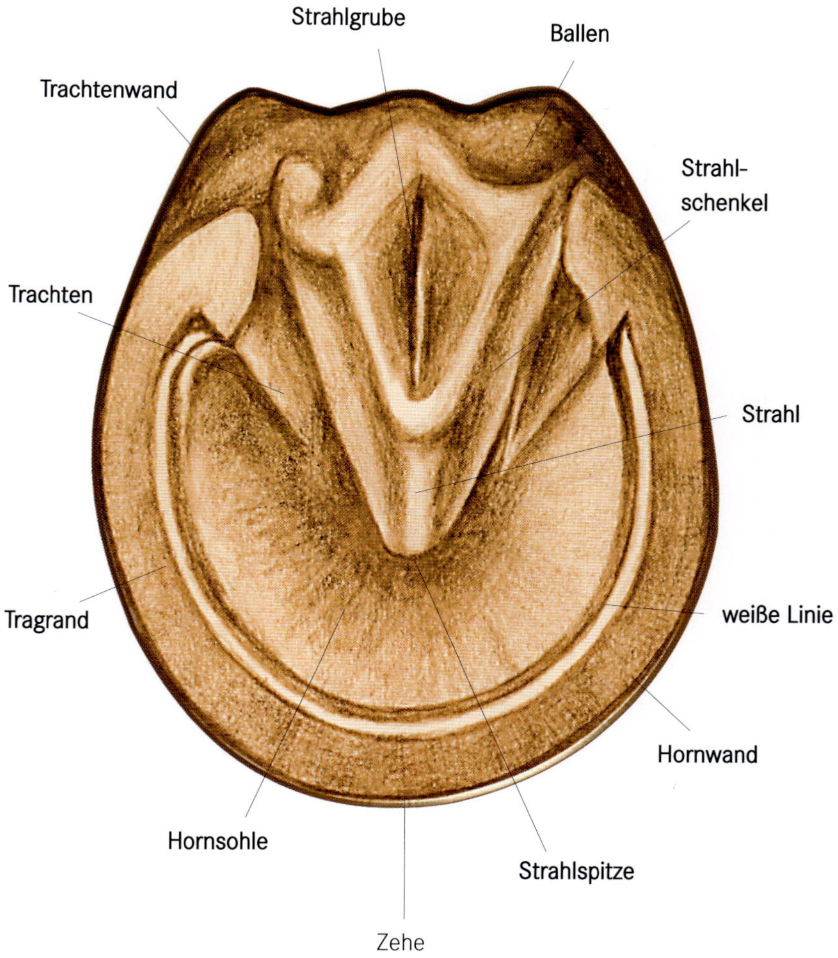

Alte Geschichte(n) rund ums Pferd

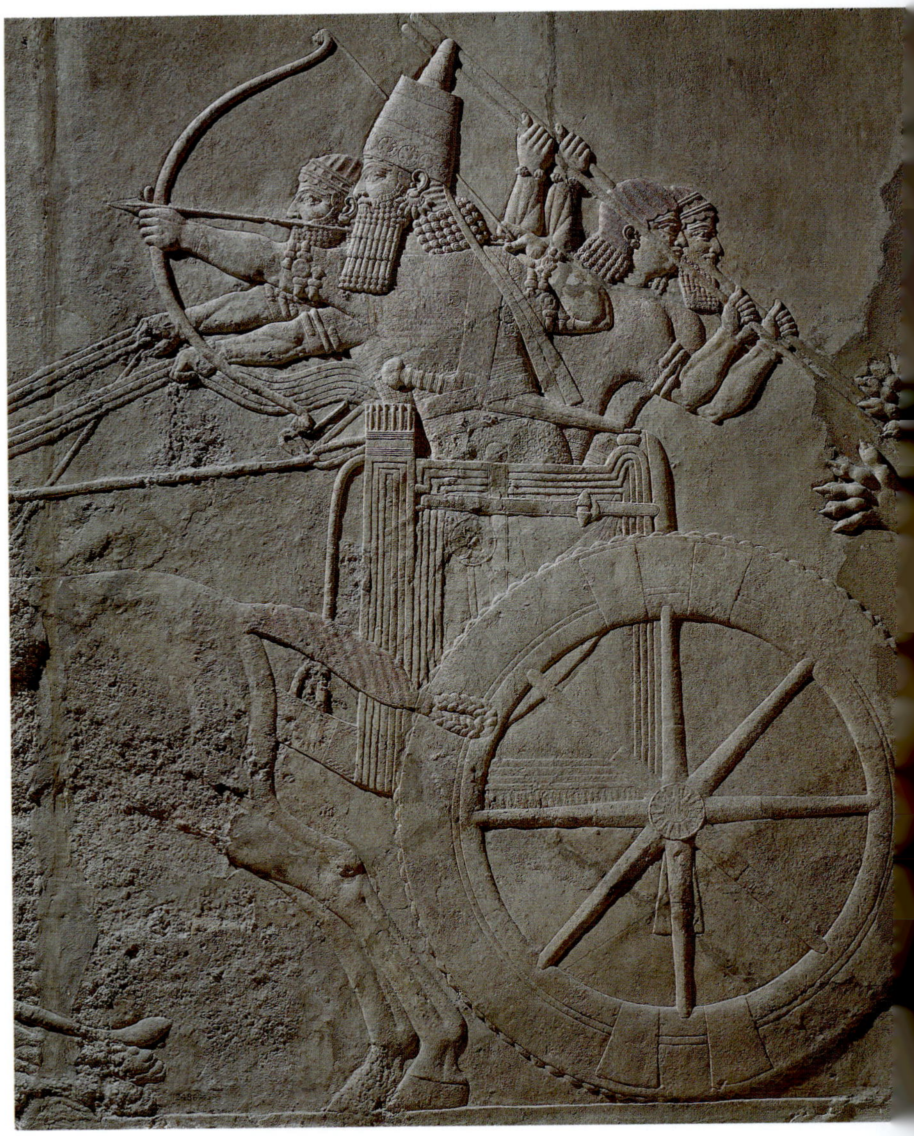

Die Assyrer waren vermutlich das erste Volk, das Pferde im Krieg einsetzte. Sie hinterließen Aufzeichnungen zu Pferdezucht und -haltung.

Das Pferd brachte ohne Zweifel die Weltgeschichte in Bewegung. Das mussten auch die Ägypter erkennen, als sie 1720 v. Chr. von den pferdebespannten Streitwagen der Hyksos regelrecht überrollt und die asiatischen Eindringlinge die folgenden 100 Jahre lang nicht los wurden. Immerhin kam so das Pferd nach Ägypten, wo es inbrünstig verehrt und bisweilen sogar mumifiziert wurde.

Vor den Wagen gespannt oder – wesentlich beweglicher – als reitbarer Untersatz, spielte es erstmals bei den Assyrern eine wichtige Rolle im Krieg. Das angriffslustige Volk galt 2000 v. Chr. als Vorreiter in Sachen Pferdezucht und -pflege, und ihre Erkenntnisse wurden in Keilschrift auf Steinplatten hinterlassen.

Bei den Kelten war schriftliche Fixierung aus kultischen Gründen verboten, deshalb muss den Überlieferungen römischer Geschichtsschreiber vertraut werden, die von deren besonderem Geschick im Umgang mit Pferden berichten. Sie erwähnen aber auch die keltische Vorliebe für Köpfe, die sie dem Gegner abschlugen und stolz an das Zaumzeug ihrer Pferde hängten, dabei immer vom Aberglauben verfolgt, ihnen könnte der Himmel auf den eigenen Kopf fallen. In den mächtigen Wellen der Irischen See sahen die Kelten die „Pferde des Lyr" und glaubten Manannan, den Sohn des Keltengottes Lyr zu erkennen, wie er in den Tiefen des Meeres auf dem schnellsten Pferd die Ertrunkenen zur Insel der Glückseligkeit wies. Mit Beistand der Fruchtbarkeitsgöttin Epona waren die Kelten lange Zeit kämpfend und plündernd im heutigen Europa unterwegs. Epona, gleichzeitig die Herrin der Pferde, präsentierte sich seitlich auf dem Pferd sitzend und wurde zutiefst verehrt. In den Köpfen der Kelten war Eponas Geist unbesiegbar: Die sagenhafte Gestalt tauchte später sogar noch als gepriesene Schutzherrin der Römischen Reiterschaft auf, obwohl die Kelten zuvor auf die Römer eingeschlagen und auch noch Rom geplündert hatten.

Die Edda, eine altnordische Dichtungssammlung aus dem Jahre 1000, überliefert, dass auch die germanischen Götter gut beritten waren. Allen voran Obergott Odin auf dem schnellsten aller Pferde, dem achtbeinigen Sleipnir. Im Auftrag der Götter sollen die Riesin Nótt für die Nacht und ihr Sohn, der Gott Dag, für den Tag mit dem Pferdewagen um die Welt gefahren sein, um so den Beginn von Tag und Nacht festzulegen. Sagenumwoben ist auch der heilige Schimmel der Germanen, der angeblich nicht einmal berührt werden durfte. Fest steht jedenfalls, dass die

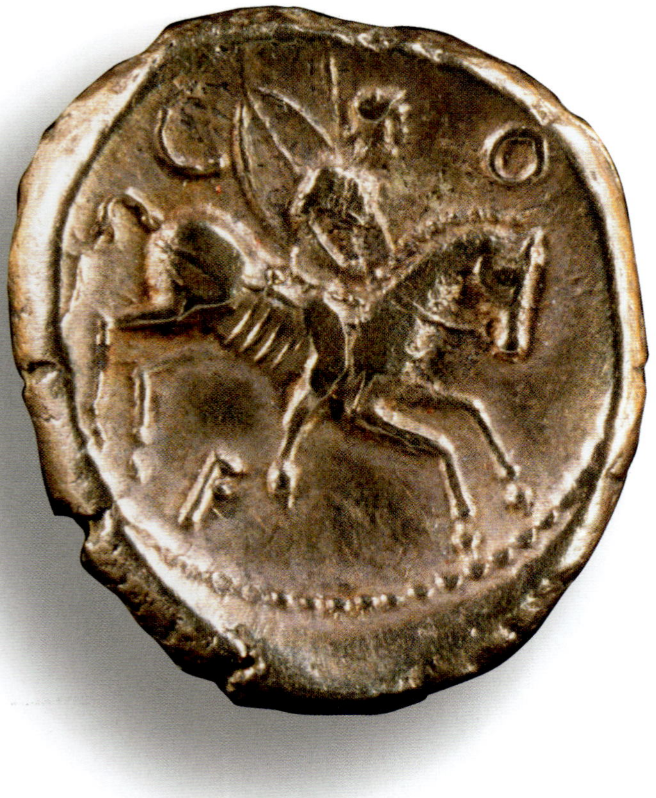

Dass Pferde bei den Kelten eine große Rolle spielten, beweist diese antike keltische Münze, auf der ein Reiter abgebildet ist.

Caligula und das Pferd als Konsul

Zu den Absonderlichkeiten der Geschichte, die an den Größenwahn eines Alleinherrschers erinnert, gehört ein gesonderter Erlass des römischen Kaisers Gaius Iulius Caesar Germanicus, besser bekannt als Caligula. Jener Caligula strebte für sich das Gott-Kaisertum an, und ernannte per Erlass sein prächtiges Pferd Incitatus zu seinem Konsul.

In seiner vierjährigen Regentschaft von 37–41 n. Chr. schlug Caligula alle Kritiker aus dem Felde. Seine Prestigesucht führte zu ziemlich komplizierten Verwicklungen bis nach Palästina, weil er die bezeichnende Idee durchsetzen wollte, im Tempel von Jerusalem sein Bild aufzustellen.

Caligula überwarf sich mit Freund und Feind, bis ihn eines Tages seine eigene Leibwache umbrachte. Incitatus, der Konsul, überlebte.

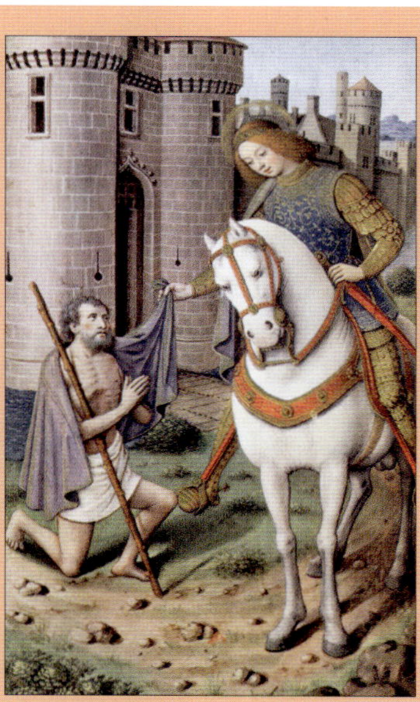

Die Legende des heiligen Martin von Tours

Der Gedenktag des heiligen Martin wird schon am Vorabend zu einem großen Kinderfest. Mit Laternen, Lampions, Musik, Gesang und Bildern wird seit Anfang des 20. Jh. in Westdeutschland, Frankreich und den Niederlanden gefeiert und gejubelt, wenn der legendäre Sankt Martin zu Pferd inmitten der Menge auftaucht und mit einem Schwertstreich seinen Mantel in zwei Teile schneidet, um ihn brüderlich und selbstlos mit einem Frierenden zu teilen.

Genau so soll es tatsächlich vorgefallen sein, als der römische Legionär Martin am Tor von Amiens eintraf, wo Jesus in Gestalt eines armseligen Bettlers auf ihn zukam, um ihn zu prüfen. Nach diesem Erlebnis war der 18-jährige Soldat bekehrt. Er quittierte den Kriegsdienst, ließ sich in Gallien taufen und gründete das erste gallische Kloster, in dem er in der ganzen Bescheidenheit eines Mönches dem Gelübde folgte, den Armen zu helfen.

371 wurde er auf Drängen des Volkes, allerdings gegen seinen eigenen Willen, zum Bischof geweiht. Der Legende zufolge versuchte er, sich in einem Stall zu verstecken, um der Weihe zu entgehen. Es blieb allerdings beim Versuch, denn er wurde von den Bewohnern des Stalles, den Gänsen, verraten, die wild schnatterten. Die Martinsgans ist seither im wahrsten Sinne des Wortes in aller Munde.

Dem heiligen Martin wurde große Verehrung zuteil, denn er christianisierte Gallien gewaltlos und brüderlich, und bis zu seinem Tod am 11. November 397 lebte und wirkte er in größter Selbstlosigkeit.

Als Schutzheiliger Frankreichs gilt sein Grab in Tours als Nationalheiligtum.

Germanen aus den ganz natürlichen Reflexen und dem natürlichen Verhalten des Pferdes auf Hinweise und Zeitpunkte für Kriegszüge oder auf drohende feindliche Besetzungen orakelten. Selbst im Zuge der deutschen Ostkolonisation zwischen Lübeck und Kolberg, als die ersten Hansestädte an der Ostsee aufblühten, war der heilige Schimmel ein hochverehrtes Sinnbild, das am Kultplatz auf der Insel Rügen eine museale Heimstätte fand.

In eigener Sache erzählen die römischen Schriftgelehrten von triumphalen Wagenrennen, die nicht nur im Zirkus Maximus, sondern immer am Ende eines Krieges auf dem Marsfeld ausgetragen wurden. Das rechte Pferd des siegreichen Gespanns wurde dem Kriegsgott Mars als Oktoberpferd, „Equus October", geopfert. Den Pferdekopf hängte man an die Mauer der Regia oder an den Malmischen Turm. Das Blut aus dem Schweif des Opfertieres wurde getrocknet und beim Fest zu Ehren der Göttin Pales verbrannt. Dem Glauben nach wurden Tiere und Hirten, die durch die geweihten Flammen sprangen, frei von allem Übel.

Der Bilderstein von Gotland zeigt Odin auf seinem achtbeinigen Pferd Sleipnir. Sleipnir bedeutet „der Dahingleitende" und trägt seinen Namen, weil er zu Lande, zu Wasser und in der Luft dahingleiten kann.

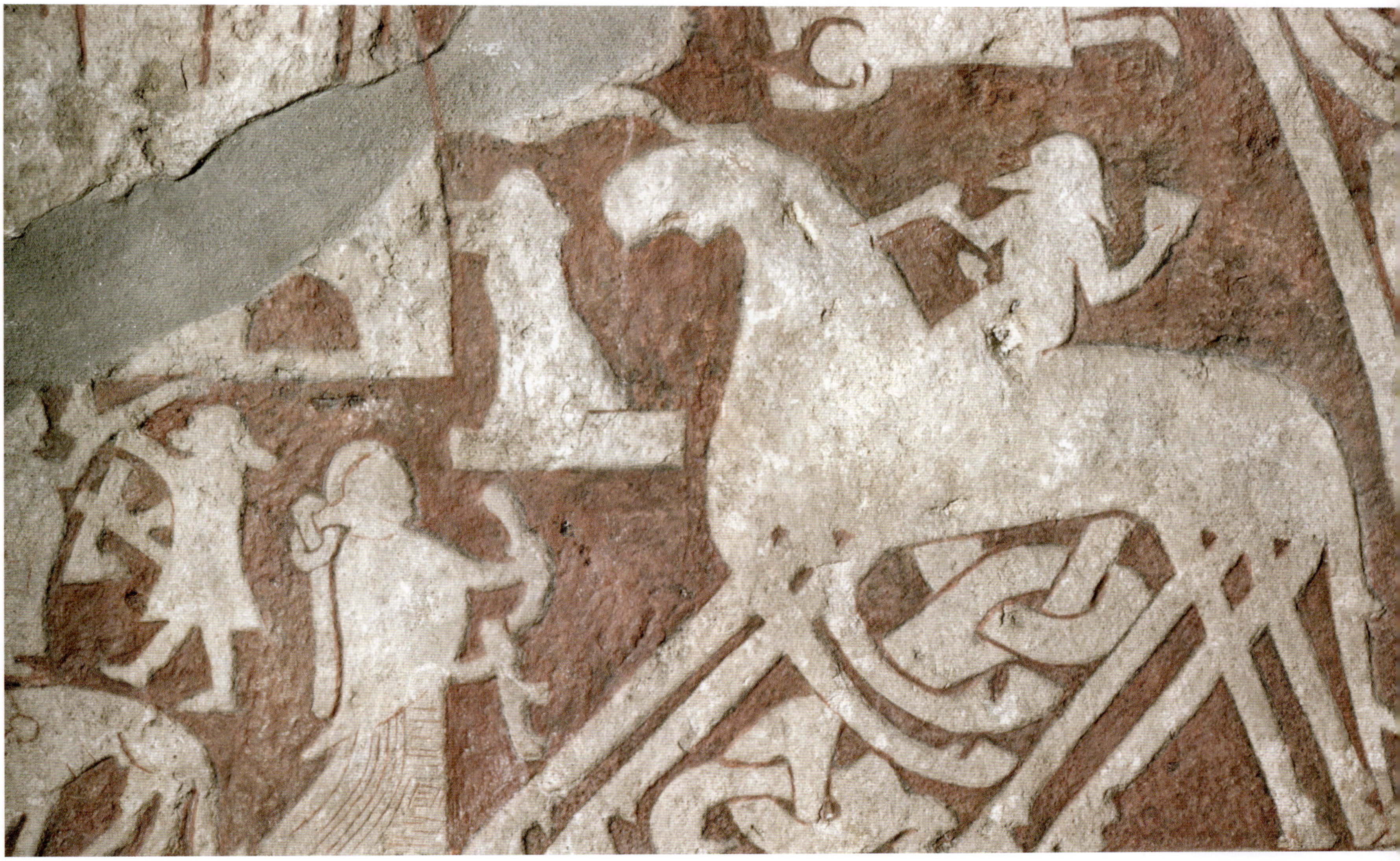

Griechische Größen

Die Griechen konnten sich, was den militärischen Nutzen angeht, nur zögerlich für das Pferd begeistern. Die ersten Streitwagen um 1500 v. Chr. kamen in der gebirgigen Landschaft nur langsam voran und verloren schnell wieder an Bedeutung. Auch als Reittier für die Kavallerie schienen die Vierbeiner anfangs nicht interessant. Kriegerische Auseinandersetzungen wurden auf zwei Beinen gelöst, und selbst die Meldung vom Sieg über die Perser wurde bekanntlich von einem laufenden und nicht von einem reitenden Boten von Marathon nach Athen gebracht.

Im gesellschaftlichen Leben hingegen spielte das Pferd durchaus eine Rolle: Pferderennen in den eigens dafür gebauten Hippodromen dienten der Unterhaltung. Olympische Wagenrennen mit zwei, drei oder vier Pferden vor der Karosse machten die siegreichen Fahrer unsterblich, und auch den Vierbeinern war ein Gnadenbrot auf Staatskosten sicher. Bei den XXXIII. Olympischen Spielen wurde eine besondere Attraktion geboten: Neben dressurähnlichen Vorführungen wurden erstmals recht freizügige Wettrennen veranstaltet. Es galt, unbekleidet auf dem blanken Pferderücken zwölf Mal das 740 m große Oval von Olympia zu umrunden. Einen Teil der Pferde, die zu Trainingszwecken schon einen Monat vor Beginn der Spiele anreisen mussten, beherbergte der griechische Schriftsteller Xenophon (430–355 v. Chr.), der auf dem Gut Skyllos in der Nähe von Olympia lebte. Als Hippologe verfasste er Werke über Reitkunst und Jagd, die bis heute wegweisend sind. Seine Erkenntnisse gerieten mit dem Untergang Griechenlands zwar in Vergessenheit, wurden aber zur Zeit der Renaissance wiederbelebt.

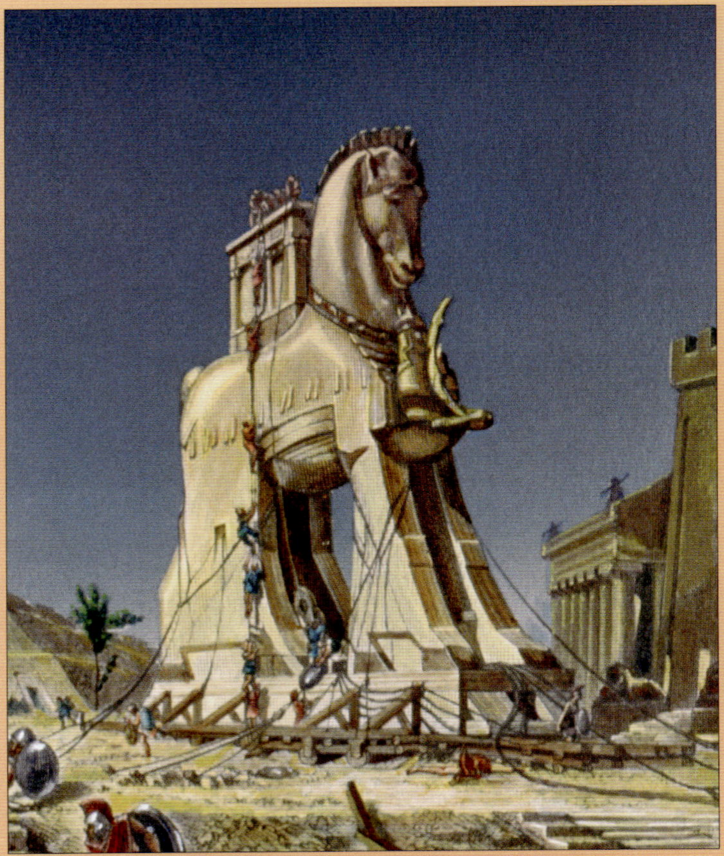

Das Trojanische Pferd
Eine Pferdeattrappe wurde zum Inbegriff für List und Tücke: Mit Hilfe einer hippologischen Holzkonstruktion verschafften sich die Griechen 1200 v. Chr. Zugang zur Stadt Troja. Was ihnen zuvor in 10-jähriger Belagerung nicht gelungen war, funktionierte nun, weil die Trojaner an einem Pferd nichts Verdächtiges finden konnten und das Vehikel demzufolge arglos in die Stadt zogen – samt der darin sitzenden griechischen Krieger. Was dann passierte, ist bekannt: Troja wurde in Schutt und Asche gelegt.

Die moderne Variante des Trojanischen Pferdes ist der gleichnamige Computervirus, der unbemerkt auf die Festplatte eines Computernutzers eingeschleust wird, um z. B. Passwörter auszuspionieren oder den Computer fernzusteuern. Um diese Viren wieder loszuwerden, bleibt einem bisweilen nichts anderes übrig, als die Festplatte ebenso in Schutt und Asche zu legen, wie das einst mit Troja geschah.

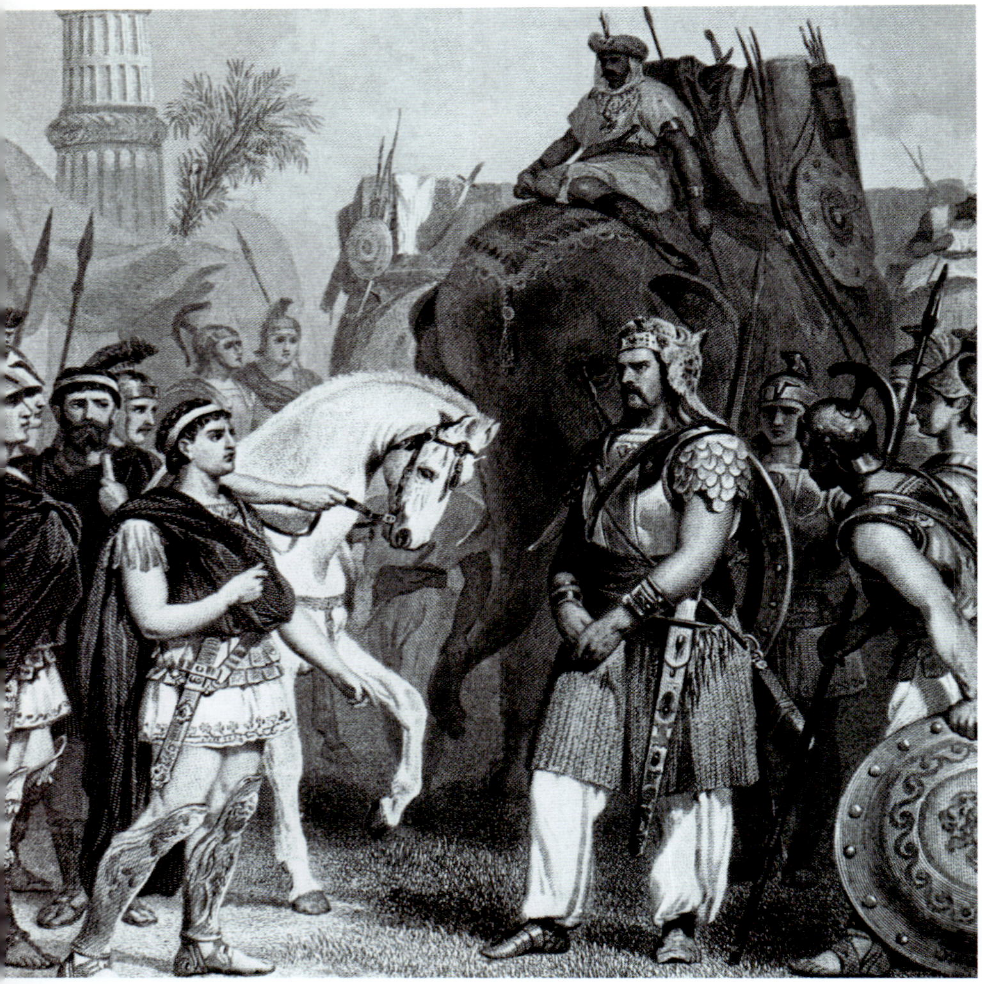

Bukephalos, das Pferd Alexanders des Großen, wird in manchen Legenden als Schimmel, in anderen als Rappe beschrieben. Einhellig wird berichtet, dass er den König durch all seine Schlachten getragen haben soll.

Erst durch Alexander den Großen (356–323 v. Chr.) lernten die Griechen endlich die Vorzüge einer berittenen Armee kennen, denn nur so konnte dem großen Feldherrn die Vereinigung des Ostens und des Westens der damals bekannten Welt zu einem großen, mächtigen Weltreich gelingen. Alexander liebte Pferde, besonders Bukephalos, was übrigens so viel heißt wie „Ochsenkopf". Den hatte sein Vater gekauft, und nur Alexander konnte in seinen Sattel steigen. Alexander hatte nämlich als Einziger bemerkt, dass sich das Pferd beim Aufsteigen deshalb so wild gebärdete, weil es vor seinem eigenen Schatten scheute, und stellte Bukephalos ganz einfach gegen die Sonne.

Bukephalos gilt heute als das bedeutendste Pferd der Geschichte. Der makedonische Schimmelhengst trug Alexander 18 Jahre lang um die halbe Welt und von Schlacht zu Schlacht. Den legendären Siegen folgten ebenso legendäre Gelage, in denen sich der König oft zügellos dem Alkohol hingab. Endlose Exzesse veränderten seine Persönlichkeit und ließen ihn volltrunken sogar seinen Lebensretter Kleitos umbringen. Bukephalos indes blieb verschont von Alexanders Launen und trug seinen Herrn bis nach Indien. Dort allerdings brach das zuvor in der

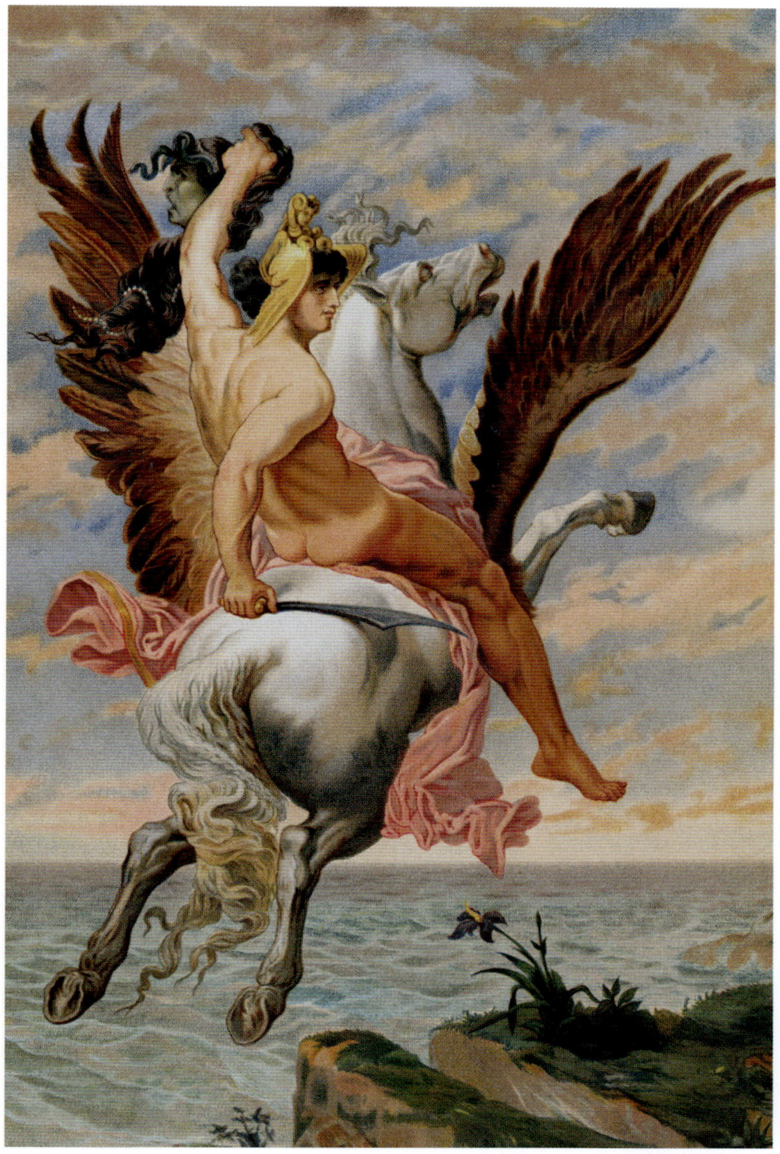

Perseus auf dem legendären geflügelten Pferd Pegasus kurz nach dessen Entstehung. Der Sage nach entsprang Pegasus dem Rumpf der Medusa, nachdem Perseus ihr den Kopf abgeschlagen hatte.

Schlacht gegen den indischen König Poros schon mehrfach verwundete Tier unter Alexander zusammen. Bukephalos war tot.

Es gibt auch Überlieferungen, die die Eroberungszüge des Feldherrn mit dem Ansinnen erklären, ein Reich zu schaffen, in dem alle Bewohner die gleichen Rechte haben sollten. Auf Bukephalos, der diesmal als schwarzes Pferd beschrieben wird, kämpft er ruhm- und siegreich, bis das Pferd nach der Schlacht gegen König Poros am Fluss Hydaspes im Alter von 30 Jahren stirbt. Leben und Persönlichkeit von Alexander dem Großen gaben schon früh Anlass zur Legendenbildung, die in die Alexanderdichtung eingingen. In einem Punkt ist sich die Literatur aber einig: Dort, wo Bukephalos starb, ließ Alexander zur Erinnerung an seinen treuen Begleiter die Stadt Bukephala gründen – vermutlich das heutige Lahore.

ARION, PEGASUS UND DIE KENTAUREN

Die griechische Mythologie ist voll von Pferden, die den Göttern dienten oder selbst zum Gott geworden über die Menschen herrschten. Poseidon, der Meeresgott, schlüpfte bisweilen in die Gestalt eines Pferdes und zeugte mit Demeter, der Göttin der Fruchtbarkeit, Arion, das erste echte Pferd.

Das geflügelte Ross Pegasus, ein anderes Beispiel aus der griechischen Mythologie, wurde Hals über Kopf geboren, als Perseus die Medusa enthauptete und der Sage nach das Pferd mit blutiger Mähne ihrem Rumpf entsprang. Der ungezügelte Pegasus, der dem allmächtigen Gottvater Zeus Blitz und Donner überbringen sollte, wurde durch Bellerophon, den korinthischen Helden, gezähmt. Vom Übermut geritten, zog dieser auf den Olymp, den Sitz der Götter. Zeus missfiel dieser Emporkömmling allerdings gewaltig, also ließ er Pegasus kurzerhand von einer Hornisse stechen, woraufhin dieser seinen Reiter in die Niederungen zurückbeförderte.

Zum Ausgangspunkt dichterischer Höhenflüge wurde Pegasus, als er mit seinem Hufschlag die Musenquelle Hippokrene auf dem Berg Helikon entspringen ließ. Seitdem beflügelt das sagenhafte Huftier Dichter, Denker, Musiker und Maler. Pablo Picasso – vom Mythos um diese Gestalt inspiriert – malte Pegasus aus moderner Sicht. In Friedrich Schillers „Pegasus im Joche" endet das Musenross jedoch an der Seite eines Ochsen vor dem Pflug, weil Schillers hungerleidender Poet es an einen Bauern verkaufte. Noch heute reitet sprichwörtlich jeder Schriftsteller Pegasus.

Vom Anblick der ersten Reiter aus dem benachbarten Thrakien inspiriert, ließen die Griechen fortan die Kentauren das mythologische Geschehen bereichern. Ein menschlicher Oberkörper, dessen Hinterteil in einen Pferdeleib übergeht, symbolisiert die übermächtigen, weingierigen und weibertollen Wesen, die kraftstrotzend in den Wäldern hausten und mit ausgerissenen Bäumen und Felsbrocken um sich warfen.

Pegasus und die Kentauren am Himmel

Wenn Pegasus am Sternenhimmel seine Flügel ausbreitet, dann ist er zwar groß, aber dennoch unauffällig. Markantester Punkt im Sternbild ist das große Pegasus-Rechteck mit einem kleinen gleichseitigen Dreieck, den Vorderbeinen des Pferdes, die zuweilen irrtümlich als Kopf gesehen werden. Den nordöstlichen Eckstern teilt sich Pegasus mit dem Sternbild Andromeda, seinen höchsten Stand hat er am 1. September um Mitternacht.

Die Kentauren sind gleich mehrfach am Himmel vertreten. Das Sternbild Centaurus mit seinen vielen hellen Sternen ist südlich der Hydra zu finden und hat seinen zentralen Höhepunkt am 6. April. In der südlichen Hemisphäre befindet sich zwischen den Hufen der Kentauren gut sichtbar das Kreuz des Südens.

Sagittarius, das Sternbild des Schützen, ist Chiron gewidmet, dem Erfinder von Pfeil und Bogen und einzig weisen und friedliebenden Kentauren. Die Inder glaubten vor 3000 Jahren in Sagittarius ein Pferd zu erkennen. Das auffällige Sternbild liegt östlich von Scorpius und südlich von Aquilla im Zentrum der Milchstraße. In den antiken Kulturen stellten man sich vor, dass alle Seelen nach dem Tod die Milchstraße erreichen würden und vorbeigingen an Sagittarius, dem Torwächter des Todes.

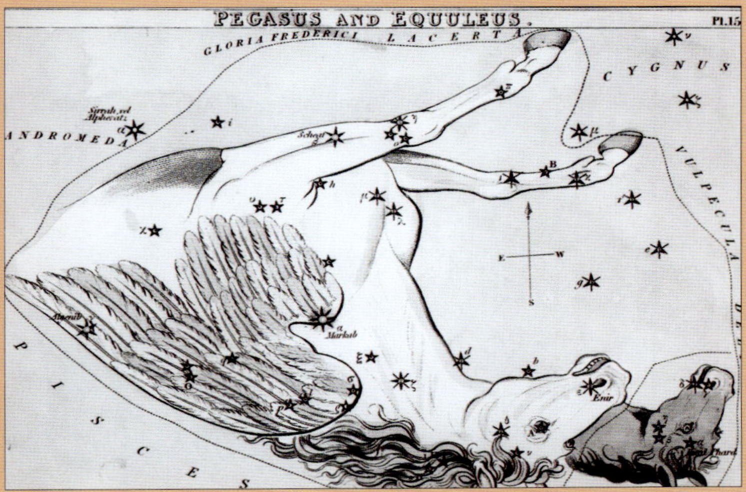

Frauenpower

VORREITERINNEN – DIE AMAZONEN

Ob die Amazonen jemals so gelebt und gewirkt haben, wie es die Geschichtsschreiber überlieferten, ist ungewiss. Ihr Name hat sich auf alle Fälle in die Gegenwart gerettet: Noch heute werden Frauen im Sattel oder Sulky als Amazonen bezeichnet.

Reichlich gedankenlos, sollte man meinen, waren doch der griechischen Sage nach die Amazonen ein kriegerisches Weibervolk, das sich die rechte Brust abschneiden oder ausbrennen ließ, um dort Speer und Bogen, die Waffen der nomadischen Kriegsreiter, besser anlegen zu können. Die Busenlosen, wie der Name „A-mazonen" gedeutet wird, hätten außerdem nur während der Frühlingsmonate Kontakt zu Männern eines Nachbarvolkes gehabt, denen sie die Knaben aus dieser Liaison postwendend zurückschickten und nur die Mädchen aufzogen. Der griechische Geschichtsschreiber Herodot berichtet, die Mädchen würden im Umgang mit Pfeil und Bogen für die Jagd zu Pferde ausgebildet und müssten vor der Heirat zumindest einen Mann im Kampf getötet haben. Als Töchter des Ares, dem unersättlichen, männermordenden Kriegsgott, wurden die Amazonen für ihren Mut selbst wie Männer geachtet, und vor allem die Königinnen Antiope, Hippolyte und Penthesilea hielten Einzug in zahlreiche griechische Mythen. Wahrscheinlich spiegelt sich in der Gestalt der Amazonen in der griechischen Mythologie die Angst vor Frauen wider, die sich geschickt im Umgang mit dem Pferd und der Waffe zeigten – und solche soll es gegeben haben!

IM DAMENSITZ

Üblicherweise waren bis ins Mittelalter hinein kaum Frauen im Sattel zu finden. Und auch als sie endlich hoch zu Ross sitzen durften, war es ihnen zunächst nicht vergönnt, selbst zu reiten; sie mussten sich stattdessen erst mal mit einem Platz hinter dem Herrenreiter begnügen. Seitlich auf der Kruppe des Pferdes sitzend, musste sie die Balance halten und hatte zur Absicherung nur einen Riemen, der um die Hüfte des Mannes gelegt war.

Als die Frau als Reiterin nicht mehr länger zu verhindern war, verlangte die Gesellschaft von ihr, beide Beine äußerst damenhaft – aber völlig unpraktisch – zur linken Seite zu halten: den linken Fuß im Steigbügel, das rechte Bein darüber auf einer Lederstütze abgelegt, die ganze Verrenkung hübsch kaschiert unter einem langen Rock. Logisch, dass Frau männliche Hilfe zum Auf- und Absteigen brauchte! Die Schenkelhilfen auf der rechten Seite mussten zwar umständlich durch eine lange Gerte ersetzt werden, aber immerhin: Frau war nun beritten, nahm sogar an Jagden teil, galoppierte im Feld und sprang sogar über kleinere Hindernisse.

Bis ins 19. Jahrhundert mussten Frauen das Kunststück des damenhaften Sitzes vollbringen, bevor sie endlich ganz burschikos im Spreizsitz reiten und beweisen konnten, dass sie den männlichen Reitern in nichts nachstanden. Und das taten sie dann auch, wie ein Blick in die Siegerlisten großer Turniere beweist.

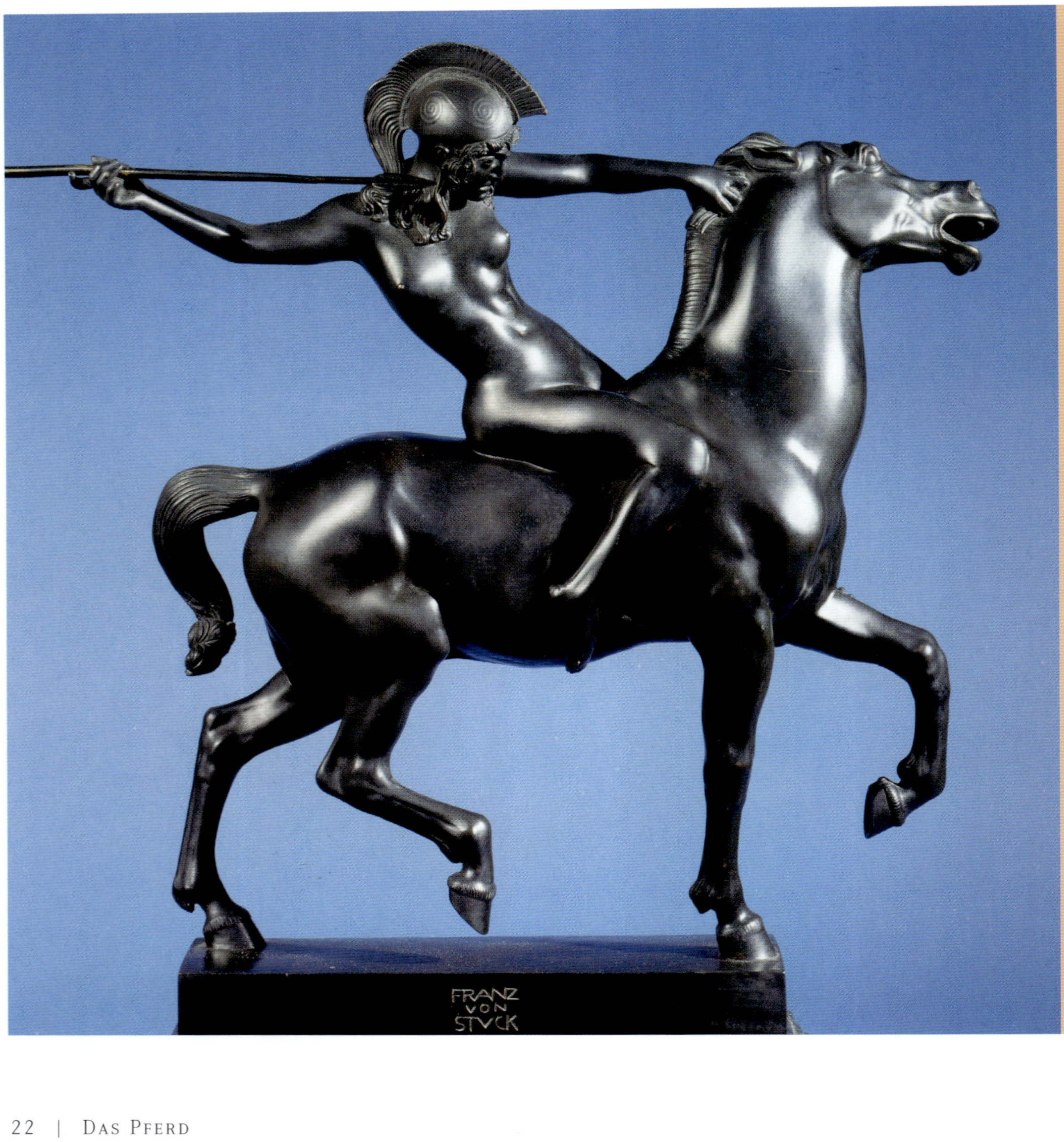

Penthesilea

Penthesilea, die stolze Königin der Amazonen, starb früh von Mörderhand im Trojanischen Krieg. Achill soll sie getötet haben, doch selbst die Sterbende besaß noch ihre zauberhafte Kraft, wie uns die griechische Mythologie überliefert hat. Demnach verliebte sich Achill in die sterbende Königin und beweinte ihren Tod schließlich in tiefster Trauer.

Heinrich von Kleist verdichtete dieses merkwürdige Legendendrama zu einem Trauerspiel, das sehr viel später sogar in eine Oper Eingang fand. Doch zu Lebzeiten war dem romantischen Schriftsteller (1777–1811) kaum Ruhm beschieden. Das Trauerspiel Penthesilea wurde, nachdem es auch von Dichterfürsten wie Johann Wolfang von Goethe in der Luft zerrissen worden war, von der Öffentlichkeit abgelehnt. Heinrich von Kleist blieb – fast der Amazonenkönigin gleich – sein Leben lang glücklos und beging als verwirrter Mann im Alter von 34 Jahren Selbstmord.

Es dauerte viele Jahre, bis es Frauen gestattet war zu reiten. Als es schließlich erlaubt wurde, erteilte man ihnen zunächst ein Handicap: Sie durften nur im Damensitz reiten. Das war nicht nur unbequem, sondern auch noch unpraktisch. Sie konnten mit den Schenkeln nur sehr einseitig aufs Pferd einwirken, und auch die Gewichtshilfen waren natürlich eingeschränkt. Die Frauen ließen es sich trotzdem nicht nehmen, auf Jagden mitzureiten und sogar zu springen.

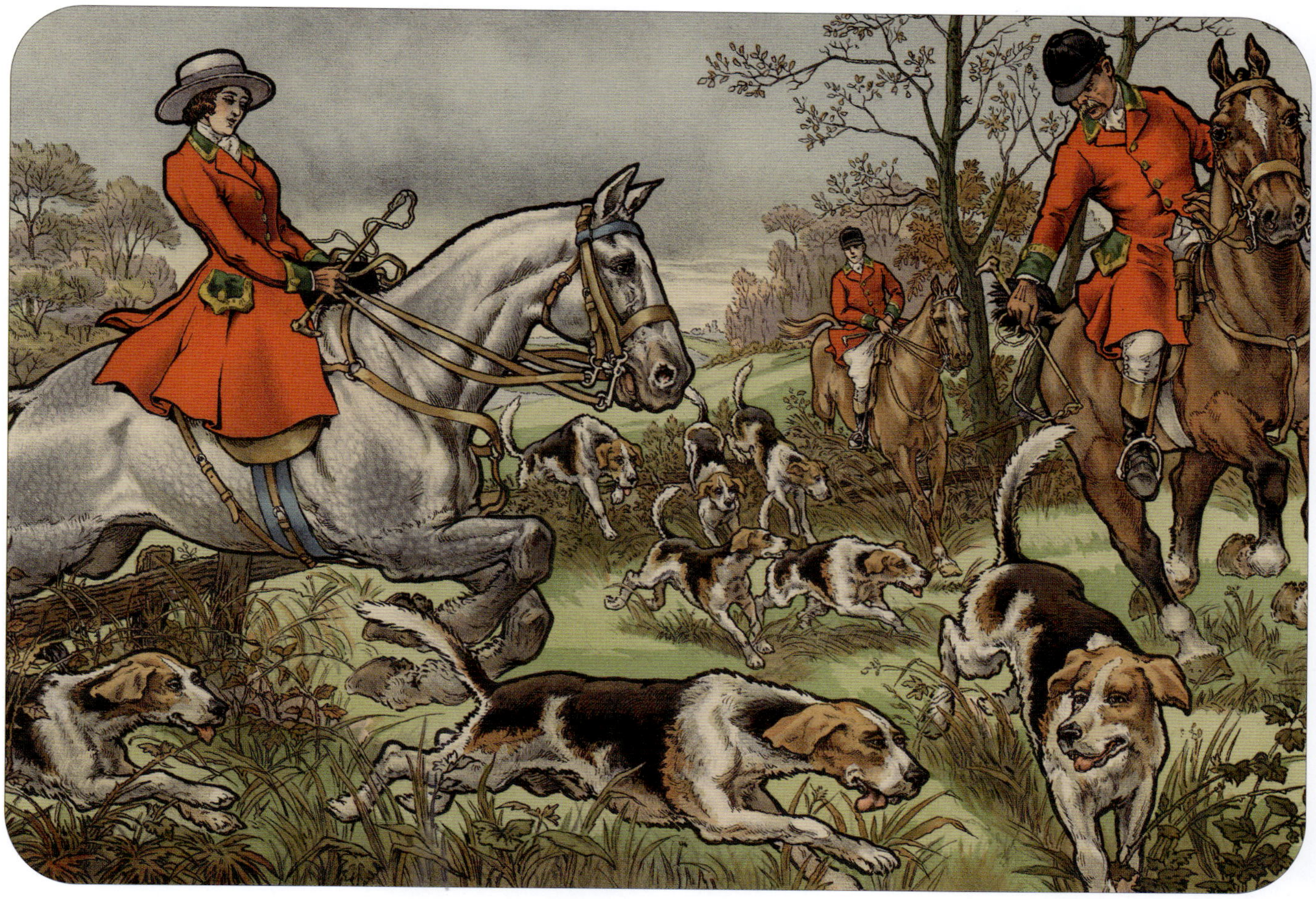

Berühmte Frauen im Sattel

Ob Jeanne d'Arc die Schlacht von Orleans wirklich im Sattel geschlagen hat, wie Gemälde es zeigen, ist ungewiss. Fest steht aber, dass sie die Erlaubnis König Karls VII., in Männerkleidung und Rüstung französische Truppen in den Krieg zu begleiten, Jahre später auf dem Scheiterhaufen mit dem Leben bezahlte. Vermutlich machte ausgerechnet ihr tragisches Schicksal sie so berühmt – und zur französischen Nationalheldin.

Die Kaiserin von Österreich, jene legendäre Sisi, erlitt ein nicht weniger tragisches Schicksal: Sie wurde 1898 bei einem Spaziergang erstochen. Im Gegensatz zu Jeanne d'Arc weiß man über Sisi aber genau, dass sie eine begnadete und äußerst tollkühne Reiterin war. Am Hofe in Wien, wo ihr Ehemann Kaiser Franz Joseph deshalb regelmäßig um ihre Unversehrtheit bangte, stellte sie die männliche Konkurrenz im Sattel bei weitem in den Schatten.

Mehr Glück im Leben als die österreichische Kaiserin hatten die deutsche Kaiserin Auguste Viktoria und ihre Tochter, Kronprinzessin Cecilie. Sie ritten bei Paraden mit und zeigten sich bei Manövern.

Seit Jahrzehnten fest im Sattel sehen die Engländer ihre Königin Elisabeth. Sie lässt es sich nicht nehmen, ihre eigene Geburtstagsparade hoch zu Ross zu erleben. Ihre Tochter und ihre Enkeltochter sind erfolgreiche Turniersportlerinnen: Prinzessin Anne brachte es bis zur Europameisterin und Olympiateilnehmerin in der Vielseitigkeit, bevor sie für einige Jahre Präsidentin der internationalen reiterlichen Vereinigung wurde. Ihre Tochter Zara ist ebenfalls Europameisterin der Vielseitigkeitsreiter.

Ohne Turnierambitionen, gleichwohl eine leidenschaftliche Reiterin von Kindesbeinen an, war Jacqueline Kennedy, die auch ihre Tochter Caroline das Reiten lehrte. Ihre Pferde hingegen hatte sie das Schmusen mit dem US-Präsidenten John F. Kennedy gelehrt, wie ein alter Film im National-Archiv beweist.

Für die junge Erbin der Onassis-Milliarden, Athina Roussel, ist die Olympiateilnahme im Springreiten eines ihrer größten Ziele.

Dies hat Haya, die Prinzessin von Jordanien, schon erreicht. Sie startete bei den Olympischen Spielen 2000 in Sydney. Nach ihrer Heirat mit dem damaligen Kronprinzen von Dubai, Scheich Mohammed bin Rashid Al Maktoum, folgte sie auch dessen großer Leidenschaft, dem Distanzreiten.

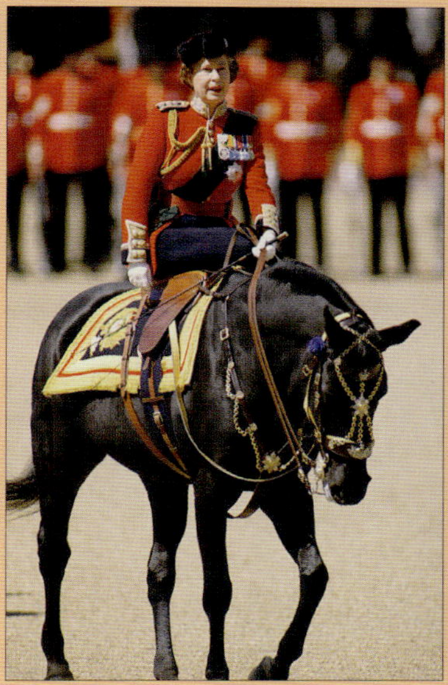

Die englische Königin Elizabeth bei einer Parade.

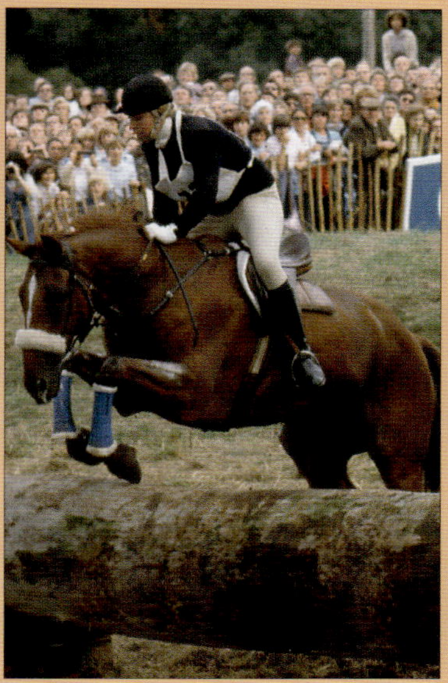

Prinzessin Anne von England bei einem Vielseitigkeitswettbewerb.

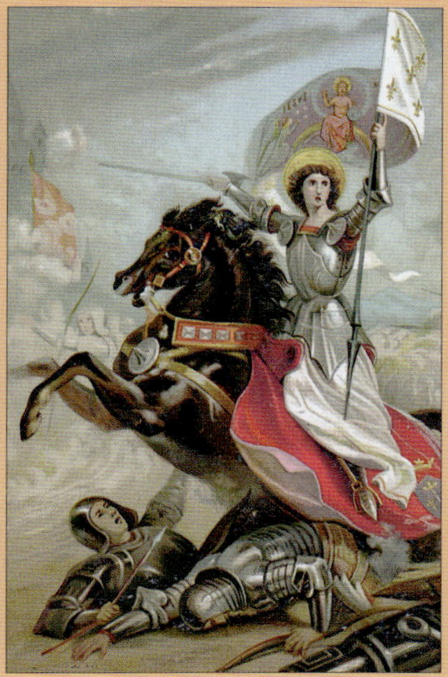

Jeanne d'Arc führt die Truppen in die Schlacht von Orleans.

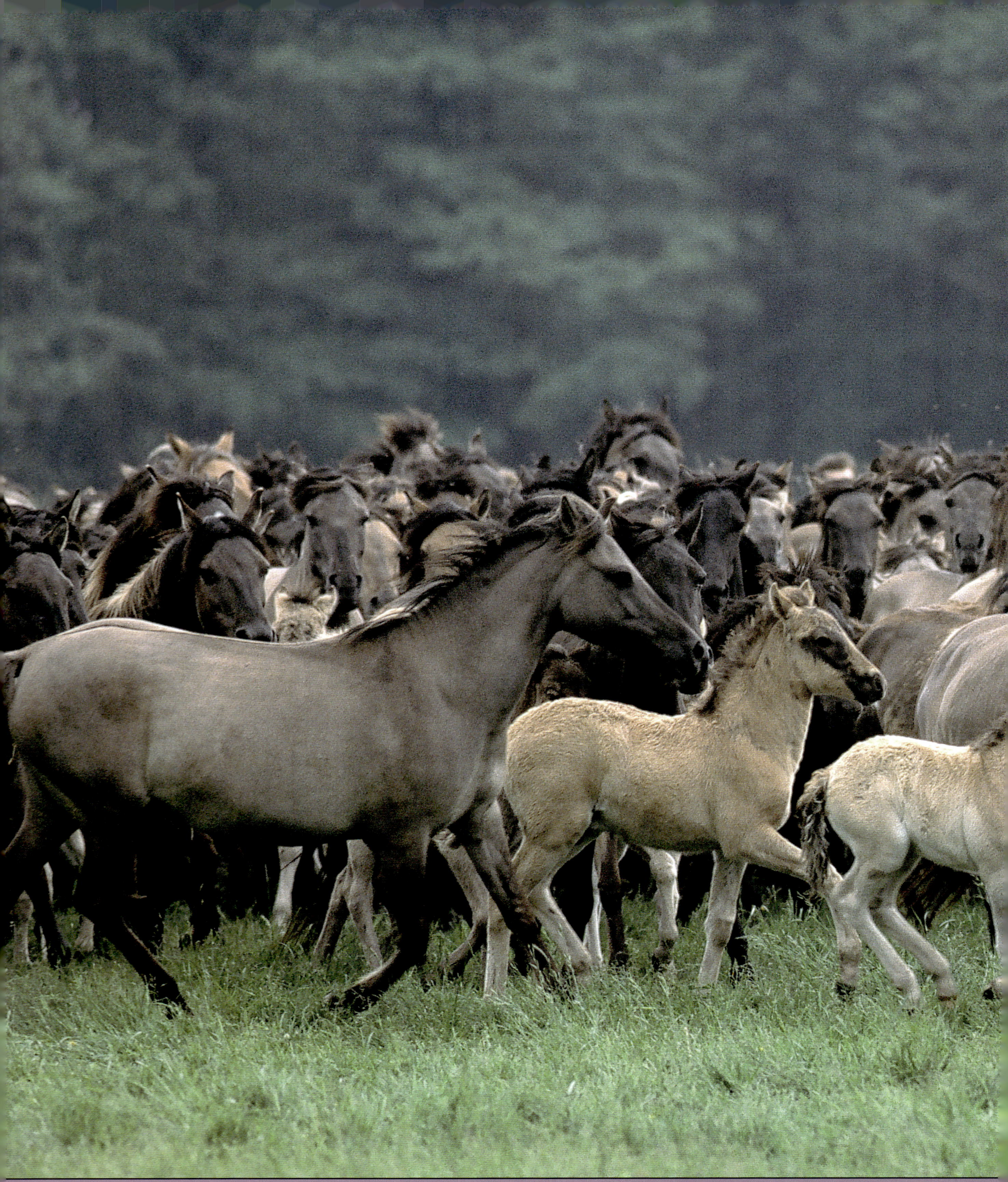

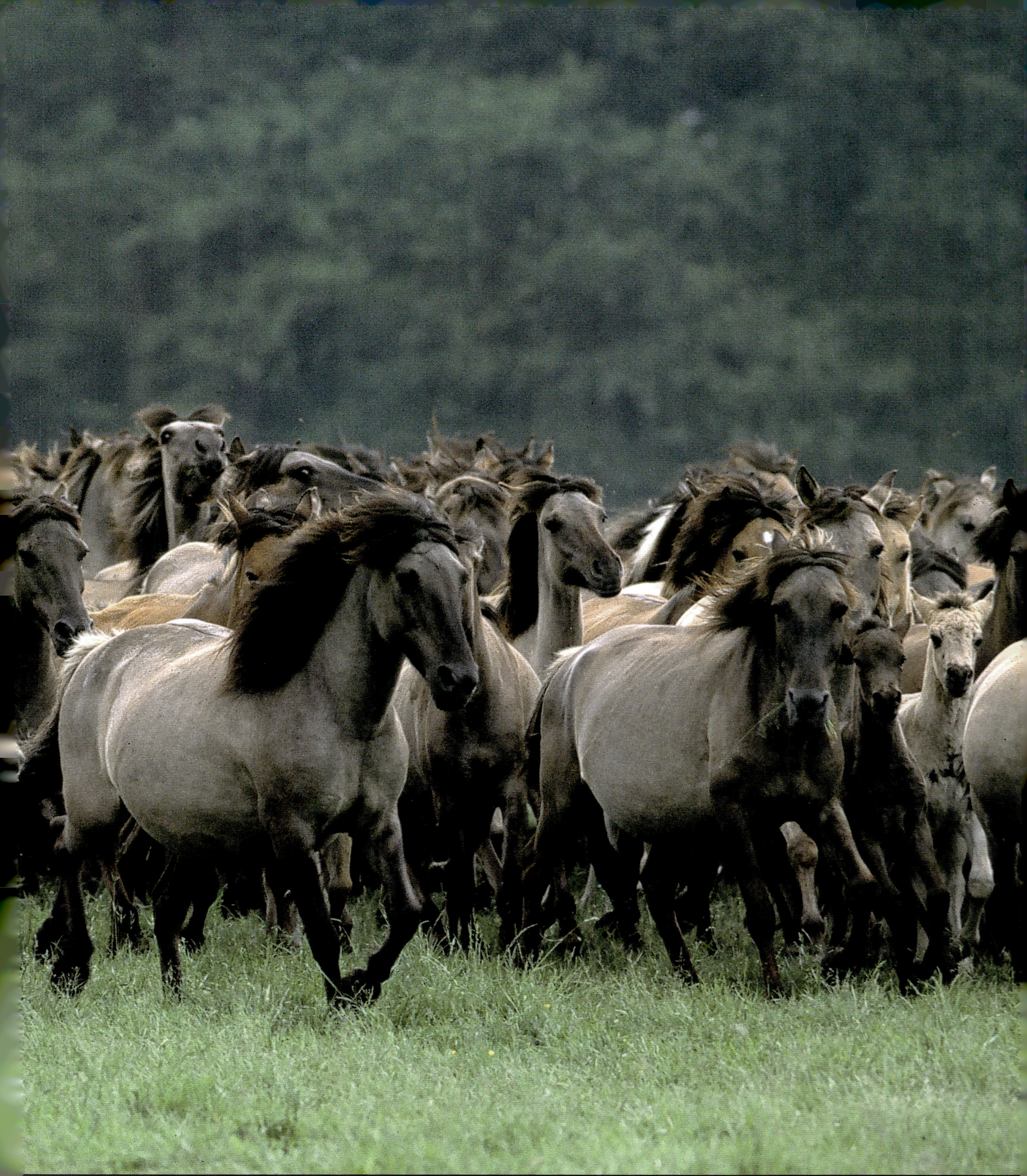

Aus grauer Vorzeit zur bunten Vielfalt

Das Stammbuch der Pferde

Es gab eine Zeit, da waren Pferde nur so groß wie Füchse. Forscher datieren diese Epoche anhand fossiler Funde in Nordamerika etwa 60 Millionen Jahre zurück. Damals fand der Eohippus, ein Laub fressender Vorfahre der Pferde, gerade mal 25–45 cm groß, im ewigen Sumpf nur auf seinen vier Vorder- und drei Hinterzehen den nötigen Halt. Jahrmillionen vergingen und mit den schwindenden Sümpfen und Laubwäldern reduzierten sich die Zehen an den Pferdegliedmaßen auf eine einzige Zehenspitze – den Huf. Auch das Gebiss passte sich dem härteren Futter der Steppe an: Die Backenzähne entwickelten sich zu flachkronigen Mahlzähnen. Den Größenzuwachs der Equiden im Laufe der Evolution begründen Wissenschaftler damit, dass ein größerer Organismus im Verhältnis zum Körpergewicht weniger Futter benötigt, um beispielsweise seine Körpertemperatur zu halten, und somit wesentlich ökonomischer arbeiten kann.

Abhängig von Lebensraum und -bedingungen traten unterschiedliche Arten Gras fressender Urpferde hervor, die über Landbrücken – wie sie zeitweilig zwischen Alaska und Russland bestanden – von Nordamerika über Asien nach Europa und Afrika einwanderten. Dort entwickelten sie sich unabhängig voneinander weiter, während die Urpferde auf dem amerikanischen Kontinent vor etwa 9000 Jahren auf rätselhafte Weise ausstarben. Erst die spanischen Eroberer brachten das Pferd im 16. Jh. wieder auf den Kontinent zurück.

Zoologisch zählen das Steppenzebra und das Grévy-Zebra, der Afrikanische Wildesel und der Pferdeesel sowie das Przewalski-Pferd zur Gattung *Equus*, was aus dem Lateinischen kommt und „Pferd" bedeutet. Sich den unterschiedlichen Lebensbedingungen anpassend, entwickelten sich aus dieser Pferdelinie die Kaltblüter im Norden und die Vollblüter im Süden sowie die Ponys, die sich über Europa und Asien verbreiteten.

Zu den Pferdetypen der Entwicklungsgeschichte gehörten neben dem Urpony das Ramskopfpferd, das Tundrenpferd oder -pony und das - Steppenpferd. Das Urpony, ein robustes, 120–125 cm hohes Kleinpferd, das geschützt durch sein dichtes Fell im kalten und nassen Klima Nordeuropas und in Teilen Ostasiens lebte, ähnelte in seinem Erscheinungsbild dem heutigen Exmoor-Pony. Das Tundrenpony gilt als Vorfahre der Kaltblüter und war in den nördlichen Gebieten Europas und Asiens hei-

Verwandte des Pferdes: Nashörner und Tapire

Zur „buckligen Verwandtschaft" des Pferdes gehören nachweislich Tapire und Nashörner, die ebenfalls eine ungerade Zehenzahl aufweisen und deshalb zur Ordnung der Unpaarhufer *(Perissodactyla)* zählen. Ihr gemeinsamer Vorfahr hieß *Condylarthra* und lebte vor 60 Mio. Jahren im Zeitalter des Paleozän.

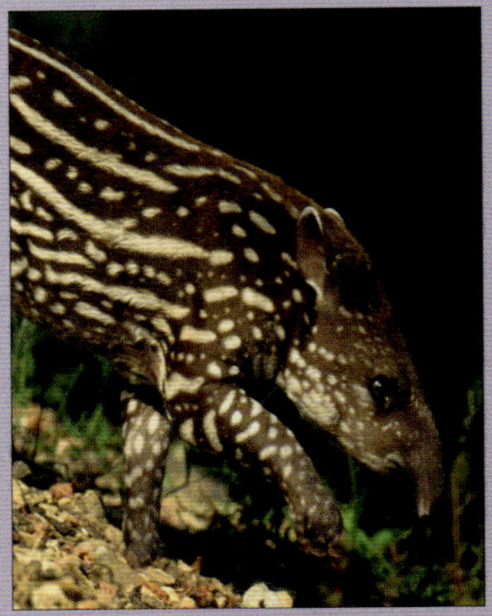

Die in den südamerikanischen und asiatischen Sümpfen beheimateten Tapire haben sich in den vergangenen Jahrmillionen bis auf ihre Größenentwicklung kaum verändert. Körperstruktur und besonders ihre vier Vorderzehen und drei Hinterzehen erinnern immer noch stark an den Urvater der Pferde – den *Eohippus*.

Der Eohippus, das Pferdchen der Morgenröte – wie er auch genannt wird – teilte sich den Lebensraum in Nordamerika mit einer Vielzahl von Ur-Nashörnern, die später ebnso wie der Eohippus auf rätselhafte und unerklärliche Weise vom amerikanischen Kontinent verschwanden. Bis zur Eiszeit waren die rhinozerosartigen Tiere auch in Europa anzutreffen, heute leben sie aber nur noch in Afrika und Asien. Inzwischen sind sie dort ebenfalls vom Aussterben bedroht.

Eohippus (Hyracotherium)

- Unteres Eozän: ca. 60–40 Mio. Jahre vor unserer Zeit
- Lebensraum: Wälder und Buschlandschaften
- Größe: ca. 25–40 cm
- Zehen: 4 Zehen vorne, 3 Zehen hinten

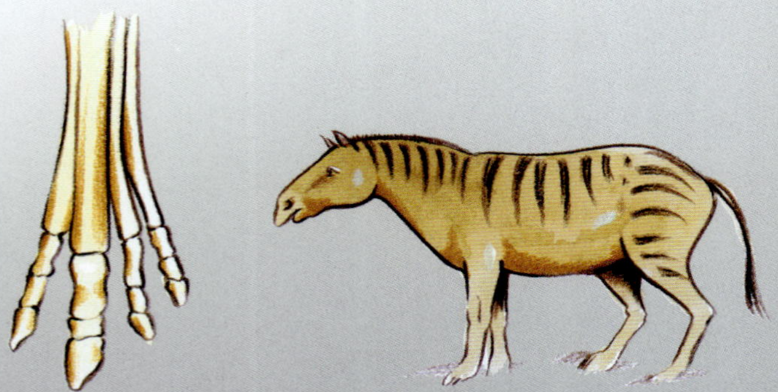

Mesohippus

- Oligozän: ca. 40–25 Mio. Jahre vor unserer Zeit
- Lebensraum: Wälder und Buschlandschaften
- Größe: ca. 50 cm
- Zehen: 3 Zehen an allen Füßen, Hauptgewicht auf der Mittelzehe

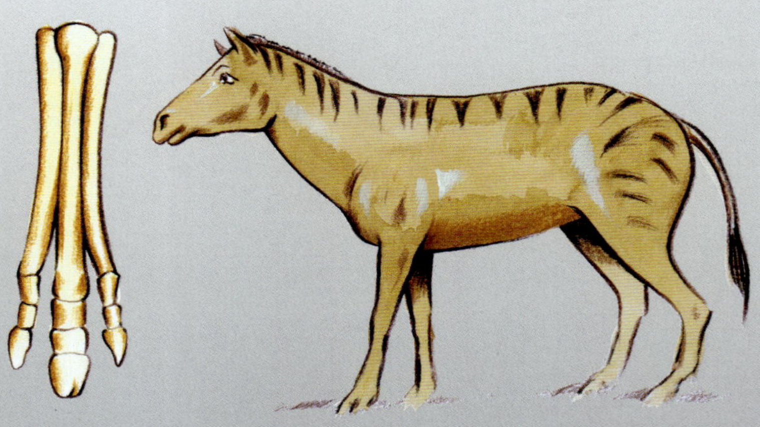

Pferde, die keine sind: See- und Nilpferde

Wer nach Namensverwandten des Pferdes sucht, geht entweder ins Aquarium oder reist an die warmen Küsten unseres Planeten, am besten zu tropischen Gewässern. Dort reitet und schwimmt das Seepferdchen oder *Hippocampus*, wie es wissenschaftlich genannt wird. Das Eier legende Geschöpf gehört zur Gattung der Knochenfische und hat bis auf den optisch ähnlich geschwungenen Kopf rein gar nichts mit dem Pferd gemein.

Auch Nilpferd und Pferd sind nur durch Namensgleichheit verbunden. Anatomisch haben das tonnenschwere *Hippopotamus* und das Equus genauso wenig Ähnlichkeit wie ein Flusspferd mit einem Seepferdchen – auch dann nicht, wenn sie vor einen Sulky gespannt werden.

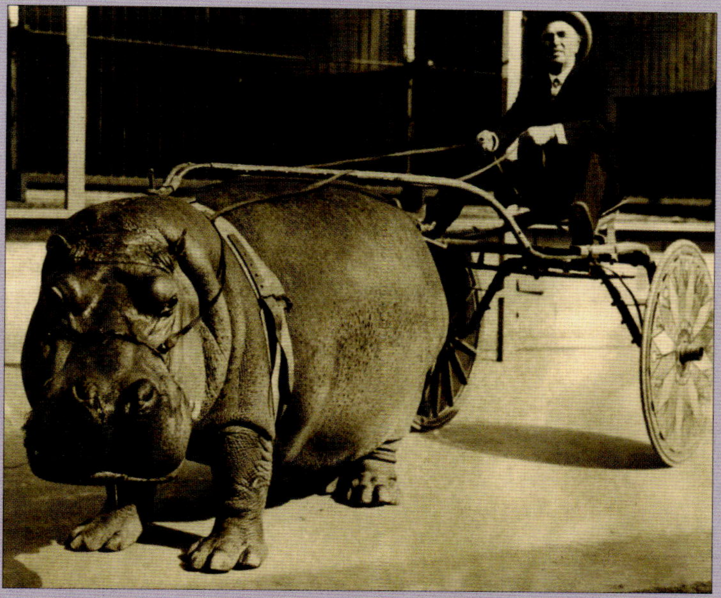

Als Gott das Pferd erschuf

„Als Gott das Pferd erschuf ...", so erzählen sich die Beduinen in den Wüsten und Steppengebieten des Nahen Ostens und Nordafrikas noch heute, „... sprach er zum Südwind: ‚Verdichte dich, ich will aus dir ein neues Wesen schaffen, zur Ehre meiner Heiligen und zur Erniedrigung meiner Feinde.' Der Südwind erwiderte: ‚Erschaffe es, o Herr.' Da nahm Gott eine Hand voll Südwind, hauchte darüber und erschuf das Pferd."

misch. Das massige Tier erreichte ein Stockmaß von 140–143 cm und war dem heutigen Fjordpferd ähnlich. Das Ramskopfpferd bewohnte die Bergsteppen Zentralasiens und wanderte dann bis zur Iberischen Halbinsel. Es ist damit der Vorfahre von Andalusiern, Berbern und Sorraias. Der vierte Pferdetyp war das Steppenpferd, dessen Lebensraum – die Wüstengebiete in Vorderasien – ihn zum Vorläufer der heutigen Vollblutpferde macht. Das zierliche, 120 cm große Pferd zeichnete sich durch Schnelligkeit und Ausdauer aus.

Das Stammbuch der Pferde wird seit mehr als 150 Jahren anhand versteinerter Skelettreste von den Paläontologen erforscht und kann somit fast lückenlos rekonstruiert werden. Dennoch bleiben eine Reihe offener Fragen zur Entwicklung, die sich nicht gradlinig, sondern über viele Verzweigungen vollzogen hat und über Millionen von Jahren wesentlich komplizierter war, als es hier darzustellen ist. Allein der Weg vom *Eohippus* zum *Equus caballus* – dem heutigen Pferd – umfasst schätzungsweise 15 Millionen Generationen.

Miohippus

- Miozän: ca. 25–10 Mio. Jahre vor unserer Zeit
- Lebensraum: Savannen und Niederungen
- Größe: ca. 90 cm
- Zehen: 3 Zehen an allen Füßen, Bodenkontakt hat nur noch die Mittelzehe
- erster Grasfresser der Entwicklungsgeschichte

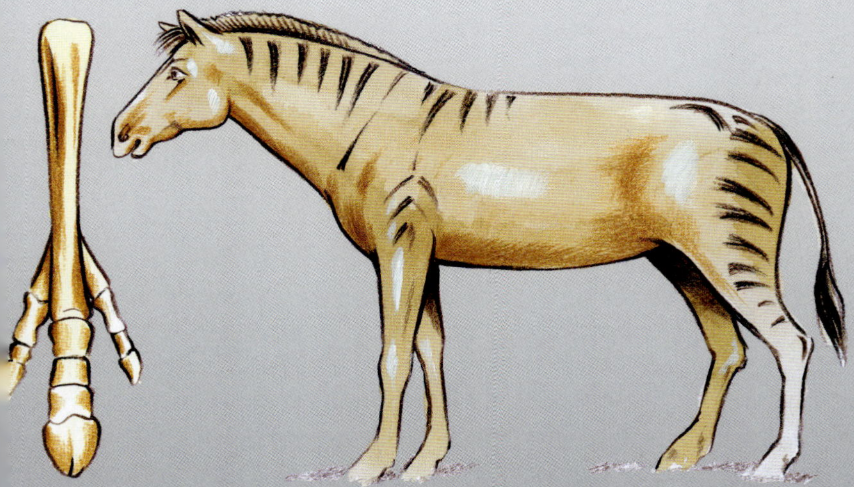

Pliohippus

- Pliozän: ca. 10–3 Mio. Jahre vor unserer Zeit
- Lebensraum: Steppen
- Größe: ca. 110 cm
- Zehen: 1 Zehe
- unmittelbarer Vorläufer des Pferdes

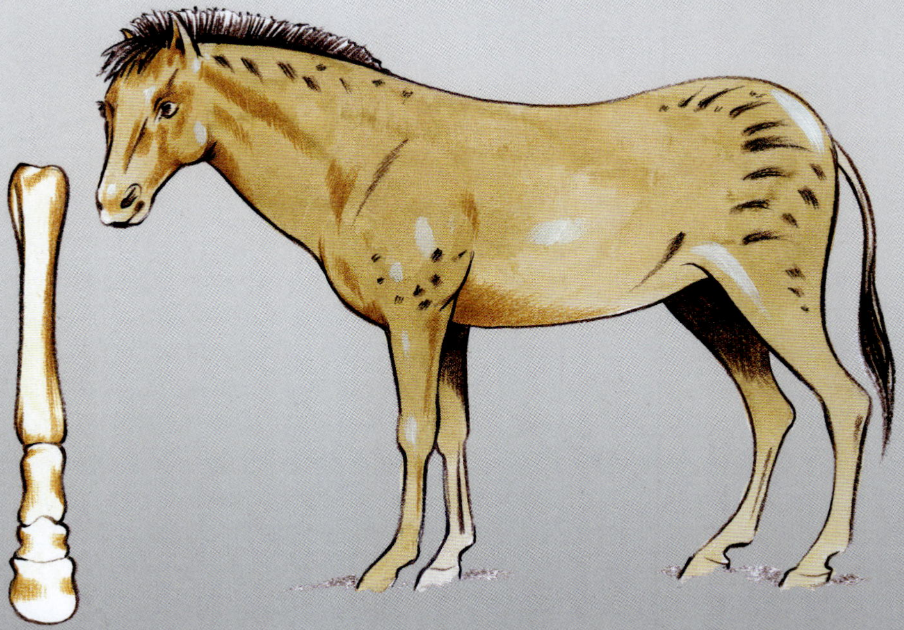

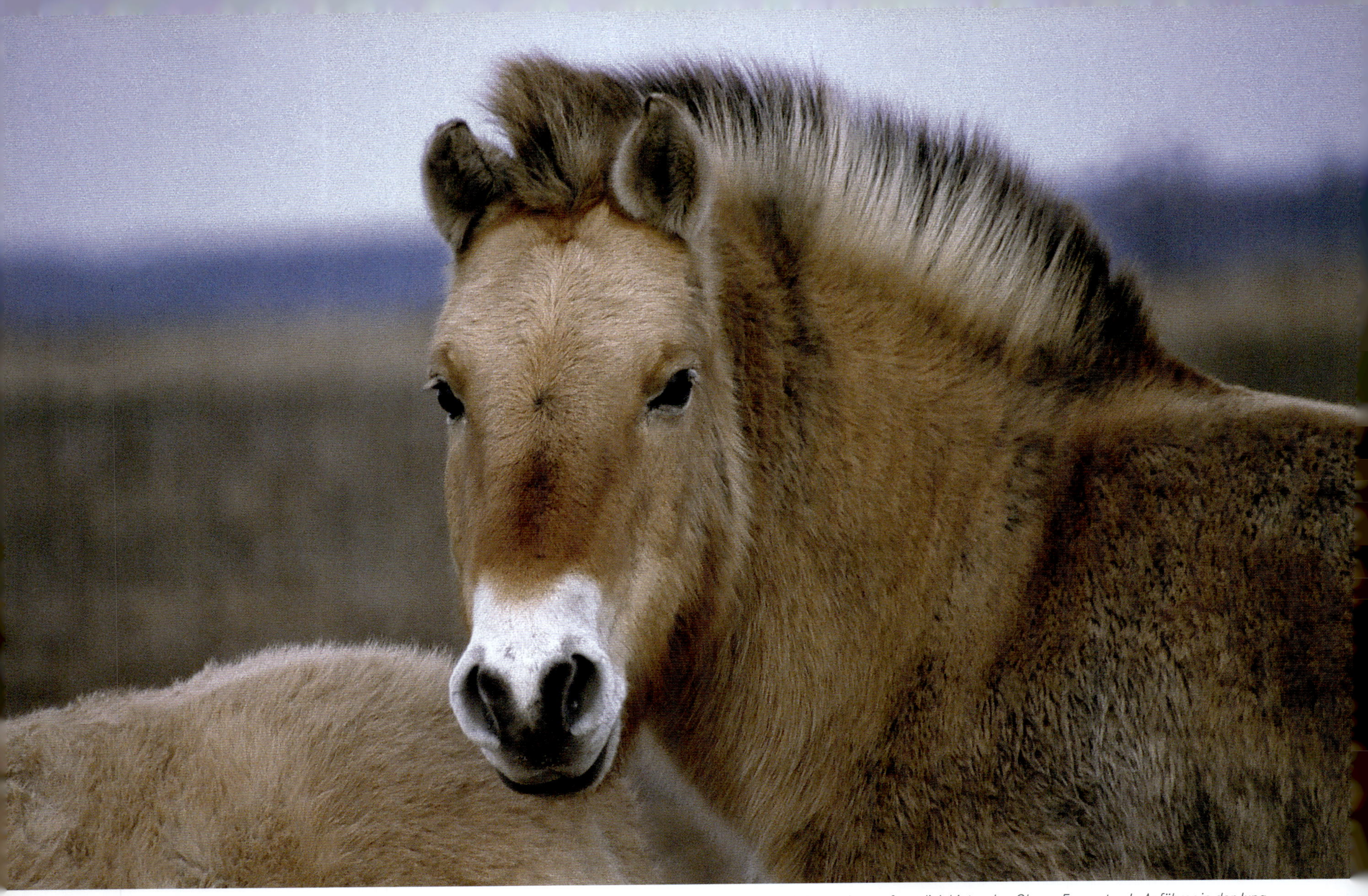

Der Wallach Brutus hat es faustdick hinter den Ohren: Er sorgte als Anführer in der Junggesellengruppe in Hortobágy für ständige Unruhe, sodass er in ein Schaugehege gebracht wurde. Dort ist er allein unter vier Stuten an und kann sich fühlen wie ein echter Hengst.

Einmal Zivilisation und zurück

Zoologisch gehört das Przewalski-Pferd zur Gattung Pferd. Zur gleichen Art zählen außerdem der Steppentarpan und Waldtarpan, die jedoch beide inzwischen ausgestorben sind. Das Przewalski-Pferd ist somit der letzte noch lebende Vertreter der Wildpferdeart. Typische Kennzeichen sind die Stehmähne und ein Schweif, der im oberen Drittel nur körperfarbenes Kurzhaar besitzt.

Das Pferd mit dem unaussprechlichen Namen sah seinem Ende in freier Wildbahn bereits entgegen, als der russische General und Asienforscher Nikolaj Michajlowitsch Przewalski es 1879 in der Mongolei entdeckte. Ein mitgebrachter Pferdeschädel, den er zwei Jahre später dem russischen Zoologen Poljakow übergab, bestätigte seine Vermutung, dass es sich um ein Wildpferd handelte, das ihm zu Ehren *Equus ferus przewalskii* genannt wurde.

Um die Jahrhundertwende wurden 55 Wildänge erfolgreich nach Europa importiert – die meisten davon von Carl Hagenbeck – und auf europäische Zoos verteilt. Fast alle der heute in Gefangenschaft lebenden und zu Auswilderungszwecken gezüchteten Przewalski-Pferde gehen auf zwölf dieser Wildfänge zurück. Die übrigen importierten Przewalskis starben entweder früh oder pflanzten sich nicht fort.

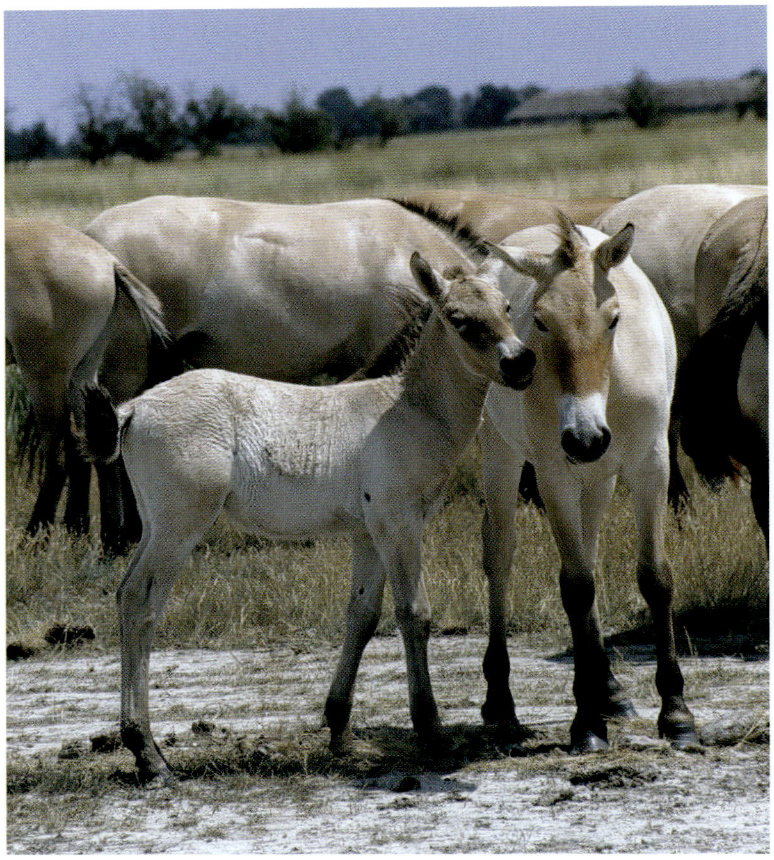

Allein im Jahr 2005 wurden 17 Fohlen geboren. Die unangefochtene Supermutter in Ungarn ist die Stute Ashnai aus dem Kölner Zoo, die in sieben Jahren sieben gesunde Fohlen zur Welt brachte.

AUSWILDERUNG DER PRZEWALSKI-PFERDE

Das Przewalski-Pferd, das ohne die Nachzucht in zoologischen Gärten längst ausgestorben wäre, wird inzwischen wieder ausgewildert, u. a. in seinem ursprünglichen Lebensraum in der Mongolei und in China.

Auch in ein Semi-Reservat im Nationalpark Hortobágy in Ungarn werden seit 1997 Przewalski-Pferde angesiedelt, mit der tatkräftigen Unterstützung des Kölner Zoos. Inzwischen leben dort 67 Pferde in sieben Harems- und einer Junggesellengruppe; allein im Jahr 2005 wurden 17 Fohlen geboren. Alle Pferde sind namentlich erfasst, werden genauestens beobachtet und quasi jeder ihrer Schritte wird dokumentiert. Die so gewonnenen Daten werden ausgewertet und liefern wertvolle Erkenntnisse bzgl. des Verhaltens wild lebender Pferde.

DIE PFERDE DER STEPPEN

Seht das frohbewegte Bild,
Wenn die Pferde frei und wild
Durch die weiten Steppen schweifen,
Trank und Nahrung sorglos greifen
Aus den Bächen, die da fließen,
Aus den Gräsern, die da sprießen:
Ihre Hälse kreuzend stehen,
Zornig sich die Rücken drehen,
Um gewaltig auszuschlagen;
Mit gestreckten Schweifen jagen,
Traben in gedrengter Herde!
Und dann seht dieselben Pferde,
Wenn des Menschen listige Hand
Sie ins harte Joch gespannt!
Falschheit lernen sie und Kniffe,
Schielen scheu nach jedem Griffe,
Lernen bocken und sich bäumen,
Heimlich beißen an den Zäumen:
Fern dem freien Steppenglücke
Nur noch Zwang und Kunst und Tücke!

(Tschuang-Tse, chinesischer Philosoph)

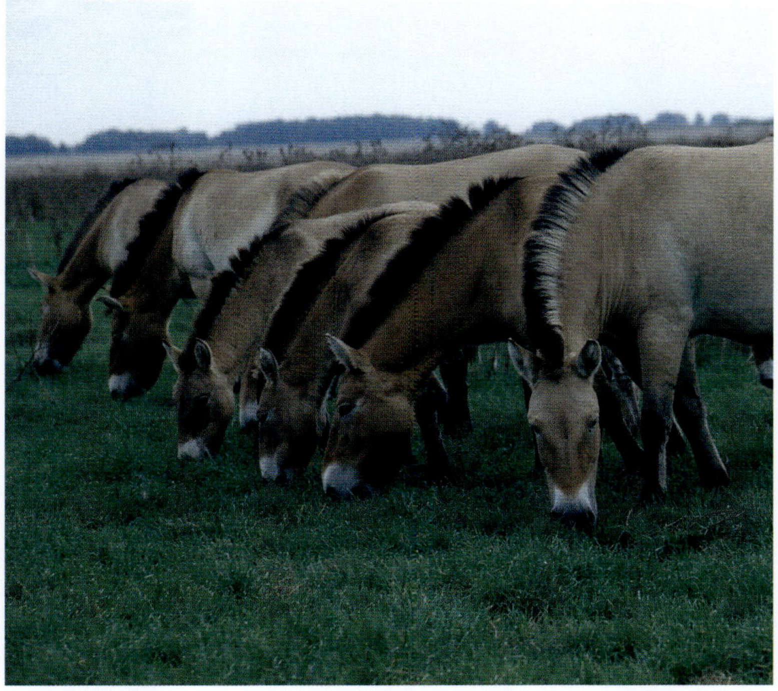

Oben: Die Mitglieder einer Herde bleiben die meiste Zeit zusammen. Sie haben aber auch gelernt, die Nähe anderer Herden zu dulden.

Unten: Der Hengst Apor inmitten seiner Stuten. Apor führt die größte Herde im ungarischen Semi-Reservat an.

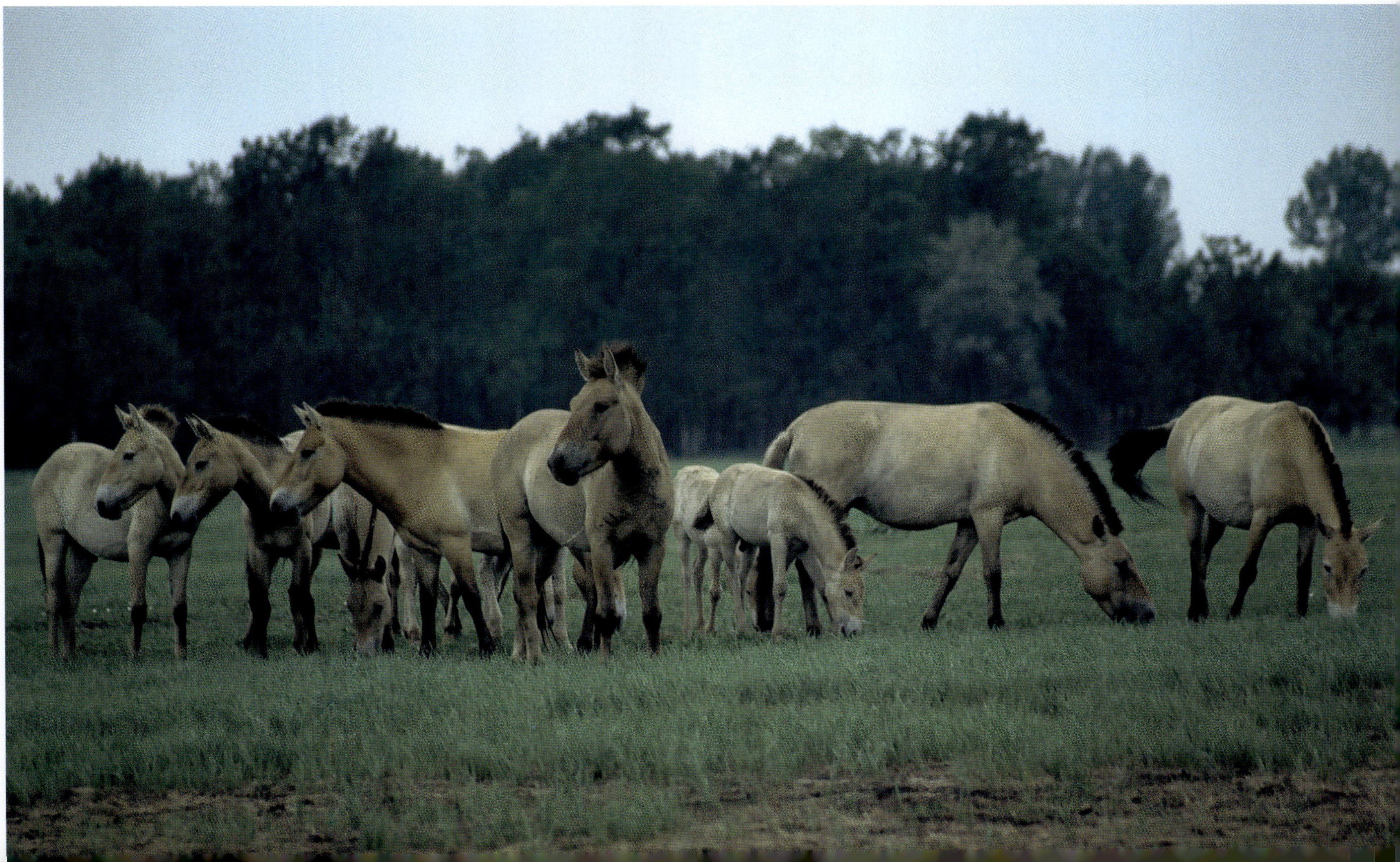

Gesellig, undemokratisch und feinsinnig

Pferde sind keine Einzelgänger, sie suchen vielmehr die Gemeinschaft, und das seit Urzeiten. In freier Wildbahn leben sie im Herdenverband, einer Schutzgemeinschaft mit strenger Rangordnung, an deren Spitze der Leithengst steht. Diesem ranghöchsten Hengst gehören auch die Stuten. Seine meist schon ältere und erfahrene Lieblingsstute führt die Herde als Leitstute zu den Weideplätzen und gibt bei Gefahr die Fluchtrichtung vor, während der Leithengst die Herde von hinten zusammentreibt. Anwartschaften junger Hengste, ihm den Rang inklusive der Stuten abspenstig zu machen, werden direkt im Zweikampf - Hengst gegen Hengst - geklärt, manchmal sogar mit tödlicher Konsequenz. Kleinere Streitigkeiten unter rangniedrigeren Pferden beschränken sich meist auf Drohgebärden, wollen aber auch bereinigt sein. Das soziale Gefüge einer Herde dürfte dem Menschen, jedenfalls in Grundzügen, nicht unbekannt sein.

Eine Brille für Home Alone

Dass ein Optiker nicht davor zurückschreckte, einem Pferd eine Brille zu verpassen, lässt tief blicken, war im Falle des hoch gehandelten schwedischen Nachwuchstrabers Home Alone aber des Rätsels Lösung. Der Hengst, der eben noch die Weltelite hinter sich gelassen hatte, rannte plötzlich nur noch hinterher - und keiner wusste warum. Erst als der pensionierte Optiker Kurt Anderson ihn auf der Trabrennbahn in Augenschein nahm, ihm gnadenlose Kurzsichtigkeit attestierte und daraufhin eine Pferdebrille mit der Stärke 7 auf die Augen setzte, lief Home Alone wieder siegreich nach vorn.

SINNESLEISTUNGEN

Für das Wildpferd in der Steppe war das rechtzeitige Wahrnehmen einer Gefahr, etwa der eines sich anschleichenden Raubtieres, überlebenswichtig. Deshalb waren ihre Sinne hoch entwickelt. Diese ausgeprägten Sinnesleistungen der Pferde sind noch heute ausgeprägt, wenngleich die Tiere längst in der Obhut des Menschen auf geschützten Weiden grasen oder im sicheren Stall stehen.

Der optische Sinn

Schon die seitlich angeordneten Augen lassen ahnen, dass die Sehleistung des Pferdes nicht mit der des Menschen vergleichbar ist. Unsere Augen liegen dicht beieinander und liefern so zwei relativ identische Bilder. Pferdeaugen hingegen sehen aus ihrem seitwärts gerichteten Blickwinkel nur monokular, das heißt jedes Auge empfängt ein anderers Bild. Einzelne Punkte werden also nicht so scharf „ins Auge gefasst", weil dies vor Jahrmillionen in der offenen Steppe nicht von existenzieller Bedeutung war. Das Pferd musste vielmehr seine „Augen überall haben", dafür war ein seitlicher Blick von Vorteil, denn schon ein leichtes Heben oder Senken des Kopfes genügte, um eine Rundumsicht zu erlangen. Zum Vergleich: Das Gesichtsfeld des Menschen umfasst etwa 100°, das des Pferdes ist dreimal so groß. Nur was oberhalb der Augen, vor ihrer Stirn, und direkt hinter ihnen passiert, entzieht sich ihrem Blick - aber genau das lässt ihnen oftmals keine Ruhe. Es ist

Das gegenseitige Beknabbern bei Pferden ist Teil der Fellpflege und eine Art Freundschaftsbeweis. Es gehört aber auch zum Paarungsverhalten: Ein Hengst beknabbert seine Stute, bevor er sie deckt.

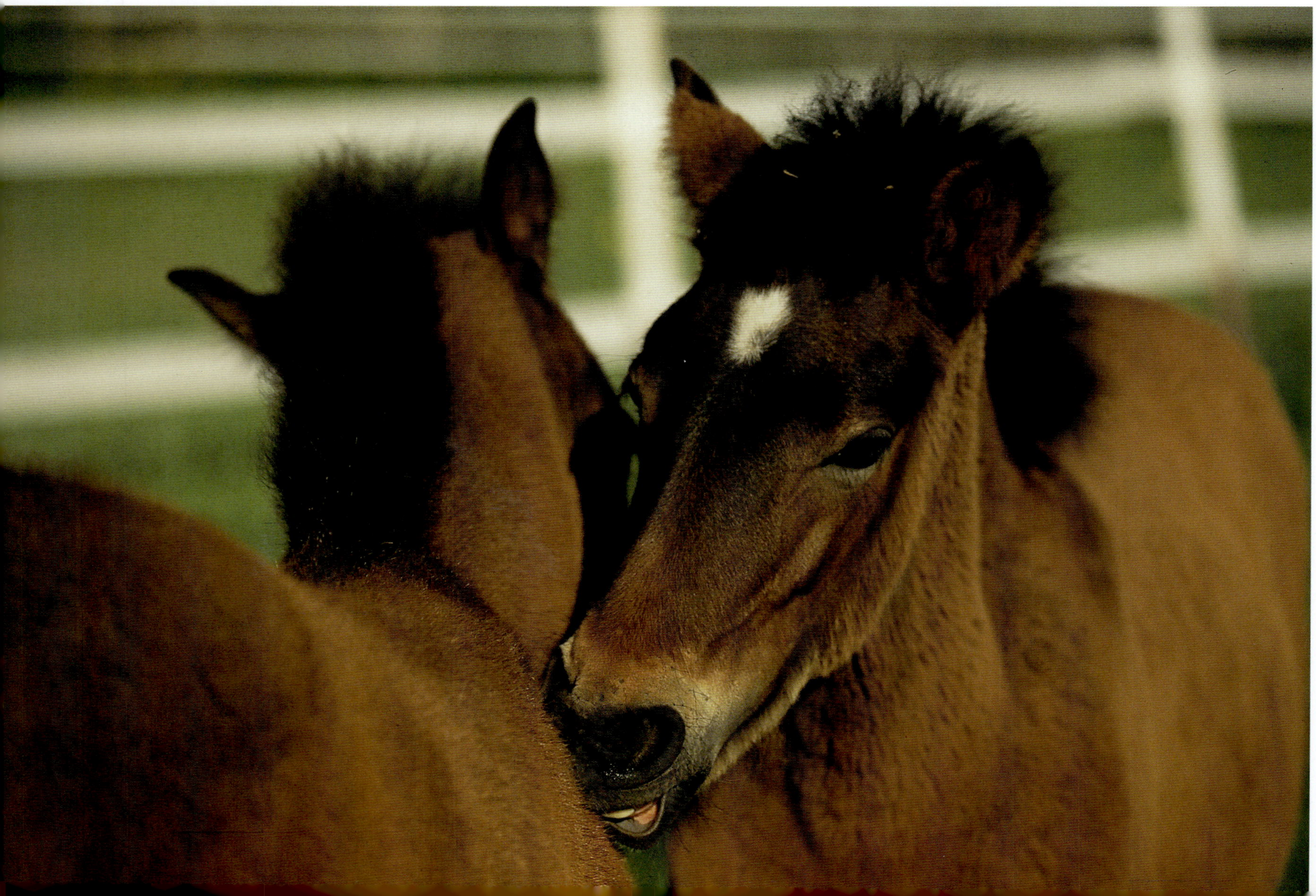

Mr. Ed, das sprechende Pferd

Ein sprechendes Pferd – zumindest in einer Fernsehserie – war Mr. Ed. Seine unqualifizierten Kommentare hatten für Wilbur Post, seinen Besitzer, meist peinliche Folgen, denn keiner außer Wilbur hat je gesehen, dass das Pferd sprechen kann. In Amerika lieferte Mr. Ed genug Gesprächsstoff für 143 Folgen der gleichnamigen Fernsehserie, die von 1960–1965 überaus erfolgreich war. Nach Ende der Dreharbeiten tingelte der berühmte Vierbeiner dann mit seinem Trainer Clarence Tharp von Auftritt zu Auftritt, bevor der ihn 1974 auf seiner Farm in Oklahoma endgültig in die Rente schickte. 5 Jahre später, im stolzen Alter von 33 Jahren, starb der inzwischen zahnlose Mr. Ed.

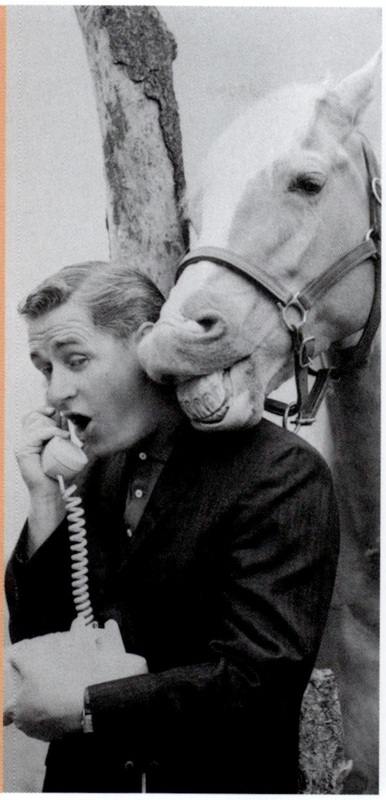

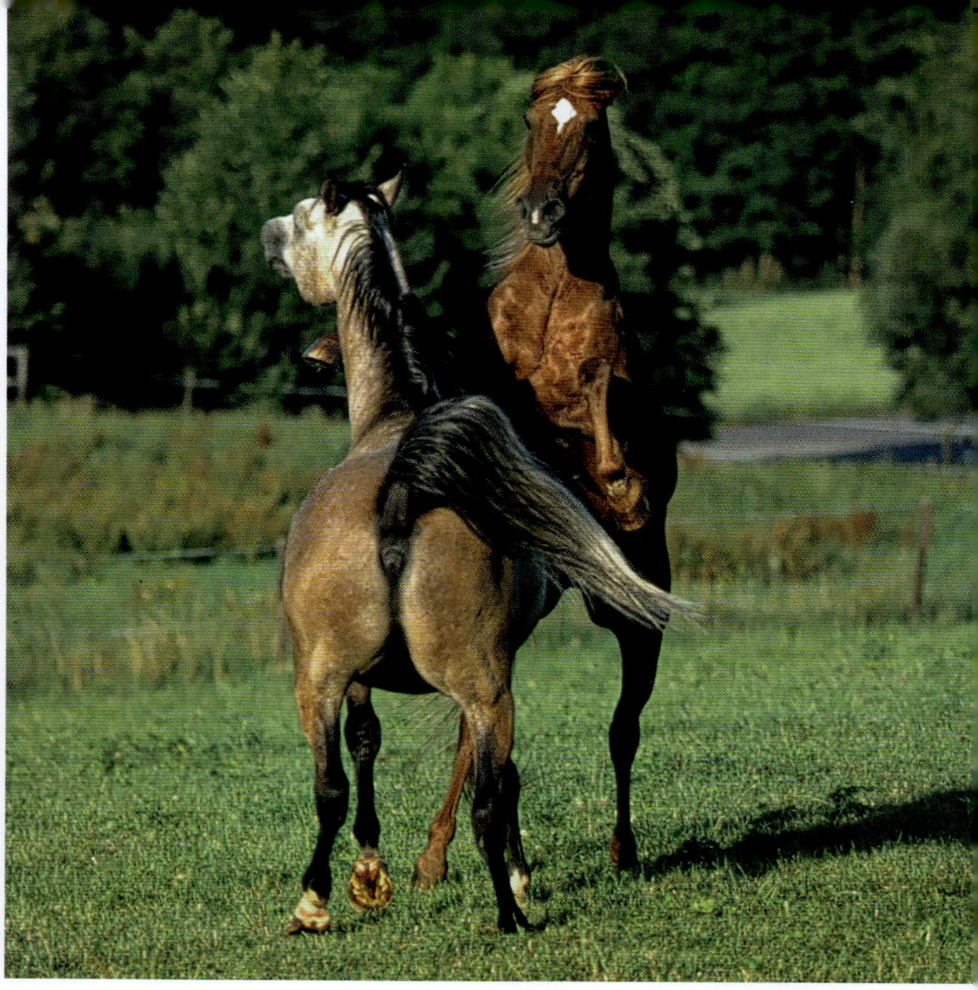

Der Kampf zwischen zwei Hengsten dient dazu, die Rangordnung innerhalb der Herde auszumachen. Im Fohlenalter sind solche Kämpfe spielerischer Natur, später können sie durchaus gefährlich sein und zu ernsten Verletzungen führen.

bekannt, dass Pferde recht gut Farben unterscheiden können, besonders Gelb- und Grüntöne. Bei Dämmerung und nachts sehen sie besser als der Mensch, auch wenn sie sich nur langsam an den Wechsel von Licht und Schatten gewöhnen.

Der akustische Sinn

Nicht nur in puncto Größe und Beweglichkeit haben Pferdeohren den menschlichen Lauschern einiges voraus. Ihr Gehör ist außerdem wesentlich empfindlicher, und das Pferd vermag aus einer Vielzahl von Geräuschen und Stimmen treffsicher die seines Reiters zu erkennen. Dabei mögen sie die leisen, tiefen und ruhigen Töne lieber als die lauten, hohen und schrillen.

Der Geschmackssinn

Die Geschmacksnerven im Maul sind sehr ausgeprägt und gepaart mit einer sensiblen Nase, die es dem Pferd ermöglichte, instinktiv zwischen guter und schlechter Nahrung – wie beispielsweise Giftpflanzen – zu unterscheiden. Eine Fähigkeit, die den Pferden durch die Domestikation mehr und mehr verloren gegangen ist.

Der Geruchssinn

Der Geruchssinn ist der wichtigste Sinn des Pferdes und deutlich ausgeprägter als beim Menschen oder manchem Hund. Gerüche verraten alles über Artgenossen, auch über ihre Paarungsbereitschaft, die beim Pferd durch sexuelle Lockstoffe *(Pheromone)* signalisiert wird. Mit dem pferdetypischen Flehmen werden intensive Geruchsreize geprüft. Sie gelangen über die Mundhöhle zum Jacobson'schen Organ, einer kleinen Röhre am Boden der Nasenhöhle.

Der Tastsinn

Der Tastsinn ist ebenfalls eine besonders sensible Einrichtung. Das Abschütteln einer Fliege zeigt, wie empfindsam die Hautoberfläche auf minimale Reize reagiert. Die äußerst empfindlichen Tasthaare um das Pferdemaul arbeiten wie eine Vielzahl kleiner Antennen, die auf keinen Fall abgeschnitten werden dürfen. Mit ihrer Hilfe wird das Futter untersucht und notfalls aussortiert.

Der 6. Sinn

Über Tiefensensibilität – den so genannten Muskelsinn – verfügen Mensch und Tier gleichermaßen. Spindelförmige Rezeptoren in Muskeln, Sehnen und Gelenken übermitteln jede Veränderung der Muskulatur an das Gehirn. Ohne diese Information, beispielsweise über die Stellung der Gliedmaßen, wäre es dem Pferd nicht möglich, seine Beine zu koordinieren, geschweige denn zu sortieren.

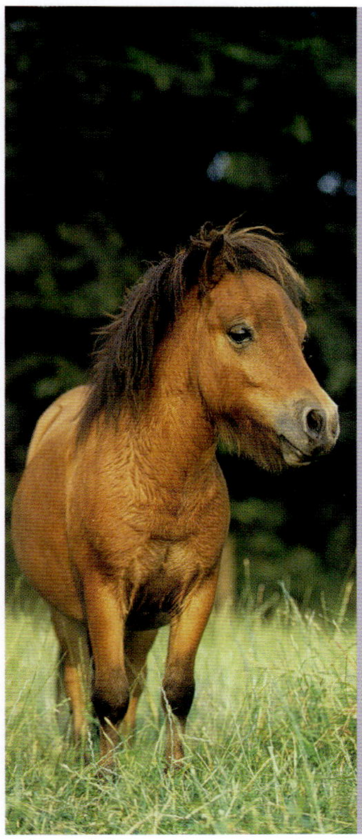

Pony bei Fuß

Als der Mensch einen zuverlässigen Blindenführer brauchte, ist er auf den Hund gekommen. Das könnte sich bald ändern, denn amerikanische Züchter von Zwergpferden behaupten, diese seien intelligenter als Hunde.

Zur gleichen Erkenntnis kam auch das Ehepaar Burleson aus North Carolina, als ein Pferd instinktiv an einer roten Ampel stoppte. Seither läuft das Ausbildungsprogramm für Minipferde auf vollen Touren, denn auch die Bewerbungsliste für die Blindenponys wächst stetig. Immerhin können sie bis zu 40 Jahre leben, wären also im Idealfall viermal so lange im Einsatz wie ein Blindenhund.

Mit Schuhen über den Hufen werden Zwergpferde übrigens auch in der Wohnung gehalten.

Gut gebaut

Pferde wachsen durchschnittlich bis zum vierten Lebensjahr. Ihr voll ausgebildetes Skelett umfasst dann über 200 Einzelknochen, die größtenteils gelenkig miteinander verbunden sind. Nur etwa 10 % der Knochen sind fest miteinander verwachsen.

„Einem geschenkten Gaul schaut man nicht ins Maul."

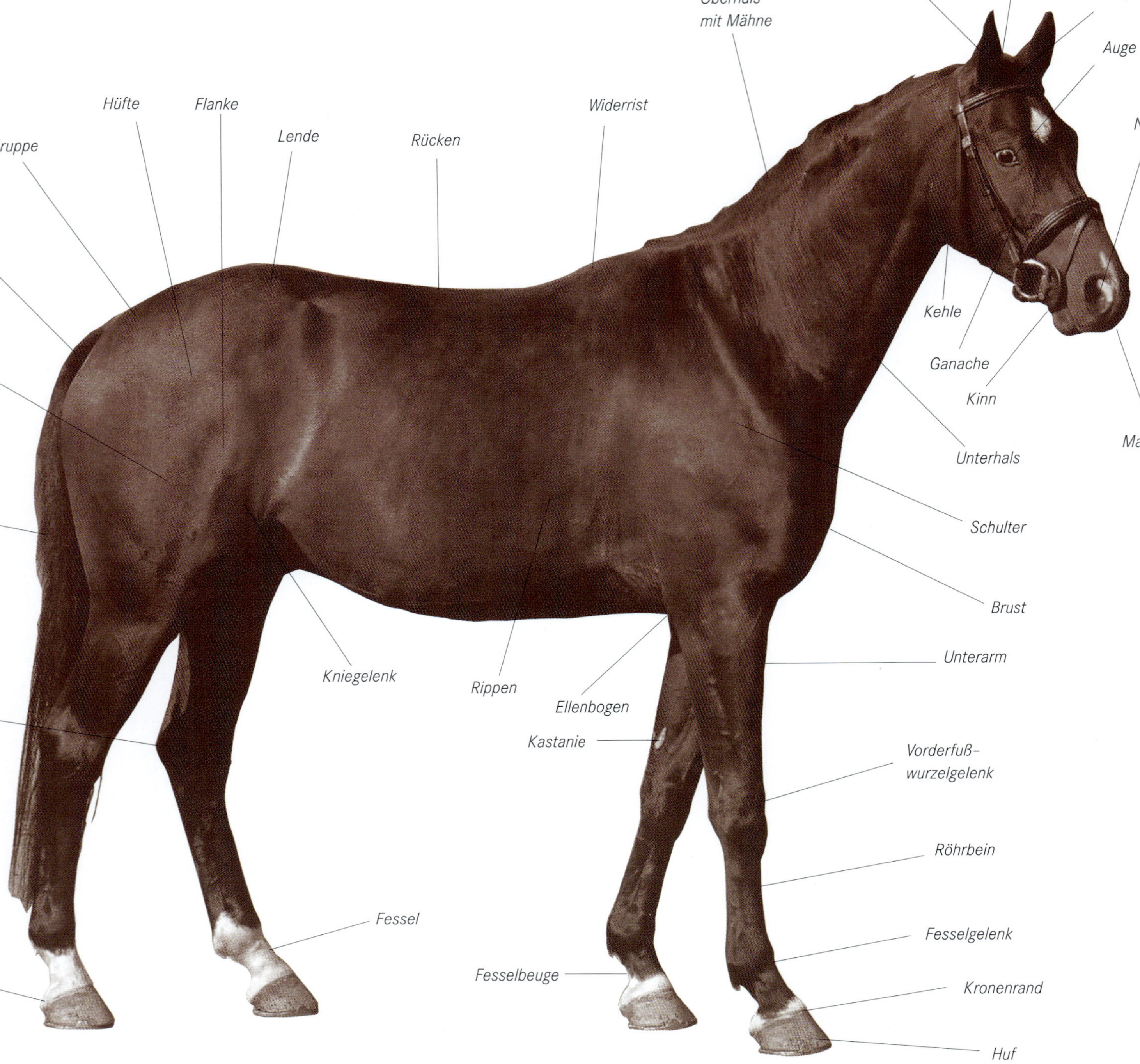

„Zeus und das Pferd" von G. E. Lessing

Das stolze und eigensinnige Pferd war eines Tages mit sich selbst nicht mehr zufrieden und trabte zum Throne des Zeus. Es wollte wissen, ob es denn nicht verschönert werden könne. Zeus ging darauf ein, zauberte flugs ein Kamel herbei und sprach: „Hier sind höhere und schmächtigere Beine, hier ist ein langer Schwanenhals ..." Dann fragte er das Pferd: „Willst du, dass ich dich so umbilden soll?" Das Pferd lehnte dankend ab und machte sich nach dieser Lektion auf und davon ...

Das Exterieur

Das „Gebäude" des Pferdes ist nicht etwa sein Stall, sondern sein äußeres Erscheinungsbild, oft noch hochtrabender als „Exterieur" bezeichnet. Wird das Exterieur des Pferdes beurteilt, nimmt man es nach optischen Gesichtspunkten, abhängig von Rasse und Geschlecht, unter die Lupe. Besonders genau bewertet werden der Pferdekopf, der Hals, der Widerrist, die Brust, der Rücken, die Kruppe, der Schweif sowie die Vorder- und Hintergliedmaßen.

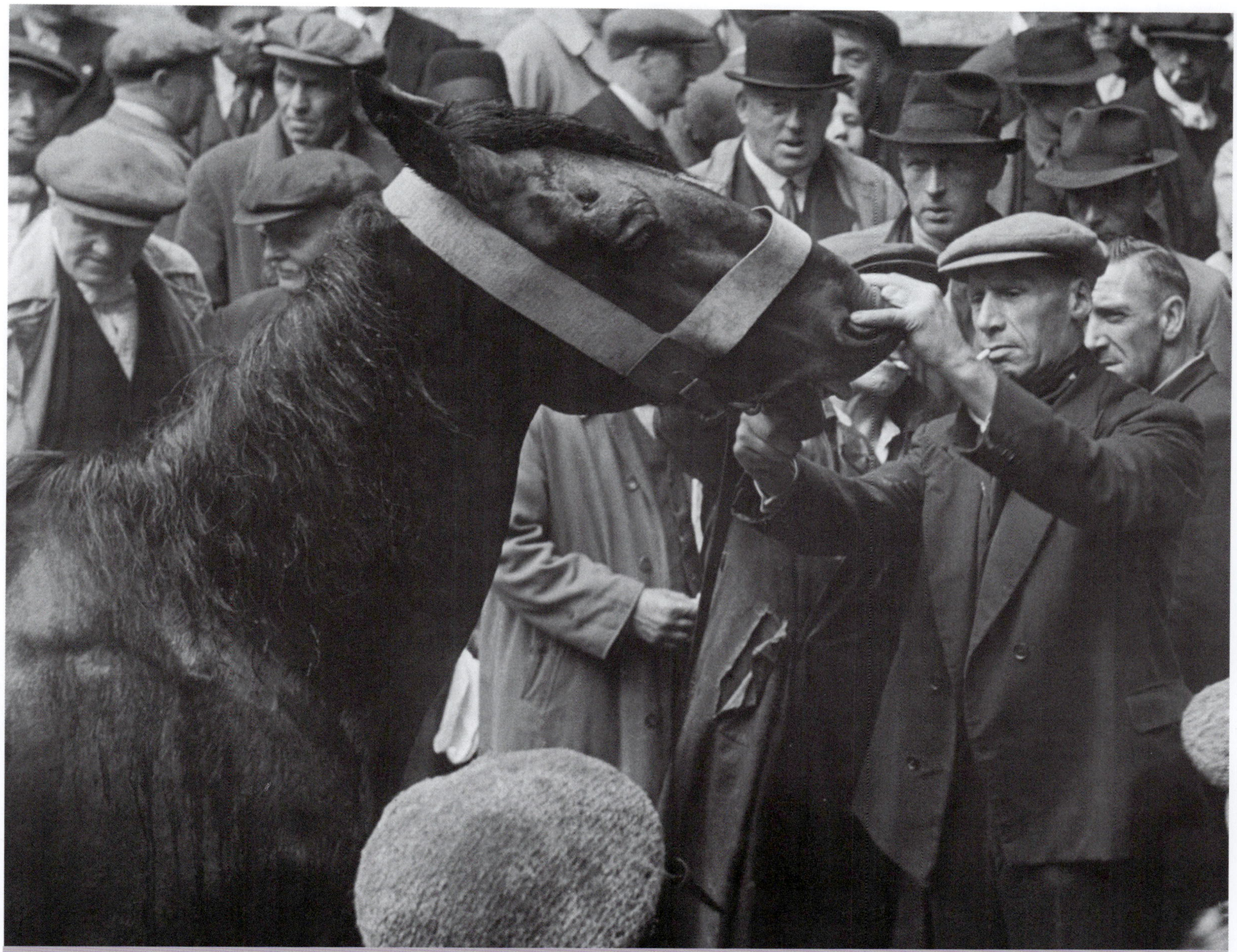

Der Rosstäuscher

Auf den Pferdemärkten war er stets gefürchtet, der Rosstäuscher, denn seine Tricks hatten es in sich. Der potenzielle Käufer wusste allerdings: Einem Gaul schaut man besser gleich ins Maul, denn das Pferdegebiss sagt alles. Doch auch abgesehen davon wurde das Tarnen und Täuschen im Laufe der Zeit nicht eben leichter: Längst schleppen Pferde Stammbäume mit sich, Papiere erhellen ihre Herkunft, Gutachten, die organische Beschaffenheit und selbst der Computer hilft mit täuschungsfreien Daten. Gleichwohl hält sich der Begriff Rosstäuscher hartnäckig. Er wird oft und gern in politischen Debatten verwandt. Franz Josef Strauß, ein feuriger Redner, warf seinen Gegnern gerne mal vor, im Wahlkampf die Manieren eines Rosstäuschers zu pflegen.

Auch Kunstfälscher und Meinungsbefrager müssen zuweilen diesen Schimpftitel ertragen, der seit dem Mittelalter in Deutschland bekannt ist, aber nur dann gerichtliche Auseinandersetzungen zur Folge hatte, wenn der wissentliche Betrug nachgewiesen werden konnte.

Rosshaar

Stricke, Gurte, Geschirrteile und Zäume wurden lange Zeit aus Pferdehaar gefertigt. Die Isländer perfektionierten die Rosshaargewinnung und verpassten ihren Island-Ponys regelmäßig zum Frühjahr einen Kurzhaarschnitt, bei dem Mähnen und Schweife radikal beschnitten wurden. Wer dies nicht tat, galt im Land der Elfen und Trolle als nachlässig. Hierzulande wurden mit Rosshaar Stoffe verstärkt, aus denen dann Jacketts geschneidert wurden. Auch Kissen wurden besonders in ländlichen Regionen gern mit einem Mix aus Rosshaar und Stroh gefüllt. Heute lieben es die Menschen etwas weicher: Daunen und Kunststoffe haben die unverwüstlichen Rosshaare auch aus den Matratzen verdrängt.

Bis heute kann man allerdings mit dem drahtigen Haar sogar edle Klänge produzieren: In den Geigenbogen gespannt, ist das Rosshaar wie geschaffen zum Musikmachen.

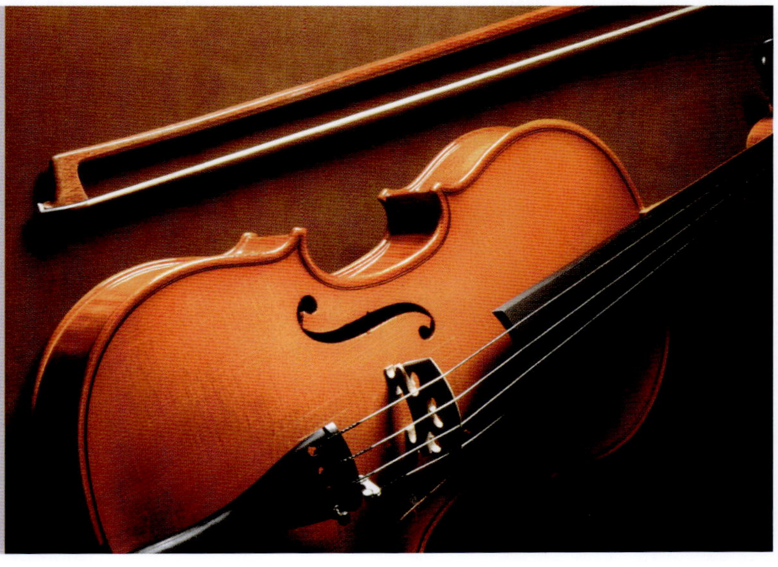

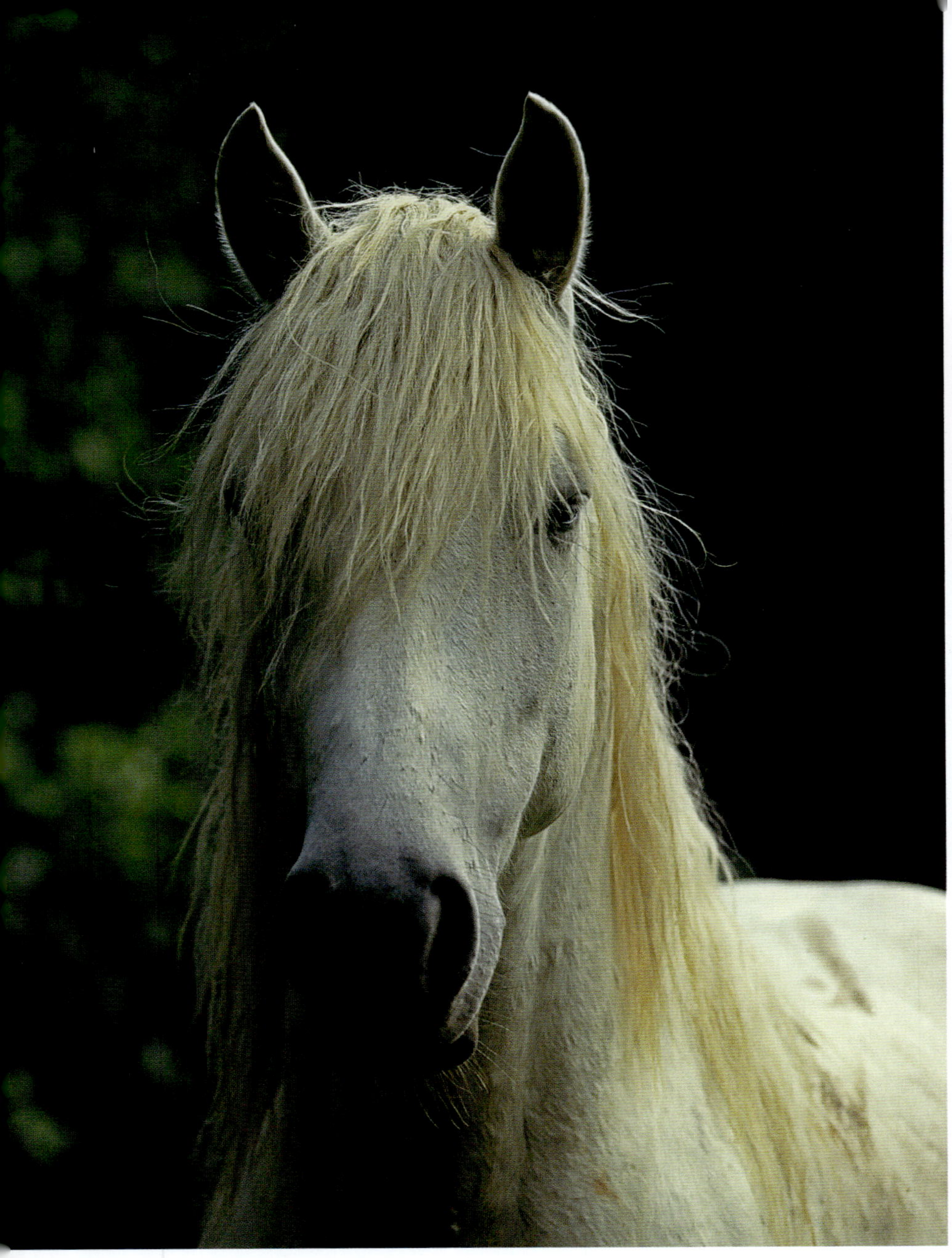

Viele Schimmelbesitzer behaupten, ihre Schimmel seien eitel und würden es lieben, herausgeputzt zu werden. Tatsache ist, dass ein blütenweißer Schimmel einen sehr beeindruckenden Anblick bietet – ob eitel oder nicht.

Weiß wie Schnee

Ein schneeweißes Pferd ist per se etwas Besonderes. Ist es dabei noch ungewöhnlich groß oder grazil und bewegt sich auf der internationalen Bühne des Sports, dann wird es leicht zu einer Berühmtheit. Calvaro, der sprunggewaltige Holsteiner Wallach des Schweizers Willi Melliger, wurde von seinen Fans „Der weiße Riese" genannt. Er war trotz seiner mächtigen Statur ein richtiges Sensibelchen, dennoch erreichte Willi Melliger mit ihm das WM-Finale 1998, und Calvaro schnitt als bestes Pferd mit weißer Weste ab. Seinem Schimmelhengst Cento verdankt Otto Becker eine olympische Goldmedaille und den Sieg im Großen Preis von Aachen. Christian Ahlmann ritt mit dem Schimmel Cöster zum Europameistertitel, und weitere Traumpaare ganz in Weiß waren u. a. John Whitaker und Milton sowie Conrad Homfeld und Abdullah.

Für die Körpermaße wie für die Farbe sind – populär gesagt – die Eltern verantwortlich oder wissenschaftlich ausgedrückt: die Gene. Bislang sind durch die Forschung drei verschiedene weiße Genträger gefunden worden: Die einen lassen die Fohlen schon gänzlich weiß auf die Welt kommen. Durch die zweiten werden die Fohlen erst im Laufe der Jahre immer heller, und bei Variante drei hat der Nachwuchs eine Schimmelzeichnung, die sich nicht mehr verändert. Die letzten beiden Schimmelarten werden mit dunkler Haut geboren und haben eine höhere Lebenserwartung als die weiß geborenen, die eine helle Haut haben und sehr lichtempfindlich sind.

Wer bei seinem farbigen Fohlen also die ersten grauen Haare am Kopf entdeckt, sollte keine Krise wie beim Anblick der ersten eigenen grauen Strähnen bekommen. Es ist kein vorzeitiger Alterungsprozess eingetreten, sondern die Entwicklung zum Schimmel hat begonnen. Nach und nach wird das Pferd immer weißer und in der Übergangsphase vermischen sich helle Flecken mit dunklen Partien so, dass man vom

„Der Schimmelreiter" von Theodor Storm

Die Novelle „Der Schimmelreiter" basiert auf einer alten nordfriesischen Sage. Sie handelt vom Deichgrafen Hauke Haien, der auf seinem Schimmel tagaus, tagein seinen Deich abreitet. Nach einem tragischen Unglück stürzt er sich mitsamt Pferd in die Fluten, findet aber auch im Tod keine Ruhe. Hauke, der Schimmelreiter, erscheint als schattenhafte Gestalt immer dann auf seinem Schimmel, wenn am Deich Gefahr droht.

Amtsschimmel

Der Amtmann auf dem Schimmel ritt einst in der Schweiz von Haus zu Haus und brachte die Steuer- und Gebühren-Erlasse aus dem Rathaus, die schon damals so recht keiner haben wollte. Einsprüche der Bürger nahm der Mann auf dem Schimmel überhaupt nicht zur Kenntnis, auf Dispute ließ er sich nicht ein. Dank des Schimmels war er so schnell weg, wie er gekommen war. Auch im kaiserlichen Österreich ritt eines Tages der Amtsbote herbei und pochte auf Recht und Gesetz. So ergab sich alsbald im ganzen deutschen Sprachraum der feste Begriff „Amtsschimmel", der zum Symbol für die ärgerliche Bürokratie wurde, weil sie allzu oft zu kleinlich regierte gegen Bürger, die letztlich mit ihren Steuern sowohl den Boten als auch den Schimmel bezahlten.

Die meisten Schimmel werden dunkel geboren. Der Apfelschimmel, der wegen seiner weißen, runden Flecken so genannt wird, ist ein Übergangsstadium auf dem Weg zur einfarbig weißen Fellfarbe.

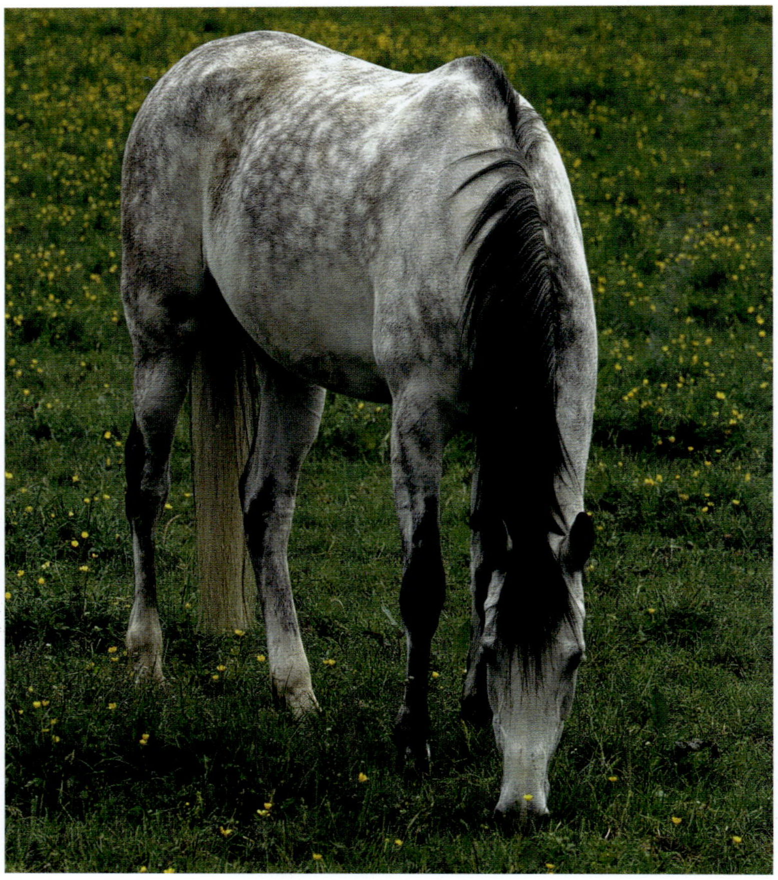

Schimmel vor der Hochzeitkutsche

Weiß die Pferde, weiß die Kutsche, weiß das Kleid der Braut – weiß ist die Farbe des Lichts und der Unschuld. Die weiße Hochzeitskutsche mit den Schimmeln entzückte die Menschen allerorts, auch wenn es in der goldenen Vergangenheit vorwiegend „Hochwohlgeborenen“ vorbehalten war, Tochter und Vater in der weißen Kutsche zur Kirche zu fahren, wo der Bräutigam artig wartete. Heute ist dieses märchenhafte Bild eine Rarität geworden.

Hochzeiten dieser Prägung – Schimmel, Kutsche und Geschirr bombastisch geschmückt – hatten ein denkwürdiges Vorspiel: Zunächst erschien der „Hochzeits-Bitter“ zu Fuß oder auf dem Ross, um das bevorstehende Ereignis in Stadt oder Land bekannt zu machen. Tage danach wurden der Brautwagen und oft auch die Schimmel gezeigt, die „das Glück ziehen“ sollten. Nach der kirchlichen Vermählung präsentierte sich dann der junge Herr Gemahl mit der Braut in der Hochzeitskutsche, manchmal geleitet von Reitern vor und hinter dem weißen Gespann. Nachahmungen solcher Festlichkeiten gab es oft. Bühnenreife Hochzeitsparaden im verschwenderischen Operettenstil zelebrierte allerdings nur die Monarchie.

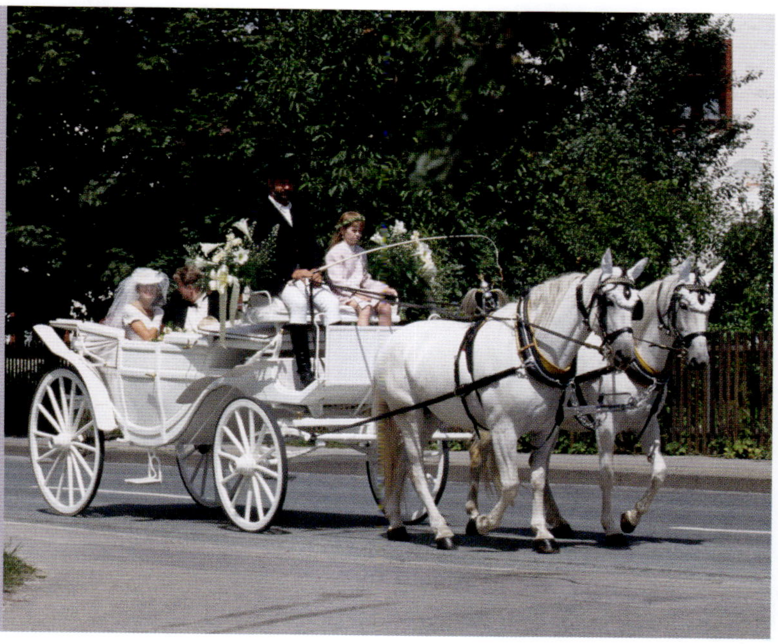

Apfelschimmel spricht. Die Natur hat aber daneben eine ganze Palette von Schimmelzeichnungen und daraus resultierenden Bezeichnungen im Angebot: Den Fliegenschimmel mit kleinen schwarzen Punkten am ganzen Körper, den Rosenschimmel mit roten. Die mit eisgrauer Zeichnung heißen Blauschimmel, und die Braun- und Rappschimmel waren mal braune bzw. schwarze Fohlen.

Werden vom Züchter nun Mama-Schimmel und Papa-Schimmel als Elternpaar ausgesucht, kommt nicht zwangsläufig Baby-Schimmel zur Welt, aber die Wahrscheinlichkeit liegt immerhin bei 75 %. Fast ausschließlich Schimmel gibt es z. B. bei Lipizzanern, Andalusiern und Camargue-Pferden, sehr häufig bei Arabischen Vollblütern, ganz selten bei Isländern und Trabern. Haflinger und Friesen z. B. bringen gar keine Schimmel hervor – und es wäre auch gar nicht gewünscht!

Albinos

Helle, cremefarbende Pferde werden häufig als Albinos oder Pseudoalbinos bezeichnet. In Amerika züchtet der *American Albino Horse Club* das *American Cream Horse*, das streng nach Fellfarbe selektiert wird. Fohlen dieser Zucht kommen als weiß geborene Schimmel zur Welt und gehen auf den Hengst Old King zurück, der zu Beginn des 20. Jhs. geboren wurde.

Die echten Albinos mit roten Augen, rosa Haut und schneeweißen Haaren, die keinerlei Pigmentbildung aufweisen, sind bei Pferden allerdings nicht überlebensfähig.

Dieser Schimmel, ein so genannter Rosenschimmel, wird die kleinen roten Tupfen in seinem Fell niemals wieder los, so gerne er vielleicht ein Atlasschimmel, also ein rein weißer Schimmel, wäre. Sind die Punkte im Fell schwarz, nennt sich der „fertige“ Schimmel Fliegenschimmel.,

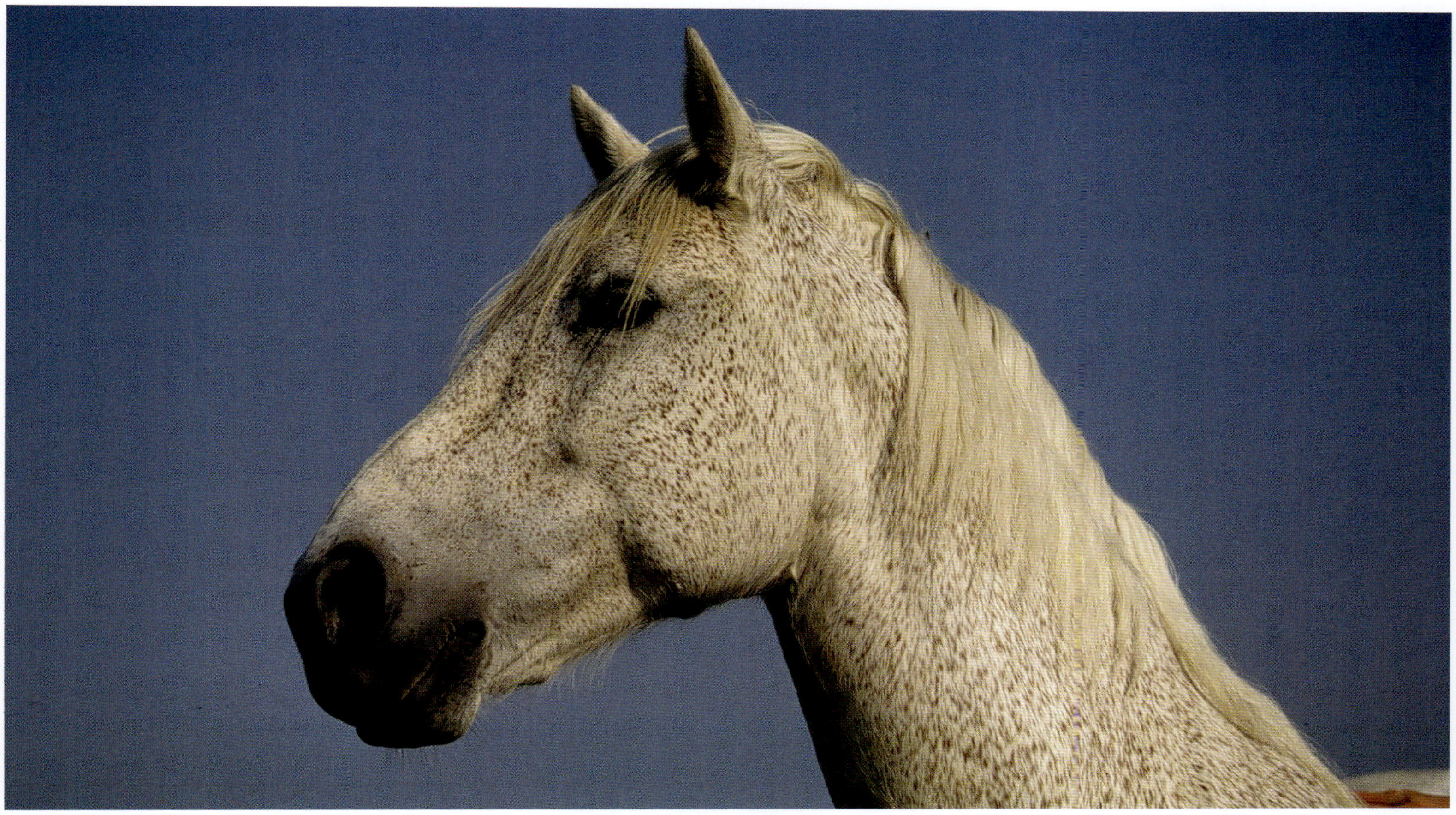

Schwarz wie die Nacht

Früher diente die Fell- und Mähnenfarbe des Pferdes zu dessen Tarnung in der Wildnis. Sehr wahrscheinlich ist das der Grund dafür, dass die Natur überwiegend braune Pferde hervorgebracht hat, und dass erst durch den züchterischen Einfluss des Menschen neben Schimmeln, Füchsen und Braunen auch die Rappen das Licht die Welt erblickten, die allerdings immer noch Seltenheitswert haben.

Schweizer Rappen

Seit dem 14. Jh. gibt es die Rappen-Münze in der Schweiz, und weil sie so wunderschön war, gründeten eines Tages die Rappen-Freunde den Rappen-Münzbund. Damit war das Geldstück zur Hauptmünze des Schweizer Bundes geworden, sodass schließlich gar eine Art Währungsvertrag mit Österreich geschlossen wurde; der Rappen entsprach dem Heller. Wer etwas zu bezahlen hatte, der musste es „berappen" und wer noch immer zögerlich beim Ausgeben war, den nannte der Volksmund spöttisch „Rappenspalter".

BERÜHMTE RAPPEN

Black Jack

Im dumpfen Gedröhn der Glocken, Trommeln und Trompeten, die sich durch die Prachtstraßen Washingtons bewegen, bäumte sich Black Jack auf, ein Pferd, das zum Blickfang für Millionen Menschen auf den Straßen und vor den Fernsehschirmen in aller Welt wurde, als es hinter jener Lafette geführt wurde, auf der der tote Präsident John F. Kennedy lag. Der aufgezäumte, aber reiterlose Rappe trug am Sattel hängend einen silbernen Degen und zwei Reitstiefel – ein letzter Gruß an den ermordeten Vorreiter der Vereinigten Staaten von Amerika. Immer wieder stampfend und nahezu ausbrechend, war es eine höchst bange Frage, ob Black Jack im zehn Kilometer langen Trauerzug überhaupt zu halten sein würde. Schließlich in Arlington an der Gruft angekommen, hatte sich der Rappe aber beruhigt und senkte seinen stolzen Kopf gemeinsam mit den verbliebenen Kennedys und den zahlreich anwesenden Staatsoberhäuptern. Selbst die zum Abschied extrem tief fliegende Präsidentenmaschine „Air Force One" konnte das Pferd nun nicht mehr aus der Ruhe bringen.

Ein Rappe, ob mit oder ohne Abzeichen, wirkt immer edel und imposant. Doch nicht alle Rappen sind ganzjährig pechschwarz. Es gibt auch so genannte Sommer- und Winterrappen, die nur in der jeweiligen Jahreszeit ganz schwarz, sonst aber dunkel- oder rötlichbraun sind.

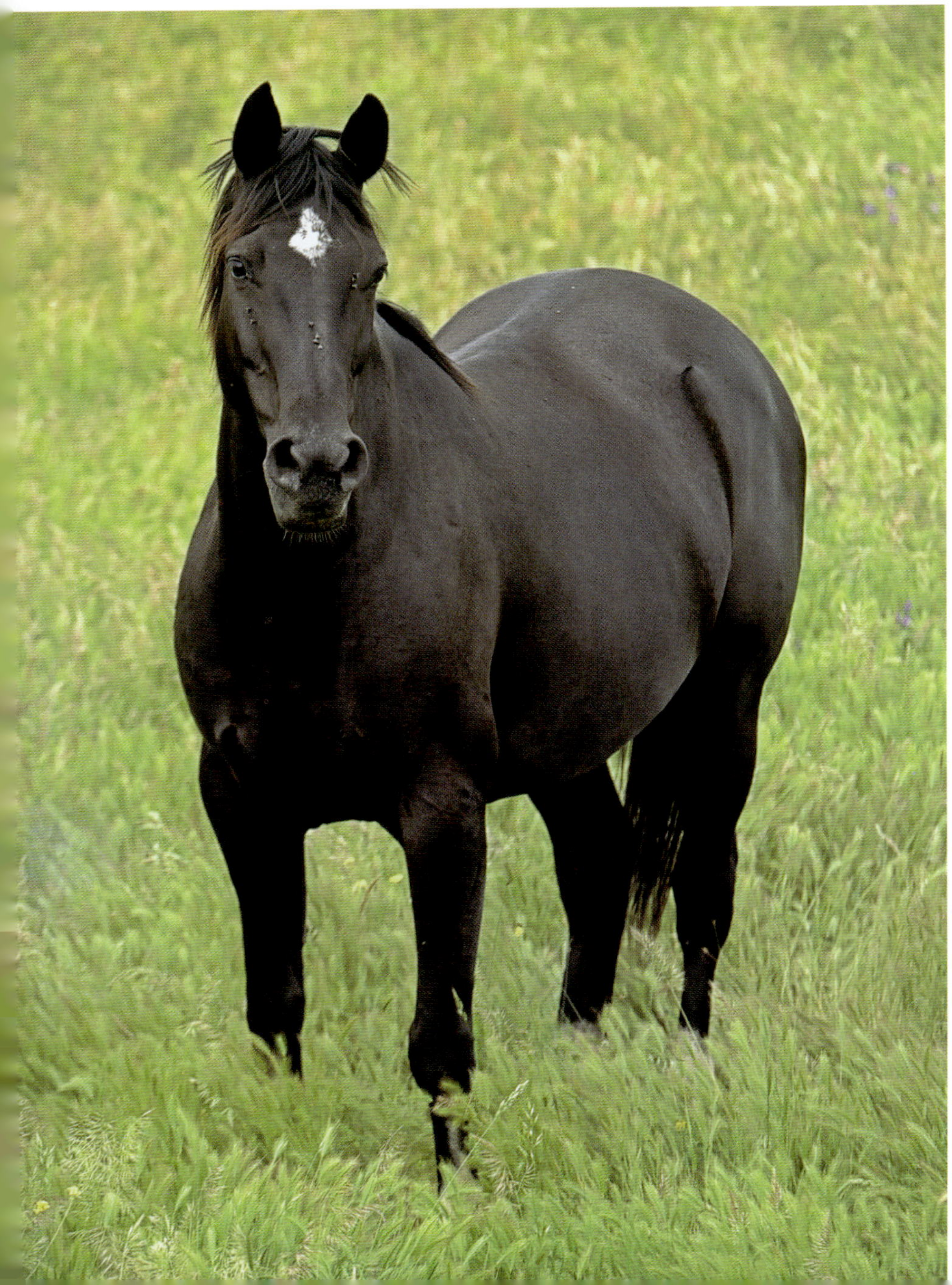

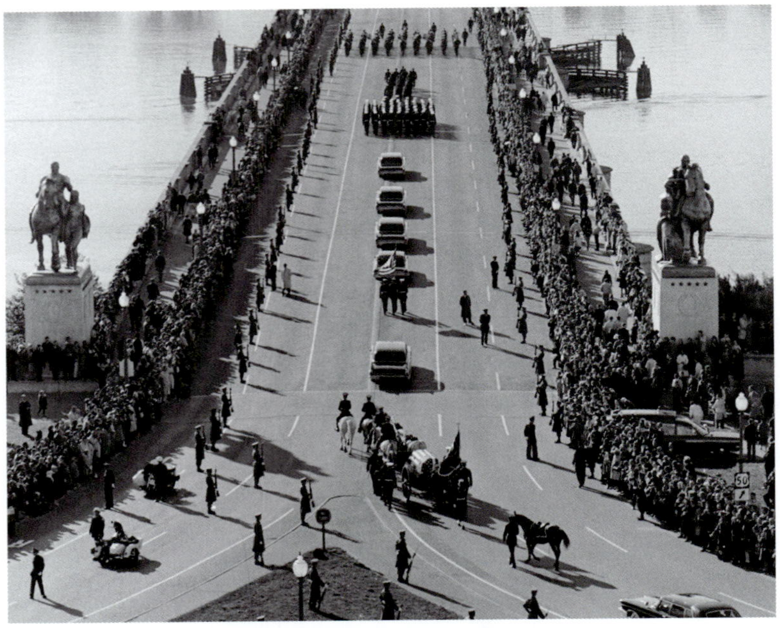

Das Militärpferd Black Jack – das letzte Pferd im Dienste der US-Armee – begleitete nicht nur den Trauerzug für Kennedy, sondern auch die Züge für andere Präsidenten, Staatsmänner und Generäle. Die zwei Reitstiefel in den Steigbügeln des reiterlosen Rappens symbolisieren den gefallenen Helden.

Black Beauty

Das Leben des englischen Romanpferdes Black Beauty, das Anna Sewell 1877 in ihrem Buch beschreibt, ist geprägt von Leiden und Tierquälerei. Als Vorlage diente ihr die Realität, denn in den Händen gnadenloser Fuhrunternehmer erfährt Black Beauty eine Behandlung, die vielen Transportpferden im 19. Jh. zuteil wurde.

Weitaus freundlicher gestaltete sich das Leinwandschicksal der schwarzen Schönheit Black Beauty in diversen Verfilmungen. Meist fällt er seinem Besitzer durch glückliche Umstände in die Hände, dann kommt er ihm durch unglückliche Umstände wieder abhanden, und erst nach spannenden Abenteuern findet der schwarze Hengst mit dem weißen Fuß und dem weißen Stern auf der Stirn zu seinem Herrn zurück.

Beliebt bei Groß und Klein war Black Beauty auch in der gleichnamigen englischen Fernsehserie, die in den 70er-Jahren auch in Deutschland erstmals über den Bildschirm flimmerte.

Fury

Schlichtweg Beauty hieß das American Saddle Horse, das 1946 bereits als Black Beauty vor der Kamera stand und daneben für diverse Filmauftritte an der Seite von Clark Gable, Joan Crawford oder Elisabeth Taylor gebucht wurde. Die Hauptrolle im Kinofilm „Gypsy Colt" („Treue") brachte dem Rappen sogar eine tierische Auszeichnung, den Patsy-Award.

Der Gewinn dieses „Tier-Oscars", den lange Zeit unangefochten die Colliehündin Lassie abonniert hatte, überzeugte die Fernsehproduzenten davon, endlich eine Pferdevariante von Lassie für das Kinderprogramm zu drehen. Am 15. Oktober 1955 war es dann soweit: Ex-Black-Beauty galoppierte nun als Fury durch die erste Folge der Serie, in der das Pferd und der Waisenjunge Joey Clark dicke Freunde werden. Wenn Joey seinen besten Freund Fury rief, kam der sofort von der Koppel herbeigelaufen. Dann schlug der Junge einen Ausritt vor und Fury kniete sich nieder, damit der Kleine besser aufsitzen konnte. Diese rührende Szene wurde zum Vorspann aller 113 Schwarzweißfolgen, in denen Fury, Joey, sein Adoptivater Jim Newton und dessen rechte Hand Pete große Abenteuer auf der Broken Wheel Ranch erlebten. Fury spielte sich mühelos in die Kinderherzen.

El Morzillo – „Der Schwarze"

Als der spanische Konquistador Hernando Cortés auf seinem Eroberungszug durch Mittelamerika seinen schwarzen Hengst El Morzillo verletzt in einem Indianerdorf zurücklassen musste, beschlichen ihn Zweifel, ob er das Tier wie geplant wiedersehen würde. In sein Tagebuch schrieb er: „Der Häuptling versprach, sich um ihn zu kümmern, aber ich weiß nicht, ob er das schafft, oder was er mit ihm anstellen wird."

Seine Zweifel waren berechtigt. Die Indianer, die nie zuvor ein Pferd gesehen hatten, waren zwar fasziniert von dem großen schwarzen Tier und entsprechend bemüht, es ihm an nichts fehlen zu lassen, hatten aber keine Ahnung von Pferdehaltung. Wie einem Gott gestanden sie El Morzillo einen Platz im Tempel zu, überhäuften ihn mit frischem Obst und Fleischgerichten – und waren völlig entsetzt, als das Pferd trotz ihrer gut gemeinten Bemühungen starb. In ihrer Verzweiflung errichteten sie eine übergroße, sitzende El-Morzillo-Statue, die Cortés, wenn er denn je zurückgekehrt wäre, schon von weitem hätte sehen können.

Aber nicht der Konquistador, sondern einige ambitionierte Franziskanermönche kamen 172 Jahre später in das Land, um die Indianer zum christlichen Glauben zu bekehren. Die verehrten aber El Morzillo als Gott der Blitze und des Donners, was den Padres überhaupt nicht gefiel. Sie duldeten keinen zweiten Gott neben ihrem und rissen die Statue, beseelt vom eigenen Glauben, mit großem Eifer zu Boden. Von El Morzillo, dem Schwarzen, blieb nichts – außer dieser Geschichte.

Blitz

Jenseits von Kitsch und Krimi schrieb der Pferdenarr Walter Farley die Geschichten von Blitz, der schon in seinem ersten Abenteuer „Blitz, der schwarze Hengst" die Kinderherzen eroberte.

Der ungezähmte Rappe fasst während der Überfahrt von Indien nach New York Vertrauen zu Alec, einem jungen Amerikaner, den er im schweren Sturm von dem sinkenden Schiff auf eine Insel rettet, wo die beiden schließlich gefunden werden. Die Ereignisse nehmen ihren Lauf und füllen insgesamt 15 Bände, die Walter Farley – und nach dessen Tod sein Sohn Steven – in die Kinderbuchregale brachten. Von 1990–1993 galoppierte der bildschöne Rappe in der Serie „Blitz" dann auch wild und zügellos über den Fernsehschirm.

„Auf Schusters Rappen reisen" wollte der Volksmund, wenn er sich zu Fuß, auf schwarzen Sohlen auf den Weg machte.

Zorro

Sein Markenzeichen war das Z, das er nach vollbrachter Tat mit seinem Degen in Türen, Baumstämme oder gar blutig in die Haut seiner Opfer einritzte. Sein Schöpfer, Johnston McCulley, ließ ihn aber nicht als skrupellosen Kriminellen durch das spanisch besetzte Kalifornien reiten, sondern machte ihn zum Rächer und Retter der unterdrückten Bauern. Wenn Zorro, ganz in schwarz gehüllt, mit einer Maske vor dem Gesicht auf seinem nicht wegzudenkenden ebenso schwarzen Pferd lospreschte, dann versetzte er die Reichen in Angst und Schrecken und die Damenwelt in erotische Tagträume. Idealer Stoff für Mantel- und Degenfilme à la Hollywood!

Die ersten Leinwandhelden im Zeichen des Z waren 1920 Douglas Fairbanks, der die Figur im Stummfilmklassiker „Das Zeichen des Zorro" schlagartig populär machte. In den 40er-Jahren gab dann Tyrone Power den Zorro, und 1975 legte sogar Alain Delon die Maske an. Anthony Hopkins spielte in „Die Maske des Zorro" den alternden Freiheitskämpfer, der Antonio Banderas als seinen Nachfolger ausbildete. Mit der Fortsetzung „Die Legende des Zorro" will nun auch Banderas sein Zorro-Dasein beenden – angeblich, weil der Rücken die zahlreichen Stunts nicht mehr verkraftete.

Dafür, dass der Leinwandstoff nicht ausgeht und die Legende eine Neuauflage erleben wird, ist aber schon gesorgt. Die chilenische Bestseller-Autorin Isabell Allende veröffentlichte 2005 einen Zorro-Roman. Auch sie lässt ihn auf einem schwarzen Pferd für Gerechtigkeit kämpfen, wenngleich sich hinter dem spanischen Wort „Zorro" eigentlich die Bedeutung „schillernder Fuchs" verbirgt.

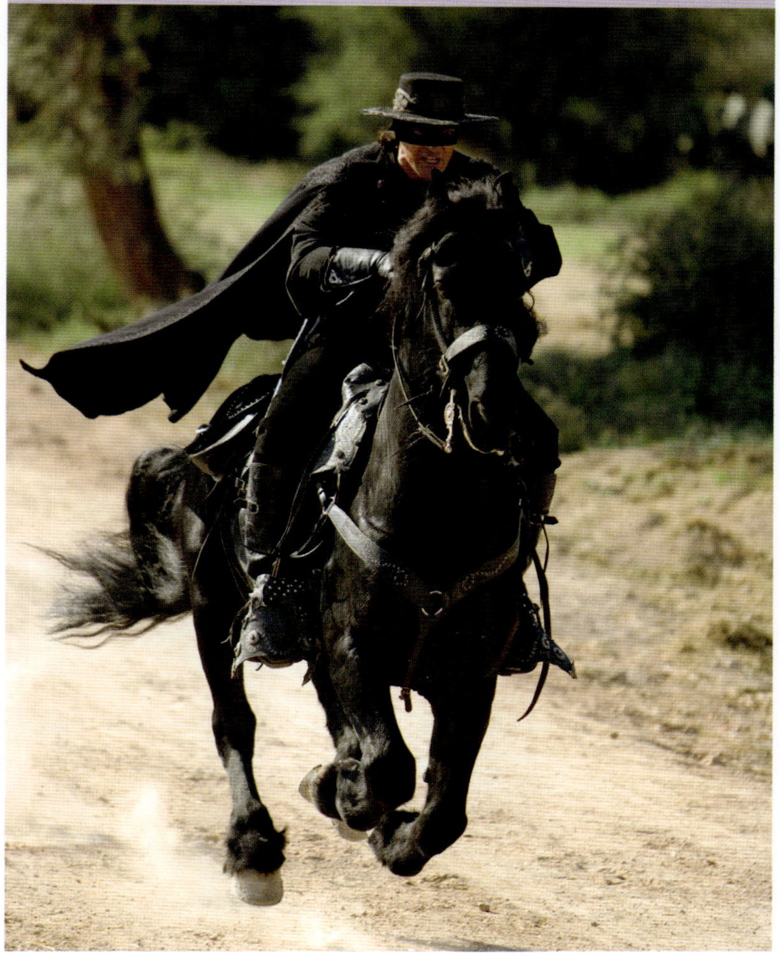

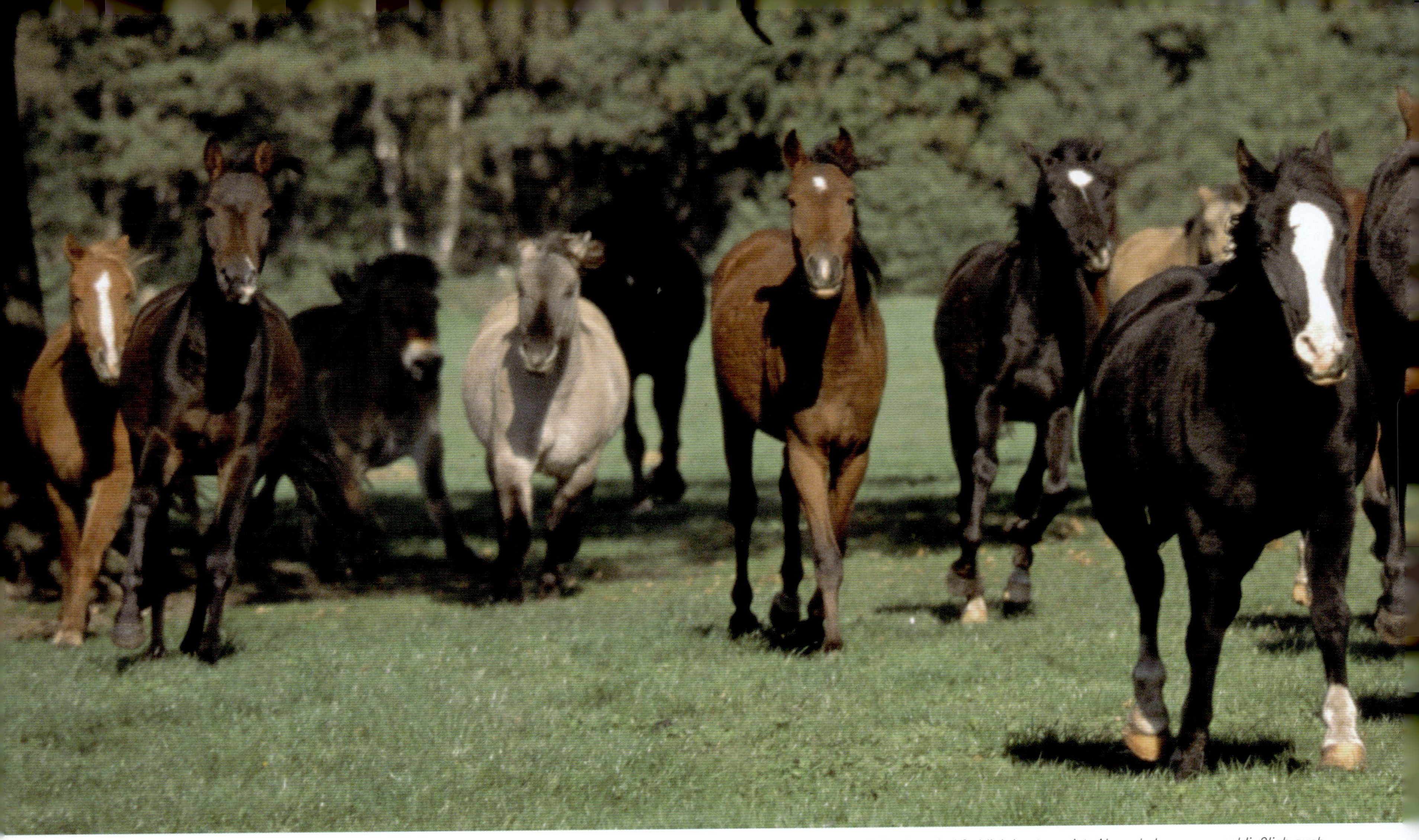

Die meisten Pferdeherden sind farblich bunt gemixt, Abwechslung muss schließlich auch mal sein! Im Gegensatz zu Menschen haben Pferde keine Probleme mit Andersfarbigen.

Kunterbunt

Üblicherweise geht es kunterbunt zu in den Pferdeherden. Sehr einheitlich hingegen sind die Bezeichnungen für die einzelnen Farben und Abzeichen. Die sind nämlich genau festgelegt und im Abstammungsnachweis eines jeden Pferdes nachzulesen, damit es nicht zu Verwechslungen oder gar Betrug kommt.

Bei der offiziellen Vergabe der Farben hatte wohl der Zuständige eines jeden Landes so seine eigenen Assoziationen. Als Namensgeber für das rotbraune Pferd ohne schwarze Haare fungierte in England z. B. die Esskastanie („chestnut"), in Deutschland hingegen der Fuchs. Überhaupt tat sich der deutsche Abgesandte Eduard Meyer in Sachen Kategorisierung durch seine Kreativität hervor. Während z. B. in den meisten anderen Sprachen weiße Pferde ganz einfach nur weiße Pferde sind, fühlte er sich beim Anblick der Tiere aus unerfindlichen Gründen offenbar an Schimmel erinnert und verpasste ihnen die dementsprechende Bezeichnung.

Er hat sich die Bezeichnungen übrigens nicht aus lauter Langeweile einfallen lassen, sondern war in den 30-Jahren des 20. Jhs. in höchst offizieller Mission unterwegs. Er arbeitete damals für die Preußische Gestütsverwaltung und erhielt vom zuständigen Reichsministerium in Berlin den Auftrag, für alle möglichen Farben und Abzeichen der Pferde einen Namen zu finden – in Sinne der Einheitlichkeit. Und auch wenn die Assoziationen von Eduard Meyer nicht in allen Fällen klar zu erkennen sind, so sind seine damals fest gelegten Begriffe in Deutschland trotzdem noch bis heute verbindlich.

Woher hat der Tigerschecke seinen Namen?

Gute Frage, wo doch auf den ersten Blick zu sehen ist, dass ein gepunktetes Pferd nicht gerade aussieht wie ein Tiger – der ja bekanntermaßen nicht gepunktet, sondern gestreift ist.

Gescheckt, gefleckt oder gestreift, scheckig, fleckig, streifig? Der deutsche Landstallmeister a. D. Eduard Meyer war in diesem speziellen Fall wohl endgültig überfragt. Er sah das Pferd vor lauter Punkten nicht und nahm die schwarzen Tupfen als „getigert" zu Protokoll. Bezeichnenderweise ließ sich der irreführende Name weder vom Papier noch aus den Köpfen streichen, der gepunktete Schecke gilt hoch offiziell immer noch als „Tiger", wobei inzwischen weitere Raubkatzennamen wie Pantherschecke oder Leopard als Bezeichnungen für das gepunktete Pferd im Angebot sind, das in England einfach „spotted horse" genannt wird. Vernünftig, denn zu viele Namen spotten jeder Beschreibung.

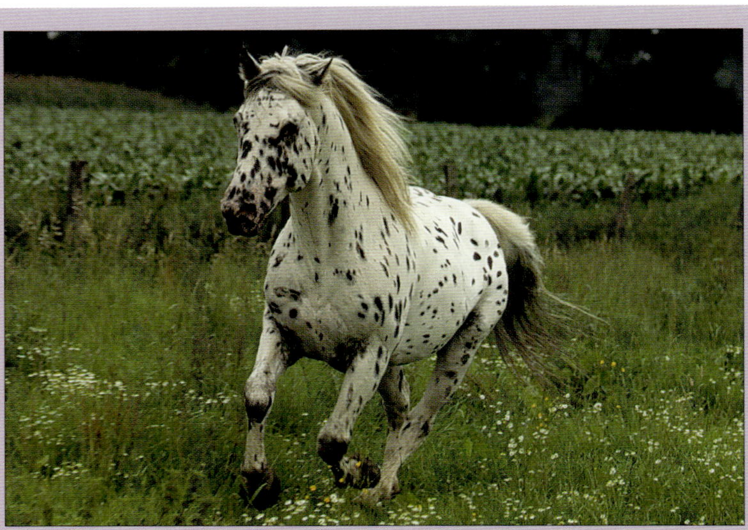

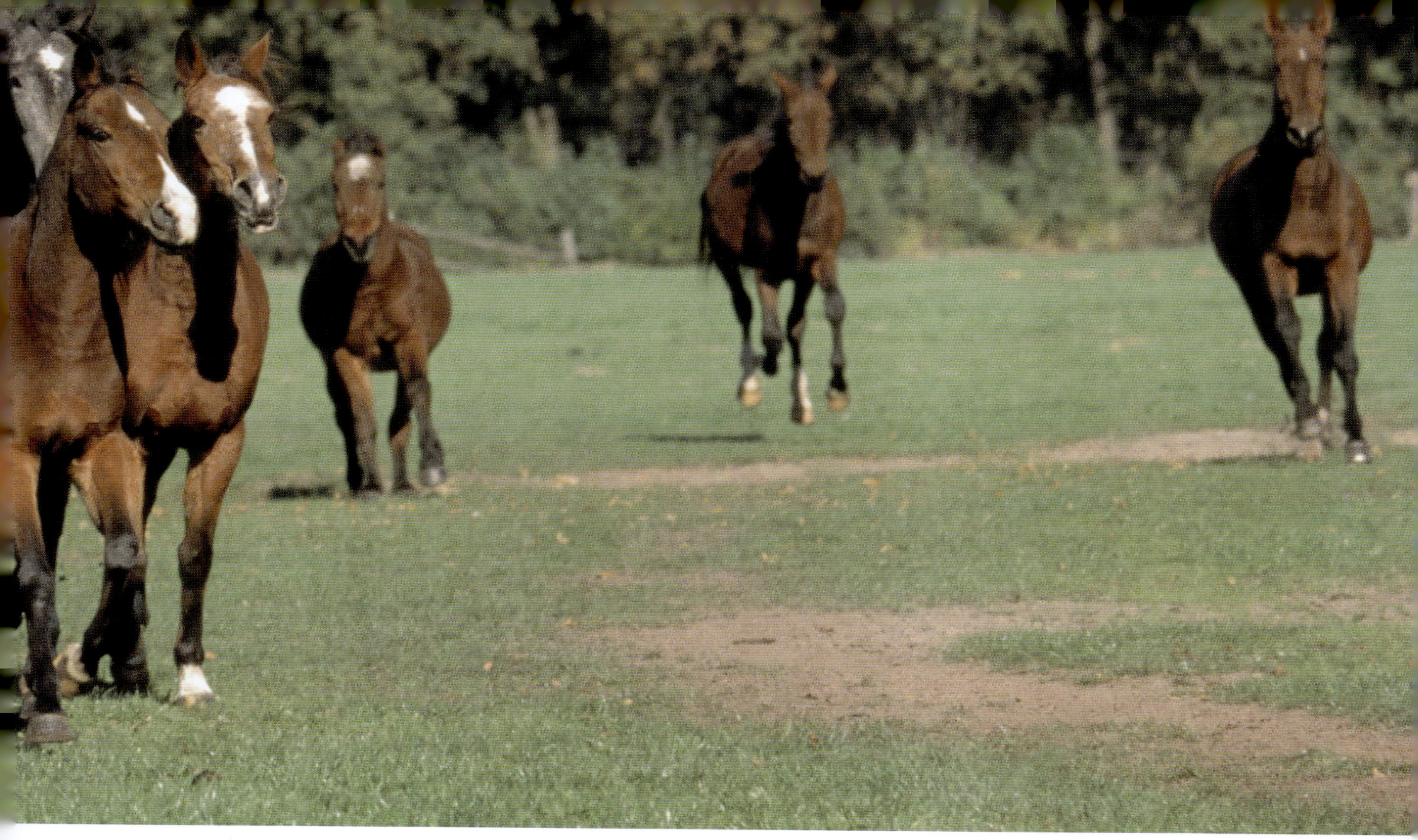

Obwohl die Namen der Farben und Abzeichen in den meisten Sprachen verschieden sind, bezeichnen sie doch das gleiche. Ein Pferd mit rötlichem Deckhaar und gleichfarbigem Langhaar ohne schwarze Fellstellen ist ein Fuchs, während ein Pferd mit rötlichem oder braunem Deckhaar und schwarzem Langhaar sowie schwarzen Beinen ein Brauner ist.

Ähnlich verwirrend für den Laien ist die Unterscheidung von Falben und Isabellen: Auch sie sind nicht anhand der Fellfarbe, sondern nur mittels der Mähnen- und Schweiffarbe richtig zu klassifizieren: Beide sind gelb-grau, manche sagen blond, der Isabelle hat aber helles Langhaar, der Falbe schwarzes.

Der Kreativität der Natur sind beim Tigerschecken und beim Schecken keine Grenzen gesetzt: Der Tigerschecke hat beliebig viele, unterschiedlich große Punkte, beim Schecken ist die Musterung großflächiger. Dabei gibt es Rappschecken, Braunschecken und Fuchsschecken.

In Sachen Farbgebung ist also einiges möglich – was übrigens auch fast für die gesamte Zucht gilt. Nur aus Fuchs und Fuchs wird zwangsläufig wieder ein Fuchs, bei allen anderen Farben kann es passieren, dass sich ein anderesfarbiger Vorfahre einmischt und seine Gene durchsetzt. Bleibt bei der Zucht also nur die Sichtweise von Johann Wolfgang von Goethe: „Gefallen macht schön!"

Blaue, grüne und rote Pferde

Franz Marc (1880–1916), Mitbegründer der Künstlervereinigung „Der blaue Reiter", erschuf im Laufe seiner kurzen Laufbahn eine Vielzahl von ungewöhnlichen Tierbildern, die besonders seine Liebe zum Pferd ausdrückten.

Seine erste ernsthafte Begegnung mit Pferden hatte er während seines Militärdienstes im Jahr 1899, wo er auch das Reiten lernte. Bereits wenige Jahre später, 1905, fertigte er dann seine ersten Pferdeskizzen an – zunächst vorwiegend Köpfe.

In seinen frühen Bilder ist noch die Suche nach einem eigenen Stil zu erkennen, doch im Laufe der Zeit entwickelte Franz Marc Mut zur Farbe und favorisierte kräftige Farbtöne. Er malte z. B. „Rotes Pferd in farbiger Landschaft" (1910), „Das grüne Pferd" (ca. 1912) und daneben unzählige Bilder mit blauen Pferden. Zunehmend weniger legte Marc Wert auf präzise Darstellungen der Umwelt seiner bunten Pferde. Er zeigte nur noch große, farbige Flächen mit kleinen Abstufungen.

Dass seine Kunst von den Nationalsozialisten als „entartet" diffamiert wurde, musste er nicht mehr erleben. Er fiel im 1. Weltkrieg, wo er als Meldereiter diente, in der Schlacht bei Verdun.

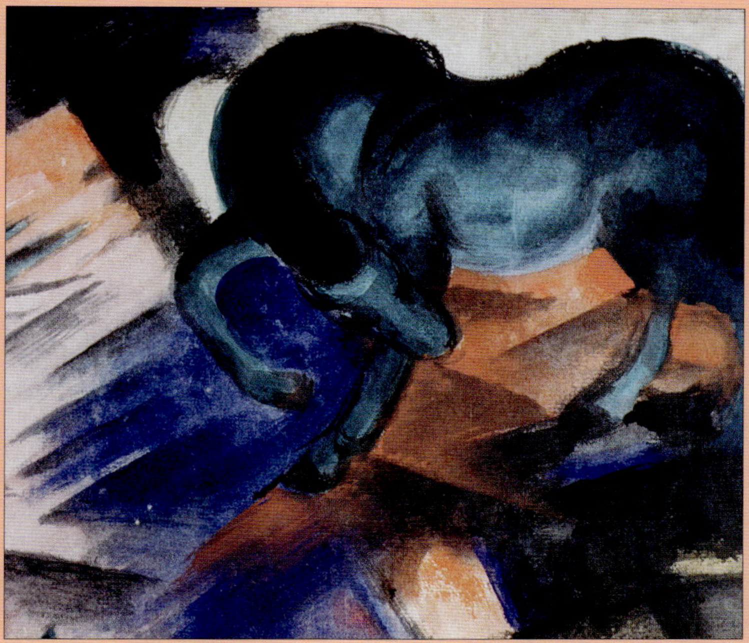

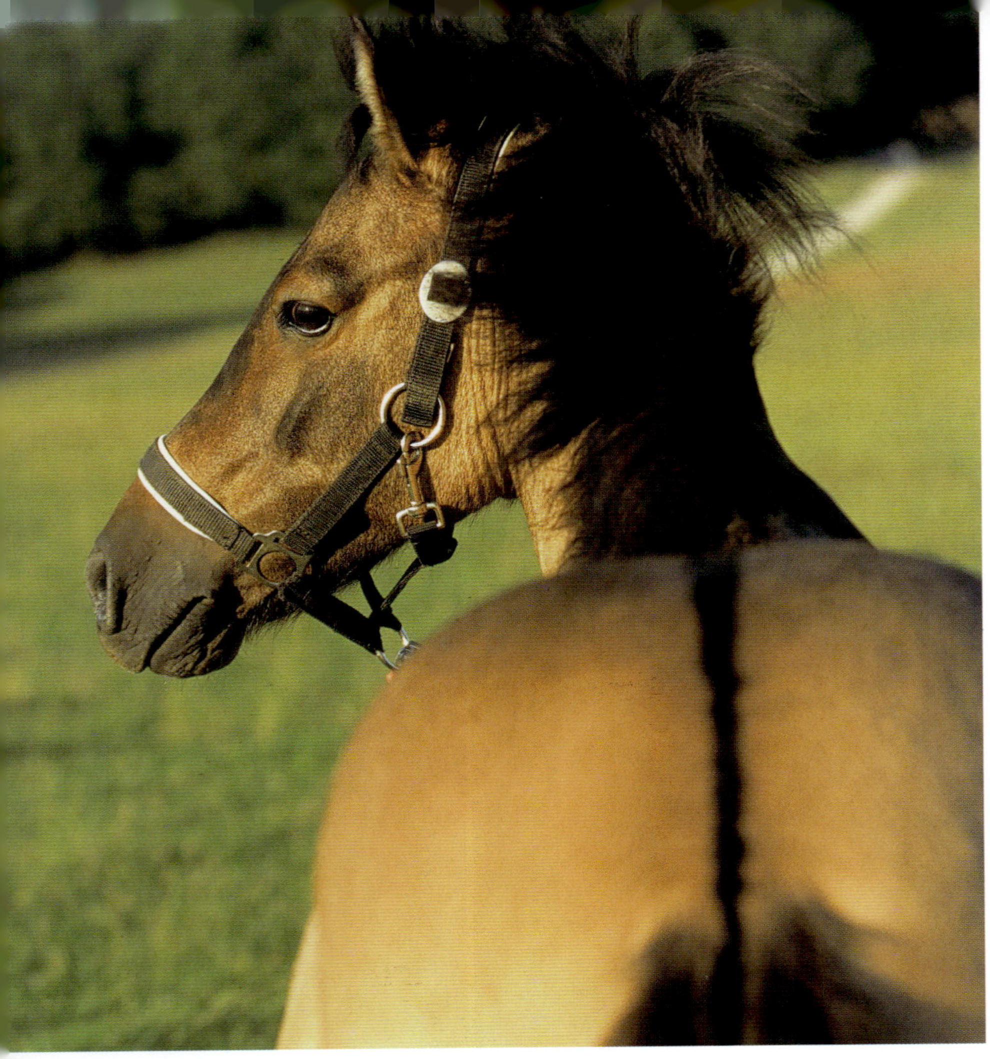

Der Aalstrich ist eine dunkle Haarlinie, die sich von der Mähne über den gesamten Pferderücken bis hin zum Schweif erstreckt. Man findet ihn vor allem bei den Wildpferderassen, aber auch beim Haflingern, Island- und Fjordpferden.

Gezeichnet fürs Leben

Beim Thema Farbe scheiden sich bekanntlich die Geister: Der eine liebt es bunt, der andere mag es lieber einfarbig. Ein Pferdeliebhaber, der auf Einfarbigkeit bei seinem Tier besteht, hat es allerdings schwer, denn ein Pferd ohne mehr oder weniger auffällige weiße Flecken an markanten Stellen ist schwer zu finden. Manchmal schlägt die Natur auch richtig zu und schickt ein „gestiefeltes Pferd" ins Leben, das heißt, es hat ein oder mehrere weiße Beine. Mit dieser pauschalen Bezeichnung ist es aber nicht getan, man unterscheidet schon genauer!

Auch die Abzeichen am Kopf sind genau klassifiziert und tragen so fantasievolle Namen wie „Milchmaul", „Krötenmaul", „Laterne" oder „Flämmchen".

Alle diese Bezeichnungen sind keine reinen Wortspielereien oder überflüssige und lästige Bürokratie, sondern offizielle Begriffe, die wie unveränderliche Kennzeichen beim Menschen der zuverlässigen Identifizierung eines Pferdes dienen sollen. Die weißen Haarstellen am Kopf und Beinen, die ein Pferd ein Leben lang begleiten, sind seine unveränderlichen Abzeichen. Die Haut darunter ist unpigmentiert. Daneben gibt es Abzeichen in Form von Wirbeln, aufeinandertreffende Haare verschiedener Wuchsrichtung.

Jegliche Abzeichen dienen als Erkennungsmerkmal und werden in den Abstammungsnachweis eingetragen. Die natürliche Vielfalt ist so groß, dass sich höchst selten bei zwei Pferden ein und dieselbe Farb- und Abzeichenkombination wiederfindet.

Falsche Abzeichen
Die weißen Haarstellen, die durch Verletzungen entstanden sind – beispielsweise durch Satteldruck im Bereich des Widerrists oder durch zu heftigen Sporeneinsatz – gehören nicht zu unveränderlichen Abzeichen; man nennt sie „falsche" oder „unechte" Abzeichen.

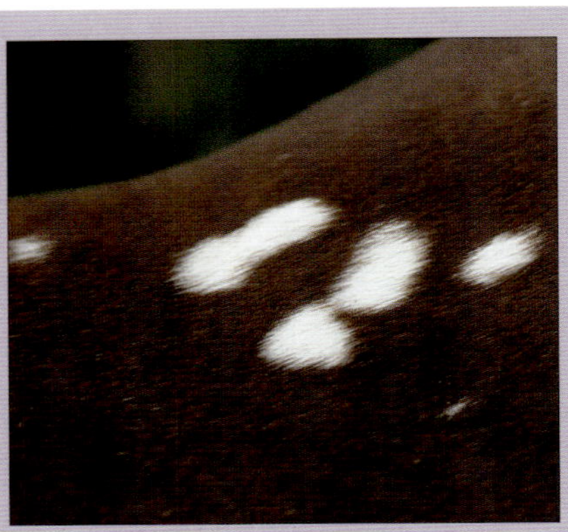

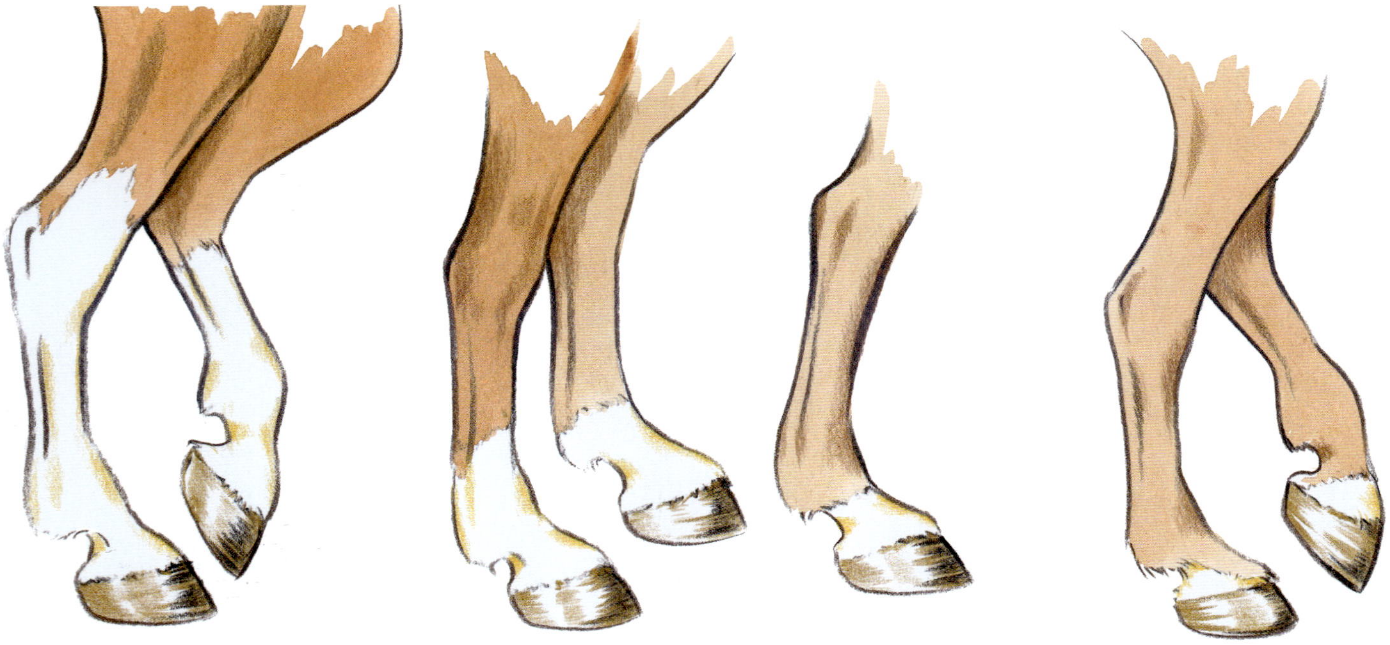

hochweißer Fuß *weißer Fuß* *halbweißer Fuß* *weiße Fessel* *halbweiße Fessel* *weißer Ballen* *weiße Krone*

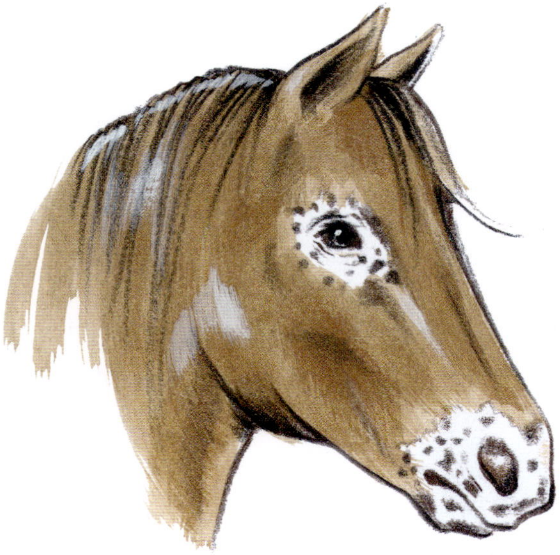

Krötenmaul

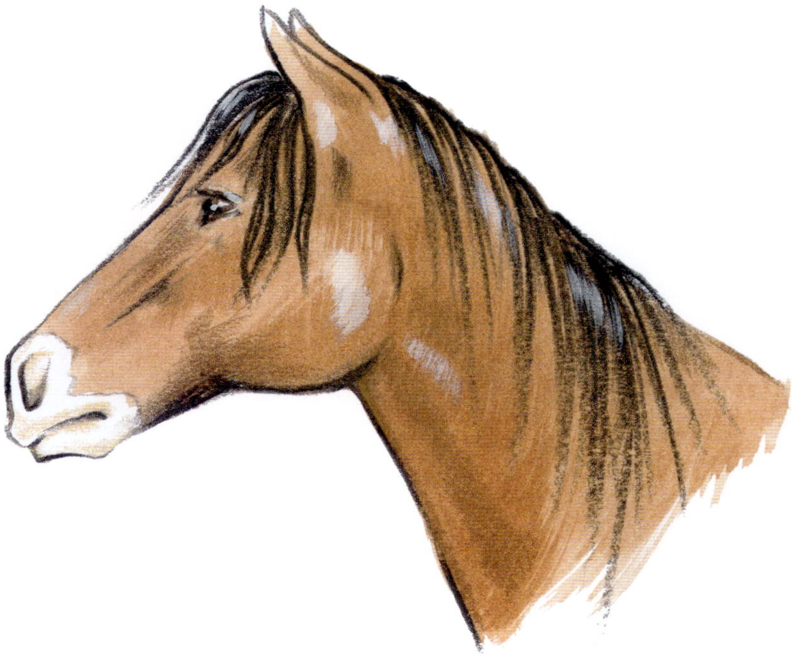

Milchmaul

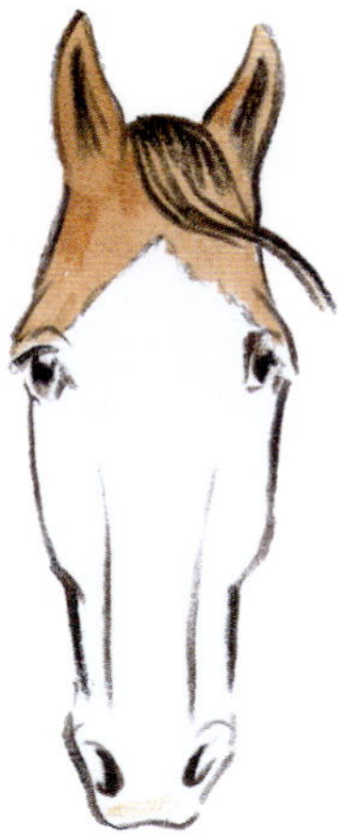

Laterne

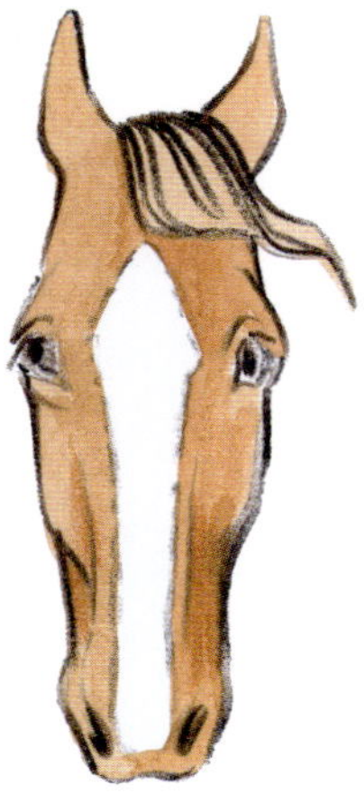

Breite Blesse

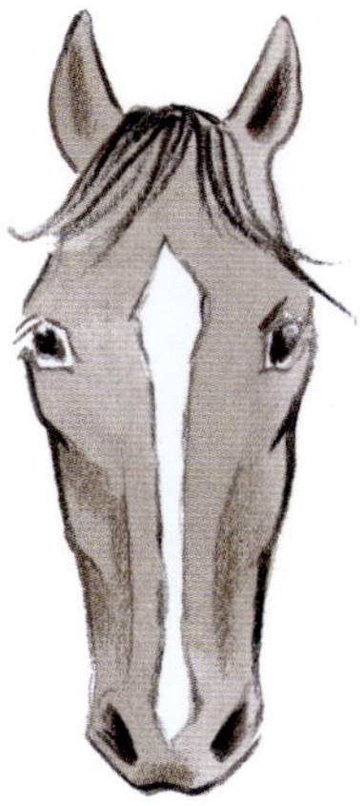

Schmale Blesse

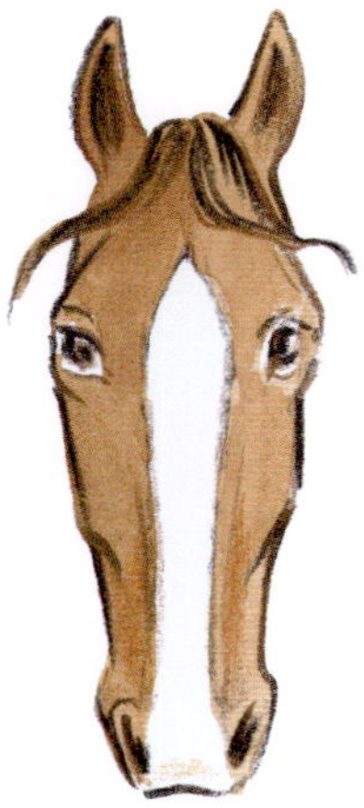

Durchgehende Blesse

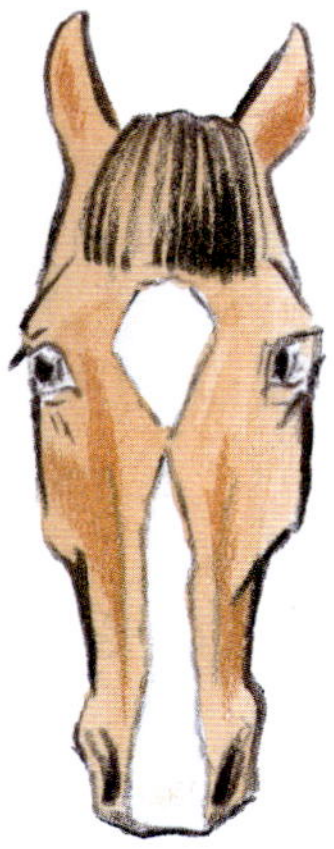

Unterbrochene Blesse

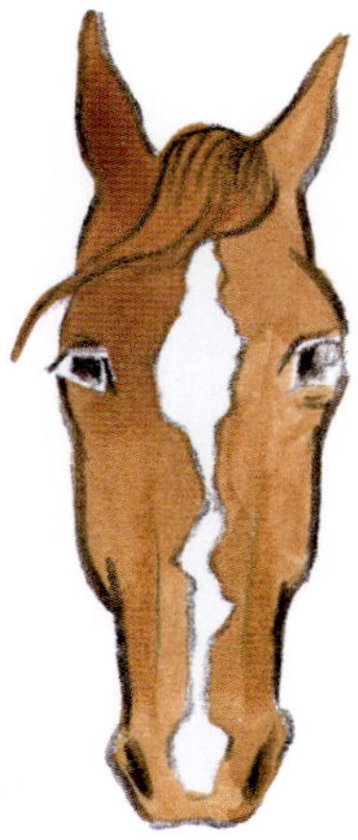

Unregelmäßige Blesse

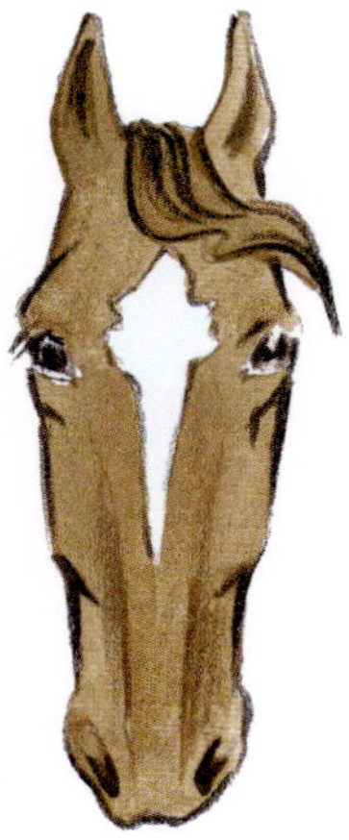

Keilstern

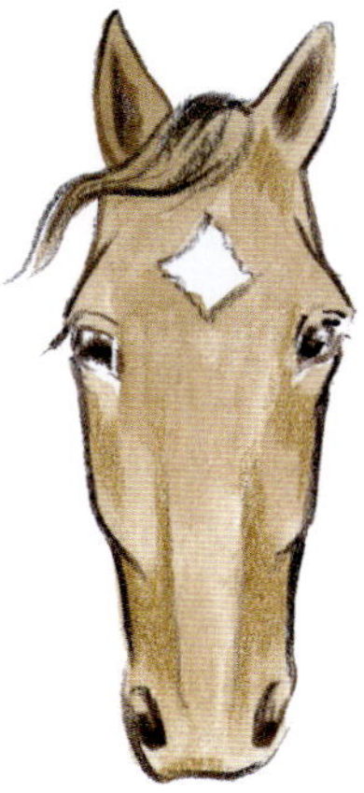

Stern

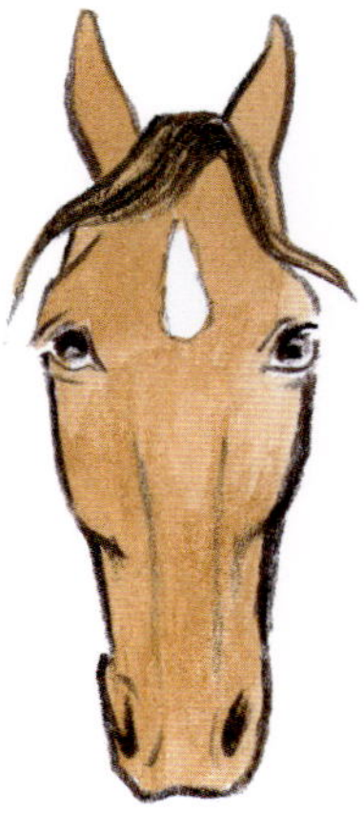

Flämmchen

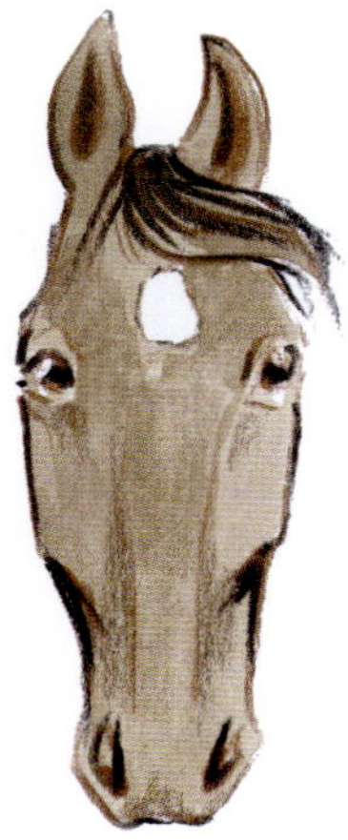

Blume

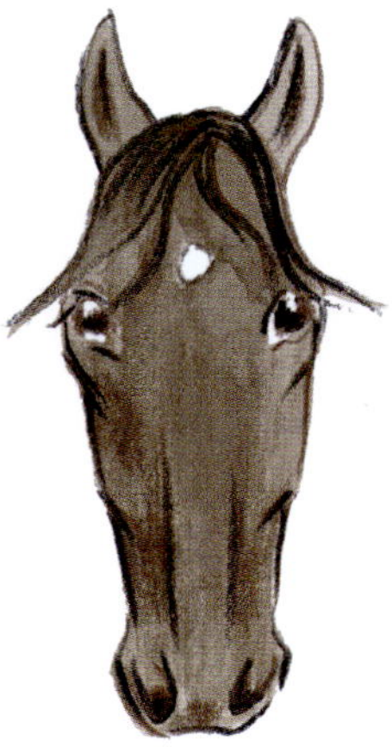

Flocke

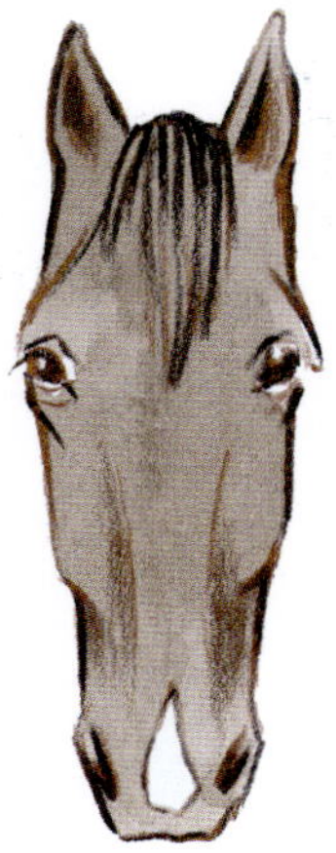

Schnippe

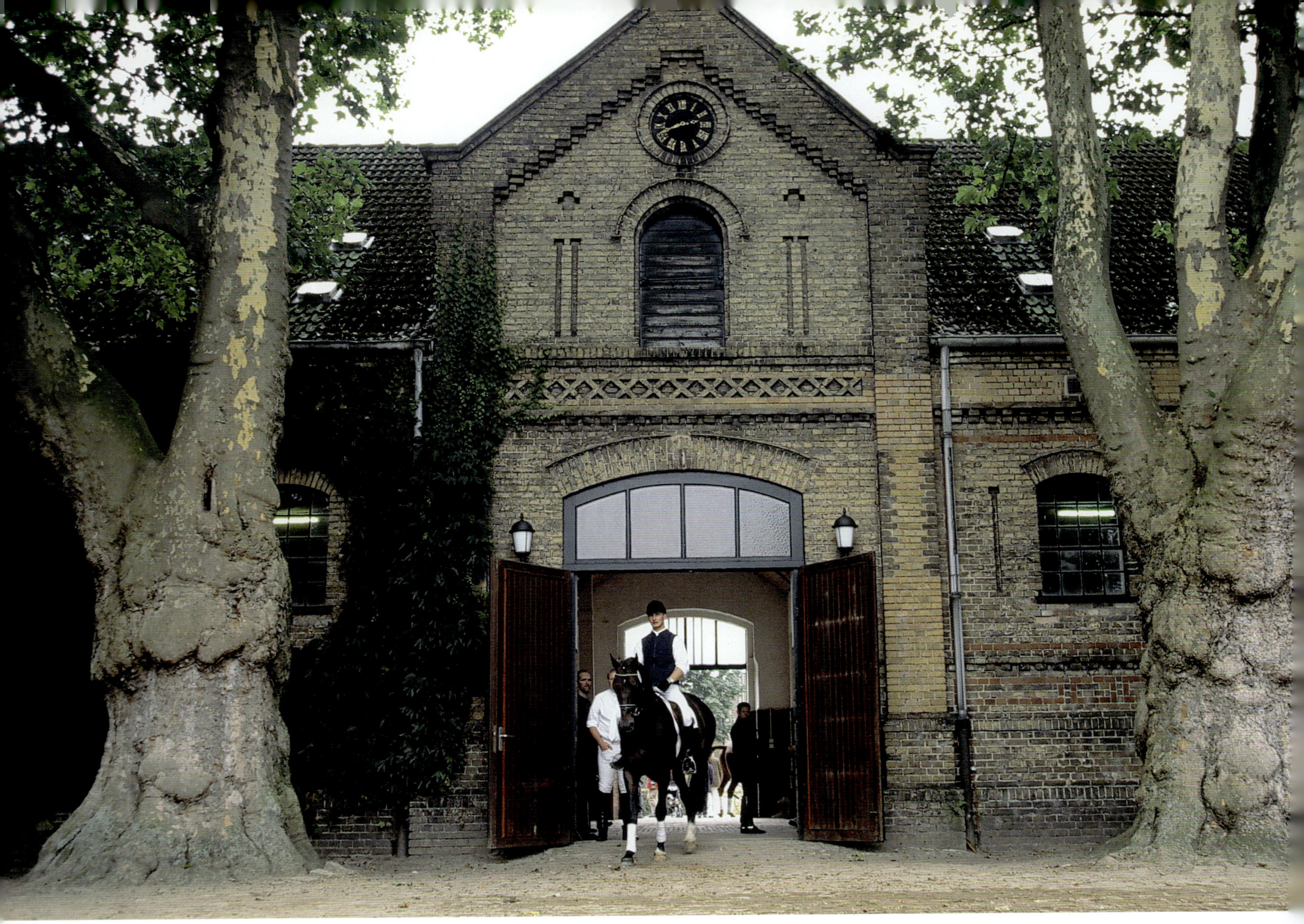

Eines der deutschen Landgestüte findet sich im nordrhein-westfälischen Warendorf. Bereits 1889 zog man in die Anlage ein, die auch heute Unterkunft für die besten Vererber Nordrhein-Westfalens bietet und unter Denkmalschutz steht.

Die Väter der Nation

Es gibt Pferdebesitzer, die wissen gar nicht, dass sie ein Pferd haben, geschweige denn haben sie Ahnung von Zucht und Haltung. Aber weil sie brav ihre Steuern zahlen, sind sie Teilhaber der nationalen Staatsgestüte. Diese Gestüte, die ausgezeichnete Hengste halten und sie für die Zucht zur Verfügung stellen, werden in vielen europäischen Ländern mit Steuergeldern finanziert.

Mit diesen kostspieligen Unternehmen werden gleich mehrere Ziele verfolgt: Der Staat versucht, ein Stück Kontrolle über die Zucht zu behalten, außerdem wird der Preistreiberei entgegen gewirkt, die entstanden ist, weil jeder private Hengsthalter die Decktaxe für seinen Hengst selbst festlegen kann. Das bedeutet in der Praxis, dass die viel versprechenden Vererber, deren Nachkommen sich schnell einen Namen machen konnten, für den normalen Züchter aus einem kleineren Betrieb nicht mehr zu bezahlen sind. Da aber eben auch der kleine Züchter für das Gesamtergebnis der Zucht wichtig ist, muss er Anspruch auf Qualität haben: Er kann er sich also vertrauensvoll an eines der staatlichen Gestüte wenden und seiner Stute einen guten Hengst zu einem fairen Preis zuführen. Ein weiteres Anliegen ist es, im boomenden Geschäft der Sportpferdezucht ein Wörtchen mitzureden. Das gelingt ganz besonders den Deutschen hervorragend: Ihre Pferde sind absolute Exportschlager. Züchter wie Weltklassereiter aus aller Welt kommen nach Deutschland, um dort ihre Pferde zu kaufen oder geeignete Deckhengste für ihre

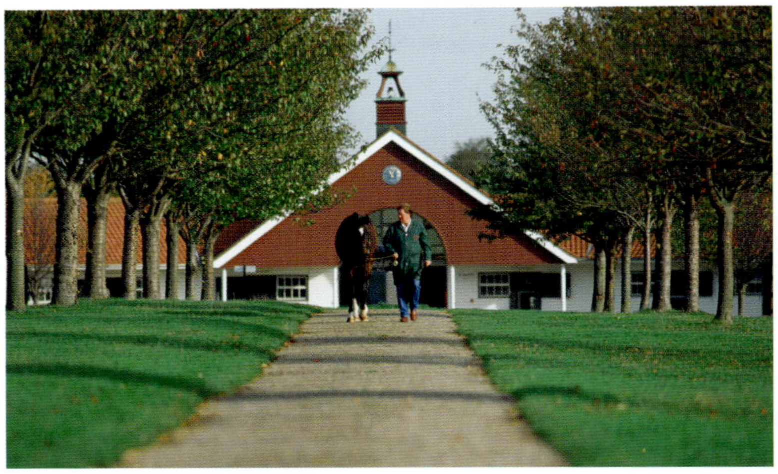

Das halbstaatliche englische Gestüt „National Stud" ist das Vorzeigeprojekt der Englischen Vollblutzucht. Es steht in der Nähe von Newmarket, dem Mekka des Galopprennsports.

Stuten zu finden. Es ist schon längst kein Geheimnis mehr, dass eine Vielzahl der erfolgreichsten Sportpferde aus deutscher Zucht stammen; die Zahlen bei internationalen Wettbewerben sprechen für sich.

In staatlichen Hauptgestüten ist die ganze Familie von herausragenden Hengsten, Stuten und Fohlen zuhause, in den Landgestüten beschränkt man sich auf Hengste mit besten Vererbungsqualitäten. Die meisten dieser so genannten Landbeschäler werden während der Decksaison auf Deckstationen im Land verteilt. Da die Zucht staatlich subventioniert wird, müssen „nur" 200–1500 Euro für die Bedeckung der Stute gezahlt werden, und, wenn Nachwuchs kommt, noch einmal 100 Euro Fohlengeld.

Der natürliche Deckakt ist inzwischen sehr selten geworden, meist injiziert der Tierarzt der rossigen Stute den Samen des Hengstes mittels einer Spritze. Bei kurzer Transportdauer kann das Frischsperma sogar per Kurier verschickt werden, und tiefgefroren lässt sich das Erbgut bereits verstorbener Hengste noch über Generationen erhalten. Es wird in jeden Winkel der Welt verschickt, sodass sich erfolgreiche Hengstlinien um den ganzen Globus vererben. Die Globalisierung geht also auch an der Pferdezucht nicht vorbei.

Die Decktaxe

Die Summe, die der Halter für den Deckakt seines Hengstes erhält, nennt sich Decktaxe. Ihre Höhe ist bei Privathengsten frei verhandelbar und steigt mit der Popularität des Pferdes. In den 30er-Jahren kostete beispielsweise ein Decksprung des bekanntesten amerikanischen Rennpferds Man O'War 10 000 Euro – was damals eine ungeheure Summe war. Heute würde ein ein Vollblutzüchter darüber lachen, denn inzwischen werden für die Spitzenvererber unter den Galoppern mehrere hunderttausend Euro Decktaxe gezahlt.

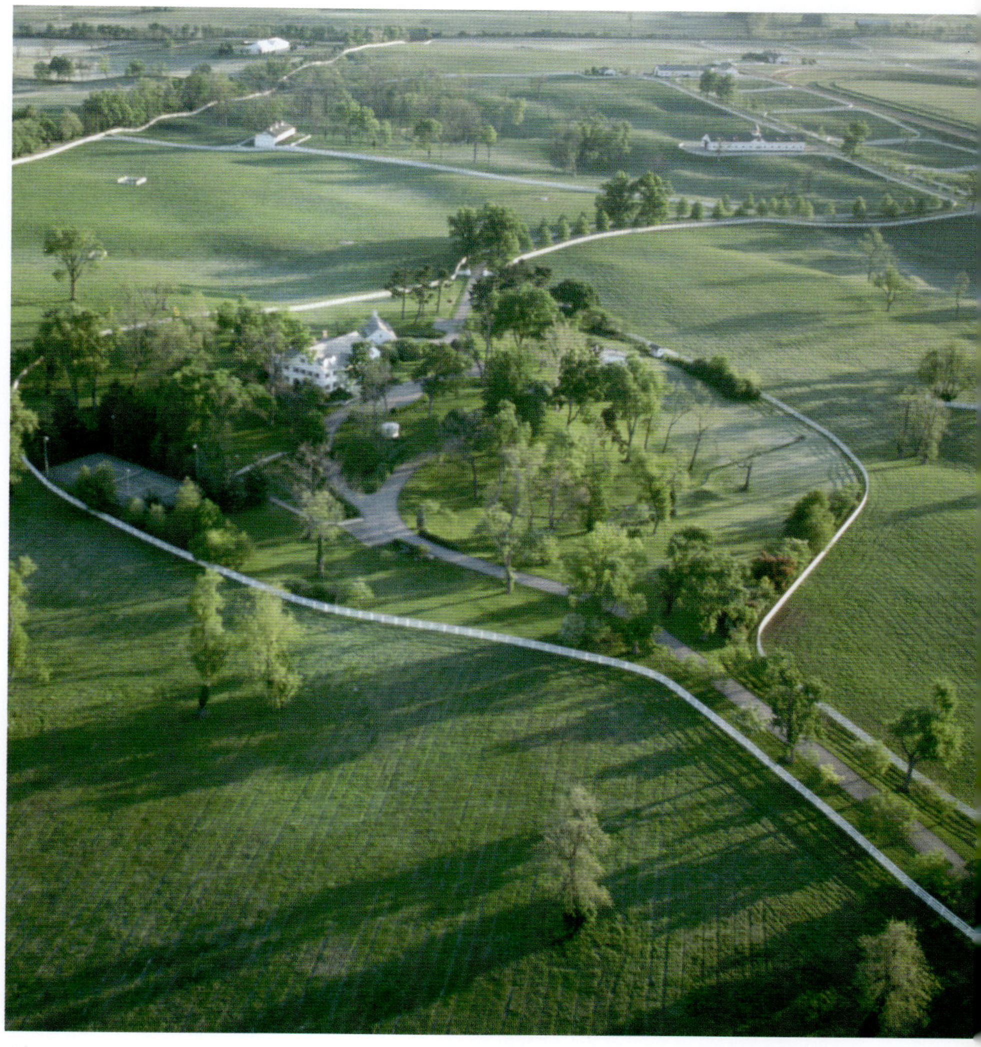

Obwohl in den USA die Pferdezucht nicht staatlich gefördert wird, finden sich dort unzählige beeindruckende Gestüte wie die Calumet Farm im Bundesstaat Kentucky, wo Galopper gezüchtet werden.

Das imposante französische Staatsgestüt „Haras National du Pin" in der Normandie hält 70 Hengste verschiedener Rassen.

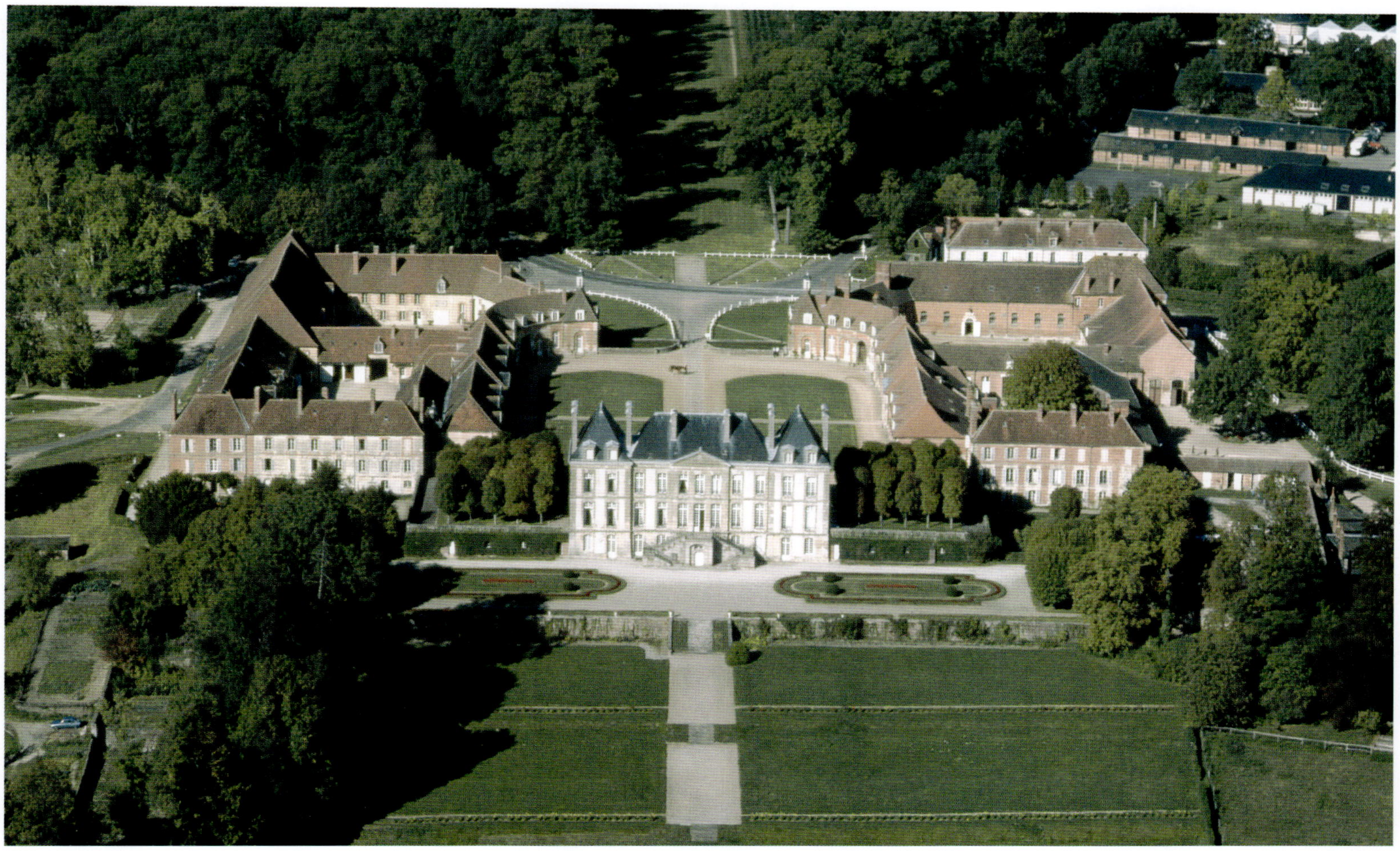

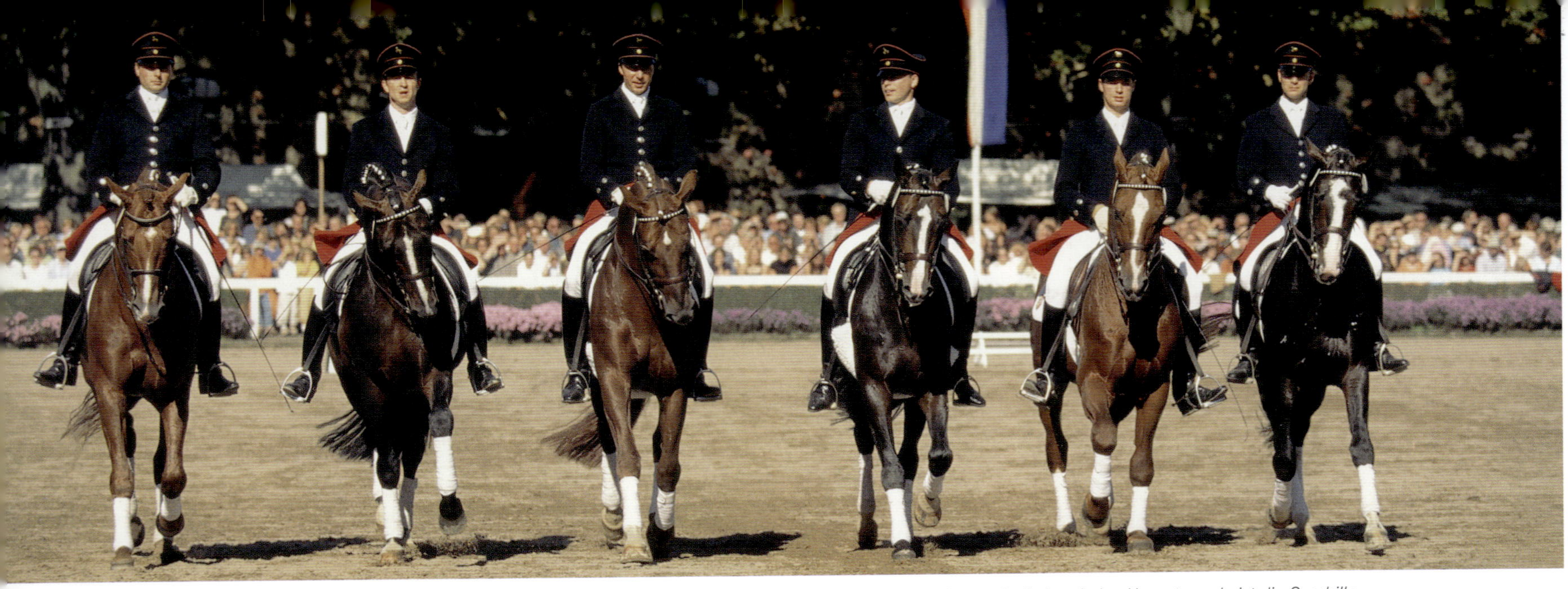

Fester Bestandteil einer jeden Hengstparade ist die Quadrille.

Showbusiness

Die beste Eigenwerbung für die Haupt- und Landgestüte sind nach wie vor die Hengstparaden. Ursprünglich sollten sie den Züchtern die Gelegenheit geben, die Kandidaten an einem Nachmittag unter dem Sattel, an der Hand oder vor dem Wagen zu begutachten. Inzwischen sind sie regelrechte Showveranstaltungen geworden und müssen gleich an mehreren Tagen im Jahr ins Programm genommen werden, damit auch wirklich jeder die Gelegenheit hat, die Vorzeige-Hengste zu begutachten. Die Hengstparaden sind zum Publikumsmagneten geworden und ziehen Pferdefreunde wie -kenner magisch an. So kommen die Besucher teilweise aus der ganzen Welt, um die „Väter der Nation" in Augenschein zu nehmen – oder um sich einfach gut unterhalten zu lassen von einem Programm, das Elemente aus allen Bereichen rund ums Pferd bietet. Und am Ende steht zweifelsfrei fest: Die Macher verstehen sich nicht nur auf die Zucht, sondern auch aufs Showbusiness.

Neben dem Springen und den Showelementen gehört auch die Vorführung der hohen Schule der Dressur zur den Hengstparaden: Die eindrucksvollen Zuchthengste präsentieren die Dressurlektionen – wie hier die Traversale im Trab – stilischer und elegant.

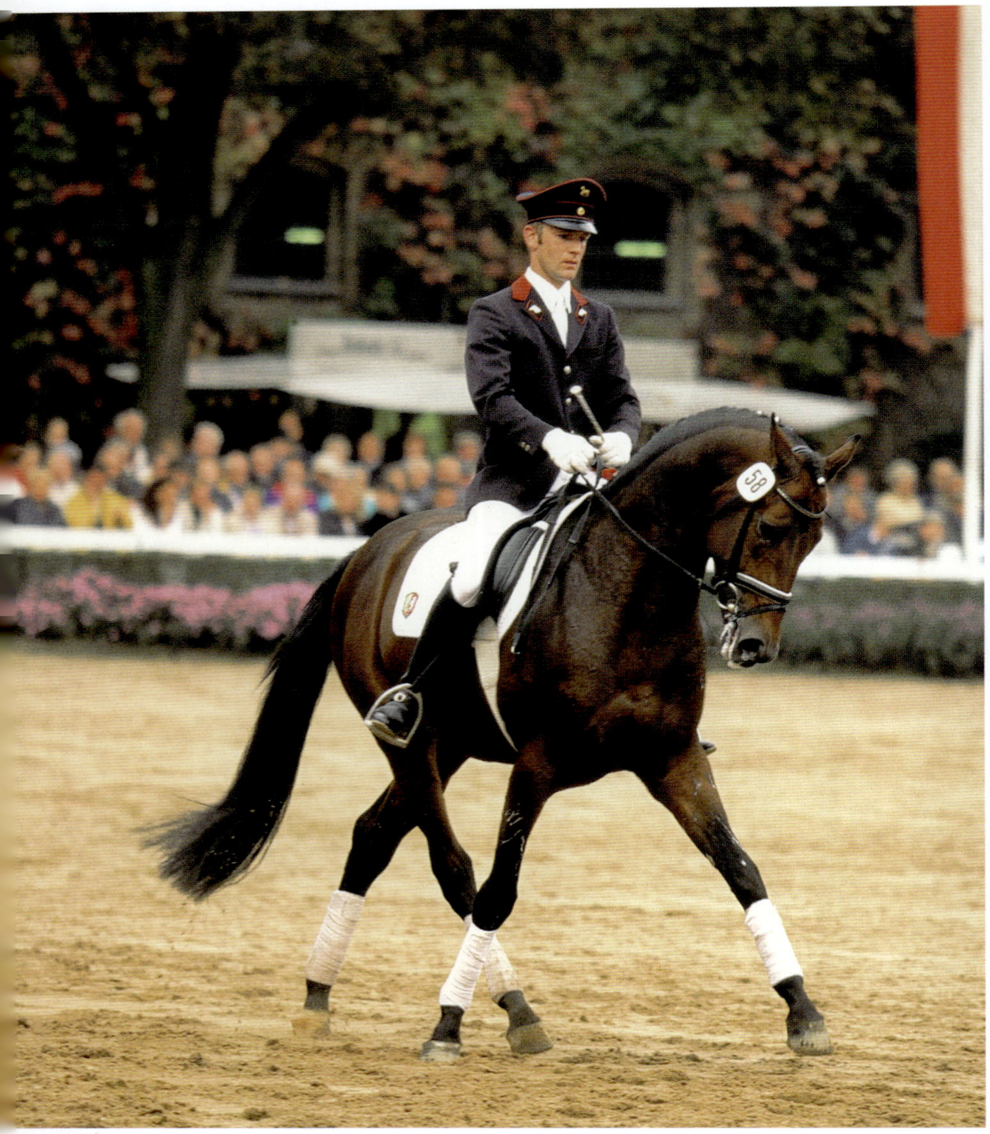

Auch Kunststücke gehören zum festen Bestandteil der Hengstparaden. Sie demonstrieren nicht nur das artistische Talent der Reiter, sondern auch die Ruhe der Pferde in ungewöhnlichen Situationen.

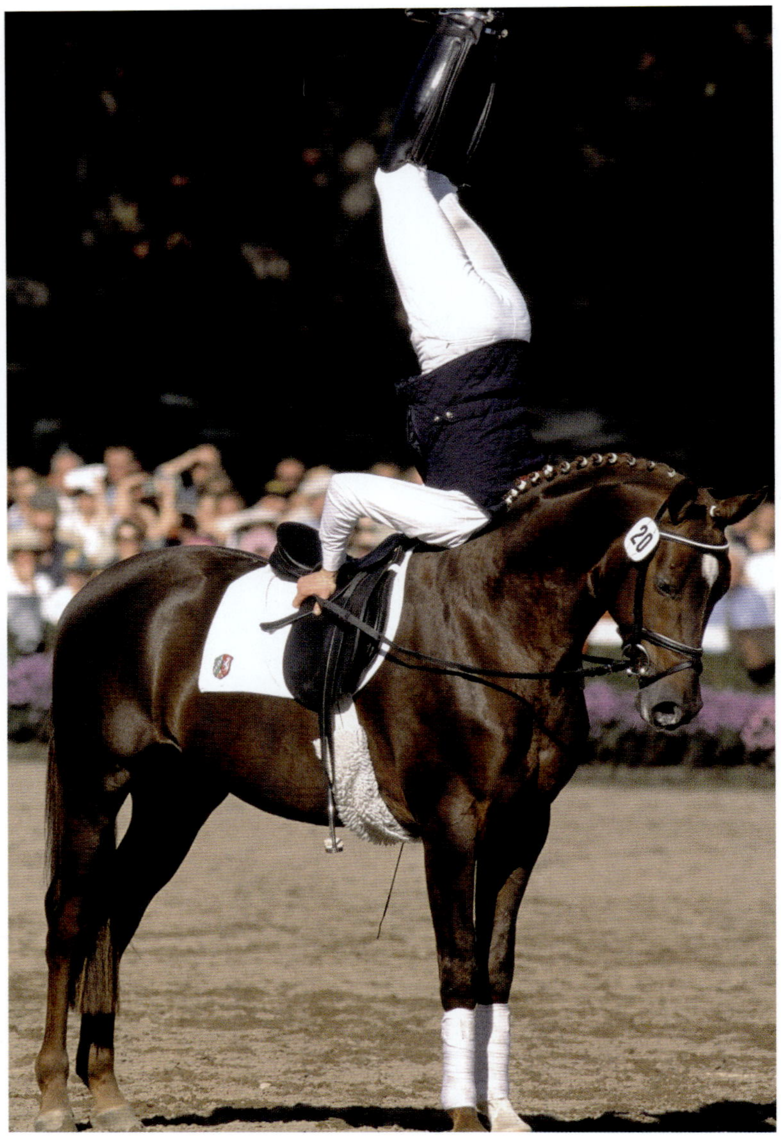

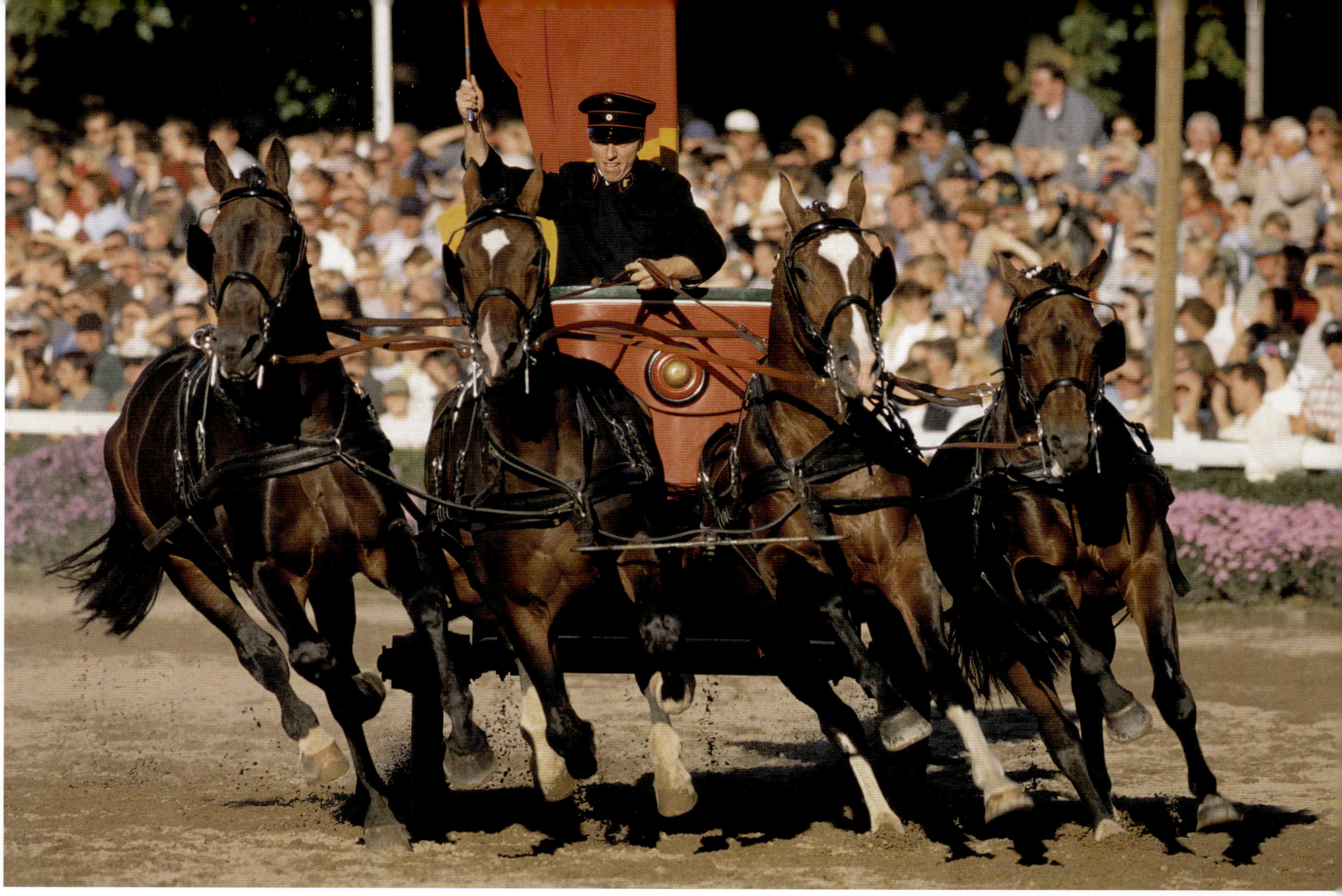

Immer wieder sehr eindrucksvoll sind die Auftritte der Gespanne, v. a. der Quadriga. Von den vier nebeneinander angespannten Hengsten fühlt man sich unweigerlich an die römischen Wagenrennen erinnert.

Werden historische Kutschen wie der Einspänner (unten) vorgestellt, geht es etwas bedächtiger zu. Mit der Ruhe ist es aber vorbei, sobald die mächtigen Kaltblüter vor dem Sechsspänner ihren Auftritt haben und über den Platz donnern, dass dem Publikum Hören und Sehen vergeht (rechts).

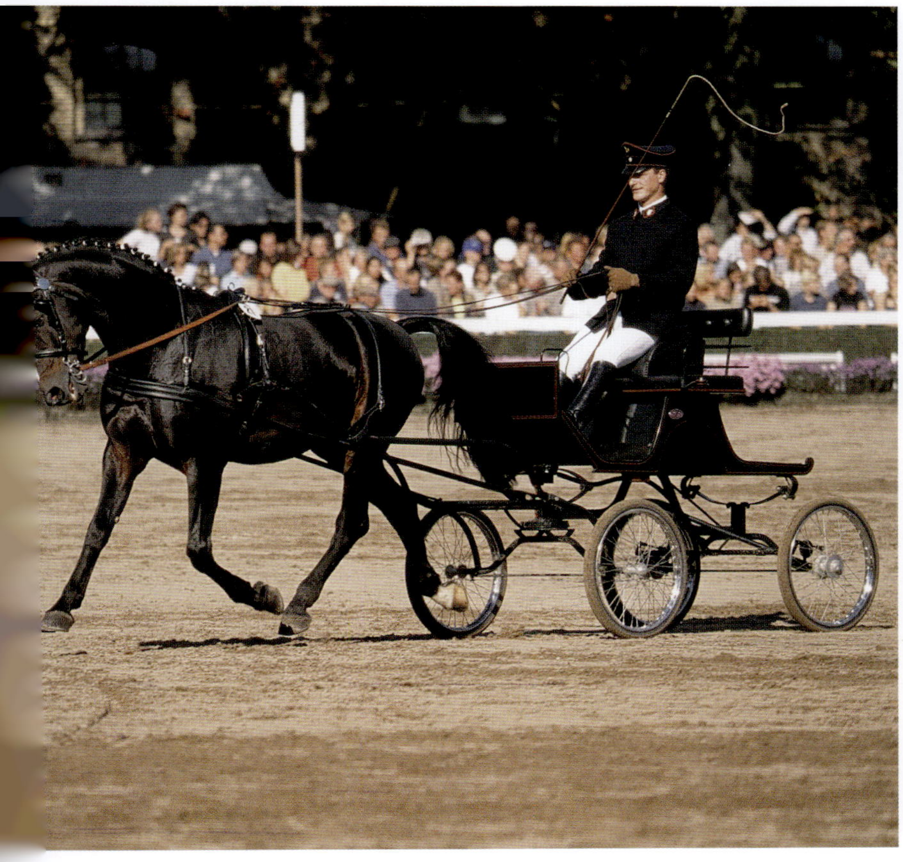

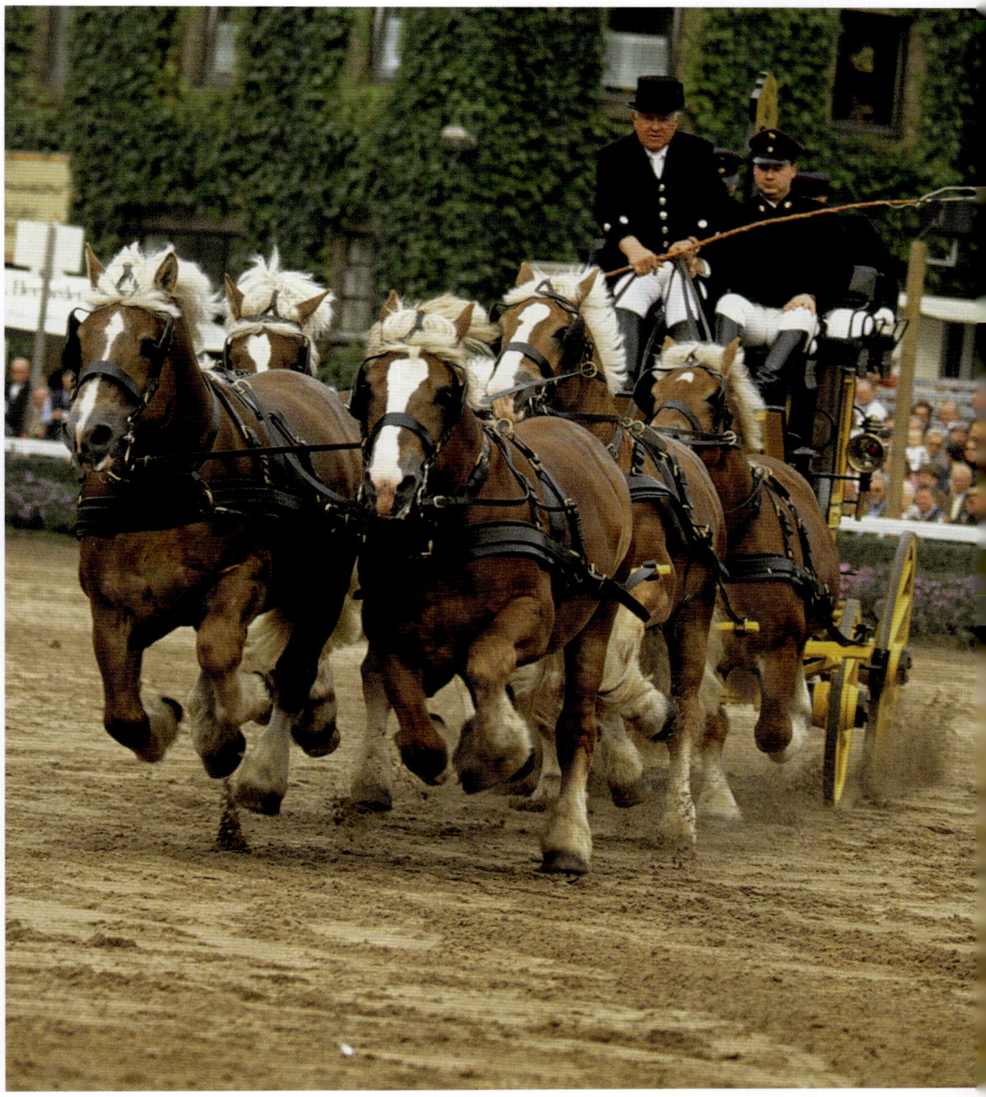

Temperamentvoll

Mit der Unterscheidung zwischen Kaltblut, Warmblut und Vollblut verbindet sich der Hinweis auf das Temperament, die psychische Veranlagung des Pferdes, seine Antriebsstärke und Lebhaftigkeit. Genau wie beim Menschen gilt: Entweder man hat Temperament oder nicht; wecken oder antrainieren lässt es sich nicht. Temperament, Charakter und Leistungswillen geben Auskunft über das Interieur, sozusagen die inneren Werte des Pferdes. Und die sind nicht nur von Rasse zu Rasse verschieden.

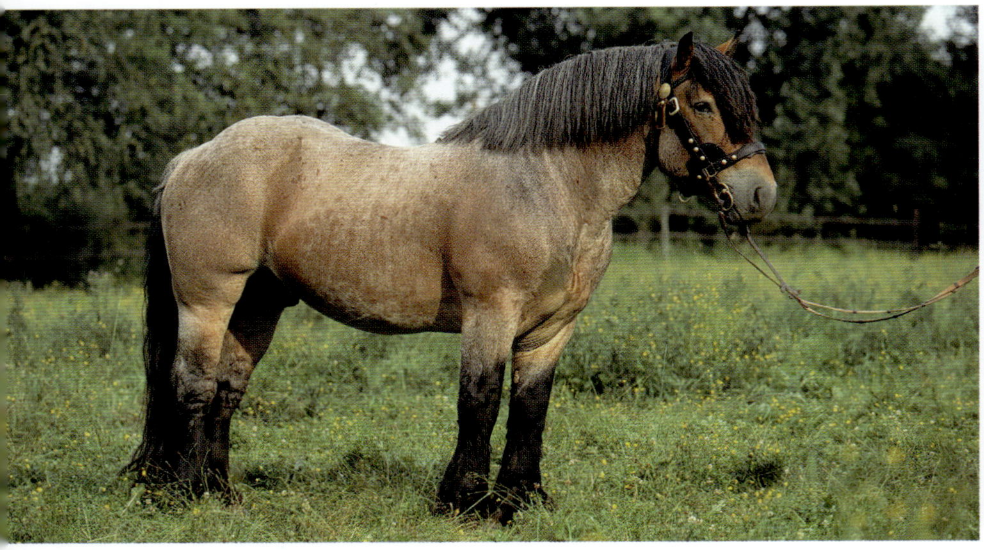

Kaltblüter sind robust und durch kaum etwas aus der Ruhe zu bringen. Dafür kann man dankbar sein, denn wer sollte die tonnenschweren Tiere aufhalten?

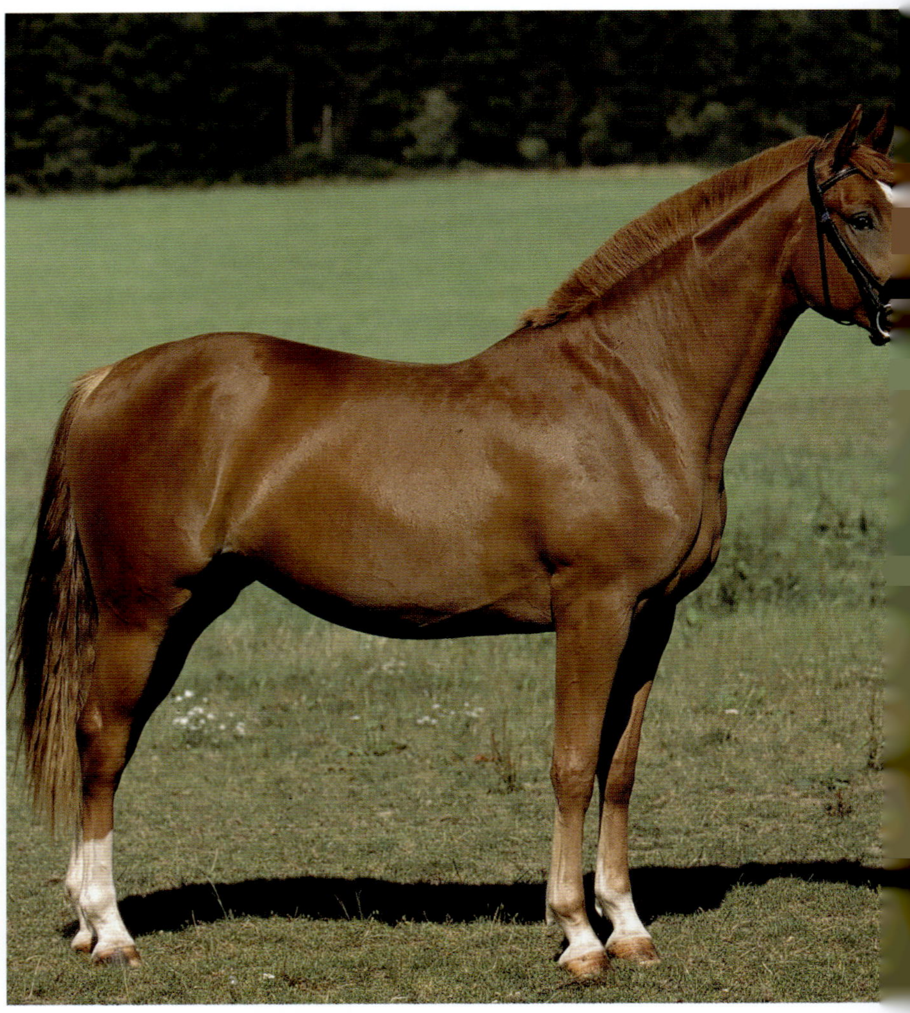

Warmblüter sind begehrte Sportpferde. Sie gelten als bewegungsfreudig, temperamentvoll, aber nicht zu nervig.

KALTBLUT

Die etwas unglücklich gewählte Bezeichnung Kaltblut hat überhaupt nichts mit der Körpertemperatur des Pferdes zu tun. Der Begriff umfasst vielmehr alle schweren, zugkräftigen Arbeitspferde, deren bevorzugte Gangart der Schritt ist, und die beileibe keine wandelnden Eisschränke sind. Was wohl eigentlich im Namen zum Ausdruck kommen sollte, ist ihr ruhiges, gelassenes Wesen.

Kaltblüter sind wirklich keine Temperamentsbolzen – glücklicherweise, denn wer wollte sie auch bremsen, wenn solch tonnenschwere Nervenbündel in großer Panik vor einer raschelnden Tüte flüchten würden? Vielleicht der Züchter – der wie ein Wandkalender hinterher gezogen wird? Bei der allgemeinen Schreckhaftigkeit von Pferden kann man froh sein, dass nicht einmal so gefährliche Dinge wie Blumentöpfe, Pfützen und Postautos an den Nerven der gemütlichen Vierbeiner zerren können. Manchem Zweibeiner würde es gut tun, so in sich selbst zu ruhen wie ein Kaltblüter.

Pony und Pferdeschwanz als Frisuren

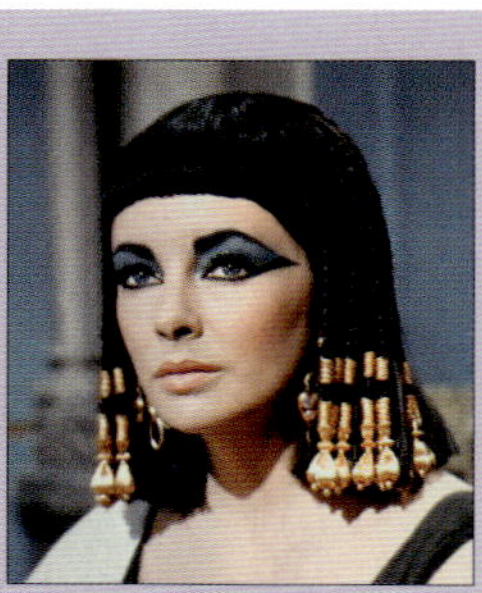

Perücken und Hüte ersparten den Damen die Dauerwelle, die es zu Beginn des 20. Jhs. noch gar nicht gab, wie überhaupt der Besuch beim Damenfrisör die Ausnahme war. Frauen und Mädchen trugen die Haare lieber zusammengebunden zu einem Pferdeschwanz. Gelegentlich wurde diese Frisur mit ein paar Haaren aus dem echten Pferdeschwanz verziert. Der Pony-Schnitt war schon im alten Ägypten der letzte Schrei. Kleopatra, die letzte ägyptische Königin, machte die kurz geschnittenen, in die Stirn gekämmten Haare zur Mode.

WARMBLUT

Auch beim Warmblut ist die Körpertemperatur mit 37,5–38 °C nicht höher als bei anderen Pferden auch. Die Wortkreation Warmblut schließt ganz allgemein die so genannten „bewegungsfreudigen Pferde" ein, dazu gehören alle Reit- und Wagenpferde, die nicht Kaltblut, Vollblut oder Pony sind.

Die meisten Länder haben ihre eigenen Warmblutrassen, so finden sich im Rassekatalog u. a. das Slowakische, das Dänische oder das Lettische Warmblut. Die erfolgreichste Sportpferdezucht der Welt ist die deutsche Warmblutzucht; sie genießt im In- und Ausland großes Ansehen. Durch die Vielzahl von Rassen sind längst alle Zutaten für die Komposition eines erfolgversprechenden Sportpferdes verfügbar. Man nehme etwas Vollblut für Schnelligkeit und Temperament, ein bisschen Hannoversches Blut für die Sprungkraft, etwas Holsteiner für dynamische Grundgangarten – und schon glaubt sich der Hobbyzüchter dem Traum vom kommenden Olympiasieger näher. Natürlich würde jeder gern den ultimativen Athleten züchten, aber nicht aus jedem Hochleistungscocktail wird zwangsläufig ein „Kracher". Was passiert also mit den viel versprechenden Pferden, die nicht zu Olympia fahren? Letztlich bleibt ihnen „nur" eine Karriere als Reitpferd im Amateur- und Freizeitsport, wo dann der Hobbyreiter mit ihnen zurecht kommen soll. Deshalb haben die Züchter ein gemeinsames Ziel formuliert, das da heißt: „Deutsches Reitpferd". Darunter stellt man sich einen Warmblüter mit schwungvollen raumgreifenden, elastischen Bewegungen vor, der eine edle, großlinige und korrekte Statur hat und aufgrund seines Temperaments, seines Charakters und seiner Rittigkeit für jederman geeignet ist. Auf gut Deutsch, ein schönes, begabtes, nicht zu nerviges Pferd, bei dem die Chemie zwischen Reiter und Sportpartner einfach stimmt.

VOLLBLUT

Die Vollblutzucht unterscheidet das Englische Vollblut und das Arabische Vollblut. Beide Rassen haben sich als Inbegriff für Schnelligkeit, Ausdauer und Eleganz einen Namen gemacht, werden aber auch wegen ihres leistungsfreudigen und sensiblen Temperaments in der Pony-, Warmblut- und Kaltblutzucht eingekreuzt.

Die Wiege des Vollblutpferdes liegt im zentralarabischen Hochland, wo die Beduinen seit jeher mit konsequenter Auslese nur Pferde reinen arabischen Blutes züchten, das Arabische Vollblut.

Mit den drei orientalischen Hengsten Byerley's Turk, Darleys Arabian und Godolphin Barbe wurde später, im 17. Jh., die Englische Vollblutzucht gegründet, die ausschließlich auf Rennleistung ausgelegt ist.

Als Vollblüter darf nur bezeichnet werden, wessen Ahnen väterlicher- und mütterlicherseits auf das General Studbook (seit 1793) zurückzuführen sind. Die Kreuzung eines Englischen Vollbluts mit einem Arabischen Vollblut nennt sich Anglo-Araber.

PONY

Unter dem Begriff Pony versammeln sich alle ausgewachsenen Pferde, deren volle Größe 148 cm Stockmaß nicht überschreitet. Die meist genügsamen und arbeitswilligen Kleinpferde mit dem ausgeglichenen Temperament sind besonders für Kinder geeignet und normalerweise bedeutend robuster als Großpferde.

Es gibt unzählige Ponyrassen, von denen viele aus Großbritannien stammen. Doch auch in anderen Ländern ist der Bedarf groß und die Zuchten nehmen zu, denn die „Kleinen" sind ideale Sportpartner für kleinere Kinder.

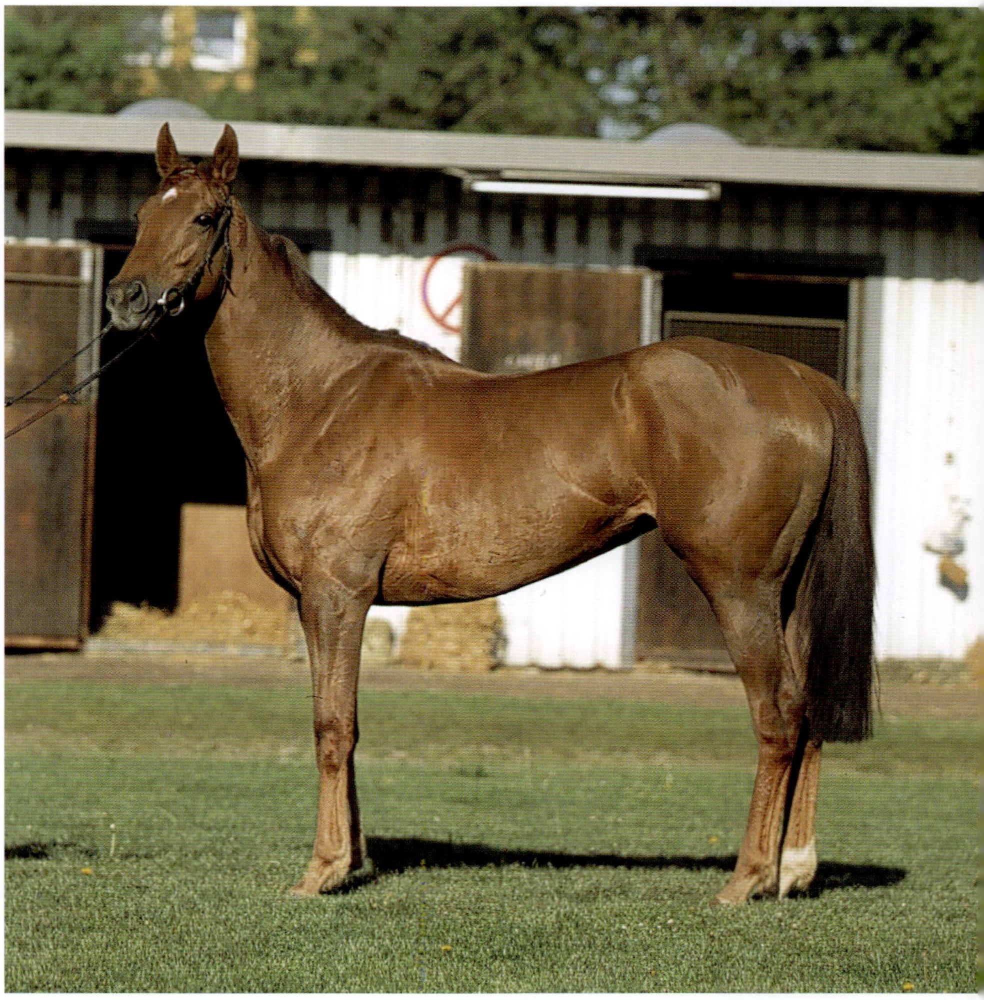

Vollblüter sind ausdauernd und zäh, haben bisweilen aber ein schwierigeres Temperament als Warmblutpferde.

Alle ausgewachsenen Pferde, die das Stockmaß von 148 cm nicht erreichen, zählen zu den Ponyrassen.

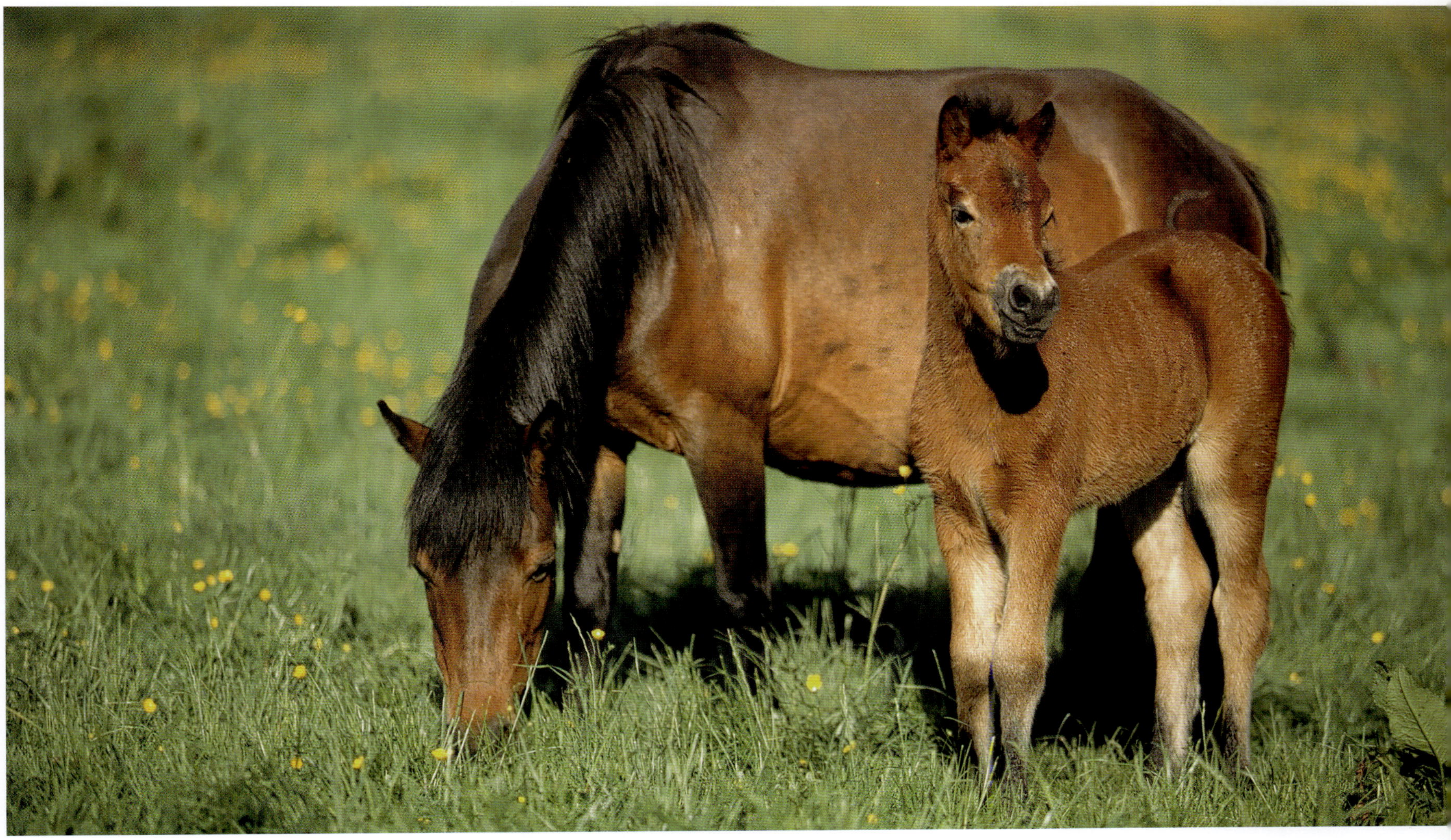

Die Trinker der Lüfte

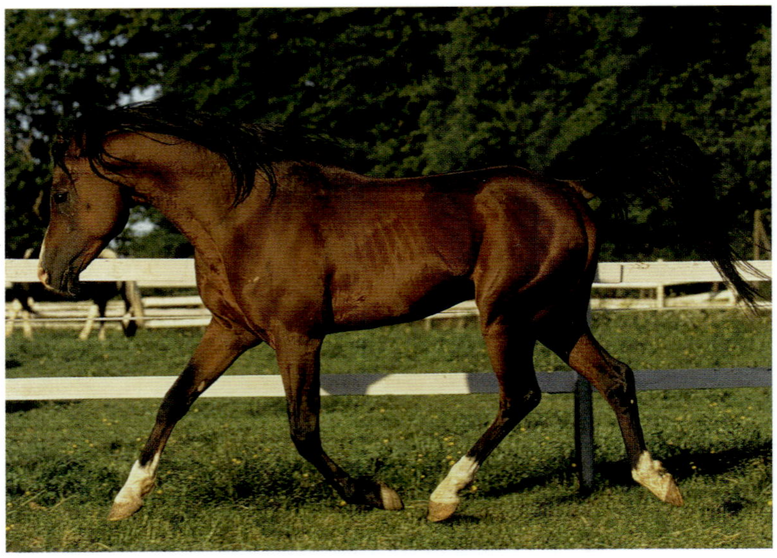

Die leichtfüßigen, anmutigen Bewegungen unterstreichen die Schönheit des Arabischen Vollbluts.

Rasse-Steckbrief: Araber

Stockmaß: 148–155 cm

Farben: alle Grundfarben

Beschreibung: elegantes, ausdauerndes Reitpferd

Herkunft: zentralarabisches Hochland

Über Geschmack lässt sich bekanntlich vortrefflich streiten, aber in einem Punkt sind sich Pferdefreunde und Laien einig: Ein Araber ist ein schönes Pferd, wenn nicht sogar das Schönste überhaupt. Selbst im Koran steht geschrieben: „Als Gott das Pferd erschaffen hatte, sprach er zu dem prächtigen Geschöpf: Dich habe ich gemacht ohnegleichen. Alle Schätze dieser Erde liegen zwischen deinen Augen."

Die Augen des Arabischen Vollbluts sind im wahrsten Sinne des Wortes ein Blickfang. So groß und feurig wie bei keiner anderen Rasse, gewähren sie Einblick in das Temperament eines einmaligen Pferdes. Ein Araber bewegt sich nicht einfach fort, er trinkt die Luft, heißt es respektvoll, wenn er mit erhobenem Kopf und vibrierenden Nüstern galoppiert. Energiegeladen bis in die Haarspitzen wirkt das Pferd oftmals zappelig oder nervös und erweckt trotz seines sanften und menschenfreundlichen Wesens den Anschein, nicht besonders umgänglich zu sein, was allerdings nicht zutrifft.

Der zierliche Kopf des Arabers ist bildschön, besonders seine Augen und Nüstern kommen gut zur Geltung. Die kleinen sichelförmigen Ohren sind aufmerksam gespitzt und verleihen seinem Gesichtsausdruck etwas Pfiffiges. Im Profil erkennt man den geraden, häufig auch leicht eingebogenen Nasenrücken, den so genannten „Araberknick". Er ist kein Mangel, sondern gewünscht und tut der Schönheit absolut keinen Abbruch. Im Gegenteil, die Eleganz des Pferdes setzt sich über seinen schlanken, leicht geschwungenen Hals, den nicht zu langen, aber gut bemuskelten Rücken bis hin zur waagerechten Kruppe fort. Der hohe Schweifansatz lässt die Haare im Galopp wie ein Fähnchen hinterher wehen, was die dynamischen Bewegungen dieser Pferdeschönheit noch untermalt.

Der edle, trockene Kopf ist ein charakteristisches Kennzeichen des Arabers. Typisch ist auch das konkave Nasenprofil mit deutlichem Knick im unteren Teil des Nasenbeins, der so genannte Araberknick.

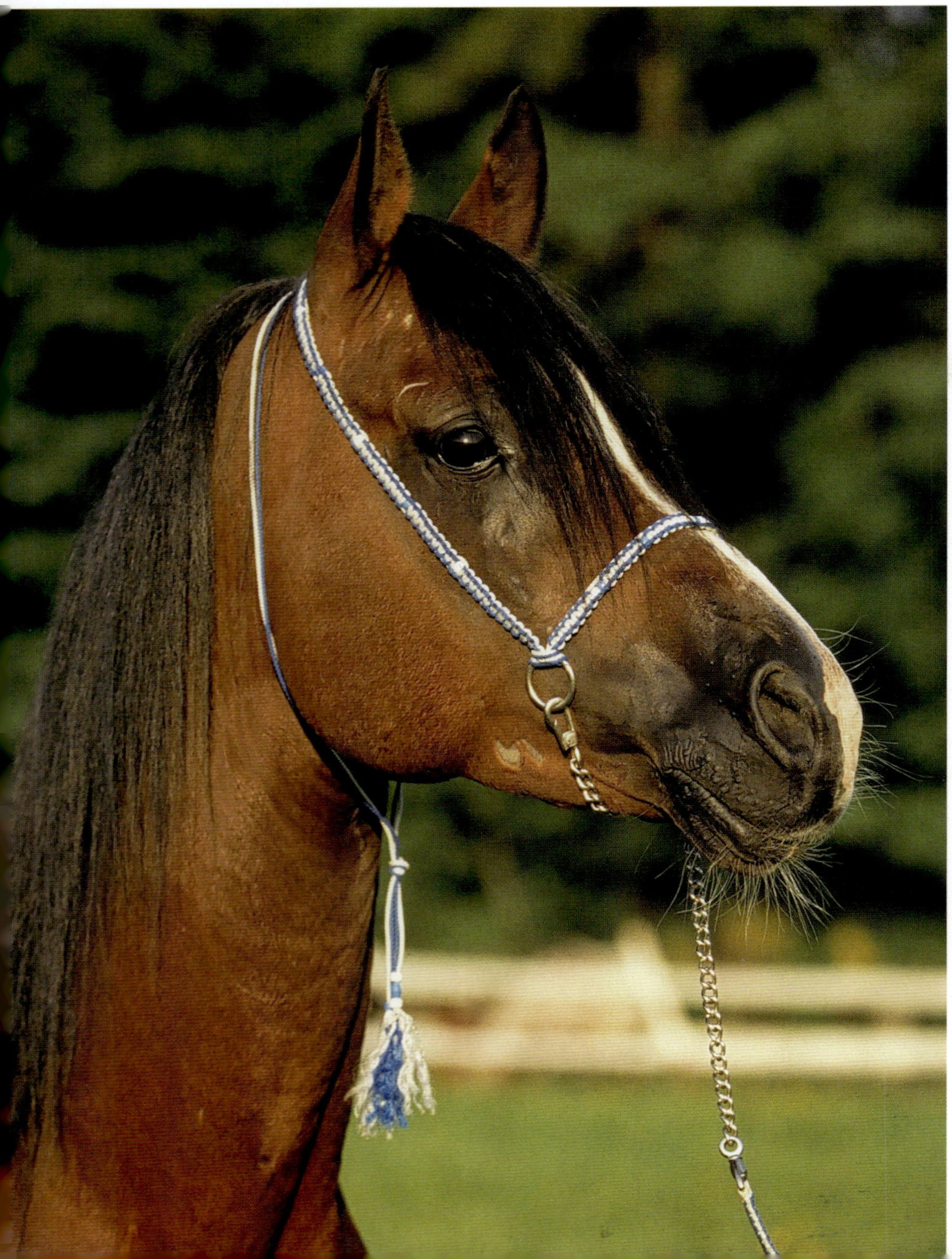

Die Stuten des Mohammed

Eine alte Legende der Beduinen besagt, dass der Prophet Mohammed einst eine große Herde edler Stuten ohne Wasser in der Wüste zurückließ. Halb verdurstet stürmten sie los, als ihnen Mohammed nach drei Tagen das Tor zur Wasserstelle öffnete, im selben Moment aber auch zum Kampf blasen ließ. Die Pferde hörten den Ruf ihres Herren. Aber nur die Stuten Abbayan, Habdan, Hamdani, Kuhaylan und Saqlawi folgten ihm und überwanden pflichtbewusst ihren quälenden Durst. Nur diese fünf treuen Stuten erschienen Mohammed gut genug, um mit ihnen die Zucht der arabischen Pferde zu gründen. Er segnete sie und legte ihnen dann seinen Daumen in den Nacken, um sie zu zeichnen. Die kleinen Haarwirbel, die sich daraufhin bildeten, wurden weitervererbt und werden bis heute die „Daumenzeichen des Propheten" genannt.

Mohammed liebte seine Pferde über alles und rief deshalb sogar die Gläubigen auf, gut für sie zu sorgen: „Für jedes Gerstenkorn, das du dem Pferd gibst, vergibt dir Allah eine Sünde." In der Heiligen Schrift der Mohammedaner, dem Koran, schrieb der Prophet, dass der böse Geist sich in kein Zelt wagen würde, in dem sich ein Pferd reinen Blutes befände. Vielleicht ist das die Erklärung dafür, warum die Beduinen in besonderer Verbundenheit mit ihren Pferden lebten und sie nachts sogar mit in ihre Zelte nahmen.

Nicht nur optische Gründe bewegen die Züchter dazu, das arabische Vollblut zur Veredelung von Warmblütern, Ponys und sogar Kaltblutpferden einzukreuzen. Es sind seine große Ausdauer und sein guter Charakter, die sich weitervererben sollen.

Ob es nun tatsächlich die Stuten des Propheten Mohammed waren, die diesen Traum von einem Pferd wahr werden ließen, oder ob die bereits 3000 v. Chr. von einem Großenkel Noahs gezähmte Stute Baz als Ur-Mutter der Arabischen Pferderasse anzusehen ist, spielt keine Rolle. Verbrieft ist, dass Mohammed bis zu seinem Tod 632 n. Chr. für seine Anhänger besonders schnelle und ausdauernde Pferde züchtete, um mit ihnen in den Heiligen Krieg zu ziehen. Mohammed kannte sich in der Vererbungslehre gut aus und ließ radikal nur die Besten und Härtesten weiterleben. So kamen die Araber zu ihren Pferden, die nur wenig Wasser und Futter brauchten und trotzdem bis zur völligen Erschöpfung mit ihren Reitern kämpften. Reinrassige Araber gehen auf die drei Hauptlinien Kuhaylan, Saqlawi und Muniqi zurück, die jeweils in zahlreichen Pferdefamilien aufgegangen sind.

Mohammeds Nachfolger, die Kalifen, zogen in den Heiligen Krieg und mit ihnen verbreiteten sich in den folgenden Jahrhunderten die Verse des Koran von Nordafrika bis Südwesteuropa und die Pferde dazu. Daher fließt in vielen Rassen arabisches Blut.

Das reinrassige Wüstenpferd vereinigt noch heute viele ursprüngliche Qualitäten in sich und genießt hohes Ansehen. Für den Leistungssport sind Araber nur geeignet, wenn sie ihren Fähigkeiten entsprechend eingesetzt werden. Aufgrund ihres meist geringen Springvermögens scheidet der Auftritt im Parcours aus, und für eine gute Dressur ist der Schritt zu kurz, aber bei Distanzritten, da sind sie in ihrem Element – und fast nicht zu schlagen.

Achal-Tekkiner

Der Achal-Tekkiner ist von ganz altem Schlage und lebt seit Urzeiten in der südrussischen Steppe. Er könnte auch den Titel „Windhund unter den Pferden" bekommen, denn bei einem Stockmaß von 152–155 cm ist er sehr hochbeinig, dazu schnell und ausdauernd im Galopp. Obwohl er sehr sprungtalentiert ist, eignet sich der Achal-Tekkiner wegen seines schwierigen Temperamentes nicht für den Turniersport. Deshalb wird er seinem Naturell entsprechend – genau wie das Arabische Vollblut – bei Distanzritten eingesetzt. Ihre große Ausdauer bewies diese Rasse bei einem ziemlich ungewöhnlichen Unternehmen in eigener Sache: Um auf das schleichende Verschwinden der Rasse aufmerksam zu machen, überwand 1935 eine Delegation von Pferden und Reitern in nur 43 Tagen den beschwerlichen Weg von Aschchabad in das 4300 km entfernte Moskau. Die russische Regierung beschloss daraufhin, die Edelpferde des Tekke-Volkes zur retten, und weitete die Zucht der Achal-Tekkiner auf die trockenen Steppen von Kasachstan, Turkmenistan, Kirgisien und Usbekistan aus.

Das Arabische Vollblut zeichnet sich durch Ausdauer, Schnelligkeit und Genügsamkeit aus und ist damit prädestiniert für den Einsatz in der Wüste.

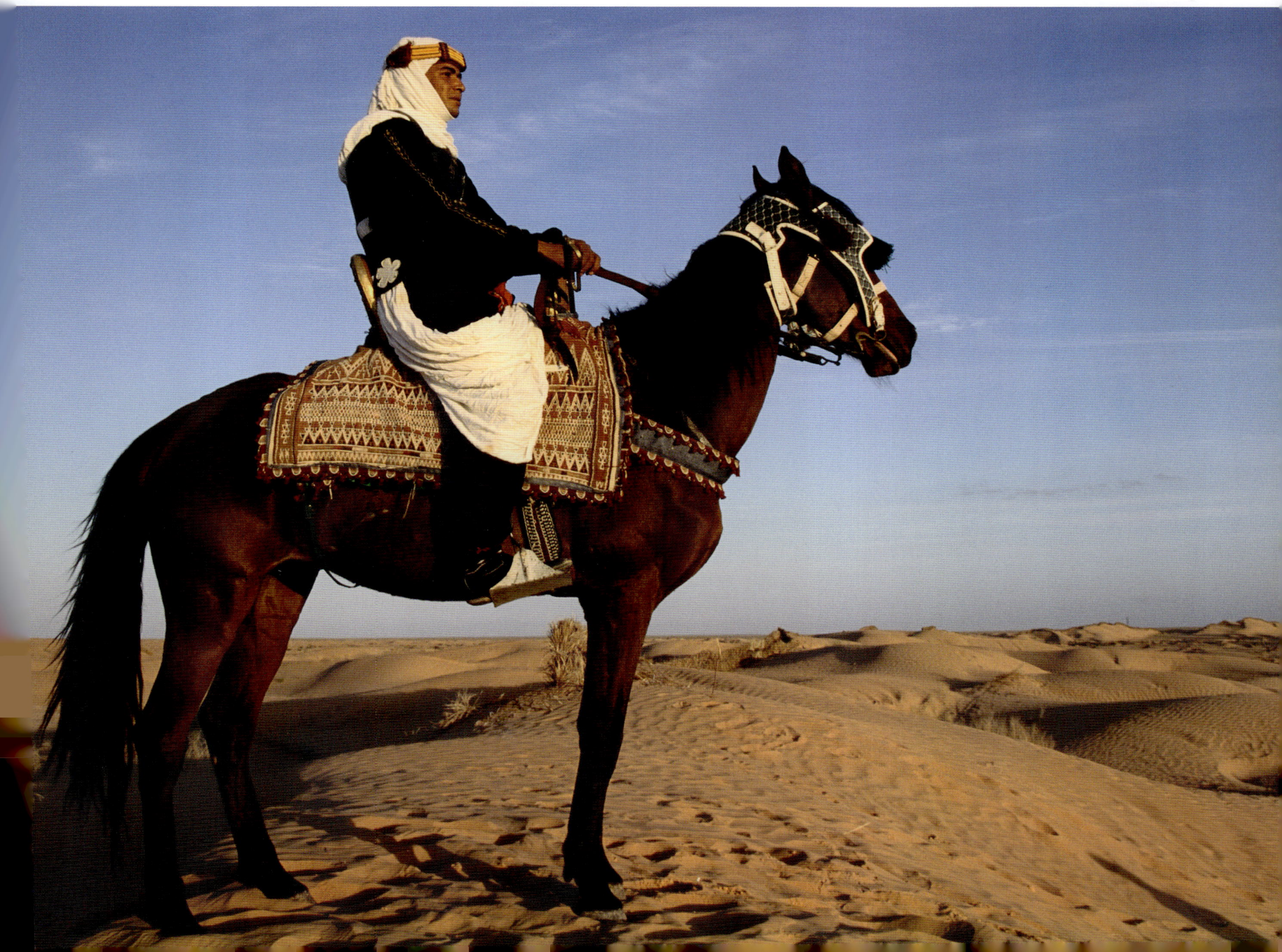

Spanisch für Fortgeschrittene

Rasse-Steckbrief: Andalusier

Stockmaß: 155–165 cm

Farben: häufig Schimmel, aber auch Braune, Rappen und Falben

Beschreibung: edles Reitpferd mit hoher Knieaktion und eleganten Bewegungen

Herkunft: Spanien

DIE GESCHICHTE DES SPANISCHEN PFERDES

Quadratisch, praktisch, gut – das ist der Andalusier, das klassische spanische Reitpferd. Quadratisch, weil er ungefähr so groß ist wie breit. Praktisch, weil er pflegeleicht zu halten und bequem zu sitzen ist. Und gut, weil sein enormes Bewegungstalent und sein ausgeglichener Charakter kaum noch Wünsche offen lassen. Diese Attribute machen ihn so beliebt.

Wer einmal einen Andalusier geritten hat, versteht schnell, warum er seit Jahrhunderten einen besonderen Stellenwert unter den Pferderassen dieser Welt hat und warum einst die berühmtesten Herrscher im Sattel dieser stolzen spanischen Pferde thronen wollten, so zum Beispiel der legendäre Richard Löwenherz oder der preußische König Friedrich der Große. Wer etwas auf sich hielt, der leistete sich einen Andalusier, denn man war einhellig der Meinung: Auf dem Rücken eines rassigen Pferdes wirkt auch der Reiter sofort edel.

Über den geschichtlichen Ursprung der Anadalusier gibt es, wie so oft, keine einheitliche Theorie. Am weitesten verbreitet ist die Behauptung, alte spanische Rassen seien im 8. Jh. mit Arabern gekreuzt worden, die mit den maurischen Eroberern auf die Iberische Halbinsel gekommen seien. Vermutlich kamen die Mauren aber gar nicht mit arabischen Vollblütern ins Land, sondern mit Berbern. Dieser Einfluss ist allerdings optisch bei den Andalusiern gar nicht zu erkennen. Die Züchter der „Pura Raza Español", der reinen spanischen Rasse, vertreten daher die Auffassung, dass sich das Erscheinungsbild der spanischen Pferde durch die Jahrhunderte nie wesentlich geändert hat und dass daher alle iberischen Pferde ihre Wurzeln im eigenen Lande haben. Gemälde und Reiterstandbilder aus dem Mittelalter lassen erkennen, dass sie den spanischen Pferden der Antike und denen der Gegenwert in allen wesentlichen Merkmalen entsprechen: edler Kopf, kräftiger Hals, schräge Schulter und muskulöse Hinterhand. Einmischung von außen kann also keine große Rolle gespielt haben. Für klare Abstammungsverhältnisse sorgt seit 1912 ein eigenes Stutbuch, mit dessen Führung das spanische Militär beauftragt wurde.

Der wichtigste Ast im Stammbaum sind die Kartäuser. Sie wurden in drei Klöstern der Kartäuser Mönche gezüchtet und widersetzten sich allen Experimenten der Zucht. Auf Anweisung des Königs sollten im 17. und 18. Jh. Friesen und sogar Kaltblüter zur Umgestaltung der Rasse eingesetzt werden. Dieser Befehl prallte aber an den Mauern der Klöster ab. Erst in der heutigen Zeit wird der immer noch umstrittene Versuch unternommen, den barocken Typus zu einem modernen Reitpferd zu verändern. Der Andalusier selbst hat sich in anderen Rassen mit positivem Einfluss weitervererbt. Er wirkte bei der Kreation der Lipizzaner, der Frederiksborger und Neapolitaner mit.

Das bedeutendste Andalusier-Gestüt ist in der Sherry-Stadt Jerez de la Frontera beheimatet, zusammen mit der Königlich-Andalusischen Reitschule. Und das Pferd ist für Andalusien ein genauso wichtiger Werbeträger wie der Flamenco und der Sherry.

DIE DOMA VAQUERA

So mancher Cowboy weiß nicht, dass seine Reitweise gar nicht aus Amerika kommt, sondern in Spanien beheimatet ist. Die Doma Vaquera, die typische Arbeitsreiterei der spanischen Rinderhirten, kam mit den Eroberern auf den amerikanischen Kontinent, wurde dann von den Cowboys erlernt und später leicht verändert. Wesentliche Elemente der Doma Vaquera wie explosive Sprints, rasante Wendungen und abrupte Stopps, beherrschten schon berittene Kriegertruppen auf der iberischen Halbinsel vor etwa 2000 Jahren. Die Viehhirten, die Vaqueros, perfektionierten diese Kunst und wurden gemeinsam mit ihren Pferden und dem

Die typischen Vaquero-Pferde, die Hispanos, können alle wichtigen Lektionen der klassischen und spanischen Dressur, z. B. die Linkstraversale im Schritt.

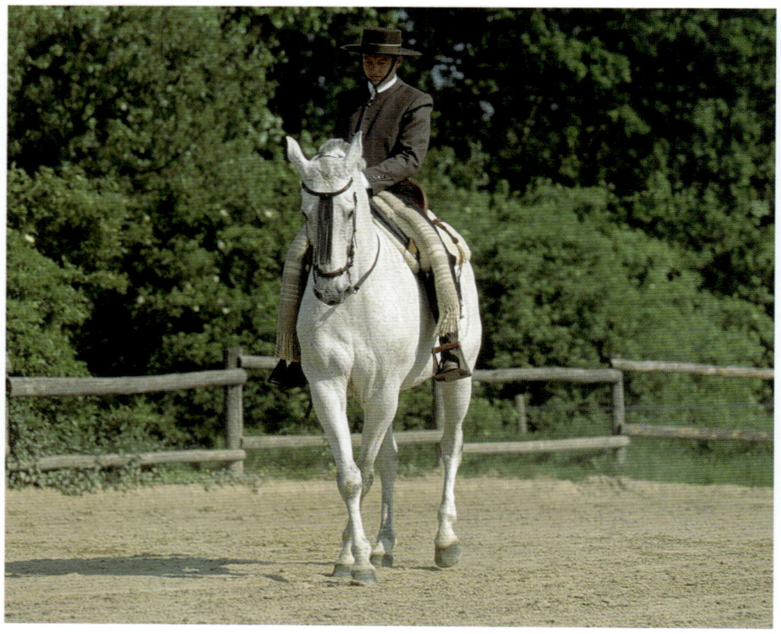

Erhöhter Schwierigkeitsgrad für Pferd und Reiter: Die Rechtstraversale wird diesmal im Galopp ausgeführt.

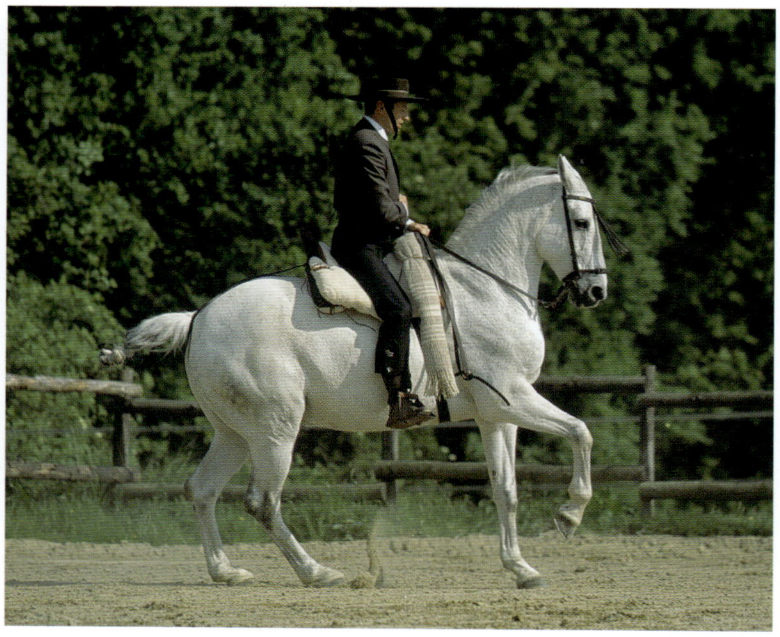

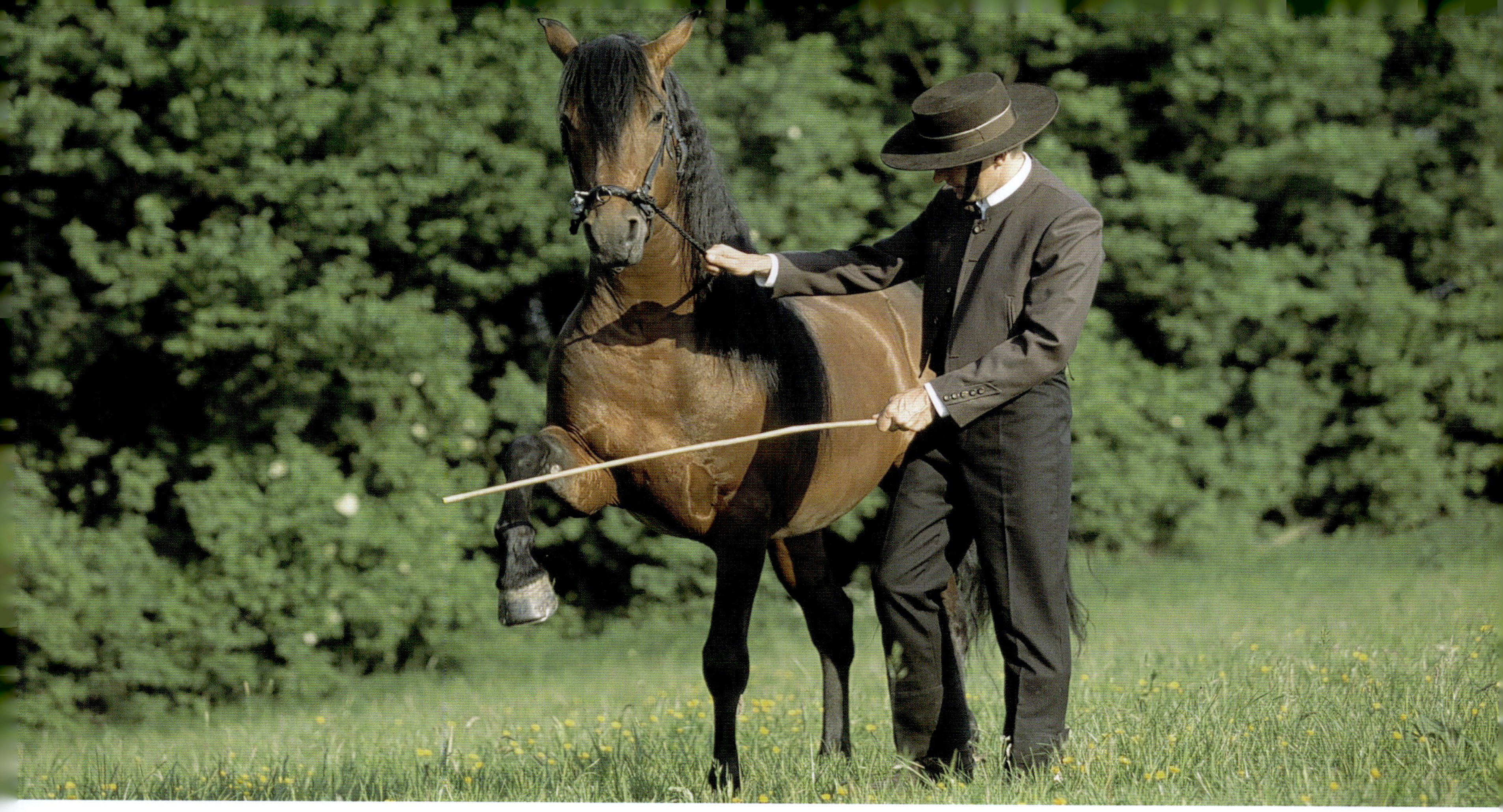

Stier zum Symbol Spaniens. Durch den spanischen König Philippe d'Anjou wurde im 18. Jh. der Einsatz der Doma Vaquera auf das Hüten der Stiere beschränkt; er verbot nämlich den Stierkampf zu Pferde. So stand der Torero in den folgenden zweihundert Jahren dem wütenden Stier allein mit seinem roten Tuch gegenüber, während die spanischen Reiter quer durch alle gesellschaftlichen Schichten die Doma Vaquera pflegten, die seither fest in der spanischen Kultur verankert ist. Geritten wird dabei ausschließlich auf Hispanos – Andalusiern, die mit Englischen oder Arabischen Vollblütern gekreuzt sind.

Die Arbeitsreiterei der Rinderhirten ist ganz auf Funktionalität ausgelegt und hat als höchstes Ziel die Harmonie zwischen Pferd und Reiter, die ohne besonderen Aufwand erzielt werden soll. Die Verständigung zwischen sieht den beiden sieht so spielerisch leicht aus, dass manch ein Laie an Gedankenübertragung zwischen Mensch und Tier glaubt. Doch der Schein trügt gewaltig, denn die Ausbildung des Vaquero-Pferdes dauert Jahre, ist also keine Magie, sondern harte Arbeit auf Grundlage der klassischen Dressur.

Hispanos wie die Andalusier sind Bewegungskünstler. Der Spanische Schritt ist klassisches Imponiergehabe und fällt ihnen vom Bewegungsablauf her besonders leicht.

Glücklicherweise ist der Spanische Sattel sehr komfortabel, sodass sich die langen Tagesritte bequem erledigen lassen. Seine Füße stellt der Vaquero in breite Steigbügel, die vor Verletzungen durch den Stier schützen. Er reitet selbstverständlich nur einhändig, denn in der anderen Hand hält er eine 3,50 m lange Stange zum Rindertreiben, die Garrocha. Hauptsächlich durch Gewichtshilfen dirigiert er sein Pferd bei schnellen Wendungen, Pirouetten, plötzlichen Stopps und allen anderen Anforderungen, die durch die gefährliche Arbeit mit dem Stier gestellt werden.

Die Doma Vaquera ist im Alltag der Rinderhirten zu sehen, beim spanischen Stierkampf und mittlerweile in ganz Europa als Turniersport.

Ohne seine Garrocha reitet der Vaquero nicht aus dem Haus. Mit der Holzstange werden Rinder getrieben oder Kunstfiguren geritten.

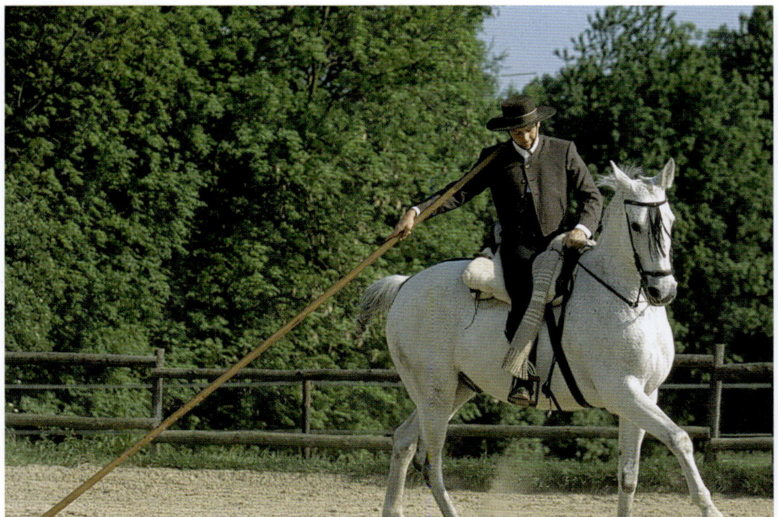

Schnell muss ein Vaquero-Pferd sein, falls der Stier zum Angriff übergeht. Es kann ansatzlos aus dem Stand lossprinten.

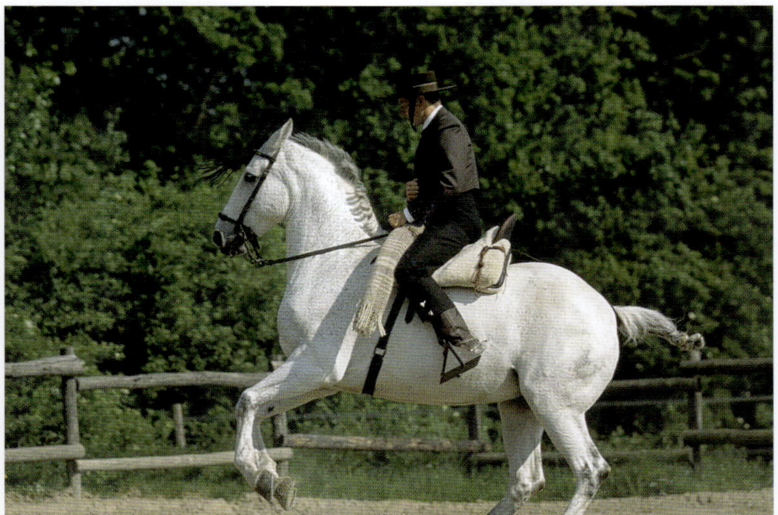

Die furchtlosen Stierkämpfer

Rasse-Steckbrief: Lusitano

Stockmaß: 150–165 cm

Farben: alle Grundfarben, häufig Schimmel, Braune und Falben

Beschreibung: edles Reit- und Kutschpferd, Einsatz beim Stierkampf

Herkunft: Portugal

Jedes „normale“ Pferd würde vor einem heranstürmenden 600 Kilo schweren Stier Reißaus nehmen, weil es von Natur aus ein Fluchttier ist. Diesem Instinkt entzieht sich aber eine ganz besondere Rasse: Der Lusitano, das älteste Reitpferd der Welt.

In ihrer Heimat Portugal zieht jeder den Hut vor den mutigen, wendigen, überaus kräftigen Lusitanos, die auf eine lange Tradition zurückblicken – einhergehend mit der üblichen Legendenbildung. Es wird behauptet, ihr Temperament und ihre Kraft rühre daher, dass in ihren Adern ein Tröpfchen Stierblut fließe. Das entspricht aber wohl kaum der Wahrheit, ebenso wenig wie die Behauptung, sie hätten schon vor der Eiszeit gelebt, was sich anhand von Höhlenmalereien beweisen ließe. Wissenschaftler lehnen diese Theorie ab. Verbindlich lässt sich immerhin sagen, dass die Pferderasse bereits seit 5000 Jahren existiert und geritten wird.

Wie viele andere Artgenossen auch, mussten die Lusitanos zuerst ihren Reitern im Krieg dienen, bis sie an der Front nicht mehr gebraucht wurden. Die Orientierung zum sportlichen Wettkämpfer wurde durch das Nachbarland Spanien verstärkt, wo Anfang des 18. Jhs. Stierkämpfe verboten wurden. Dort wurden nun leichtere Reitpferde gezüchtet, wohingegen der Stierkampf in Portugal weiterhin erlaubt war und sich größter Beliebtheit erfreute.

In den portugiesischen Stierkampfarenen gibt es keinen Torero, der zu Fuß gegen den Stier antritt, sondern einen Rejoneador, der im Sattel eines Lusitanos sitzt. Die Aufgabe ist nicht das Töten des Stieres, sondern ihn durch geschicktes Ausweichen so müde zu machen, dass er von Männern überwältigt werden kann. Zwar kommt der Stier zunächst mit dem Leben davon, er endet aber letztendlich doch im Schlachthof, weil es für ihn keine Verwendung mehr gibt. Noch einmal in die Arena darf er nicht, weil er die Tricks seiner Gegner jetzt kennt und sie beim zweiten Mal sicher auf die Hörner nehmen würde.

Das Pferd mit seinem Kämpferherzen und den blitzschnellen Reaktionen ist die Lebensversicherung für den Reiter. Daneben muss das Paar für den Kampf in der Arena aber auch die schwierigsten Dressuraufgaben beherrschen, denn geschmeidige Seitengänge und wendige Pirouetten sind unerlässlich.

Die beeindruckenden Lusitanos sind kräftig gebaut, dabei aber erstaunlich wendig und leichtfüßig. Ihr Mut in der Stierkampfarena soll daher rühren, dass sie selbst über etwas Stierblut verfügen.

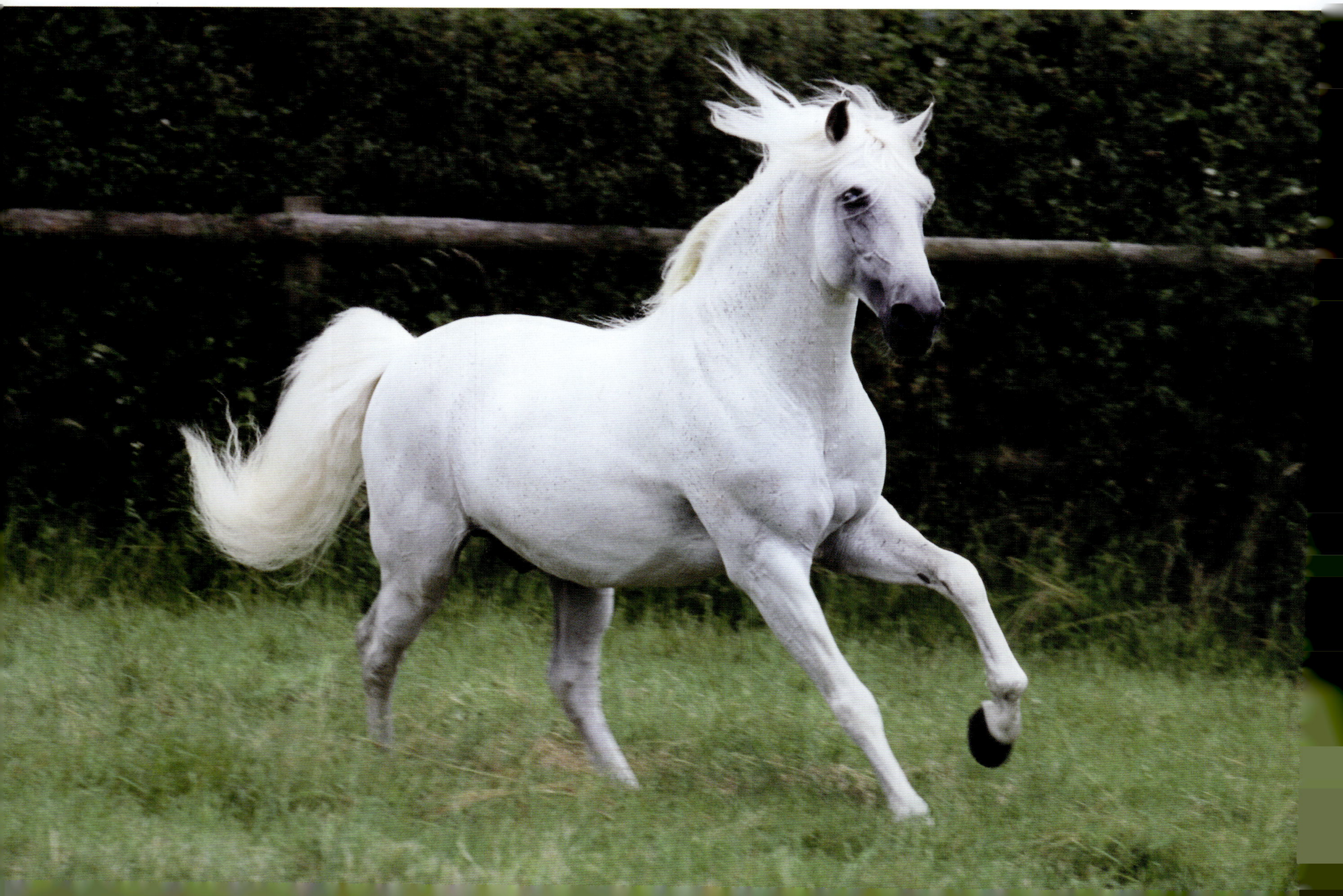

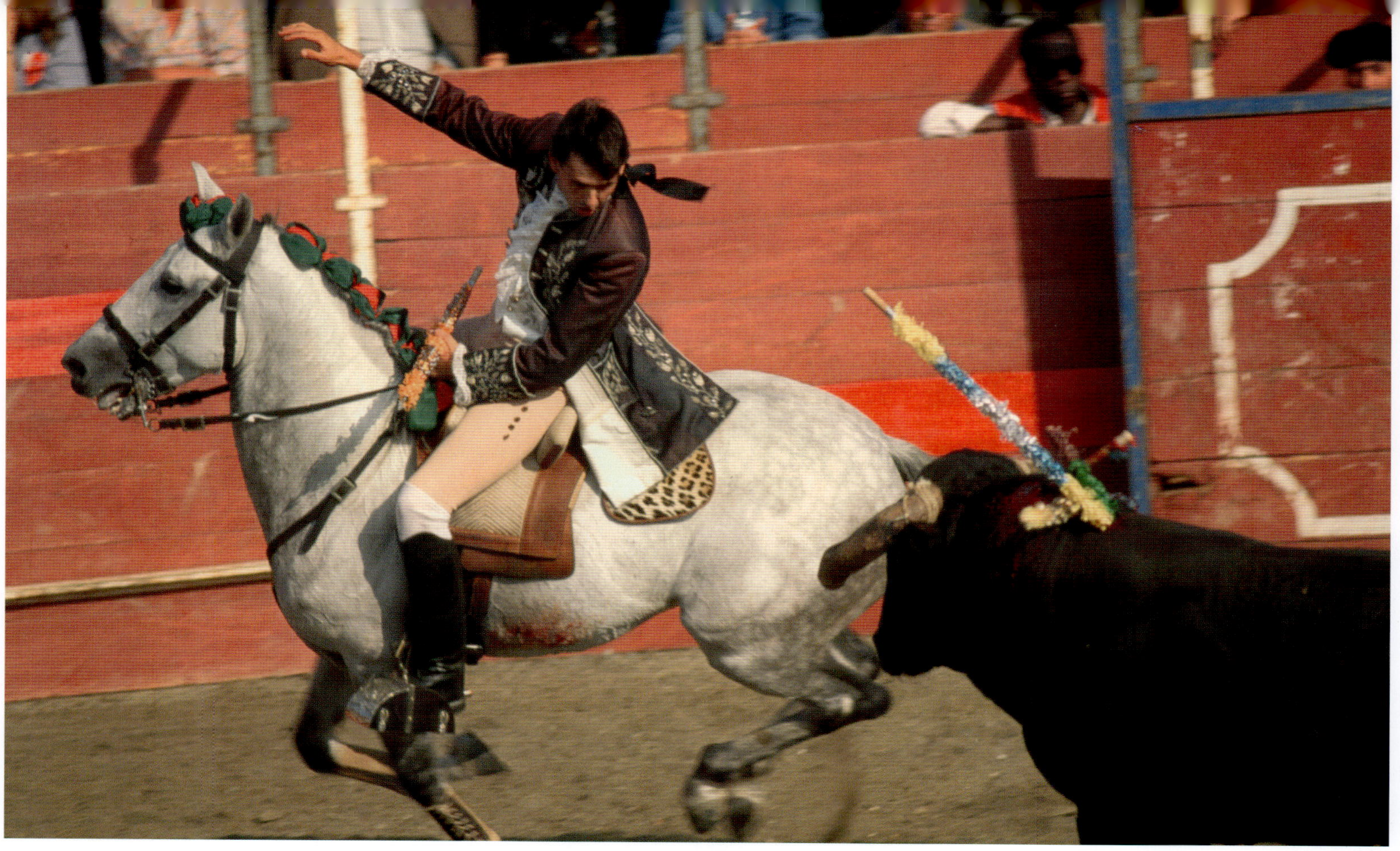

Beim portugiesischen Stierkampf tritt statt des Toreros der so genannten Rejoneador mit seinem Lusitano gegen den Stier an.

Deshalb haben sich zwei berühmte Zuchtlinien herausgebildet, die Erscheinungsbild und Charaktereigenschaften bestimmen. Die Veiga-Linie wird vom Züchter Manuel Veiga geprägt, der kleine, kompakte Pferde von maximal 155 cm Stockmaß für den Stierkampf will. Bei dieser Größe fängt die d'Astrade-Linie erst an: Pferde dieser Linie sind zwischen 155 und 165 cm groß und kommen besonders in der Hohe Schule und im Dressursport zum Einsatz. Die Portugiesen lieben beide Typen und lassen bei öffentlichen Auftritten ihrer Bewunderung freien Lauf. In diesen Genuss kommen aber nur die Hengste. Die Stuten müssen sich ganz dem Nachwuchs widmen, der meist als Schimmel zur Welt kommt. Nur die Portugiesische Hofreitschule hält als Markenzeichen ausschließlich die seltenen braunen Lusitanos.

In der Stierkampfarena sind Reaktionsschnelligkeit und Gehorsam des Pferdes die Lebensversicherung für den Rejoneador. Das Beherrschen der Lektionen der Hohen Schule der Dressur ist daher unerlässlich.

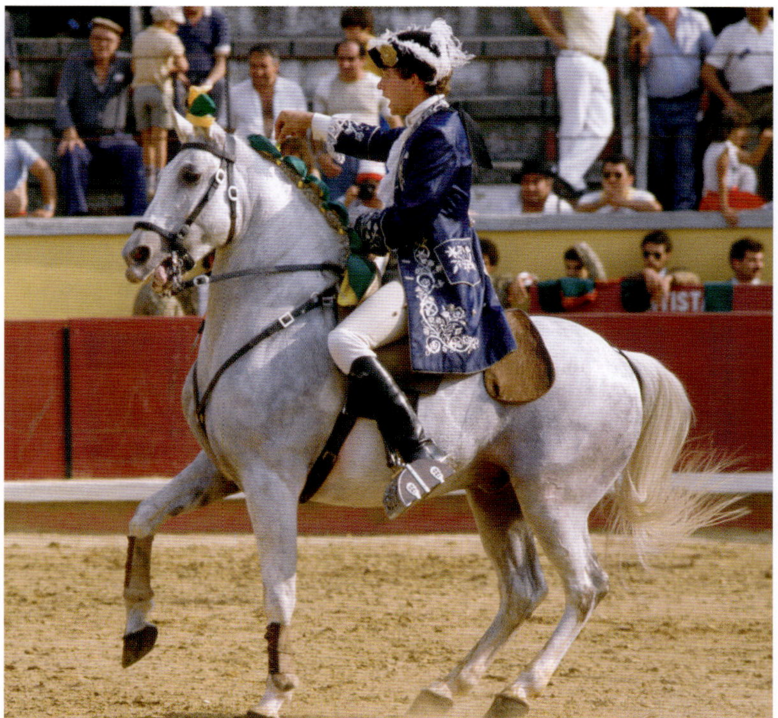

Auch im Leistungssport können Lusitanos international als Spring-, Dressur- und Fahrpferde bestehen. Den größten Erfolg fuhr der Belgier Felix Brasseur ein, als er mit einem nur aus Lusitanos bestehenden Vierergespannn Weltmeister wurde.

Alter Réal

Der Alter Réal ist ein enger Verwandter des Lusitanos und stellt ebenfalls ein klassisches Barockpferd dar. Wenn über den Lusitano gesagt wird, er habe eine Begabung für die Hohe Schule der Dressur, so muss man diese Aussage für den Alter Réal noch steigern, denn er hat ein besonders großes Talent dafür. Seine Bewegungen sind in allen Gangarten geradezu extravagant und lassen z. B. die Piaffen – das diagonale Abfußen auf der Stelle – besonders spektakulär aussehen.

Seine hohe Sensibilität, die nicht selten an Nervosität grenzt, macht ihn zwar zu einem sehr gelehrigen Dressurpferd, empfiehlt in aber wegen seiner schwachen Nerven nicht für den Stierkampf.

Die Linie existiert seit 1748, als das Gestüt „Real de Altér" in der portugiesischen Provinz Alentejo mit 300 andalusischen Stuten aus Jerez gegründet wurde.

Der Alter Réal mit seiner breiten Brust und seinem edlen Körperbau bediente die Wünsche der Barockzeit und war als Reitpferd im portugiesischen Königshaus sehr beliebt.

Seine Qualitäten erkannten auch die französischen Eroberer, die unter Napoleon durch das Land fegten und 1812 die besten Pferde kurzerhand mit nach Frankreich nahmen. Als 1834 König Miguel abdankte, brach die Zucht in sich zusammen und die königlichen Reitställe wurden geschlossen.

Es blieben nur wenige Stuten übrig, mit denen recht planlos gezüchtet wurde, sodass das typische Erscheinungsbild des Alter Réal immer mehr verschwand. Erst gegen Ende des 19. Jhs. wurde versucht, die Rasse durch das Einkreuzen von Arabischem und Englischem Vollblut wieder so ausdrucksstark zu züchten, wie sie ursprünglich war. Auch Hannoveraner kamen zum Einsatz in der Zucht, aber erst als wieder auf Andalusier zurückgegriffen wurde, kam das alte Prachtexemplar zum Vorschein.

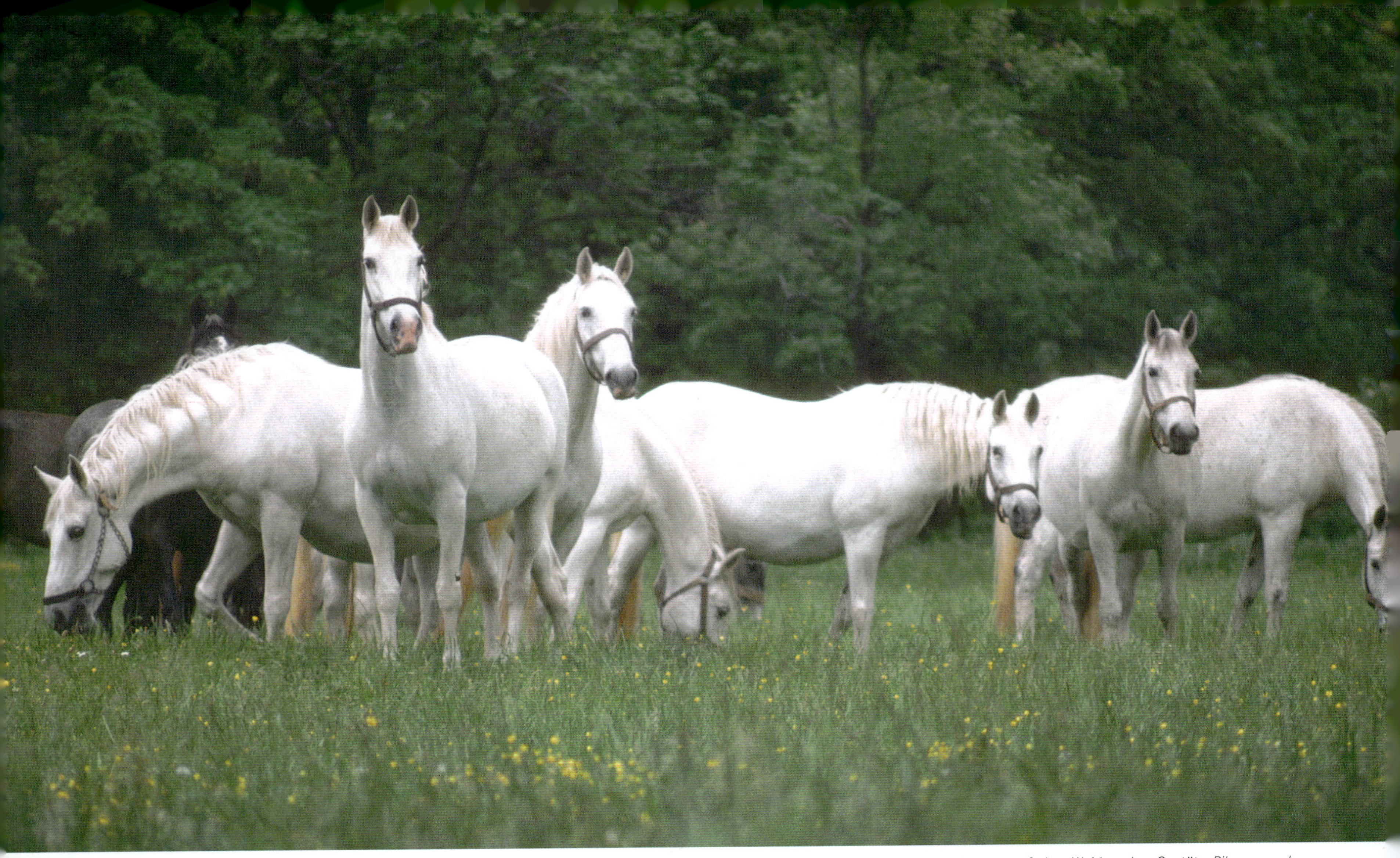

Im Sommer dürfen sich die Lipizzaner auf den Weiden des Gestüts Piber von den Strapazen des Showbiz erholen.

Die geschulten Lipizzaner

Rasse-Steckbrief: Lipizzaner

Stockmaß: 155–160 cm
Farben: fast ausschließlich Schimmel, selten Braune und Rappen
Beschreibung: barock anmutende Pferde mit imponierenden Bewegungen
Herkunft: Slowenien (Lipizza) und Österreich (Piber/Steiermark)

Tradition ist Trumph in der Spanischen Hofreitschule in Wien, wo das reitende Personal noch immer den Zweispitz auf dem Kopf trägt und im linken Frackschoß ihrer Uniform die Zuckertasche eingenäht ist, damit der gehorsame Lipizzaner sofort nach der Vorführung seine Belohnung bekommt. Die große Schulquadrille ist der krönende Abschluss einer Vorführung und wird stets von dem einzigen braunen Hengst angeführt.

Wer zum ersten Mal in Wien die Reithalle betritt, dem verschlägt es normalerweise zunächst die Sprache, so überwältigend ist die Bahn – und das nicht nur durch ihre gewaltigen Abmessungen. Der Besucher glaubt, unversehens in einen festlichen Ballsaal gestolpert zu sein, der 56 Meter lang, 18 Meter breit und 17 Meter hoch ist, gerahmt von einer auf 46 Säulen gestützten Galerie und darüber die freischwebende, elfenbeinfarbene kassettierte Decke. Unter dem Reiterportrait Karls VI., der einzigen farbigen Stelle in der weißen Halle, ist eine Gedenktafel aus Marmor mit der Inschrift zu finden: „Diese kaiserliche Reitschule wurde zum Unterricht und zur Übung der adeligen Jugend wie auch zur Ausbildung der Pferde für Kunstritt und Krieg auf Befehl Kaiser Karls VI. ... im Jahre 1735 errichtet."

Damit ist schon ein wesentlicher Teil zum Thema „Spanische Hofreitschule" erzählt. Doch die Anfänge liegen noch weiter zurück und lösen auch das Rätsel, warum einem in einer wienerischen Institution alles so spanisch vorkommt. In Schriftstücken aus dem Jahre 1572 wurde „der spanische Reitstall in der Wiener Hofburg" erstmals genannt. Genau in dieser Zeit kamen die ersten spanischen Pferde nach Österreich und deren beste Hengste zur Wiener Reitschule. Acht Jahre später gründete

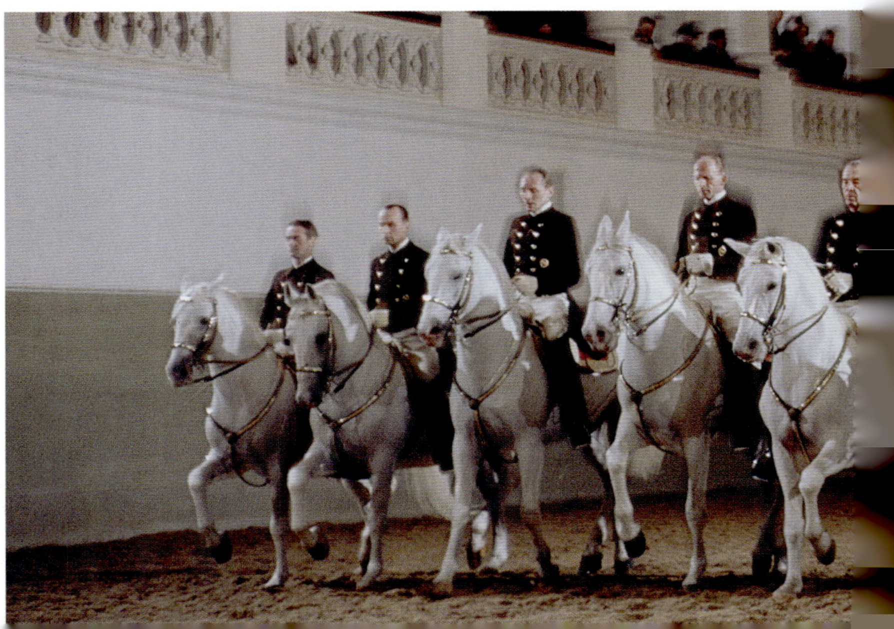

Erzherzog Karl das weltberühmte Gestüt im Dorf Lipizza, das heute noch in Slowenien existiert. Dort blieben die stolzen Spanier aber nicht lange unter sich, sondern wurden italienisch und orientalisch beeinflusst. Dieser Geniestreich der Zucht schuf das klassische, barocke Reitpferd mit dem edlem Körperbau, den graziösen Bewegungen und dem ehrlichem Charakter: temperamentvoll, gutmütig, lernfähig und ausdauernd dazu – den Lipizzaner.

Der Stammbaum geht auf sechs Hengstlinien zurück, die älteste stammt von Pluto ab, einem reinrassigen Spanier. Die anderen vier brachten die besten Eigenschaften der Neapolitaner und Kladruber mit. Das waren Conversano, Neapolitano, Maestoso und Favory. Siglavy war ein Araberhengst und verfeinerte das äußere Erscheinungsbild mit seinem kleinen Kopf und dem schlanken Hals. Die bildschönen Kerle wurden die Hauptdarsteller der Hofreitschule und die Lieblinge der Adligen. Noch heute wird in den Papieren eines reinrassigen Lipizzaners vor dessen Namen der Name seiner Blutlinie gesetzt, z. B. Conversano Banja.

1735 stellte Josef Emanuel Fischer von Erlach die Winterreitschule fertig, das neue Prunkstück der Burg, Schauplatz von pompösen Hofbällen und neckischen Maskenfesten, aber auch von Reiterspielen und Showeinlagen der damaligen VIPs. Kaiserin Maria Theresia führte persönlich eine Dressurquadrille an, die nur mit adeligen Amazonen besetzt war. 1814 zeigten die Lipizzaner die Kunststücke der Hohen Schule inmitten des Wiener Kongresses vor Staatsmännern und Monarchen. Es waren die „Freuden des Kongresses", rühmten hinterher die Könige. In der kaiserlichen Reitbahn gastierte aber nicht nur die Politik, sondern auch die Musik, als Beethoven hier ein beeindruckendes Konzert mit 700 Musikern dirigierte.

Der starke Arm der Geschichte drohte zwei Mal, die Hofreitschule zu zerstören. Nach dem 1. Weltkrieg gehörte Lipizza nicht mehr zu Österreich, und das Gestüt Piber in der Steiermark musste die Zucht übernehmen. Durch die Besatzung und Neutralisierung Österreichs nach dem 2. Weltkrieg musste die Hofreitschule für zehn Jahre ins Exil nach Wels. Doch dann kehrte sie zurück in die Stallburg am Michaelerplatz 1 in Wien, und der Charme einer „Insel der Zeitlosigkeit" – wie sie auch genannt wird – lebte wieder auf.

Die Lipizzaner begeistern die Zuschauer durch ihre Eleganz und die Präzision ihrer Bewegungen, die unter anderem daher rührt, dass den Hengsten viel Zeit dafür gelassen wird, sich zu entwickeln. Ihre Ausbildung dauert sechs Jahre.

Noch länger müssen ihre menschlichen Partner lernen. Wer als Eleve anfängt – Mindestalter ist 15 Jahre –, darf nach fünf Jahren Lehrzeit schließlich als Bereiteranwärter beginnen, einen Hengst selbst auszubilden. Wenn er es schafft, ihn soweit zu bringen, dass er nach weiteren fünf Jahren in den Vorführungen mitmachen kann, hat er es zum Bereiter geschafft. Nur die wenigsten steigen später noch zum Oberbereiter auf.

Für den Staat musste die Pferdeliebhaberei in den Zeiten der immer knapper werdenden Budgets irgendwann einmal ein Ende finden: 2001 wurde die Hofreitschule privatisiert. Seitdem sichern die Lipizzaner ihren Reitern und Pflegern die Arbeitsplätze, und für den Wien-Reisenden ist es fast schon ein Kunststück, die Lipizzaner in ihren eigenen Gemäuern anzutreffen. Sie sind häufig auf Tournee und tingeln nicht mehr nur durch Europa, sondern haben inzwischen auch die USA erobert.

Bei der Quadrille vollführen 8–10 Lipizzanerhengste im Takt der Musik gleichzeitig oder nacheinander Dressurlektionen und Figuren, die bis ins letzte Detail choreographiert sind. Sie erfordert höchste Konzentration von Pferd und Reiter.

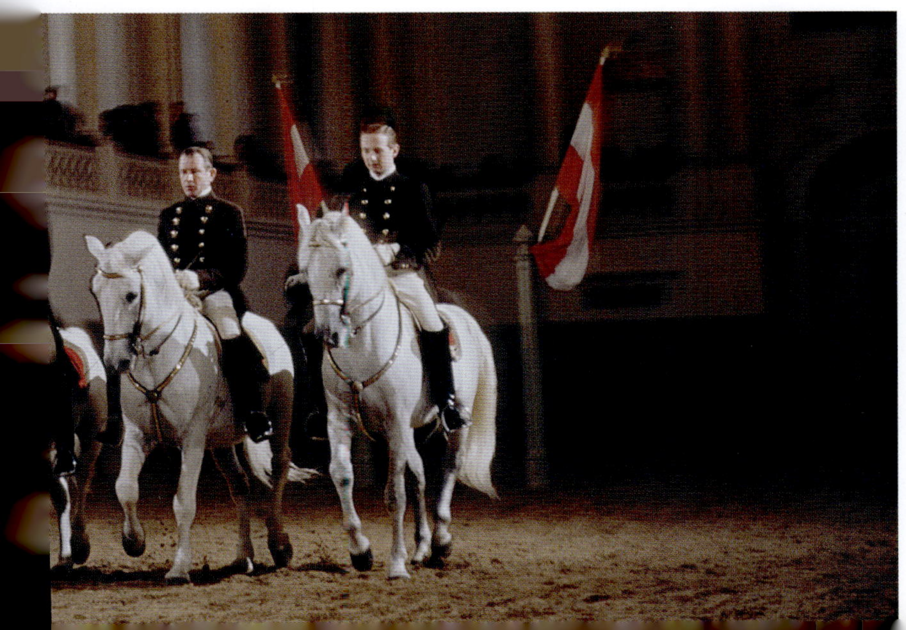

Wien

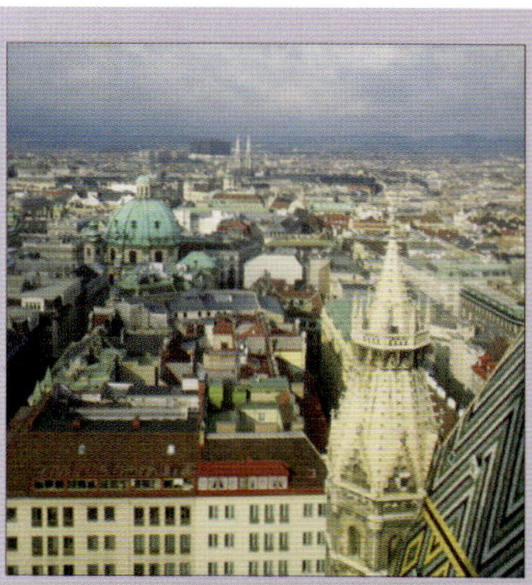

„Wien, Wien, nur Du allein ...", Dichter, Komponisten, Sänger und auch Historiker haben in verschiedenen Epochen die ehrwürdige alte Kaiserstadt an der blauen Donau so besungen und verherrlicht wie kaum eine andere Stadt über Jahrhunderte hinweg. Wien hat sowohl glanzvolle wie schlechte Zeiten erlebt, weshalb diese Stadt wohl eine Art melancholischen Charme entwickelt hat wie keine zweite. Ihre Bewohner sind seit Menschengedenken gefürchtet wegen ihres beißenden Humors – des berühmten Wiener Schmähs.

Wien ist eine vitale, moderne Metropole, deren Ruf aber auch stark von der Legendenbildung der Vergangenheit geprägt wird. Fürst Metternich stellte einst die Behauptung auf, in Wien würde der Balkan anfangen, was sich durch die Einflüsse der beiden Türkenbelagerungen 1529 und 1683 erklären lässt. Architektonisch durch die Minarett-Säulen der Karlskirche zu finden und musikalisch durch den Türkischen Marsch, zu dem Beethoven in Wien inspiriert wurde.

Beethoven gehörte zusammen mit Mozart und Haydn zum Dreigestirn der Wiener Klassik, wie es in der Musikhistorie heißt, und freilich lässt auch der Wiener Walzer von Johann Strauss die Welt seit 1867 im Dreivierteltakt tanzen. Die Touristen wandeln noch heute auf den Spuren dieser Zeit und tauchen natürlich auch in die politische Vergangenheit ein, deren Glanz auf Schloss Belvedere und Schönbrunn noch nicht verblasst ist.

In der Innnenstadt wartet ein anderes Wiener Wahrzeichen, der Stefansdom, und man wäre sicher nicht in Wien gewesen, hätte man nicht den Prater und einen Heurigen besucht und anschließend eine gemütliche Stadtrundfahrt mit dem Fiaker genossen.

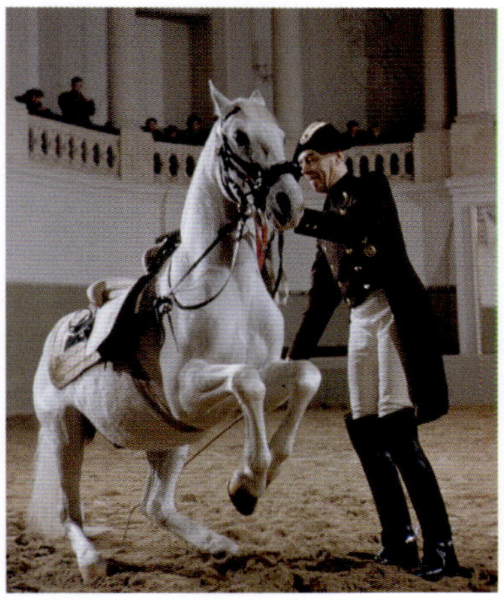

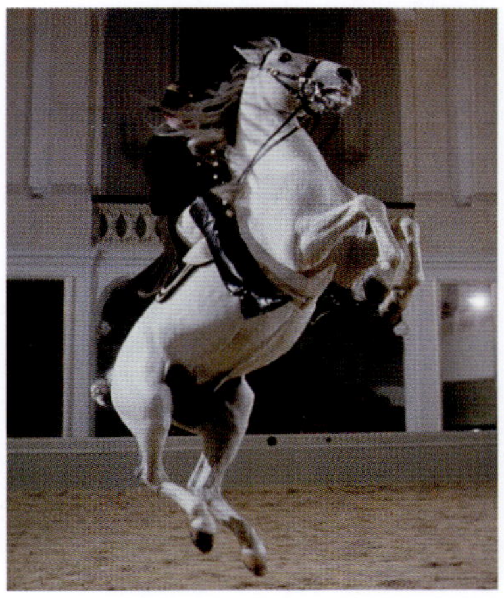

Zur so genannten Hohen Schule über der Erde zählen die Levade (links) und die Ballotade (rechts). Bei der Levade verharrt das Pferd kontrolliert auf den Hinterbeinen, die Vorderbeine angezogen in der Luft. Die Ballotade ist ein Sprung mit angezogenen Vorder-und Hinterbeinen.

Schwarze Perlen

Rasse-Steckbrief: Friese

Stockmaß: 155–165 cm
Farben: ausschließlich Rappen
Beschreibung: elegant, kräftig und ausdrucksstark
Herkunft: Holland (Westfriesland)

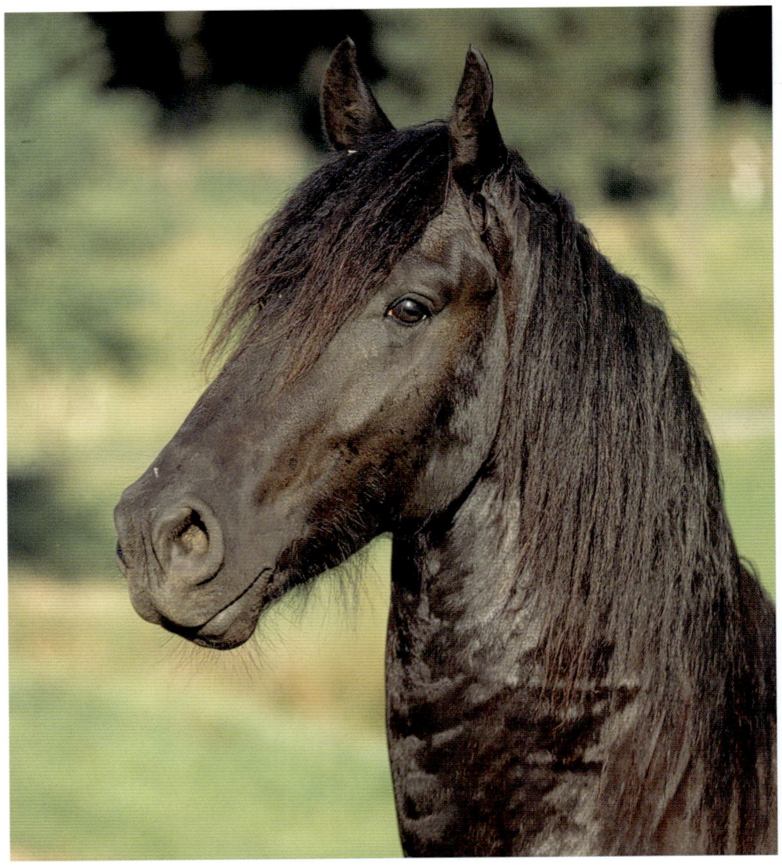

Das friesische Pferd wurde im Laufe der Zeit zwar durch Einkreuzen von spanischem Blut immer edler. Die Verwandtschaft mit dem Kaltblut kann es trotzdem nicht verleugnen.

Friesenzüchter wollen immer nur schwarz sehen, aber nicht, weil sie depressiv veranlagt sind, sondern weil sie so bei der Fohlengeburt gleich erkennen, ob sie alles richtig gemacht haben, denn Braune und Schimmel dürfen nicht mehr gezüchtet werden. Echte Friesen sind schwarz wie die Nacht und in der Sonne glänzt ihr Fell wie gelackt. Die lange krause Mähne tut ihr Übriges, um der schwarzen Schönheit ein verspieltes Äußeres zu geben. Zierlich ist der Friese nicht, aber er kann sich trotzdem graziös bewegen. Er ist nicht schlank, aber geschmeidig und an seinen üppigen Fesselbehängen – dem Kötenbehang – sieht man, dass der edle Rappe eigentlich ein Kaltblüter war.

Ein echter Friesen-Fan wischt gern jedes Argument, das die Sportlichkeit seines Lieblings in Abrede stellt, mit der Begründung vom Tisch, das müsse so sein, weil es eben klassisch sei. Schließlich gehören Friesen zusammen mit Andalusiern, Lusitanos und Lipizzanern zu den Barockpferden. Im Barockzeitalter (1600–1750) durfte alles etwas üppiger und massiger sein, vorausgesetzt, es wirkte trotzdem schwungvoll. Ob in der Kunst oder in der Mode, überall war dieses Schönheitsideal gefragt – und die genannten Rassen verkörperten es geradezu perfekt. Die Adeligen waren der Ansicht, dass ihr gehobener Status noch besser zur Geltung kam, wenn sie in den Sätteln solcher Rösser thronten oder sie vor ihre Kutsche spannten. Vier pechschwarze Friesen mit ihren erhabenen Bewegungen vor der Prunkkarosse waren das absolute Nonplusultra.

Die kräftigen schwarzen Friesen überraschen immer wieder durch geschmeidige und schwungvolle Bewegungen.

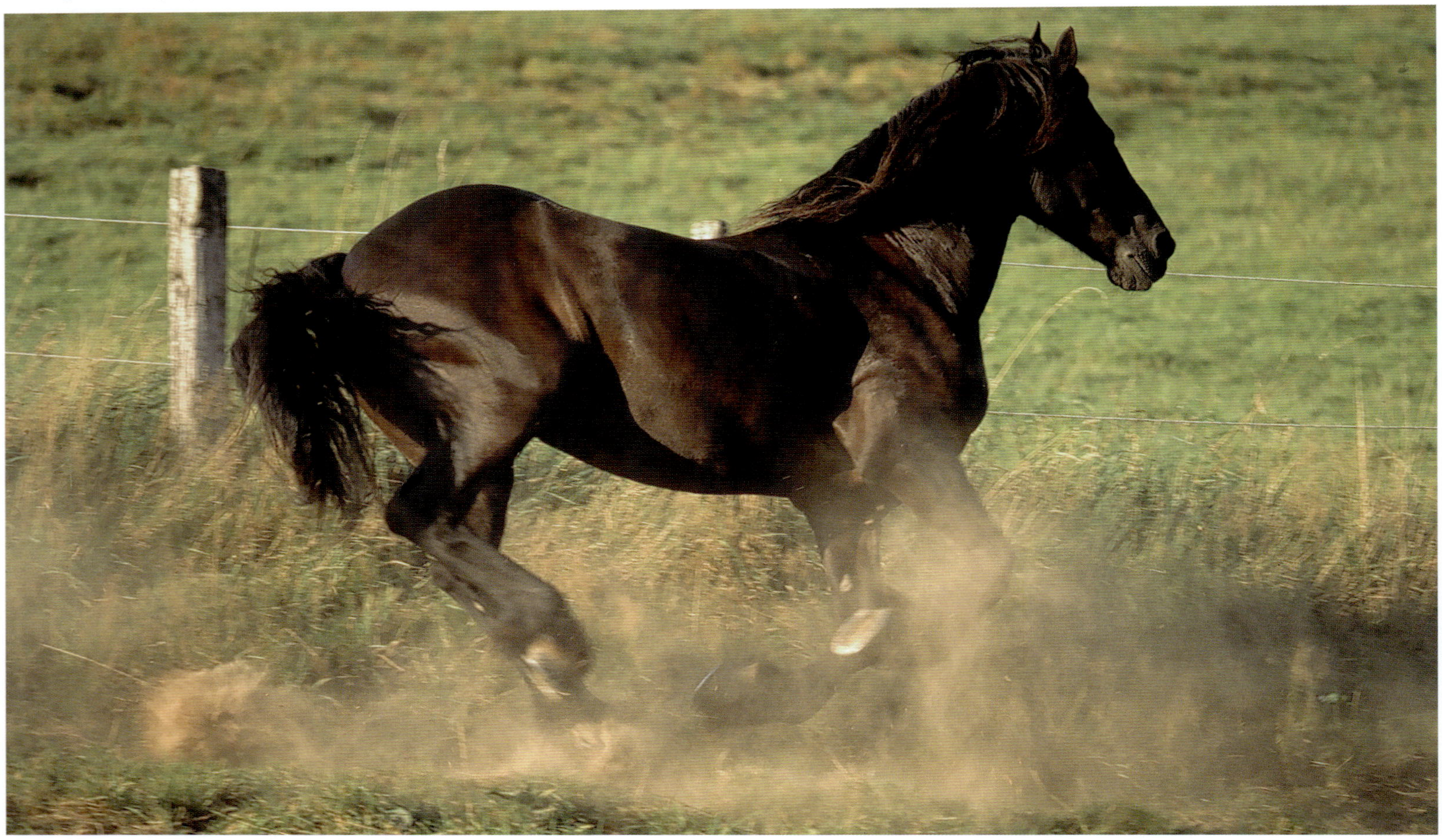

Das soll aber nicht heißen, dass der Friese nur gute Zeiten erlebt hätte. Er stellt zwar eine der ältesten Warmblutrassen Europas dar, stand aber schon zweimal kurz vor dem Aussterben. Entstanden ist der Friese durch den gleichnamigen germanischen Volksstamm in den Niederlanden und Norddeutschland, der ein großrahmiges Pferd züchtete, das im Mittelalter als großes, schweres Ritterpferd in die Geschichte einging. Die Grundlagen für den heutigen barocken, aber doch sportlichen Friesen wurden erst im 16. und 17. Jh. durch das Einkreuzen spanischer Pferde geschaffen. Seither imponierte der vielseitige Friese bei Hofe durch klassisches Aussehen und erhabene Gänge, wurde aber auch von den friesischen Bauern in der Landwirtschaft gebraucht. Dieser Spagat war seine Rettung, denn mit dem Niedergang des Adels waren seine Schönheit und Anmut nicht mehr gefragt, und wenn er sich bei der Feldarbeit nicht so bewährt hätte, hätten die Friesen wohl kaum eine Zukunft gehabt.

Obwohl 1879 das „Het Friesch Paarden-Stamboek", das Stammbuch der Friesenpferde, eingeführt wurde und erstmals alle Hengste und Stuten erfasste, nahm die Zahl der Zuchtpferde weiter ab. 1913 lebten Prins, Alva und Friso als die letzten drei Friesenhengste auf der Welt – natürlich in ihrer Heimat Friesland. Das Aussterben dieser schönen und nützlichen Pferde schien vorprogrammiert, doch ihre größten Fans und Förderer, die niederländischen Bauern, schlossen sich gerade noch rechtzeitig zur Rettung der Rappen zusammen und kurbelten die Zucht wieder an. Mittlerweile sind die Pferde ein Stück niederländischen Kulturgutes und auch als Freizeit- und Showpferde sehr anerkannt. Auf Veranlassung von Königin Juliana darf das Stammbuch inzwischen den Zusatz „königlich" führen.

Mit etwas Geduld lassen sich Friesen sogar Lektionen der Hohen Schule beibringen, die sonst von Lipizzanern in der Wiener Hofreitschule gezeigt werden. Dazu gehört nicht nur die so genannte „Schule auf der Erde" mit Pirouette und Piaffe, das diagonale Abfußen der Beine auf der Stelle. Nein, ein Friese ist auch für die „Schule über der Erde" geeignet, für die Levade, das Erheben auf der Hinterhand, bis hin zur Kapriole, bei der das Pferd mit allen Vieren möglichst hoch vom Boden abspringt und mit den Hinterbeinen ausschlägt, sodass es für einen Moment waagerecht in der Luft liegt. Die Friesen lieben solche Auftritte, behaupten ihre Besitzer stolz schmunzelnd, denn sie seien kleine Selbstdarsteller.

Ihre Beliebtheit ist schon längst nicht mehr auf die Niederlande oder Europa begrenzt – es gibt Friesen auf der ganzen Welt, von Australien bis Südafrika.

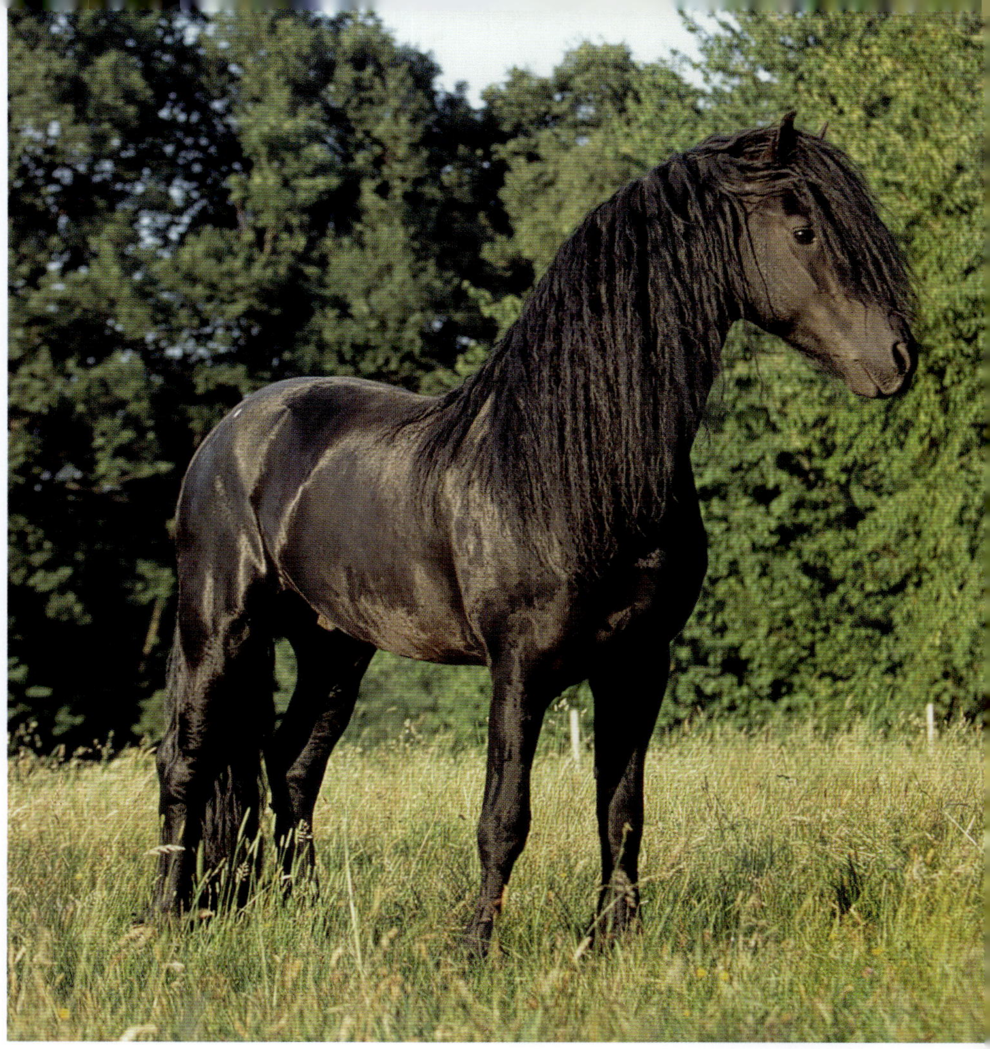

Man könnte meinen, so manch ein Friese sei sich seiner Schönheit bewusst. Die Rappen verstehen es, sich auch ungekämmt in Szene zu setzen – selbst auf der Koppel.

Gleich und gleich gesellt sich gern! Auftritte in klassischen Gewändern unterstreichen die barocke Ausstrahlung der Friesen auf imposante Weise.

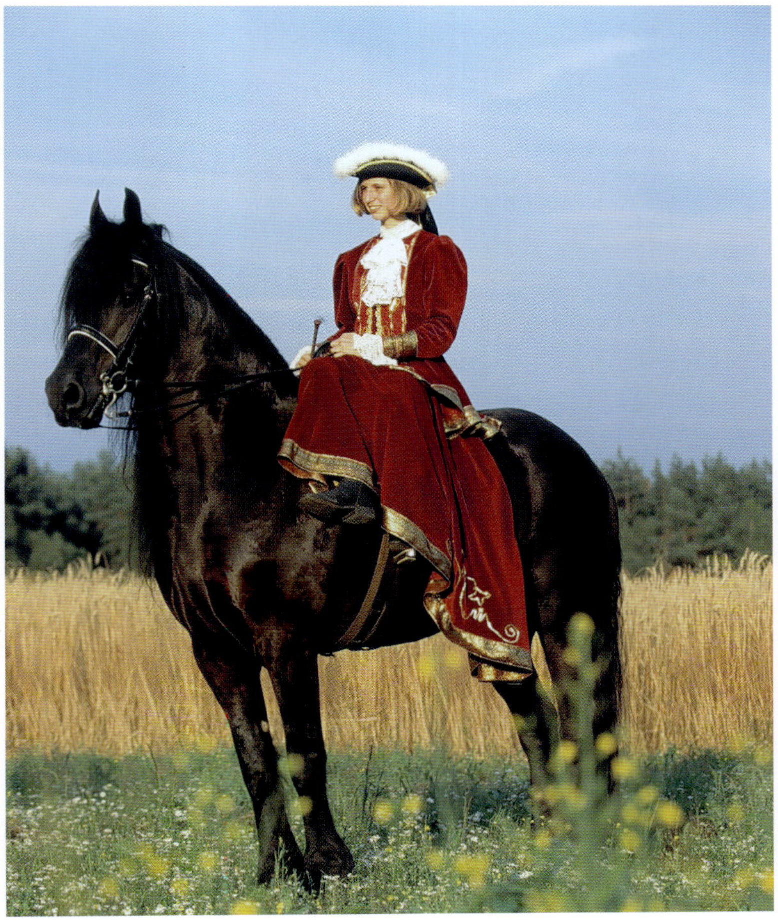

Tätowierungen für Friesen

Zu den unveränderlichen Kennzeichen eines Pferdes zählen u. a. die weißen Abzeichen an Kopf und Beinen. Aber genau die soll der Friese ja nicht haben, weil er nun mal einheitlich schwarz gezüchtet wird.

Um ihre Pferde dennoch einwandfrei identifizieren zu können, haben sich die niederländischen Friesenzüchter etwas besonderes einfallen lassen: Jedes Friesenfohlen bekommt neben dem Verbandsbrandmal auf der linken Halshälfte zusätzlich seine Lebensnummer unter der Zunge eintätowiert. Diese Tätowierung ist bei Pferden einzigartig und sonst nur bei der Kennzeichnung von Kleintieren gängige Praxis: Hunden und Katzen wird unter Vollnarkose eine Registriernummer in das Ohr oder die Innenseite der Schenkel tätowiert. Bei den Friesen gelangt die Kennzeichnung ohne Betäubung unter die Haut, was aus Tierschutzgründen umstritten ist. Außerdem ist die Tätowierung unter der Zunge nach einigen Jahren nur noch sehr schlecht lesbar, weshalb mehr und mehr Züchter dazu übergehen, den Pferden einen Nummernchip unter die Haut zu spritzen. Der deutsche Friesenverband z. B. „chippt" seine Fohlen bereits seit 1991.

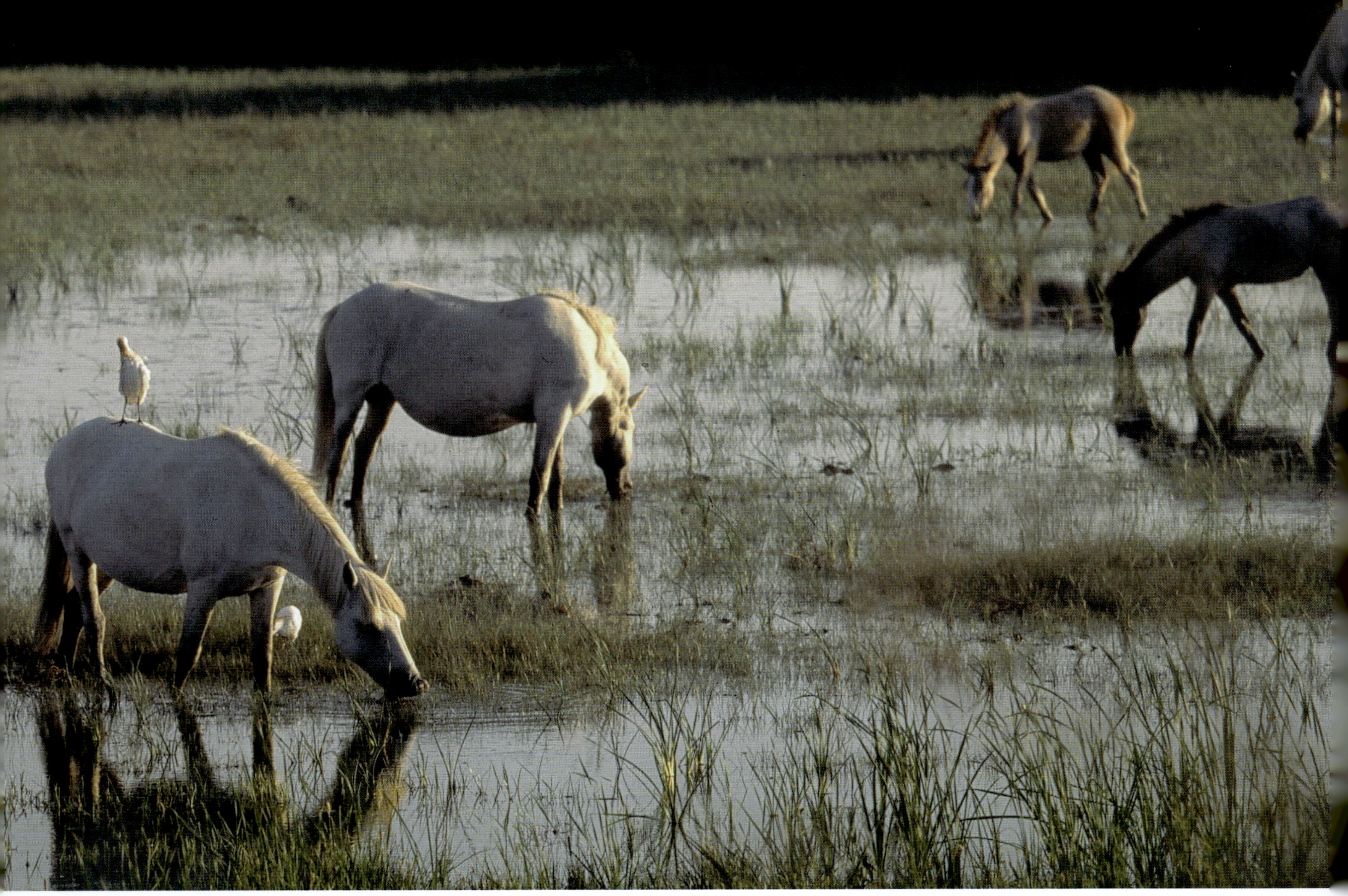

Die Pferde der Camargue müssen sich ihre Nahrung teilweise unter Wasser suchen. Sie haben sich an die Lebensumstände angepasst und können ihre Nüstern verschließen.

Feucht fröhlich

Rasse-Steckbrief: Camargue-Pferd

Stockmaß: 135–150 cm

Farben: nur Schimmel

Beschreibung: kräftig und robust

Herkunft: Frankreich (Camargue)

Camargue-Pferden könnte man viele Spitznamen verpassen, wobei der liebevollste vermutlich „Taucher" wäre. Wieso gerade der? Weil es nur eine Rasse auf der ganzen Welt gibt, die mit dem Kopf unter Wasser grasen kann. Was sich wie eine witzige oder abstruse Geschichte liest, entspricht den Tatsachen: Die „Crins blanc" (Weiße Mähnen) haben in ihrer Heimat nicht gerade das, was man komfortable Lebensumstände nennen könnte. Die Bezeichnung „Robustpferd" trifft auf sie voll und ganz zu. Sie leben halbwild in Herden, manchmal sogar zusammen mit Stieren. Einen Stall sehen sie in ihrem ganzen Leben nicht von innen, und nur wenige werden überhaupt an Sattel und Zaumzeug gewöhnt. Der Rest grast im wahrsten Sinne des Wortes die Camargue ab. In diesem Teil des Rhônedeltas hat das Pferd selten festen Boden unter den Füßen und schon gar keine endlosen, saftigen Weiden; die Camargue ist ein Sumpfgebiet. Darum kann das pfiffige Pferd seine Nüstern verschließen und die Halme unter Wasser rupfen, damit es wenigstens etwas zu kauen hat. Beinah biologisch konsequent, dass Camargue-Pferde dazu noch gute Schwimmer sind.

Sie dürfen respektvoll „Lebenskünstler" genannt werden; kein anderes Pferd der Welt würde das sehr salzhaltige Gras und Wasser vertragen – vom Klima ganz zu schweigen: Im Sommer wird es bis zu 35°C heiß und Schatten gibt es in diesem Landstrich kaum. Im Winter kann der eisige Wind die Temperaturen auf 10°C unter Null fallen lassen, stellenweise gefriert dann das Wasser.

Der Staat hat sich nicht immer rühmlich um diese Rasse gekümmert, die eindeutig auf das prähistorische Solutré-Pferd zurückgeht. Unter Ludwig XIV. bediente sich die Armee, wie sie wollte, und stellte ungeschickte Versuche mit dem Einkreuzen anderer Rassen an. Gleiches geschah unter Napoleon und der Bestand schrumpfte stark. Nachdem die Kavallerie als rücksichtslose Institution verschwand, war zumindest dieser Missbrauch vorbei. Aber die Bedeutung des Pferdes und der Lebensraum, der ihm zugebilligt wurde, schrumpfte immer weiter.

Nur die Manadiers, die einheimischen Züchter, schenkten den „Crins blanc" Beachtung. Auch die Rinderhirten der Camargue, die Gardians, entdeckten die großen Qualitäten der kleinen weißen Pferde und machten sie zu ihren Partnern. Von der staatlichen Gestütsverwaltung wurden sie noch immer ignoriert.

Die offizielle Anerkennung erhielt die Rasse erst 1972 durch die Einrichtung eines Stutbuchs, und plötzlich engagierten sich auch die

Die Camargue

Wenn der Mistral durch die Camargue fegt, nageln manche Bauern ihre Fenster zu, denn aus dem kalten Wind wird im Winter und Frühjahr ein Sturm, der durch das Delta der Rhône braust. Doch weder die wilden Stiere noch die robusten Pferde fürchten diese Naturgewalt – dafür aber die empfindlichen Flamingos, die ebenfalls in den weiten Sümpfen zu Hause sind.

Touristen sind heute wie damals fasziniert von der Eigenheit der Region. Einer der ersten Besucher, Papst Clemens V., wählte Avignon als Exilssitz der katholischen Kirche. Als Kirchenoberhaupt ritt und fuhr er durch die weite Landschaft der Provence und der Camargue und erließ Vorschriften, die seinem Namen zu Ehren als „Clementinen" in die Geschichte eingingen.

Die Camargue bietet weder ihren Bewohner noch ihren Besuchern einen besonderen Luxus und ist nicht zu vergleichen mit dem Reichtum der Cote d'Azur mit ihren Metropolen Cannes, Nizza und St. Tropez. In der Camargue versteht man es dagegen, einfach, aber glücklich zu leben.

Der bekannteste Ort ist Les-Saintes-Maries-de-la-Mer, die heimliche Hauptstadt der Region. Die Dorfkirche mit ihrem hohen Turm ist schon aus 10 km Entfernung zu erkennen und jedes Jahr vom 24.–26. Mai Schauplatz von drei aufeinanderfolgenden Wallfahrten und Festen. Zuerst begehen die Gitans das Fest der Sarah, der Schutzpatronin dieses fahrenden Volkes. Am nächsten Tag werden die beiden Marien-Heiligen von St.-Maries verehrt und daran schließt sich der Gedenktag für den Marquis de Baroncelli an. Er war Gründer der Gardians-Vereinigung und sicherte mit seinem großen Engagement die Existenz der Viehhirten und ihrer Pferde.

Die Gardians nehmen an allen Tagen auf ihren herausgeputzten Pferden an der Prozession teil. Ihren größten Auftritt haben sie aber beim Fest in der Arena, wenn sie ihren Mut und ihre Geschicklichkeit im Stierkampf demonstrieren dürfen. Als erstes werden die Stiere zum „Abrivado" ins Dorf gebracht. Ihre Hüter flankieren sie dabei in einer V-Formation und treiben sie durch die engen Gassen, die von vielen Menschen gesäumt sind. Unter den Zuschauern ist es eine Art Sport, die Pferde zu erschrecken und den Stieren zum Ausbruch zu verhelfen. Es ist aber gar nicht nötig, ihnen auf diese Art das Leben zu retten, denn sie werden beim Stierkampf ohnehin nicht getötet. Ziel beim „Course libre" ist es, dem Stier die Kokarde durch einen Läufer oder Reiter von den Hörnern zu reißen. Im Idealfall wird niemand verletzt.

Anschließend werden die Stiere beim „Bandido" im rasanten Galopp über den Asphalt zurück auf ihre Weiden getrieben – auf die idyllischen Weiden der Camargue, wo sie bis zu 20 Jahre alt werden.

Politiker für sie. 1978 dann, in dem Jahr, als der erste Nachwuchs von 19 gekörten Hengsten auf die Welt kam, gab es einen Ministererlass, der den neu gewonnenen Stellenwert unterstrich und eine genaue Sprachregelung traf. Als Camargue-Pferd darf seitdem nur ein Pferd bezeichnet werden, das auch „in der Wiege der Rasse" – der Camargue – geboren wurde. Wer nicht in diesem Gebiet zur Welt kommt, muss wenigstens von einem Vatertier aus der Camargue abstammen und wird dann als „Camargue Hors Berceau" registriert. Die Franzosen entwickelten den Stolz auf die ungewöhnliche Rasse ziemlich spät, dafür aber umso ausgeprägter.

Camargue-Pferde leben halbwild und sind echte Überlebenskünster. Genügsam und robust grasen sie durch das Sumpfgebiet in Frankreich und trotzen allen klimatischen Widrigkeiten der Region.

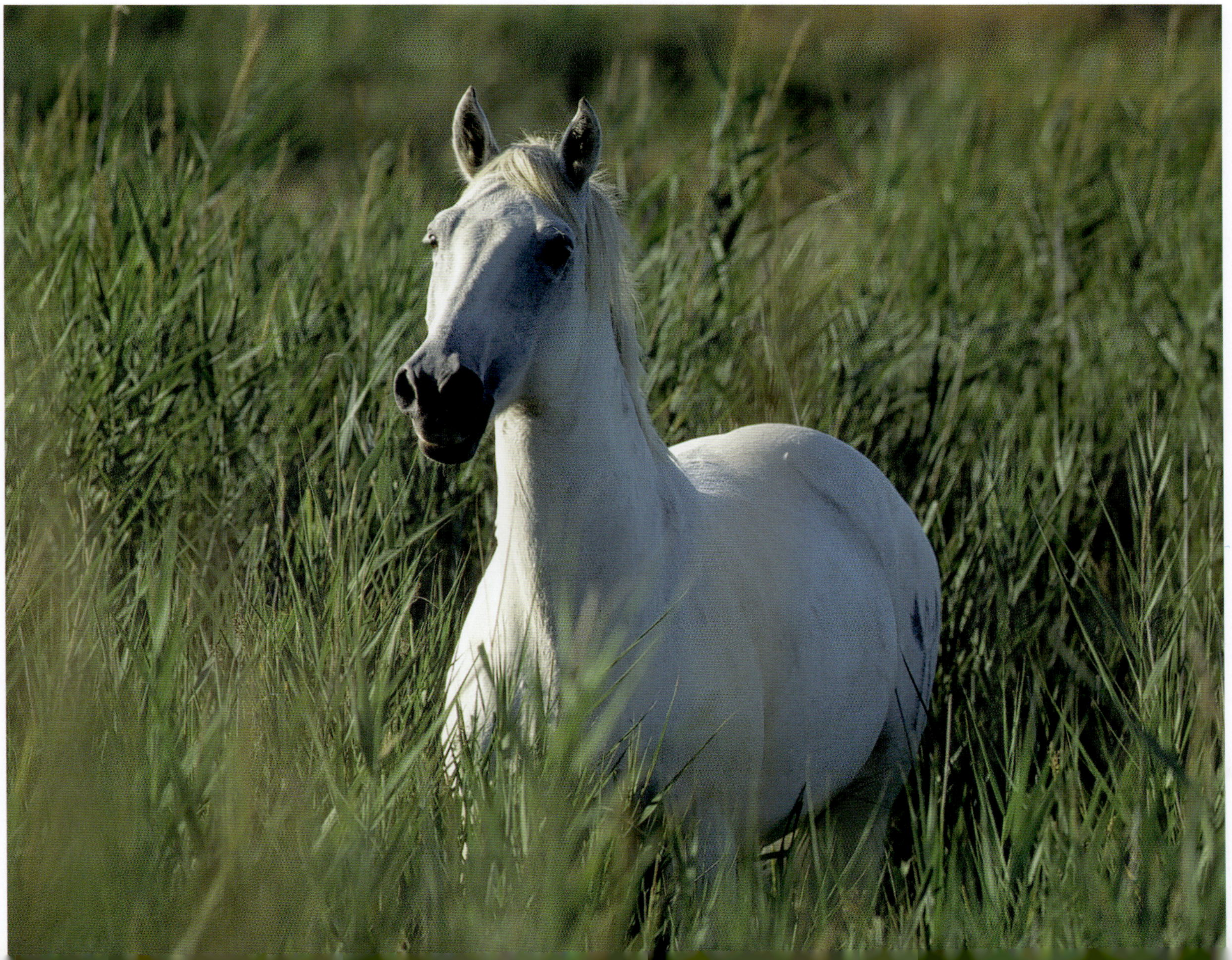

Die Westernprofis

Rasse-Steckbrief: Appaloosa

Stockmaß: 145–160 cm

Farben: fast ausschließlich Schecken

Beschreibung: kräftig, trittsicher und ausdauernd

Herkunft: USA

Rasse-Steckbrief: Quarter Horse

Stockmaß: 150–155 cm

Farben: alle Grundfarben, auch Falben und Isabellen

Beschreibung: extrem schnell auf kurzer Distanz

Herkunft: USA

Rasse-Steckbrief: Paint Horse

Stockmaß: 145–160 cm

Farben: alle Grundfarben, meist gescheckt

Beschreibung: kräftig und schnell

Herkunft: USA und Kanada

APPALOOSAS

Pferde haben Verwandte auf der ganzen Welt. Denn abhängig davon, wer gerade wo auf Eroberungszug war, kamen unbekannte Pferde ins Land und mischten sich unter die heimischen Bestände. Als die Spanier im 16. Jh. vom amerikanischen Kontinent Besitz ergreifen wollten, mussten ihre Pferde den langen Segeltörn um die halbe Welt mitmachen. Nachdem sie endlich wieder festen Boden unter den Hufen hatten, wollten sich wohl einige gescheckte Hengste etwas amüsieren und warfen ein Auge auf die attraktiven Mustang-Stuten. Die daraus entstandenen Kinder rissen den weißen Mann nicht gerade zu Begeisterungsstürmen hin, denn ihr Äußeres war doch sehr gewöhnungsbedürftig. Die Nez-Percé-Indianer, die im Palouse-Tal lebten, sahen das anders. Sie waren sehr versiert in der Pferdezucht und nahmen sich der gefleckten Rasse an. Durch kluges Auswählen der Hengste und Stuten schufen sie ein Pferd ganz nach ihrem Geschmack und ihren Bedürfnissen. Es war nicht zu groß, trittsicher, extrem ausdauernd im Galopp und auffallend gefleckt. Als weiße Siedler in das Tal am Palouse-Fluss in Idaho vorstießen und die ersten Exemplare dieser Art sahen, berichteten sie, dass sie „a Palouse horse" gesehen hätten. Daraus wurde schließlich der Name Appaloosa.

Aus diesen getupften Vierbeinern mit dem freundlichen, sanftmütigen Charakter hat sich eine der beliebtesten Rassen in den USA entwickelt. Echte Liebhaber stören sich nicht mal daran, dass sogar die Hufe manch eines Appaloosas gestreift sind.

QUARTER HORSES

Beim farblich kuriosen Anblick von Appaloosas würde es einem eisernen Anhänger von Quarter Horses regelrecht schlecht werden. Im größten Pferdeverband der Welt, der *American Quarter Horse Association* mit Sitz in Amarillo, Texas, werden grundsätzlich nur einfarbige Pferde aufgenommen. Die älteste Rasse in den USA hat aber wie der Appaloosa spanische Vorfahren; erst später gabelte sich der Weg der Entstehung, als die ersten Engländer im 17. Jh. an der Ostküste eine neue Heimat suchten. Sie brachten wie zuvor die Spanier ihre Pferde mit, die in ihren Anlagen dem Vollblüter entsprachen – den es zu diesem Zeitpunkt allerdings offiziell noch gar nicht gab. In Virginia entstand eine neue Rasse, die für den Menschen viele praktische Eigenschaften mitbrachte: ruhig im Umgang, lernfähig und anspruchslos in der harten Lebensweise der Pionierzeit. Was sie aber ganz und gar heraushob, waren ihre Schnelligkeit und ihr Äußeres. Ein Quarter Horse ist ein regelrechter Kraftprotz mit breiter Brust, kräftigem Rücken und enormer Muskulatur an der Hinterhand. Diese beträchtliche Rückansicht ist ein Statutssymbol für seinen Besitzer, weshalb Quarter Horses oft nur von hinten fotografiert werden, damit ihr Hinterteil voll zur Geltung kommt.

Ihren körperlichen Fähigkeiten verdanken sie auch ihren Namen, für den die Engländer Pate standen. Sie brachten die Vollblüter auf den amerikanischen Kontinent und führten die Leidenschaft für Pferderennen gleich mit ein. Da es noch keine richtigen Rennbahnen gab, wurde eine

Das schnellste Quarter Horse

Das schnellste Quarter Horse sprintete am 5. Februar 1945 in Mexico City die 409,26 Meter in 20,8 Sekunden und hörte auf den Namen Big Racket, sein Durchschnittstempo betrug 69,62 Stundenkilometer. Zum Vergleich: Ein Mensch erreicht bis zu 43 Stundenkilometer und der pfeilschnelle Gepard auf kurzen Entfernungen bis zu 120 km/h.

Ein Appaloosa mit der Fellfarbe Blue Roan, bei der sich weiße Haare unter die eigentlich schwarze Fellfarbe mischen. Blue Roans werden im Alter meist heller.

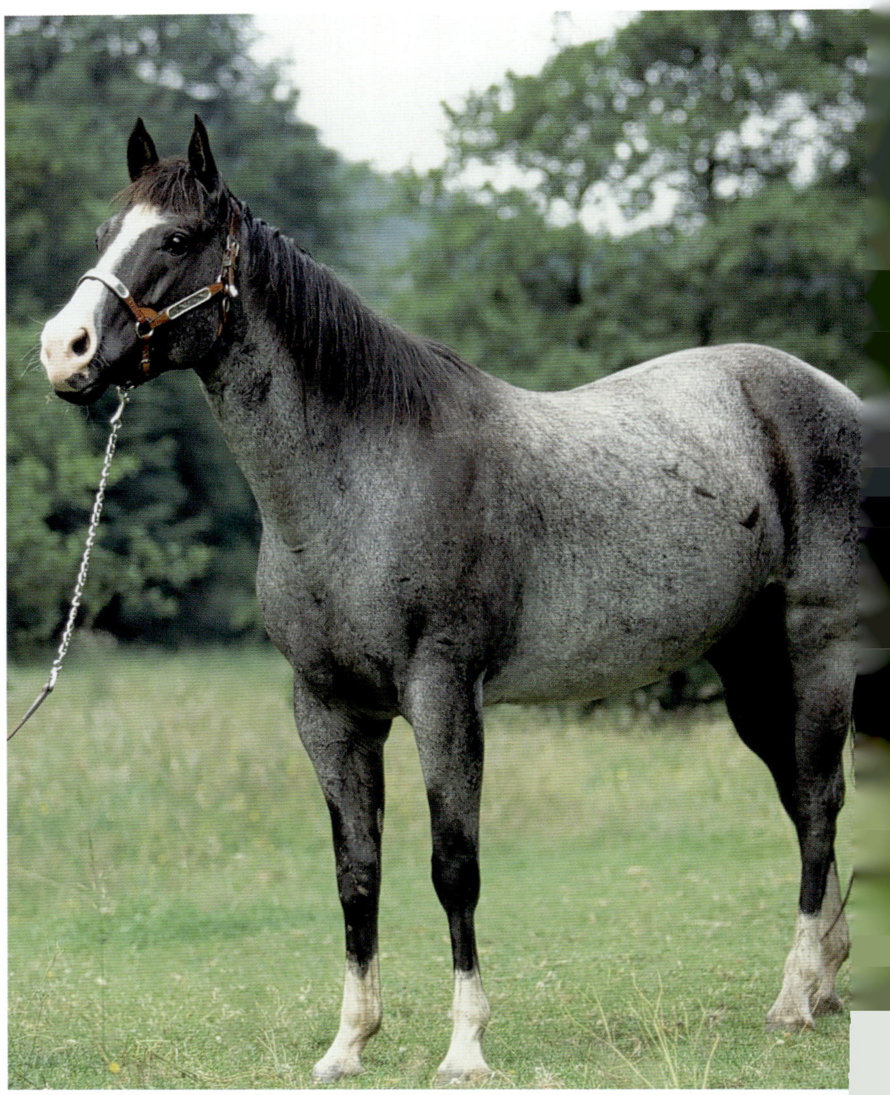

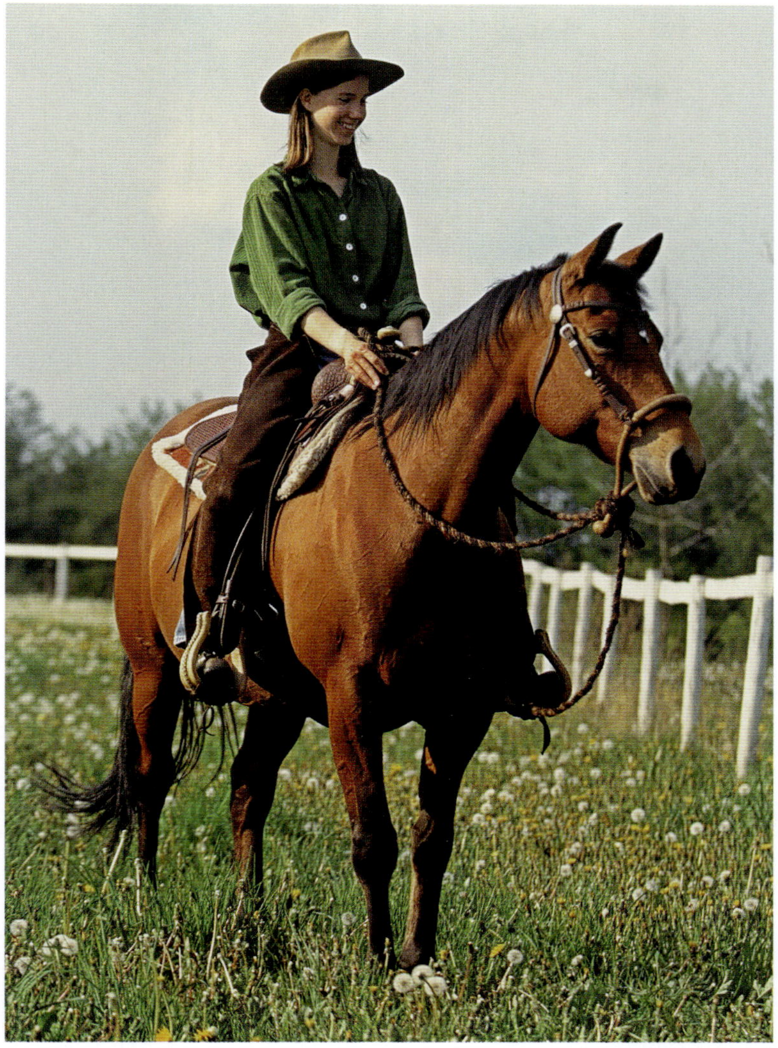

Quarter Horses sind kräftig, schnell und haben ein ruhiges Wesen. Ihr Charakter macht sie zu einem beliebten Freizeitpartner.

Viertelmeile – englisch „quarter mile“ – von der Dorfstraße abgesperrt. Diese Sprintstrecke von ca. 400 m konnte nur ein Pferd gewinnen, das schon ab Start Vollgas gab. Die neu gezüchteten Pferde waren die unumstrittenen Meister darin und machten den Sieg immer unter sich aus, darum wurden die ewigen Gewinner der Quarter-Mile-Rennen folgerichtig Quarter Horses getauft. Ihre Überlegenheit – selbst gegenüber den Vollblütern – währte allerdings nicht ewig. Dank des Wohlstands und des Fortschritts an der Ostküste wurden die ersten ovalen Bahnen gebaut und die Rennen gingen über längere Strecken; da konnte der kleine Sprinter nicht mehr mithalten.

So begann seine zweite Karriere als Pferd der Rinderhüter. Das „Cowpony“ machte seinem Reiter die Arbeit leicht, denn es zeigte ein weiteres angeborenes Talent, den „cow-sense“: Das Quarter Horse entwickelt einen Beschützer- und Hüteinstikt und kann sich unmittelbar auf das Verhalten von Kühen und Stieren einstellen. Ob das entlaufene Vieh zur Herde zurückgetrieben oder aber von den störrischen Kameraden isoliert werden muss, weil es gebrannt werden soll, das Quarter Horse scheint die Bewegungen vorauszuahnen und reagiert reflexartig mit plötzlichen Stopps oder Kurzkehrt-Wendungen.

War der „Kleine Onkel“ ein Appaloosa?

Oder war er vielleicht ein Dalmatiner? Auf jeden Fall war er das seltsam gepunktete Pferd von Pippi Langstrumpf, dem stärksten Mädchen der Welt. Pippi konnte es problemlos von der Veranda in den Garten heben, was den „Kleinen Onkel“ nicht weiter störte, aber die Filmkritiker auf die Palme brachte. Sie bewerteten den Filmtrick, der rund um das Pferd eine blaue Linie erkennen ließ, als „schlecht gemacht“ und hatten wohl auch ihre Zweifel, ob die gleichmäßig runden Punkte auf dem Pferdefell wirklich echt waren. Möglicherweise wurde ja nur etwas nachgeholfen, denn auf der benachbarten Dänischen Insel Seeland werden seit 1812 große weiße Pferde mit vielen dunklen Punkten gezüchtet: Knabstrupper – und keine Appaloosa!

PAINT HORSES

Zur Familie der Westernpferde gehören außerdem die Paint Horses – die „bemalten Pferde“. Sie heißen so, weil es ausschließlich Schecken gibt, die unterschieden werden in *Overo* – meist dunkel mit weißen Flecken, wobei der Rücken die Grundfarbe hat – und *Tobiano* – weiß mit dunkeln Flecken, die die Oberlinie des Pferdes kreuzen. Daneben gibt es auch Paint Horses, die einfarbig oder nur minimal gescheckt sind, sie werden als Breeding Stock bezeichnet und haben ein eigenes Zuchtbuch.

Streng genommen stellen Paint Horses gar keine eigene Rasse dar, sondern sind gescheckte Quarter Horses; sie werden aber von einem eigenen Verband betreut.

Paint Horses sind robust und gehorsam. Auch aufgrund ihrer Fellzeichnung erfreuen sie sich bei vielen Westernreitern großer Beliebtheit.

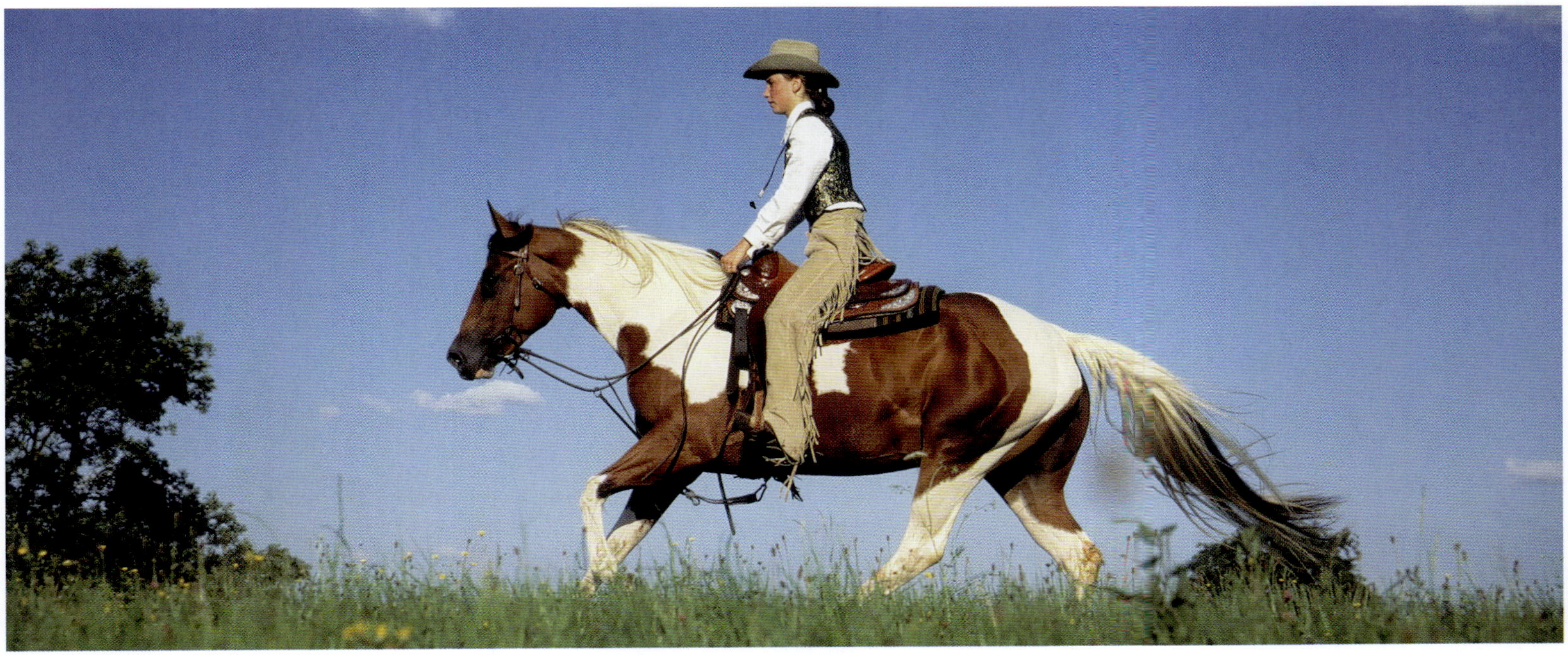

Die großen Deutschen

Rasse-Steckbrief: Hannoveraner

Stockmaß: 162–175 cm
Farben: alle Grundfarben, meist Braune und Füchse
Beschreibung: Reitpferd mit hervorragendem Springvermögen, nervenstark
Herkunft: Deutschland

Rasse-Steckbrief: Holsteiner

Stockmaß: 160–170 cm
Farben: vorwiegend Braune und Schimmel, seltener Füchse und Rappen
Beschreibung: edles, deutlich vom Vollblut geprägtes Sportpferd mit hervorragendem Springvermögen
Herkunft: Deutschland

Rasse-Steckbrief: Oldenburger

Stockmaß: 168–175 cm
Farben: meist Braune und Füchse, selten Schimmel und Rappen
Beschreibung: modernes Sportpferd mit korrekten, schwungvollen Bewegungen
Herkunft: Deutschland

Rasse-Steckbrief: Westfale

Stockmaß: 165–175 cm
Farben: alle Grundfarben, vorwiegend Füchse
Beschreibung: Sportpferd mit großem Springvermögen
Herkunft: Deutschland

Die großen Deutschen der Pferdegeschichte tragen Namen wie Gigolo, Meteor, Bonfire und Rembrandt und stehen für die Rassen Hannoveraner, Holsteiner, Oldenburger und Westfale. Jedes dieser Zuchtgebiete bringt immer wieder namhafte Werbeträger hervor, die bei Welt- und Europameisterschaften und bei Olympischen Spielen ihre Reiter bis aufs Siegertreppchen tragen.

Andere Länder haben zwar auch schöne Hengste und Stuten, aber die deutsche Zucht beherrscht nach wie vor den Markt und liefert in alle Welt. Das Markenzeichen „Made in Germany" ist stark gefragt, wofür nicht zuletzt die Zahlen der Olympischen Spiele 2004 sprechen. 175 Pferde sind in den Disziplinen Springen, Dressur und Vielseitigkeit gestartet. Davon stammten 71 aus deutscher Zucht. Der zweitgrößte Verband, der niederländische, folgte mit erheblichem Abstand; 26 Pferde zählten dazu.

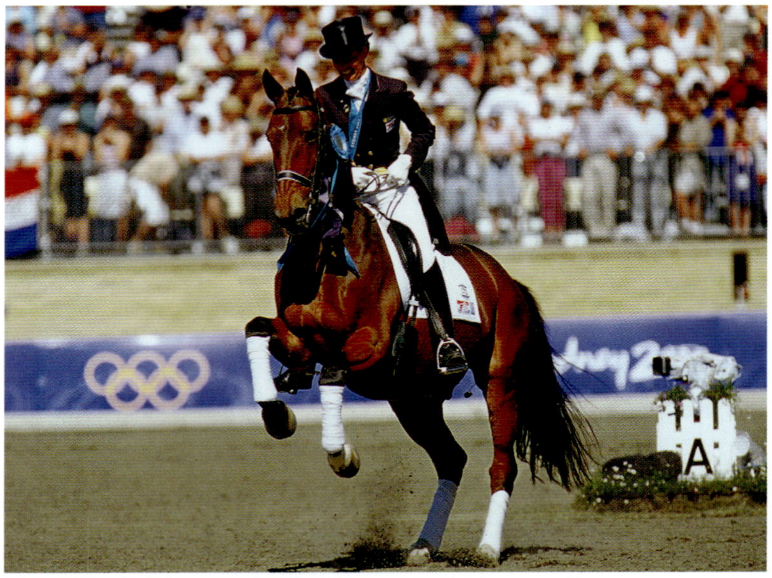

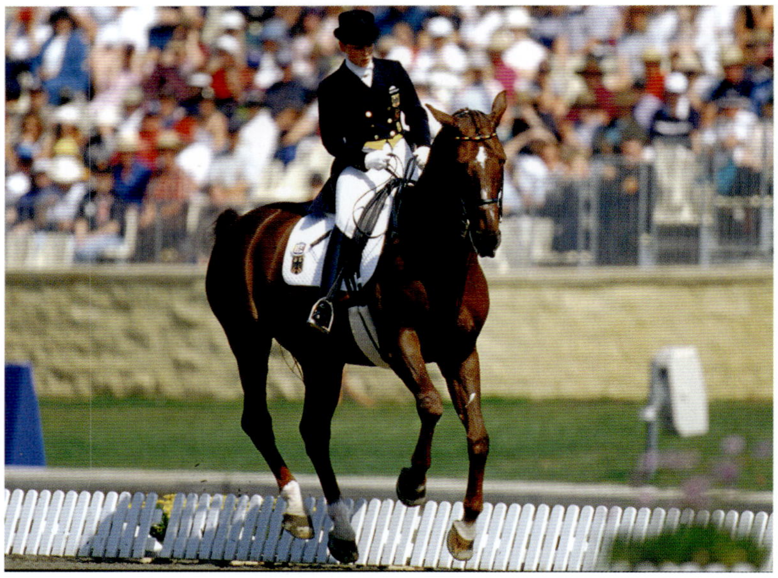

Der Oldenburger Bonfire (oben) und der Hannoveraner Gigolo (unten) zählen zu den erfolgreichsten Dressurpferden aller Zeiten und waren jahrelang harte Konkurrenten in allen großen Dressurwettbewerben. Mal hatte der eine, mal der andere die Nase vorn.

Von den insgesamt 46 Springpferden im Einzelfinale kamen 14 aus Deutschland, davon 9 aus Holstein, 2 aus Oldenburg, außerdem je einer aus Hannover, Westfalen und Bayern. Die deutsche Springreiter-Equipe selbst, die nach ihrer Goldmedaille in Sydney in Athen Bronze gewann, saß fast ausschließlich auf deutschen Pferden. Durch den Hengst Cento mit Otto Becker und den Wallach Cöster mit Christian Ahlmann waren gleich zwei Holsteiner vertreten, Ludger Beerbaum brachte den Hannoveraner Hengst Goldfever mit. Der vierte deutsche Reiter, Marco Kutscher saß auf einem Produkt der Konkurrenz, dem niederländischen Hengst Motender.

In der Dressur ist die deutsche Zucht noch stärker gefragt. 55 % aller qualifizierten Pferde hatten deutsche Eltern. Von 15 Startern im Kürfinale kamen zehn aus deutscher Zucht, die sich in sieben Hannoveraner und je einen Oldenburger, Baden-Württemberger und einen Bayern aufteilten. Mannschafts-Olympiasieger Deutschland glänzte im Dressurviereck durch die drei Hannoveraner Bonaparte mit Heike Kemmer, Weltall mit Martin Schaudt und Wansuela Suerte geritten von Hubertus Schmidt. Nur Ulla Salzgeber ritt kein deutsches Pferd, sondern den Letten Rusty. Die Niederländerin Anky van Grunsven wiederholte ihren Einzel-Olympiasieg von Sydney, wo sie mit dem Oldenburger Bonfire triumphiert hatte, diesmal mit dem Hannoveraner Salinero. Ein Vollbruder von Salinero – Seven up – startete übrigens in der koreanischen Olympia-Equipe der Springreiter.

Der bunte Fuchs Farbenfroh unter Nadine Capellmann stammt aus westfälischer Zucht. Der Weltmeistertitel in der Einzelwertung und der Olympiasieg in der Mannschaftwertung zählen zu den Höhepunkten seiner Karriere.

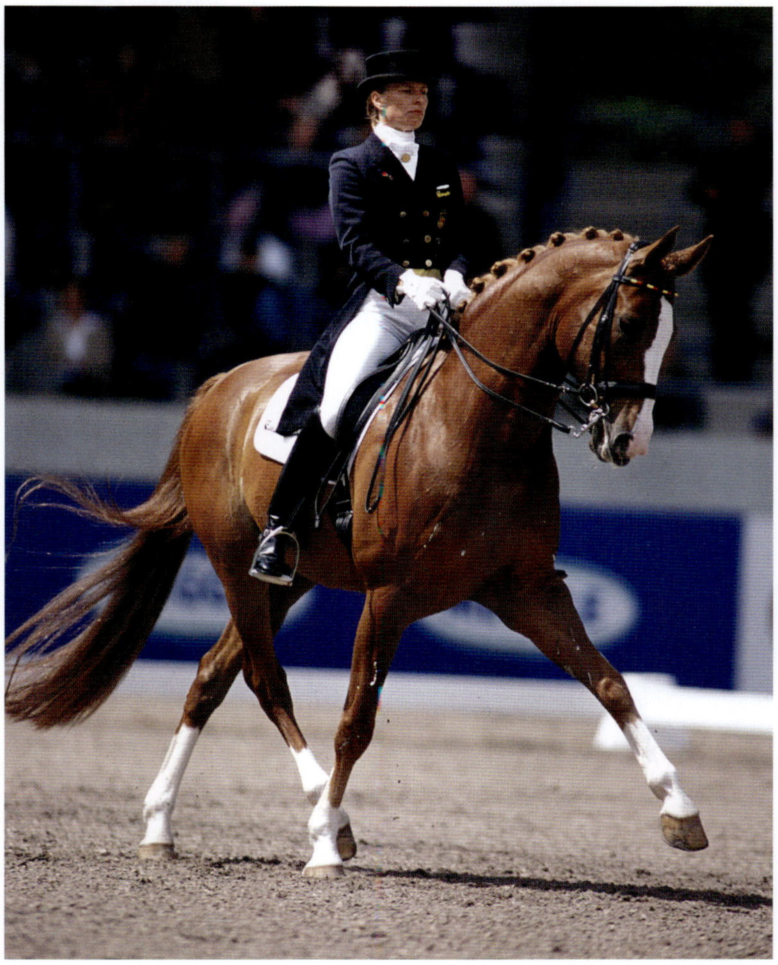

HANNOVERANER

Aus den Zahlen liest sich klar heraus, dass die hannoverschen Pferde in Springen und Dressur am stärksten vertreten sind. Ihr Zuchtverband blickt auf eine lange Tradition zurück. Wegbereiter war König Georg II. von Großbritannien, gleichzeitig auch Kurfürst von Hannover, der 1735 das Landgestüt Celle gründete. „Zum Besten Unserer Unterthanen und zur Erhaltung einer guten Pferdezucht in Unseren Teutschen Landen", schrieb er dazu in einem Erlass. Mit 13 Hengsten, die zum Teil aus Holstein stammten oder neapolitanisches und andalusisches Blut mitbrachten, begann die Zucht eines leichteren Pferdetyps, den die Bauern zwar nicht mehr so gut in der Landwirtschaft verwenden konnten, dafür fand er aber reißenden Absatz bei der Kavallerie. Nach dem 2. Weltkrieg fiel diese Art von Bedarf endgültig weg, und es war nun mehr ein leichtes Sportpferd gefragt. Eine Umstellung, die den Hannoverschen Züchtern relativ schnell und vor allen Dingen gut gelungen ist.

OLDENBURGER

Die Oldenburger Züchter waren nach Kriegsende noch lange nicht so weit, denn ihre Pferde stellten die größte und schwerste Warmblutrasse in Deutschland dar. Auch sie nahmen eilig Vollblüter zu Hilfe, damit den muskulösen Oldenburgern – einst von Graf von Oldenburg als Kutschpferde extra so gezüchtet – ihre friesischen Ahnen nicht mehr so leicht anzusehen waren. Für den Oldenburger der Gegenwart wurden auch Hannoveraner und Trakehner hinzugenommen, um ein gefälliges Sport- und Freizeitpferd zu erhalten.

HOLSTEINER

Eine ähnliche Entwicklung haben die Holsteiner hinter sich. Sie waren schon immer großkalibriger als die Hannoveraner und eigneten sich im Mittelalter ausgezeichnet als Streitross.

Bei der Wandlung hin zum zeitgemäßen Typus griffen die Züchter in bewährter Manier auf die Vollblüter zurück und blieben erfolgreich im Geschäft. Ein Exportschlager waren die Holsteiner aber schon immer, selbst in den USA gibt es seit 1892 ein Stammbuch. Im Springsport sind sie mittlerweile die Nummer 1.

WESTFALEN

Die westfälische Zucht hat lange nach ihrer Identität gesucht. Im Pferdeland Westfalen wurde hauptsächlich für den Bedarf in der Landwirtschaft gezüchtet und jeder züchtete gerade so, wie er es für richtig hielt. Die Gründung des Landgestüts in Warendorf 1826 war ein erster Ansatz, Ordnung in den Zuchtbetrieb zu bringen, doch es wurde weiter mit Vollblütern, Trakehnern, Hannoveranern und anderen Rassen experimentiert. 1920 beschlossen dann die Mitglieder des Westfälischen Pferdestammbuchs, sich selbst zu beschränken und die Zucht auf der Basis von Hannoveranern ganz neu aufzubauen. Die richtige Entscheidung, wie sich zeigte, denn nach der niedersächsischen Zucht gehört heute auch die westfälische zu den bedeutendsten im In- und Ausland. Als sinnvoll erweist sich dabei die Kooperation mit den Nachbarn aus demselben Bundesland, dem rheinischen Pferdestammbuch.

Otto Becker trat mit dem Holsteiner Schimmel Cento jahrelang erfolgreich auf Springturnieren in aller Welt an und lehrte bis zur Verabschiedung des Hengstes beim CHIO Aachen 2006 die Konkurrenz das Fürchten.

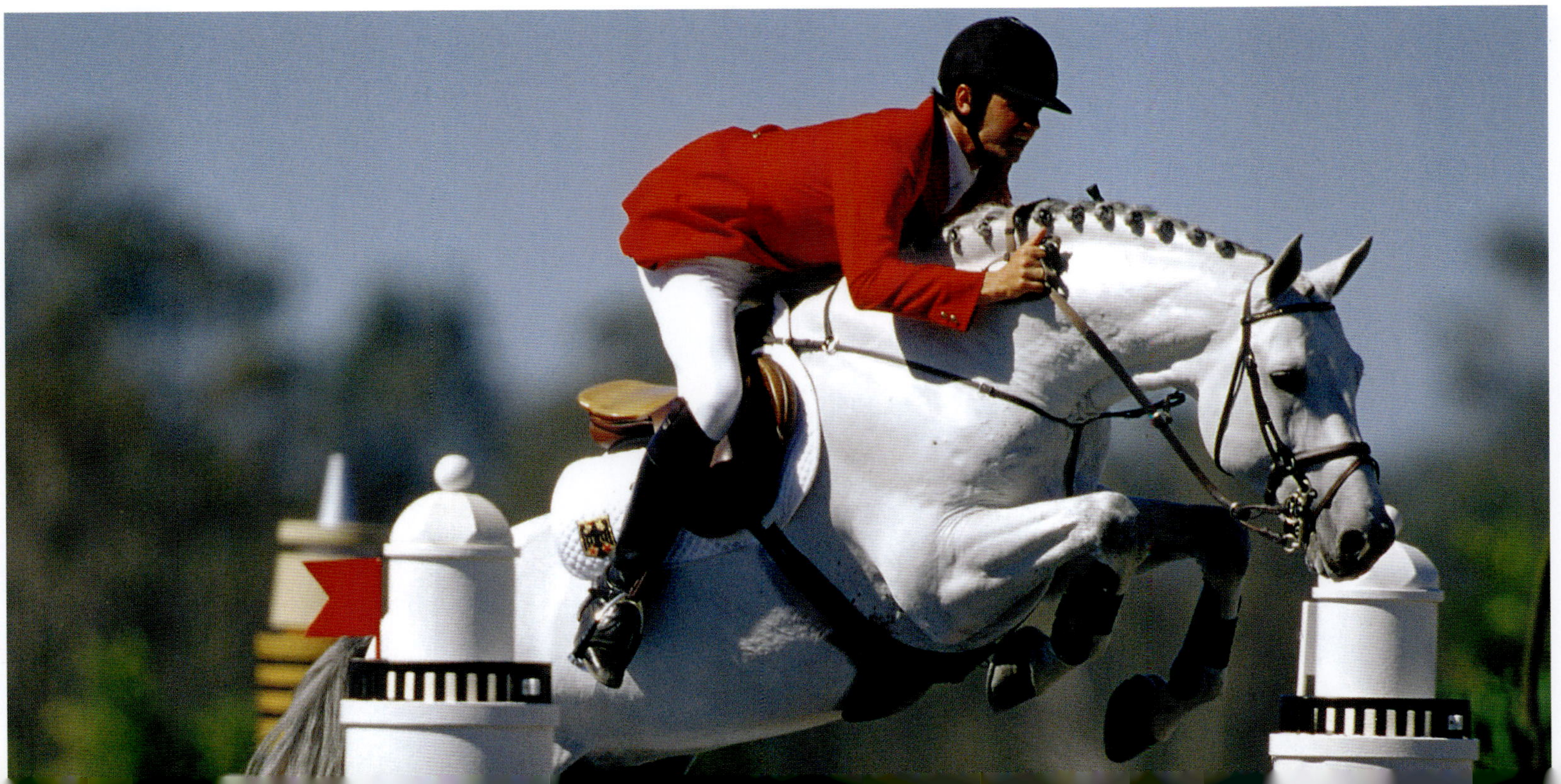

Masse und Klasse – Großkaliber

Rasse-Steckbrief: Percheron

Stockmaß: 160–170 cm
Farben: Schimmel und Rappen
Beschreibung: elegantes Zugpferd
Herkunft: Frankreich

Rasse-Steckbrief: Shirehorse

Stockmaß: 175–200 cm
Farben: meist Rappen, aber auch Schimmel und Braune
Beschreibung: kräftiges Zugpferd
Herkunft: England

Rasse-Steckbrief: Noriker

Stockmaß: 155–170 cm
Farben: Füchse, Braune, Rappen, Tigerschecken, Grauschimmel (Mohrenköpfe)
Beschreibung: kräftiges Arbeits-, Reit- und Kutschpferd
Herkunft: Österreich

Rasse-Steckbrief: Brabanter

Stockmaß: 165–175 cm
Farben: alle Grundfarben
Beschreibung: elegantes Zugpferd
Herkunft: Belgien

Es ist wie bei den Menschen auch: Die Mageren und Dünnen sind meist etwas zappelig und leicht nervös, die Dicken sind häufig eher gemütlich, nervenstark und keineswegs hitzköpfig, sondern gelassen. Auf das Großkaliber unter den Pferden, den Kaltblüter, trifft das Klischee ebenfalls zu: Er ist ein ehrlicher Arbeiter, der obendrein auch noch ziemlich anspruchslos ist.

Durch viele Jahrhunderte rackerte er sich im Dienste der Menschheit als Streitross und Ackergaul ab, bis ihn am Ende dann doch keiner mehr wollte und er im 20. Jh. kurz vor dem Aussterben stand. Seitdem sind die Großkaliber eine Minderheit, die einerseits vom Menschen geschützt und gleichzeitig von ihm bedroht wird. Kaltblüter werden im 21. Jh. gezielt für die Arbeit im Wald gezüchtet, für Show-Auftritte und in manchen Ländern als ergiebige Fleischlieferanten, denn trotz ihrer Körperfülle sind sie bei artgerechter Haltung und ausreichender Bewegung keineswegs fett.

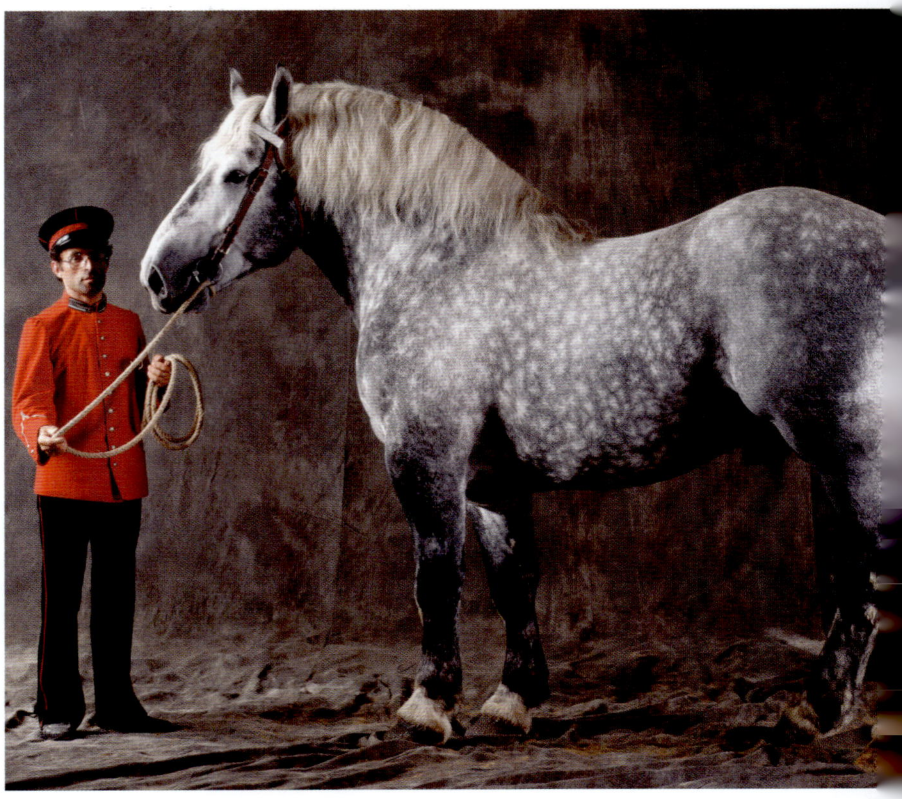

Die imposante Erscheinung der französischen Percherons verbunden mit ungeahnter Eleganz macht sie zu den beliebtesten Kaltblutrassen weltweit.

PERCHERONS

Eine der bekanntesten und weltweit beliebtesten Kaltblutrassen sind die französischen Percherons. Trotz ihrer Masse – sie wiegen über 600 kg – haben sie sich die Klasse ihrer Vorfahren bewahrt, zu denen verblüffenderweise auch das arabische Vollblut gehört. Deshalb verstehen es die Percherons, ihren korpulenten Körper durchaus elegant in Bewegung zu setzen und sind so vielseitig einsetzbar. Die Bilder von den Percherons, die 1826 die ersten Omnibusse durch Paris zogen, gingen um die Welt. Sie wurden sogar zu einem Exportschlager von Nordamerika bis Argentinien. Die Franzosen mögen ihre Großkaliber – und auch der Gourmet verachtet sie oft nicht.

Shirehorses sind die größten Pferde der Welt. Die Hengste haben ein Stockmaß von bis zu 2 Metern.

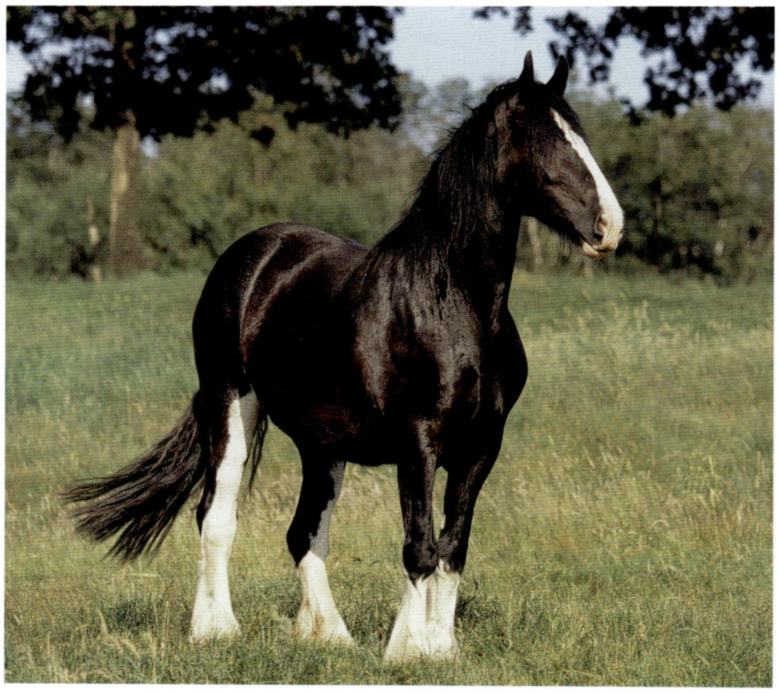

SHIREHORSES

Wer auf ein ausgewachsenes Shirehorse steigen will, der sollte sich vorsorglich eine Leiter besorgen und auf eine kleine Kletterpartie gefasst sein, denn ein Hengst kann bis zu 200 cm groß werden. Mit diesem Stockmaß stellen Shirehorses die größte Rasse der Welt, bei der ein paar Kilos mehr auf der Waage ganz natürlich sind: Eine Tonne Gewicht für ein Shire ist kein Problem und erst recht keine Schande. Wer aber glaubt, er habe es mit einem ungeschickten Trampeltier zu tun, der irrt gewaltig. Shirehorses sind wohl proportionierte Pferde mit guten Gängen und Bärenkräften. Es wird von Zugwettbewerben berichtet, bei denen ein Shire-Tandem auf nassem Kopfsteinpflaster einen Wagen von 18,5 Tonnen zog. In der Wendung bewegte das hintere Pferd diese Last sogar ganz allein.

Seine Hochzeit hatte das Shirehorse im Mittelalter, als er die Ritter in ihren schweren Rüstungen mühelos zum Kampf trug und sich dank seiner Nervenstärke durch nichts aus der Ruhe bringen ließ. In den folgenden Jahrhunderten waren die Riesen aber immer weniger gefragt und konnten sich nur in geringer Zahl durch den Einsatz in der Landwirtschaft halten. Erst ihre Entdeckung als Showpferd auf Turnierveranstaltungen, Festzügen und Landwirtschaftsmessen brachte die sanften Riesen auch bei den Kaltblutzüchtern ihrer englischen Heimat wieder in Mode. Das Interesse für die größten Pferde der Welt reicht mittlerweile bis nach Amerika und Australien.

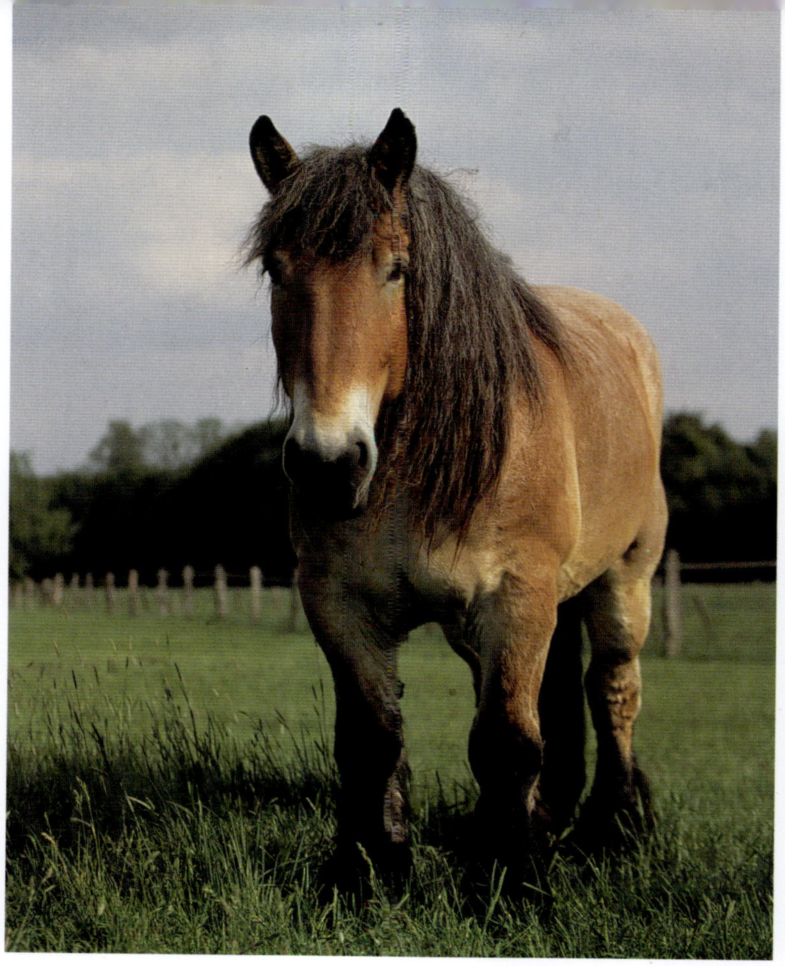

Das Rheinische Kaltblut ist dem Brabanter in Aussehen und Charakter sehr ähnlich.

NORIKER

Auch der Noriker zählt zum alteingesessenen Kaltblüter-Adel. In der römischen Provinz Noricum, dem heutigen österreichischen Bundesland Kärnten, wurde ein großes stabiles Pferd gezüchtet, der Noriker. Sein wenig elegantes Äußeres kümmerte die rüstigen Ritter im späteren Mittelalter wenig, denn der große Kopf auf dem kurzen Hals verschwand ohnehin unter dem Schutzpanzer. Und an Durchschlagskraft fehlte es dem wuchtigen Streitross nun wahrlich nicht.

Im 18. Jh. züchteten die Bauern dann den Noriker vorzugsweise für die Landwirtschaft und machten ihn noch leistungsstärker. Eine feinere, elegantere Linie entstand unter Regie der zuchtbegeisterten Salzburger Erzbischöfe, die zur Veredelung spanische und neapolitanische Hengste ins Land holten und bei der Gelegenheit dem Noriker auch die typischen Farbflecken ins Fell züchteten.

Seine körperlichen Fähigkeiten helfen dem Noriker heute, den Fortbestand der Rasse zu sichern. In Österreich und Bayern, wo er traditionell beim Holzrücken in den Alpen hilft, wurden auch seine Qualitäten als Reit- und Kutschpferd wieder entdeckt.

Wenn die schweren Noriker, hier so genannte Mohrenkopfnoriker, über die Weide galoppieren, bebt der Boden.

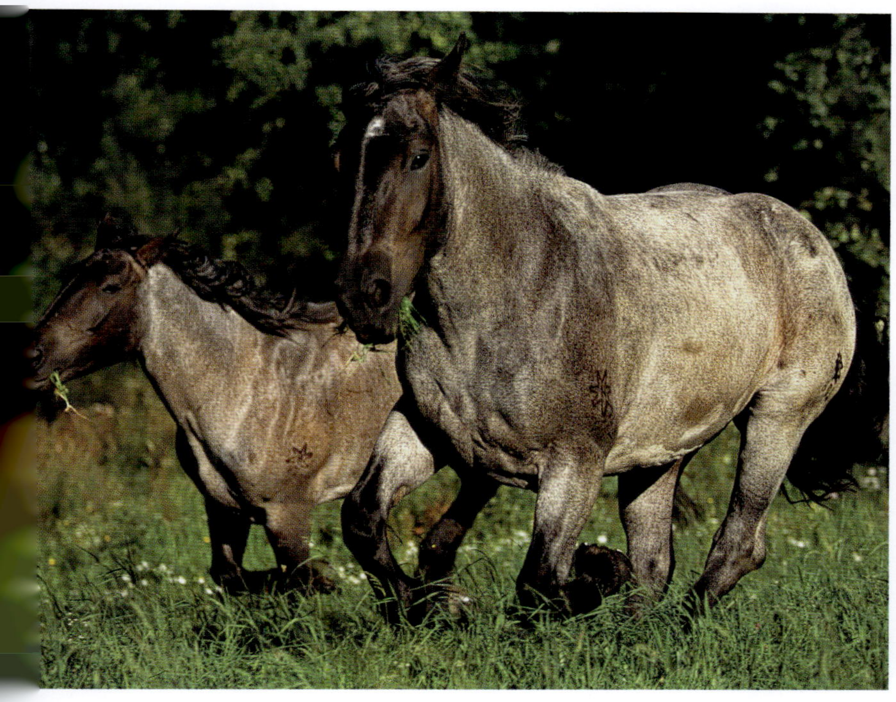

BRABANTER

Der Brabanter rangiert in der Gewichtsklasse des mächtigen Shirehorses, also 1000 kg und mehr, hat aber ein ganz anderes Kaliber und muss sich deshalb schon mal den Spitznamen „Dickerchen“ gefallen lassen.

Rein körperlich gehört das belgische Kaltblut nicht zu den Größten. Es ist 1,70 m hoch, hat einen kleinen Kopf auf einem kurzen Hals und einen Rumpf, der fatale Ähnlichkeit mit einer Tonne hat. Wenn also acht Brabanter einen Wagen voll mit Bierfässern ziehen, kann man der Brauerei eigentlich nur zu ihrer Auswahl gratulieren. Man muss nicht immer rank und schlank sein, um in der Werbung gefragt zu sein.

In seiner Heimat erfreut sich der Brabanter dank seiner Beleibtheit großer Beliebtheit. In den USA wird als „Amerikanischer Belgier“ gezüchtet, außerdem hatte er großen Einfluss auf das Rheinische Kaltblut, das sich erst durch Einkreuzen des Brabanters zu dem Pferdetyp entwickelte, der sich heute so vieler Anhänger erfreut.

Was bedeutet Kaliber?

„Das ist ja ein ganz schönes Kaliber“, heißt es oft in der Umgangssprache, wenn man von dem besonderen Durchsetzungsvermögen und der hohen Intelligenz eines Menschen spricht. Gemeint sein kann aber auch eine beachtliche Körpergröße. Letztere Auslegung des Begriffes kommt der Bedeutung in Bezug auf Pferde schon ein wenig näher. Bei ihnen lässt sich das Kaliber sogar genau errechnen, es ergibt sich aus dem Verhältnis von Gewicht und Widerristhöhe. Araber sind ein kleines Kaliber, Kaltblüter ein dementsprechend großes.

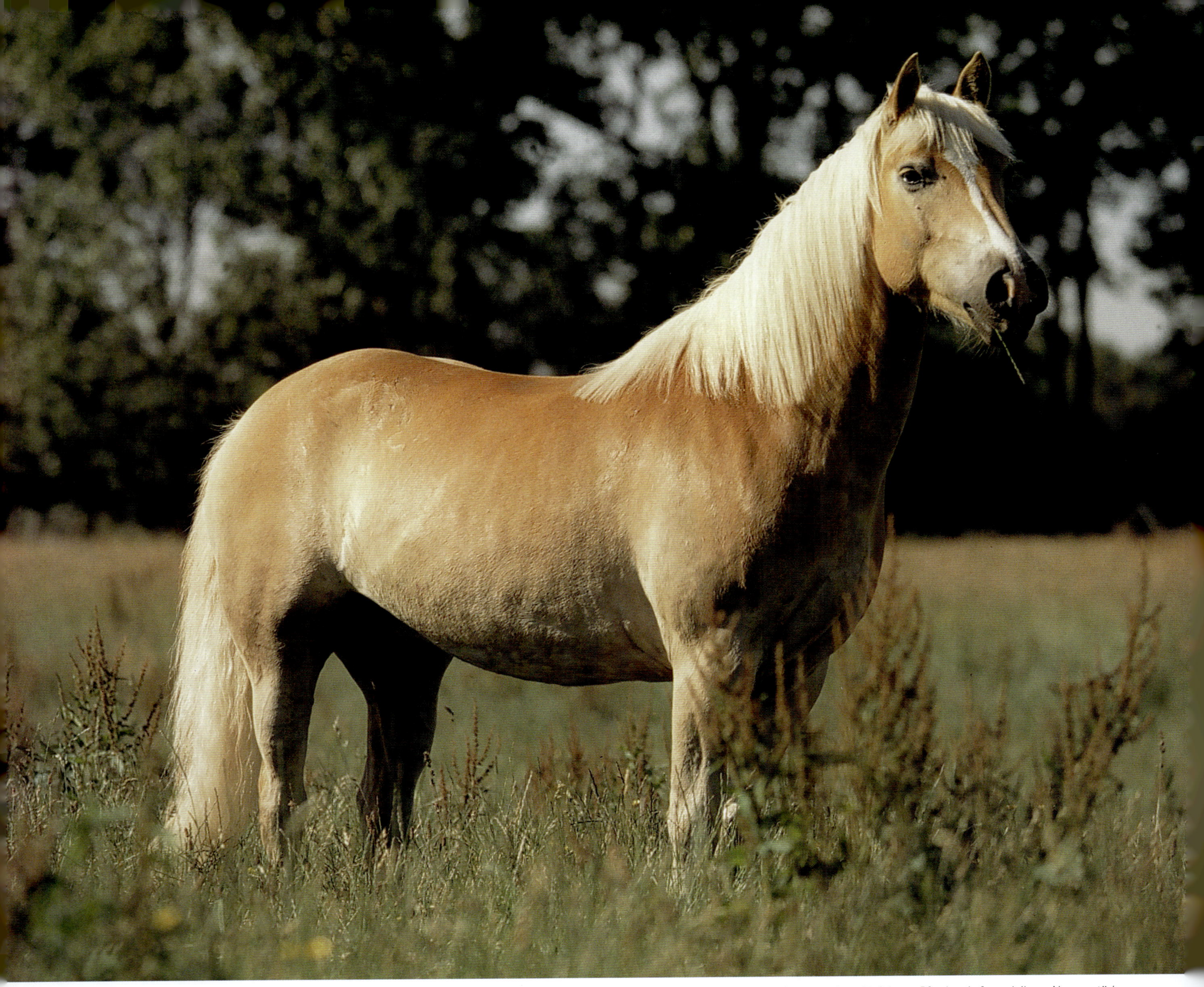

Haflinger sind extrem robuste, sehr trittsichere Pferde. Aufgrund ihrer Nervenstärke eignen sie sich hervorragend als Freizeitpferd.

Blonde Beautys

Rasse-Steckbrief: Haflinger

Stockmaß: 135–145 cm

Farben: Fuchs mit hellem Langhaar

Beschreibung: robustes Arbeits- und Reitpferd

Herkunft: Italien

Nach ihrem Geburtsort Hafling in Südtirol sind auch die Füchse mit der blonden Mähne benannt. Sie zählen aufgrund ihrer Größe zu den Pony- bzw. Kleinpferderassen und stapfen auf ihren kräftigen Beinen mit den harten Hufen sicher über die Bergpfade in den Alpen. Zu ihren Vorfahren zählen die Gebirgsponys, die ca. 555 n. Chr. von den Ostgoten in Tirol zurückgelassen wurden. Daraus entwickelte sich durch Einkreuzen orientalischer Hengste der moderne, sportlichere Haflinger-Typ. Trotz der Veredelung sind die Kleinpferde normalerweise relativ ruhig und außerdem extrem trittsicher, daher eignen sie sich hervorragend als Geländepferde.

Wer allerdings glaubt, ein Haflinger würde es nicht auch weiter bringen und sei für den Pferdesport ungeeignet, der irrt gewaltig. Eine Dressur auf allerhöchstem Niveau packen die „Hafis" vielleicht nicht ganz, doch bis zur Klasse M halten sie oft locker mit und verweisen so manch ein Großpferd samt Besitzer in seine Schranken. Auch auf Westernturnieren trifft man zunehmend die kompakten Haflinger an, die dort durch ihre Wendigkeit v. a. in den Disziplinen Trail und Cutting punkten, und hin und wieder mal halb spöttisch, halb liebevoll als „Alpenquarter" bezeichnet werden. Die Paradedisziplin der hübschen, kräftigen Blonden ist aber das Fahren. Es gibt mehrere Haflingergespanne, die international ganz vorne mitfahren.

Stutenmilch

Bereits in der Antike wurde von sagenumwobenen Reitervölkern berichtet, die ihre Stuten molken, um sich mit der Milch oder den daraus gewonnenen Produkten zu stärken. Sie bezogen aus der Stutenmilch augenscheinlich ganz besondere Kraft, Ausdauer und Gesundheit.

Es wurde sicher viel fabuliert damals, doch mit hoher Wahrscheinlichkeit ist ein wahrer Kern in den Erzählungen enthalten. Heute ist die Stutenmilch nämlich anerkanntes Naturheilmittel. Trotzdem gibt es immer noch relativ wenige Gestüte, die sich auf die Stutenmilchgewinnug spezialisiert haben.

Stutenmilch ähnelt in ihrer Zusammensetzung sehr der menschlichen Muttermilch und ist nahrhaft, wirkt stärkend und durchblutungsfördernd. Besonders nach längeren Krankheiten und bei Erschöpfungsungszuständen kann Stutenmilch neue Kraft geben. Es gibt unbehandelte Stutenmilch, die zum Verzehr innerhalb von zwei Tagen bestimmt ist, und behandelte Stutenmilch, die länger haltbar ist. Ein beliebtes Produkt aus Stutenmilch ist Kumyss, ein aus vergorener Stutenmilch gewonnenes, leicht alkoholhaltiges und äußerst erfrischendes Getränk.

Eine besonders geeignete Pferderasse zur Gewinnung von Stutenmilch sind die blonden Haflinger, weil ihre Laktationszeit besonders lang ist und sie sich gut melken lassen.

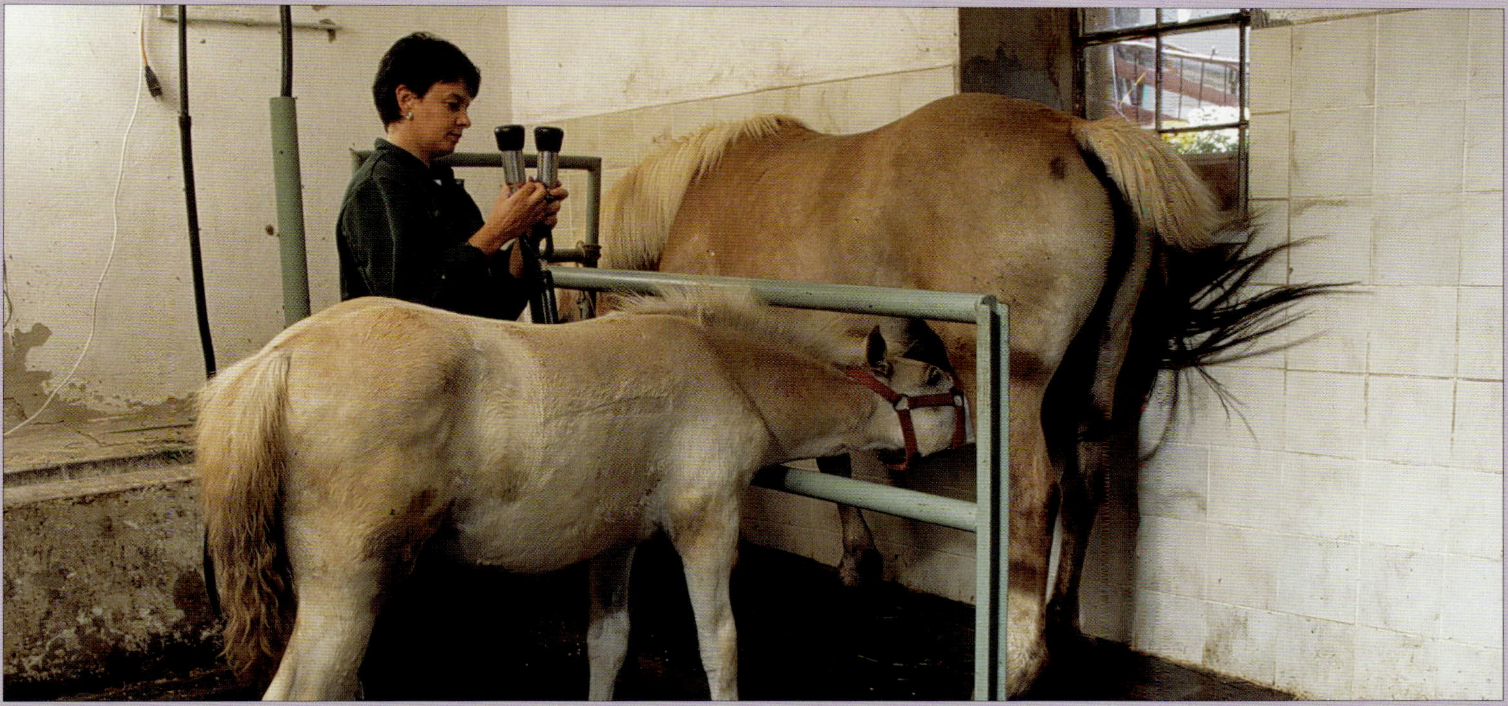

Im Gegensatz zu Kühen geben Pferde nur Milch, wenn das Fohlen säugt. Deshalb ist das Fohlen auch dann in der Nähe, wenn sich die Stute im Melkstand befindet.

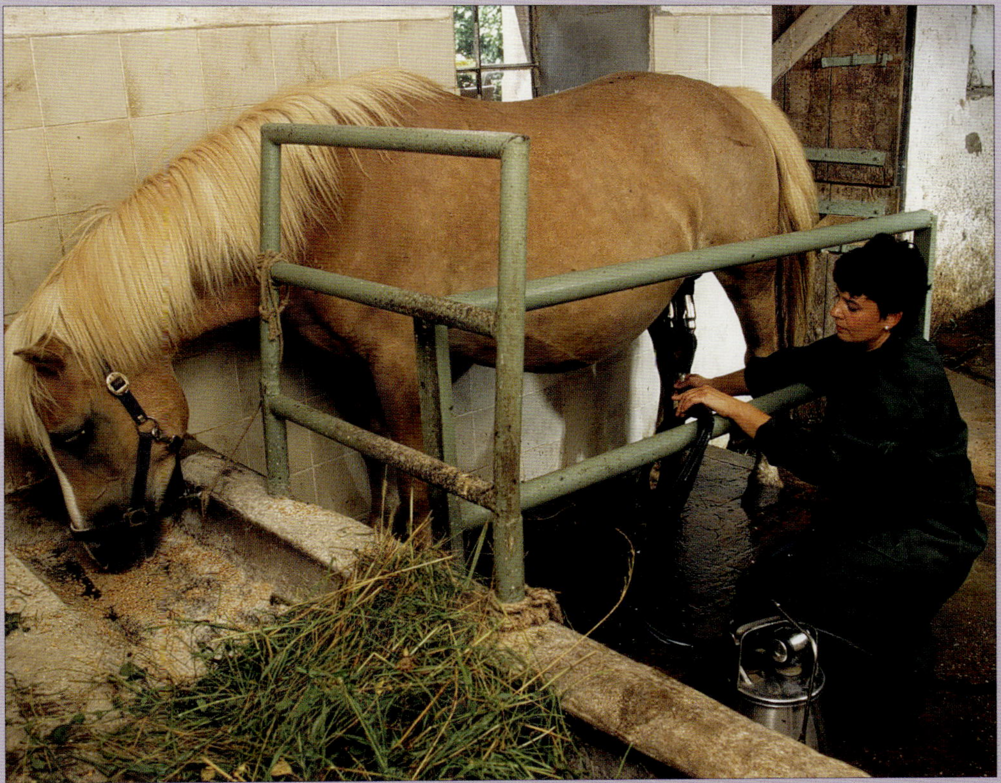

Die Milch wird mittels eines Melkgeschirrs abgepumpt, das speziell auf das hoch liegende Euter der Stuten ausgerichtet ist. Der Melkvorgang erfordert hohes Geschick und viel Einfühlungsvermögen, verläuft aber ganz entspannt, wenn alles richtig gemacht wird.

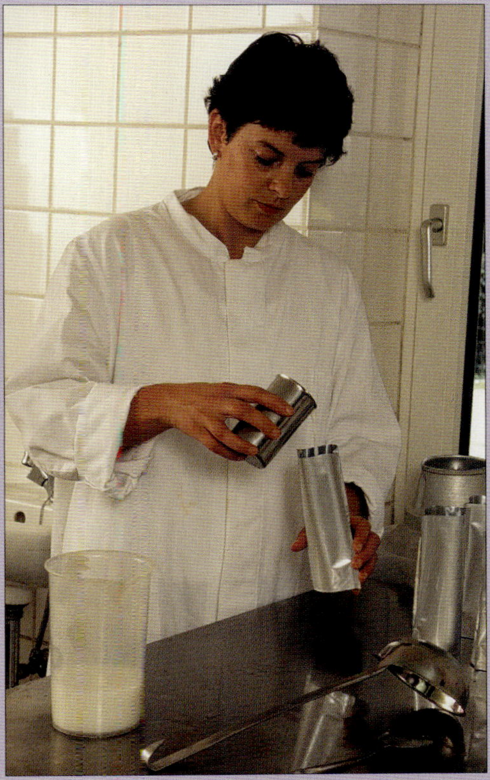

In der Milchkammer wird die frische Stutenmilch unfiltriert erst in einen Messbecher und anschließend in Spezialtüten abgefüllt. Unbehandelt ist sie zum Sofortverzehr bestimmt.

Einen Gang zulegen

Rasse-Steckbrief: Isländer

Stockmaß: 125–145 cm

Farben: alle Grundfarben, auch Schecken

Beschreibung: robustes, williges und ausdauerndes Pferd mit gutmütigem Charakter und Charme, das neben den Grundgangarten auch über Pass und Tölt verfügt

Herkunft: Island

Als die Wikinger Ende des 9. Jhs. mit ihren Drachenbooten auf der Insel aus Feuer und Eis anlegten, da hatten sie nur ihre besten Haustiere an Bord. Darunter auch germanische Ponys aus der norwegischen Heimat und einige Keltenponys, die sie bei einem Zwischenstop in Nordschottland aufgenommen hatten. Zusammen mit den Pferden der irischen Zuwanderer vollbrachte die muntere Mixtur aller beteiligten Ponyrassen das Islandpferd. Den Landnehmern gefiel dieses robuste, genügsame Naturpferd so gut, dass sie bereits im Jahre 930 per Volksversammlung beschlossen, keine weiteren Pferde auf die Insel zu holen. Das Einfuhrverbot galt als ungeschriebenes Gesetz, das 1939 endlich auch schriftlich fixiert wurde, als man längst auf eine 1000-jährige Reinzucht zurückblicken konnte.

Wie eng verbunden die Isländer ihren Pferden waren und sind, verdeutlicht ein Blick über die Insel. Gletscher, Geysire, Geröll, Wüsten- und Lavafelder waren ohne die trittsicheren Islandponys kaum zu überwinden. Hebamme, Arzt und Pfarrer kamen nur reitenderweise auf die entlegenen Höfe. Alle Versorgungsgüter und letztendlich auch der Sarg

In die Gänge kommen

Neben Schritt, Trab und Galopp haben Gangpferde ein bis zwei besondere Extras im Angebot: den butterweichen Tölt und den rasanten Pass. Weltweit gibt es rund 40 töltende Rassen wie Paso Fino, Mangalarga Marchadores, Aegidienberger, Tennessee Walking Horse und Töltiberer. Doch die bekannteste ist und bleibt das Islandpony, Naturtölter genannt, weil es oftmals von selbst den Tölt anbietet. Dem Reiter solls recht sein, denn ohne jegliche Schwebephase ist es die bequemste Art, sich zügig fortzubewegen. Der Tölt ist ähnlich dem Schritt, nur eben schneller und dabei erschütterungsfrei. Pferde, die Tölt und Pass beherrschen, sind klassische Fünfgänger und auch auf Island heiß begehrt und teuer.

Passgänger faszinieren jeden Reiter, der die blitzschnellen Bewegungen des Pferdes unter sich spürt, während er ruhig und kontrolliert im Sattel sitzt. Rennpass-Rennen, bei denen die Pferde geradezu über die 250 m lange Strecke fliegen, führen im Rausch der Geschwindigkeit zu Rekordzeiten: 21,73 Sekunden benötigte der Island-Wallach Gammur fra Kritholi im September 2000 in Dahlenburg, und das bei stehendem Start.

Der Tölt ähnelt dem Schritt, ist aber weitaus schneller und hat dabei keine Schwebephase. Deshalb ist er quasi erschütterungsfrei und für den Reiter sehr bequem zu sitzen.

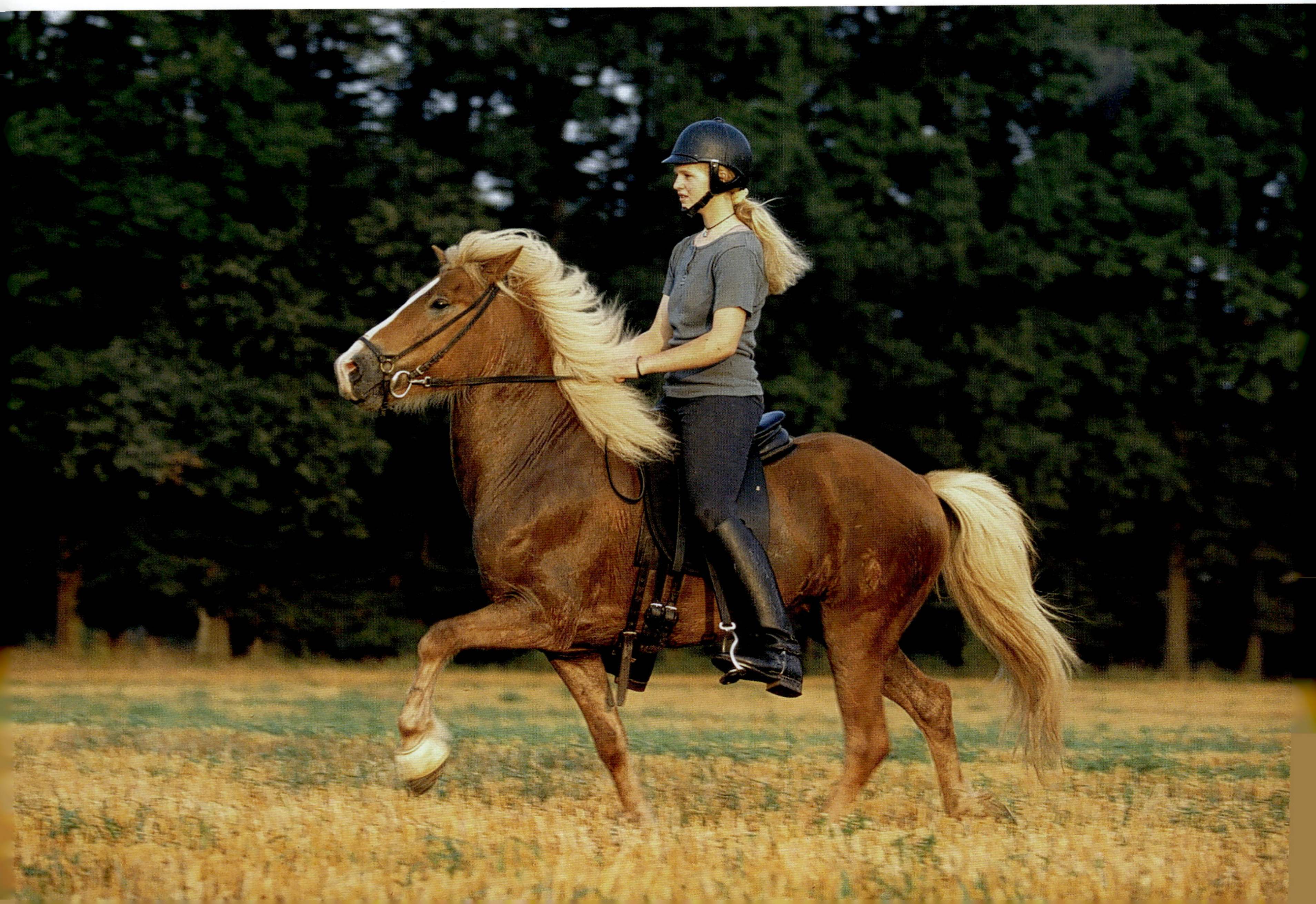

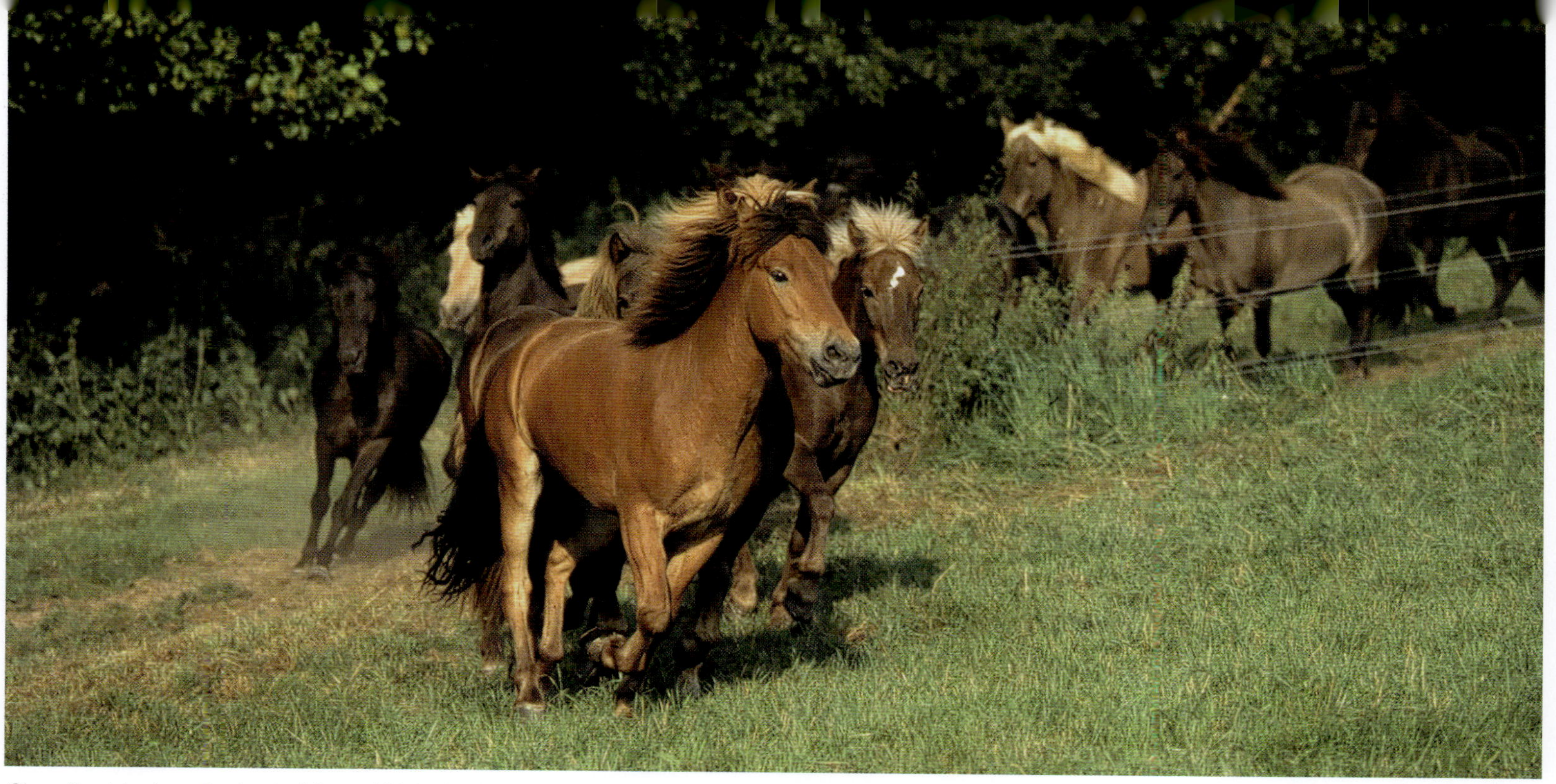

Oben: Das Islandpony ist das Aushängeschild der Insel im Nordatlantik. Es hat sich im Laufe der Zeit zu einer der beliebtesten Ponyrassen weltweit gemausert und wird inzwischen überall gezüchtet.

Unten: Isländer sind klassische Robustpferde, außergewöhnlich genügsam, zäh und anspruchslos. In ihrer Heimat werden sie oft halbwild gehalten, denn sie stören sich nicht an Wind und Wetter.

wurden mit Hilfe des robusten Kleinpferdes transportiert. Nicht selten begleitete das Pferd seinen Reiter sogar in den Tod. Einem kelto-germanischen Glauben folgend brauchte der Mensch sein Pferd auf seinem letzten Weg ins Totenreich – aufgezäumt und gesattelt. Pferde waren die „Gabe der Götter", gemocht und geliebt von dem, der seine Zeit mit ihnen verbringt – und nach diesem Prinzip leben die Nachfahren der Wikinger heute noch. Sie errichteten am Rande ihrer Hauptstadt Reykjavík ein riesiges Pferdedorf für mehrere tausend Pferde mit Ställen, Reitwegen und Weiden.

Die Besonderheit der Islandpferde hat sich längst auch in anderen Ländern herumgesprochen. Anfang der 70er-Jahre avancierten sie in Deutschland zum Importschlager – und das nicht nur, weil die Mädchen vom Immenhof in der Fernsehverfilmung so viel Spaß mit ihren „Isis" hatten. Besitzer und Reiter schätzen einfach die leistungsbereiten, vergleichsweise unkompliziert im Offenstall oder der Herde zu haltenden Pferde und entdeckten in ihnen auch die sportlichen Qualitäten.

Auf der Suche nach dem besten Tölter und Passgänger werden alle zwei Jahre die Weltmeisterschaften der Islandpferde durchgeführt. Kurioserweise kann diese Veranstaltung niemals im Ursprungsland Island stattfinden, denn nach wie vor dürfen dort keine Pferde eingeführt werden, auch nicht vorübergehend.

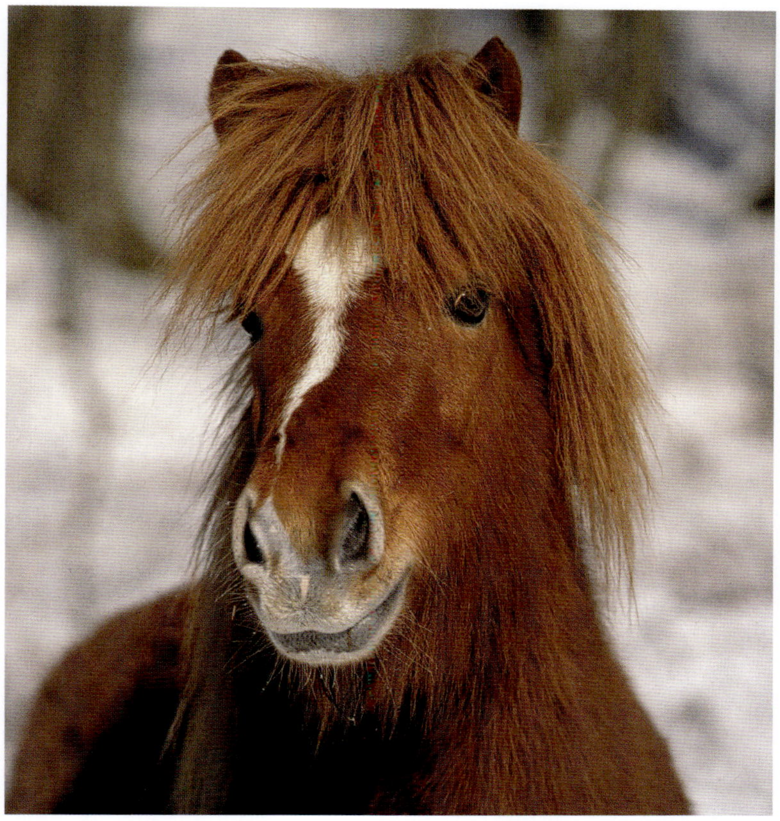

Managertraining by Isi

„Darf ich vorstellen, das sind Ihre neuen Mitarbeiter!"

So werden zum Seminarbeginn ein Rudel Manager und eine Herde Islandponys miteinander bekannt gemacht. Wer hier der Chef und wer Untergebener ist, stellt sich aber erst heraus, wenn Pferd und Manager sich Auge in Auge im Picadero, einem geschlossenen Areal gegenüberstehen. Hier sollen kleine Aufgaben gelöst werden, für einen Topmanager eigentlich kein Problem: Er soll das Pferd ohne Seil oder andere Hilfsmittel dazu bringen, auf ihn zuzulaufen, ihm zu folgen oder Abstand zu halten. Kurzum, er soll seine Führungsqualitäten unter Beweis stellen.

Leichter gesagt als getan, denn die gewünschte Reaktion zeigen die Vierbeiner nur, wenn sie eindeutige Signale bekommen. Sie spüren sehr genau, ob die Körpersprache und der Ausdruck ihres Gegenübers glaubwürdig sind, bemerken jede Unsicherheit und geben durch ihr Verhalten eine ebenso prompte und unmissverständliche Antwort. Das Pferd wird zum unbestechlichen Spiegelbild der eigenen Ausstrahlung und Führungskraft.

Islandpferde sind geeignete Trainingspartner, weil sie unabhängig vom Menschen leben, der sie in mehr als tausend Jahren auch durch die Zucht kaum verändert hat. Sie wachsen ursprünglich wie Wildpferde im Herdenverband auf, der in seinem sozialen Gefüge dem des Menschen sehr ähnlich ist. Schon als Fohlen lernen sie ein natürliches Sozialverhalten und bekommen ein Gefühl für Rangordnung. Die große Nähe zu den Artgenossen macht sie in ihrer Rückmeldung gegenüber dem Menschen unabhängig.

Bevor die Managerriege nach der 3-tägigen Rosskur wieder auf die zweibeinigen Mitarbeiter losgelassen wird, kann sich jeder Seminarteilnehmer per Videoanlayse ein Bild über die eigenen Führungsqualitäten machen. So mancher Entscheidungsträger ist erstaunt, was ihn das Pferd über sich und andere Menschen gelehrt hat.

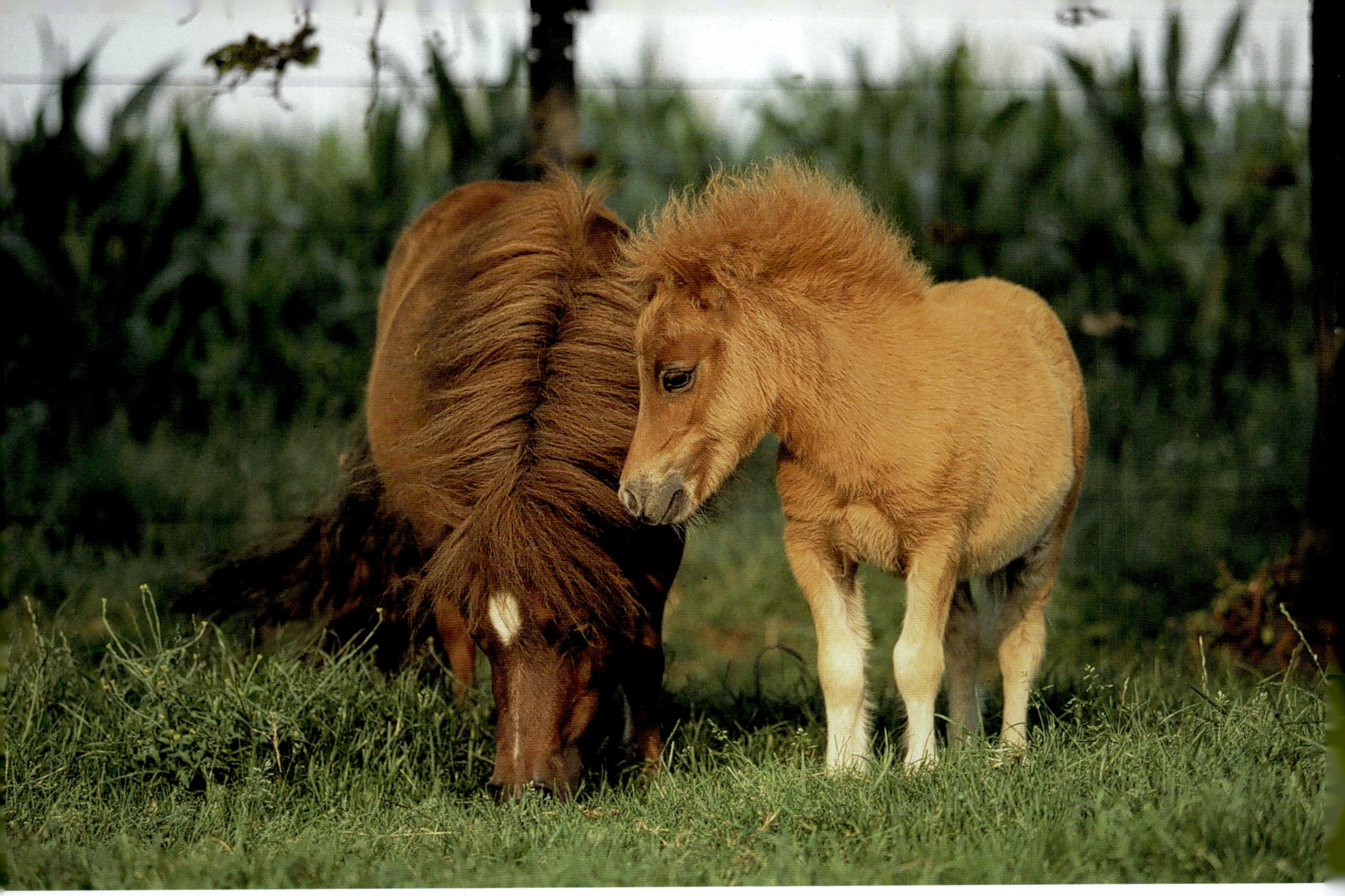

Unter allen Ponyrassen am kleinsten, aber beliebtesten ist das Shetland-Pony. Es gilt als der ideale Freizeitpartner für kleine Kinder, zumal es bei aller ponytypischen Sturheit liebenswert, ausdauernd und zuverlässig ist.

Klein, aber oho!

Ponys gibt es in allen Farben, Schattierungen und Größen – sofern sie 148 cm nicht überschreiten. Allein Pony zu sein, ist noch keine Rassebezeichnung, sondern einfach nur die Abgrenzung zum Großpferd und ein besonderes Markenzeichen.

Kinder lieben Ponys, die ihnen nicht so bedrohlich erscheinen wie ein ausgewachsener Warmblüter. Deshalb gilt das Pony für die unter 10-Jährigen als idealer Freizeitpartner, auch um den Umgang mit Pferden und das Reiten zu lernen. So manch ein Pony unterscheidet sich in seinen Eigenschaften und Ansprüchen kaum noch von einem Großpferd, abgesehen davon, dass die Ponys meist robuster sind. Den kleinen, dickbäuchigen Rasenmäher – kaum größer als ein Schäferhund – gibt es natürlich auch. Doch der Rassekatalog umfasst weit mehr Arten und reicht von A wie Acchetta bis Z wie Zwerghackney.

Die *Acchetta* sind auf der Insel Sardinien zu Hause und leben dort wahrscheinlich schon seit 2000 Jahren. Sie sind nur 120–130 cm groß, stellen in der Haltung geringe Ansprüche und sind vielseitig verwendbar. Einen Bekanntheitsgrad über die Insel hinaus haben sie nie erlangt.

Ein Reitvergnügen auch für Erwachsene bietet der *Aegidienberger*. Diese Ponys sind eine ganz eigene Kreation, bei der ihr deutscher Züchter Walter Feldmann nichts dem Zufall überließ. Er stellte sich eine neue Gangpferderasse vor, die größer und eleganter als die Islandpferde sein sollte. So brachte er Isländer und Paso Peruanos zusammen und kam tatsächlich zum gewünschten Ergebnis. Mit einem Stockmaß von 140–150 cm züchtete er einen temperamentvollen und ausdrucksstarken Naturtölter, der zudem noch schnell und trittsicher auf den Beinen ist. Er benannte das Pferd nach seinem Gestüt Aegidienberger in Nordrhein-Westfalen.

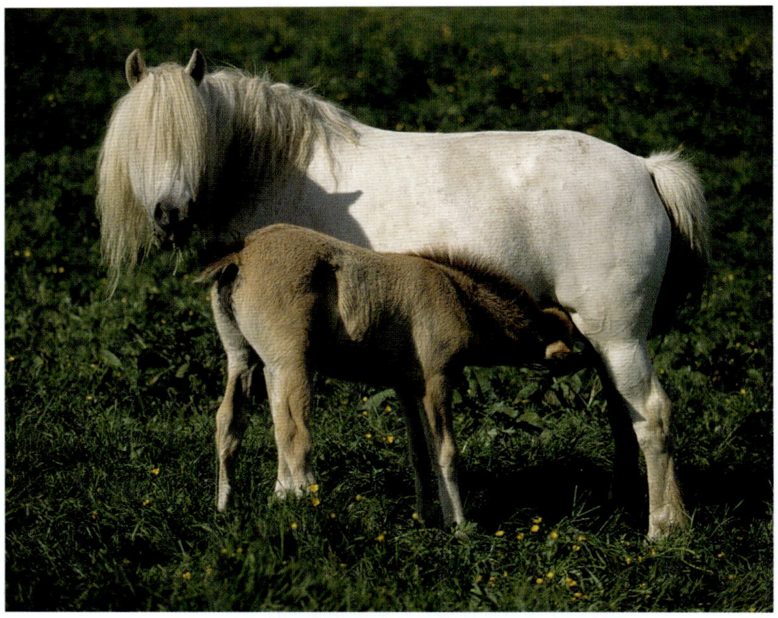

Das britische Highland-Pony erfreut sich wachsender Beliebtheit. Es ist robust, kräftig und mit einem Stockmaß von ca. 145 cm verhältnismäßig groß. Typisch ist das lange, dichte Langhaar.

Rekordverdächtig
Das stärkste Pferd der Welt ist das Shetland-Pony. Kein Scherz! Im Verhältnis zu ihrer Größe können die Kleinsten unter den Kleinen ordentlich was wegschleppen. Das wussten auch die Einwohner der Shetland-Inseln, denen die Ponys als Pack- und Zugponys den Torf aus den Mooren und den Seetang von der Küste holten. Leider empfahlen sie sich mit ihrer Größe und Stärke auch für den Einsatz in Großbritanniens Kohlegruben – ein wahrlich düsteres Kapitel in der Geschichte der Ponyrasse!

Das *Fell-Pony* hält nicht, was sein Name verspricht. Es ist kein besonders kuscheliges Wesen, das Kinder immerzu streicheln möchten. Aber dafür können die Ponys, die wie zu klein geratene Friesen aussehen und mit normal kurzem Haarkleid zur Welt kommen, nichts. Sie sind nach den Bergen in ihrer Heimat im Nordwesten Englands nahe der schottischen Grenze benannt. Die kleinen Muskelprotze haben enorme Kräfte und schleppten im 19. Jh. bis zu zwei Zentner schwere Körbe mit Blei oder Schiefer aus den Bergen zu den Häfen an der irischen See. Heute erfreuen sie sich als reines Familienpferd eines weniger anstrengenden Daseins, vor allem in England.

Auf der britischen Insel leben überhaupt besonders viele interessante Rassen, darunter das Exmoor-Pony, das Dartmoor-Pony, das Highland-Pony und das Welsh-Pony. Zunehmender Beliebtheit als Sportpferd für die Kleinen erfreut sich das *Zwerghackney-Pony, das* aus der Liebelei eines ausgezeichneten englischen Kutschpferdes, einem Hackney-Hengst, und einer unbekannten Pony-Stute entstand, deren gemeinsamer Nachwuchs nur 130 cm groß wurde.

Ganz besonders populär als Freizeitpartner für Kinder ist das englische *Shetland-Pony*, das vermutlich ein Nachfahre des Tundrenpferdes ist: Das „Shetty“, wie es oft liebevoll genannt wird, ist mit seiner Größe von 87–106 cm der ideale Reituntersatz für die Kleinen. Für die Kleinsten der Kleinen ist außerdem noch das Zwerg-Shetland-Pony im Angebot, das kleiner als 87 cm sein muss. Shetland-Ponys, ob Zwerg oder nicht, sind robust und ausdauernd. Im Verhältnis zu ihrer Körpergröße zählen sie zu den stärksten Pferden überhaupt, deshalb wurden sie in der Vergangenheit als Lasttiere vor allem im Bergbau eingesetzt

Im Nordwesten der Irischen Republik, im County Connaught, ist die einzige Ponyrasse der Iren zu finden, die *Connemara-Ponys*. Sie stammen

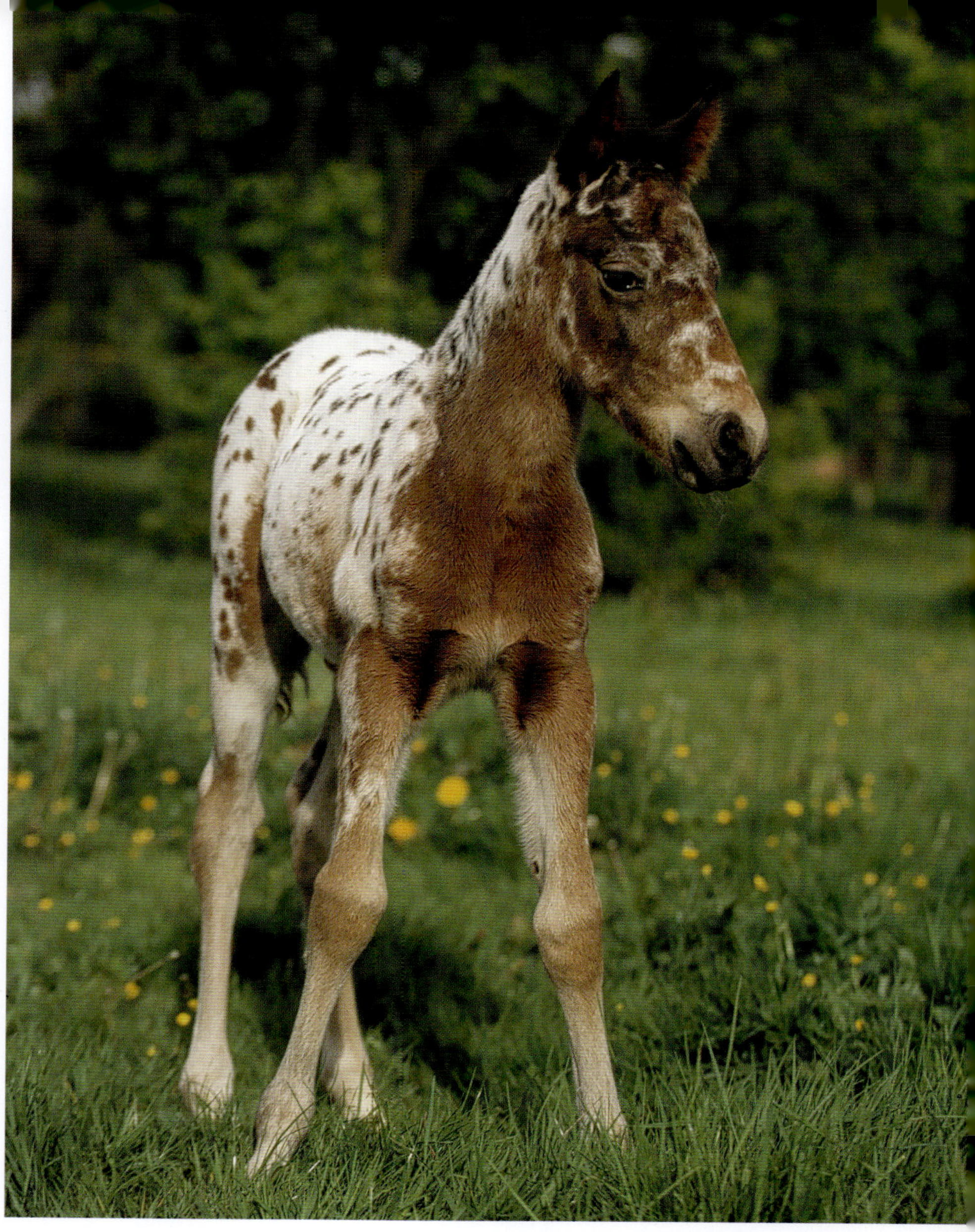

Die Lewitzer entsprechen dem Zuchtziel „Deutsches Reitpony“. Sie sind eine verhältnismäßig junge Rasse, die in den 70er-Jahren in der DDR auf dem Gestüt Lewitz entstand, das heute Paul Schockemöhle gehört. Ein Rassemerkmal der Lewitzer ist die Farbe: Die Ponys sind immer Schecken.

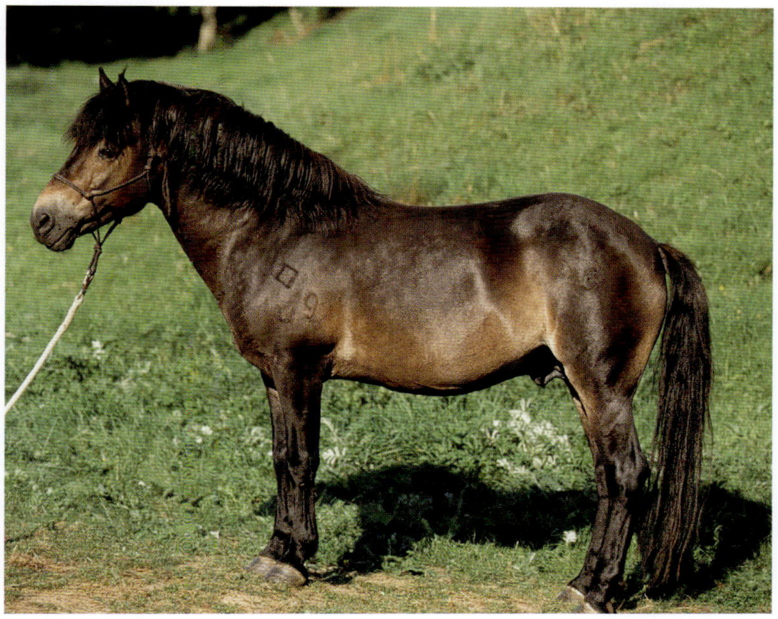

Exmoor-Ponys stammen aus dem Südwesten Englands, wo sie seit Jahrtausenden wild leben. Mit einem Stockmaß von 110–120 cm sind sie relativ klein, dafür aber umso anpassungsfähiger.

von den eiszeitlichen und den keltischen Ponys ab, die sich lange Zeit halbwild in der ungemütlichen Moorlandschaft durchs Leben schlugen und dem Menschen als Last- und Reittier dienten. Die Qualität der 140–150 cm großen Pferde verbesserte sich stark durch die Vererbung von andalusischen Hengsten im 16. Jh. Das Connemara ist ein begabtes Sportpferd geworden, das in der Kombination mit Vollblut ein sehr gutes Springpferd abgibt.

Der steigende Bedarf an Sportpferden im Kleinformat für die ehrgeizigen Kinder veranlasste auch die deutschen Züchter, sich verstärkt um die Ponys zu kümmern. 1965 wurde die Arbeitsgemeinschaft der Ponyzuchtverbände gegründet, die sich darauf verständigte, das *Deutsche Reitpony* als eigene Rasse zu etablieren. Als Vorbild diente das englische Reitpony. Überwiegend Welsh-Ponys kamen zum Zuchteinsatz nach Deutschland und wurden mit Arabern, Anglo-Arabern und Vollblütern gekreuzt. Durch diese Zusammenstellung der Elternpaare ging der eigentliche Ponycharakter – kleiner Kopf und kleine Ohren – nicht verloren, wird aber bei der Anpaarung mit Warmblütern wie Trakehnern und Hannoveranern etwas verwischt. In den Disziplinen Springen, Dressur und Vielseitigkeit fühlen sich die Kleinen genauso zuhause wie die Großen und tingeln mittlerweile jedes Wochenende zum Turnier.

Ponys, die idealen Freizeitpartner für Kinder und nicht zu schwergewichtige Erwachsene, sind überall auf der Welt zu finden. Es gibt neben den genannten außerdem z. B. das Australische Pony, das Bali- und das China-Pony, den Galiceno aus Mexiko, das norwegische Fjordpferd und den in Griechenland heimischen Sykros. Sie alle sind klein, aber oho.

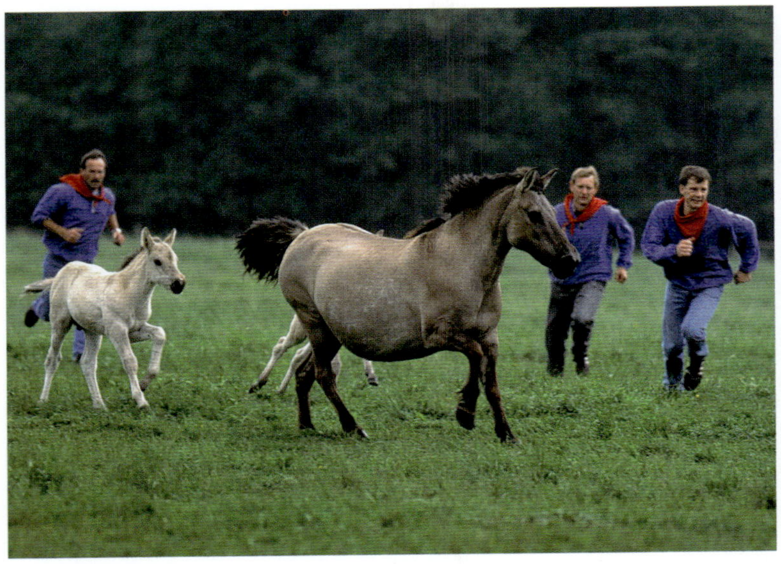

Hengstfohlen, die erst im Jahr des Fangs geboren wurden, bleibt noch ein weiteres Jahr bei der Mutter und in Freiheit. Einzelne Abtrünnige müssen trotzdem zur Herde zurückgetrieben werden.

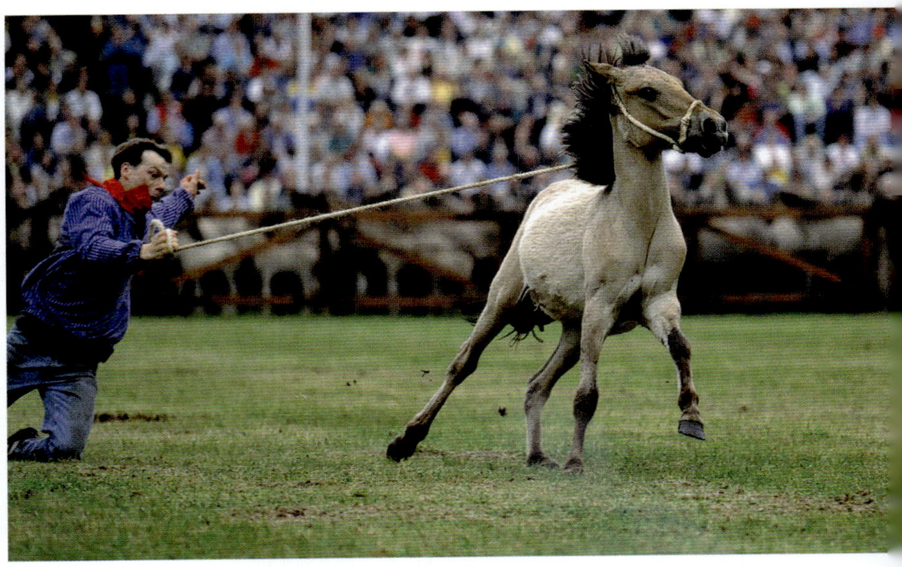

Für die Jährlingsfohlen gibt es kein Entkommen. Einfach machen sie es ihren Jägern aber nicht – sie wehren sich nach Kräften.

Dülmener Wildpferde – Alle Jahre wieder

Rassesteckbrief: Dülmener Wildpferde

Stockmaß: 125–135 cm

Farben: Falben in allen Variationen ohne Abzeichen

Beschreibung: vielseitiges Reit- und Kutschpony

Herkunft: Deutschland

Um die einjährigen Hengste aus der Herde herauszufangen, müssen zunächst alle Pferde zusammengetrieben werden.

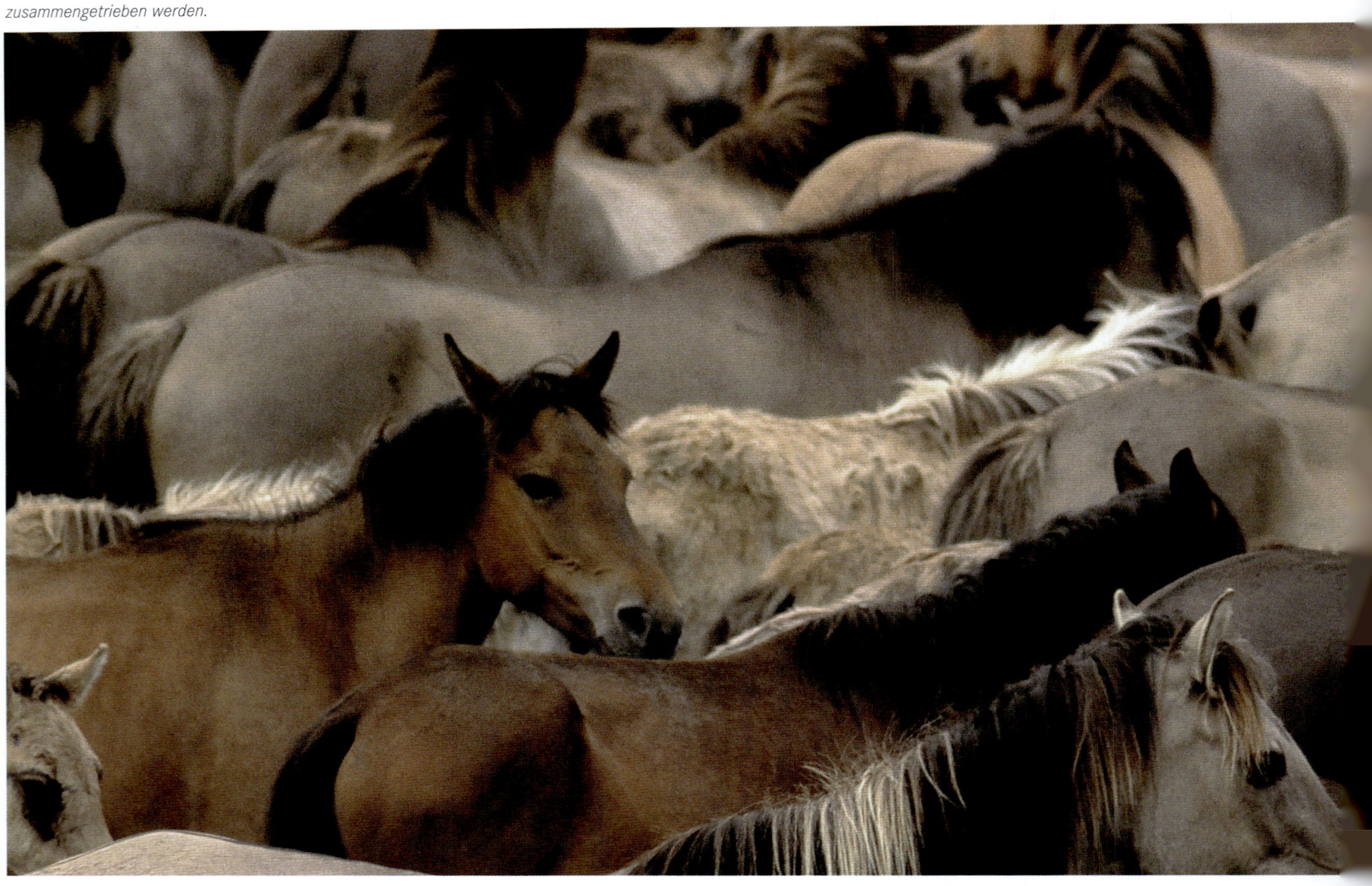

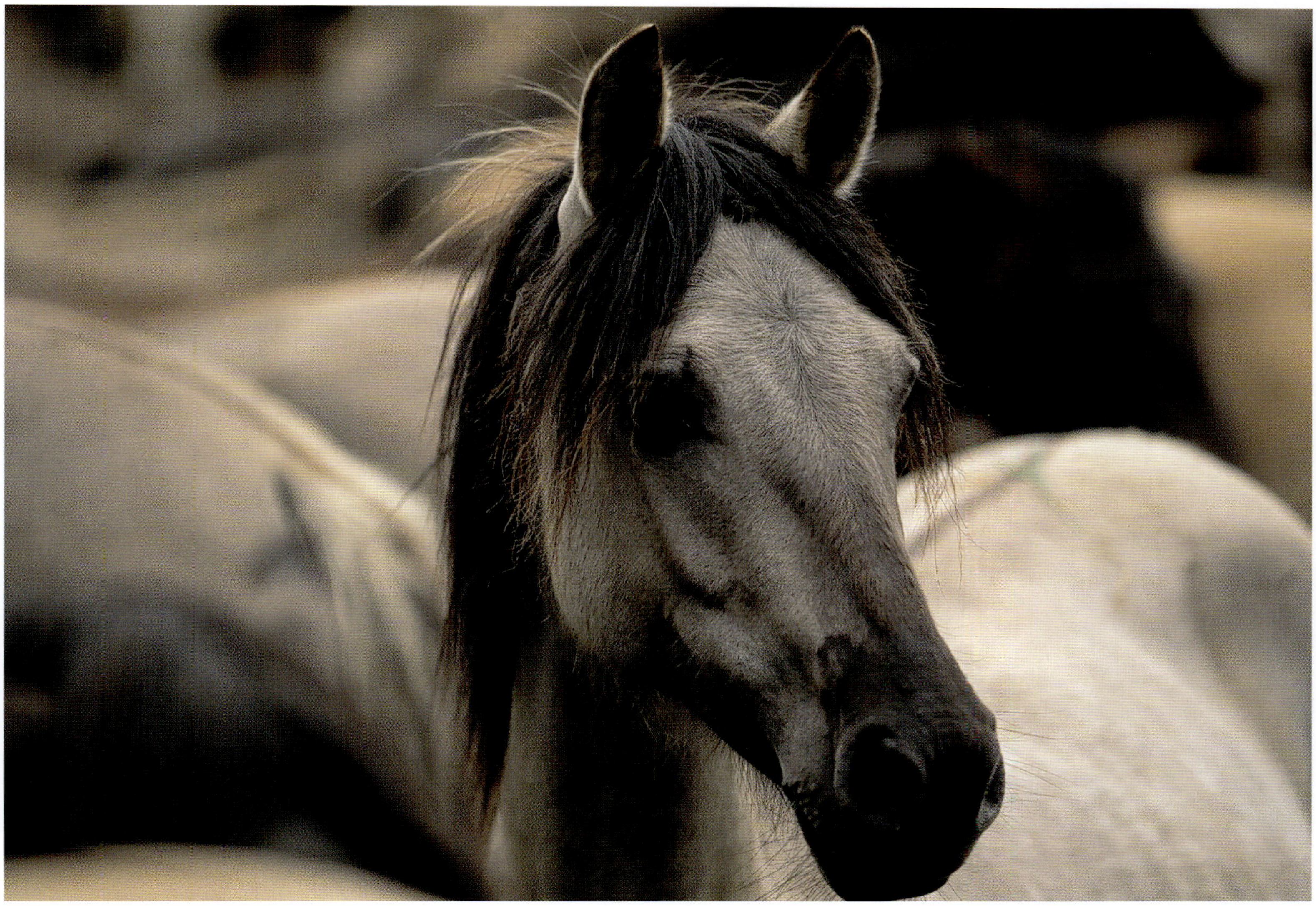

Die Dülmener Wildpferde leben seit Jahrhunderten im Merfelder Bruch. 1316 wurden sie erstmals urkundlich erwähnt.

Seit 1907 findet an jedem letzten Samstag im Mai der Wildpferdefang in Dülmen im Münsterland statt. Unter den Augen des staunenden Publikums werden alle Pferde aus dem Naturschutzgebiet Merfelder Bruch in die Arena getrieben, um dort die Jährlingshengste herauszufiltern. Es ist notwendig, sie aus der Herde zu nehmen, weil der Lebensraum der Tiere begrenzt ist und eine Vielzahl geschlechtsreifer Hengste zu erbitterten, oft tödlich verlaufenden Kämpfen führen würde. Hat man die jungen Wilden von ihrer Familie getrennt, wird der Rest der Herde wieder in die Freiheit entlassen, während die widerspenstigen Jährlinge an Ort und Stelle gebrannt werden.

Einige besonders vielversprechende Hengste werden vom Herzog von Croy, dem Besitzer des Merfelder Bruchs, zurückbehalten, um sie in der Zucht einzusetzen. Die meisten von ihnen werden aber sofort versteigert, teilweise auch verlost. Die Hengste verlieren an diesem Tag zwar ihre Freiheit, sehen aber zumindest bei artgerechter Haltung einem weit bequemeren Leben in der Obhut eines Menschen entgegen – auch wenn sie das in diesem Moment wohl kaum zu schätzen wissen.

Es braucht meist mehr als einen Mann, um die unwilligen Jungspunde von der Herde fernzuhalten und dorthin zu bugsieren, wo sie hin sollen.

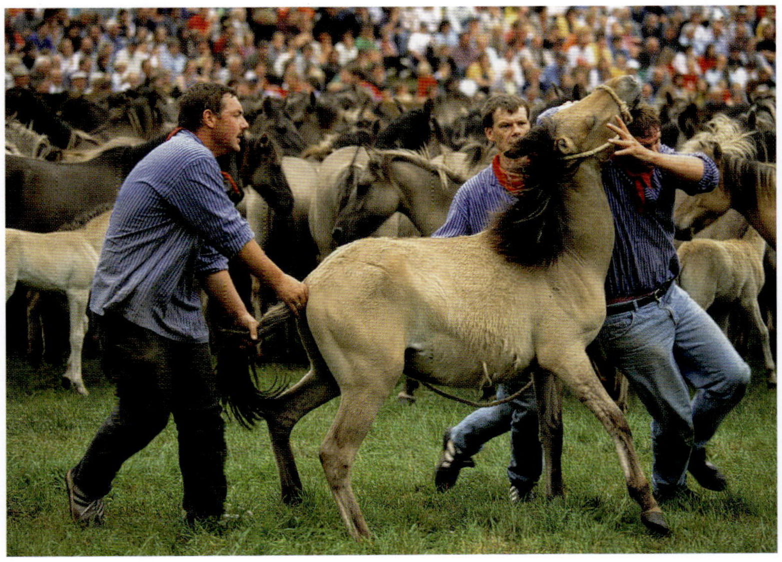

Bevor die Hengste in die Auktion kommen und versteigert werden, wird ihnen noch ihre Rassezugehörigkeit auf die linke Hinterhand gebrannt.

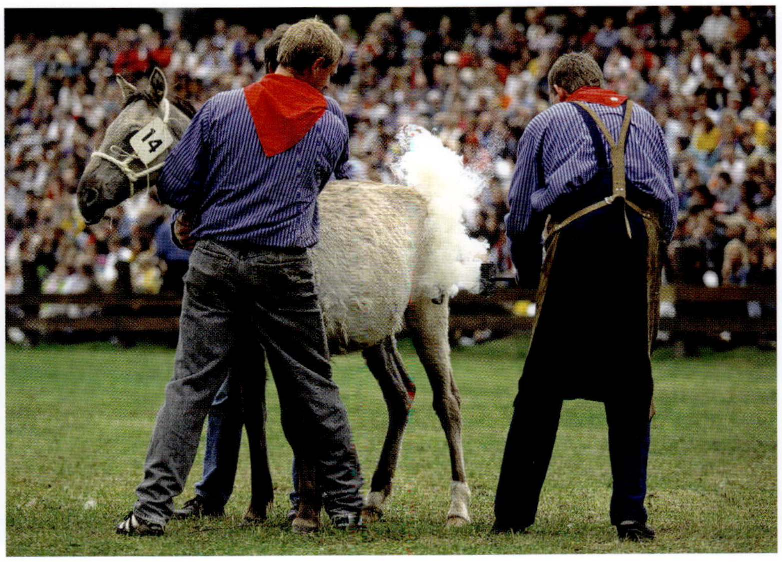

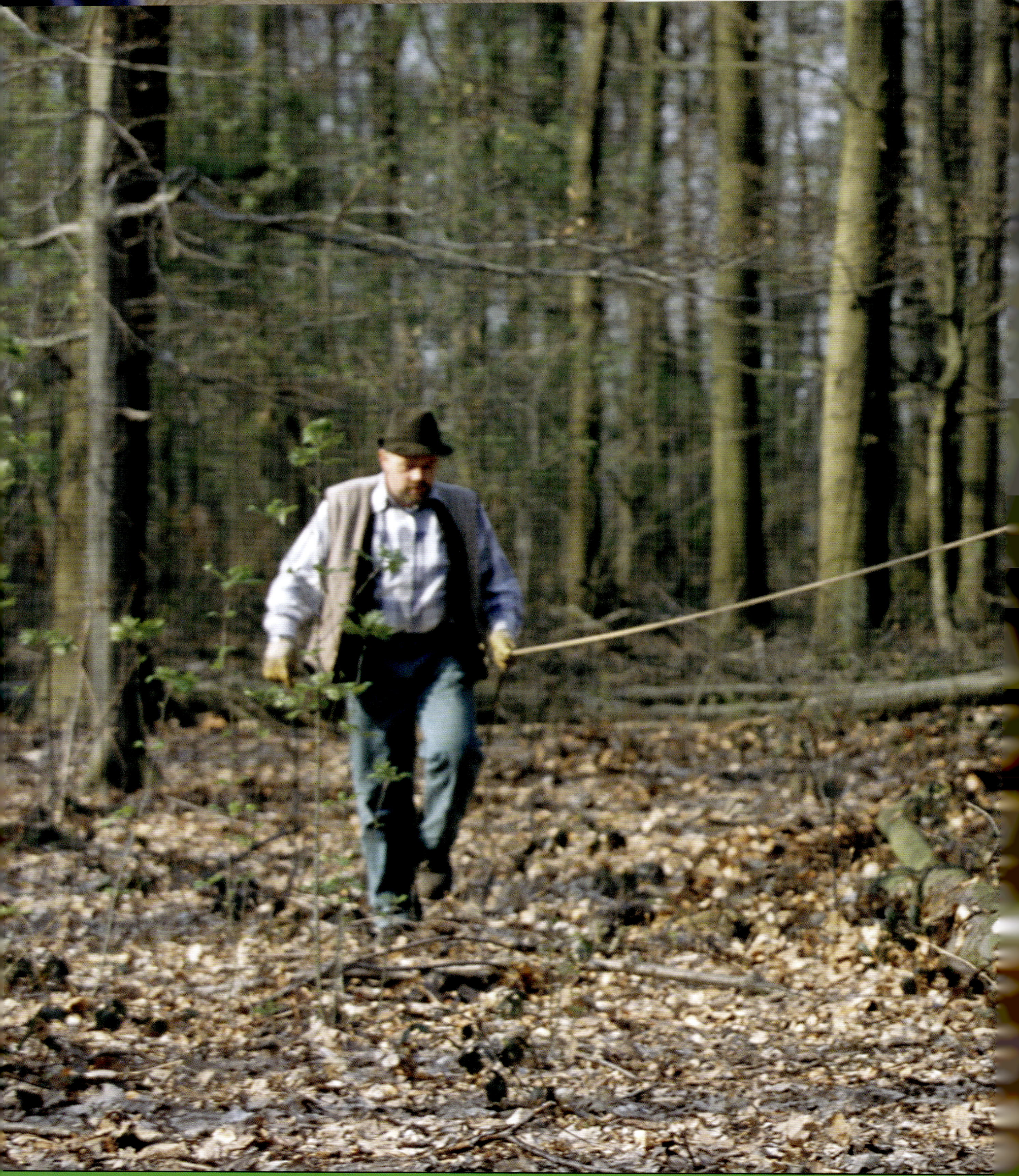

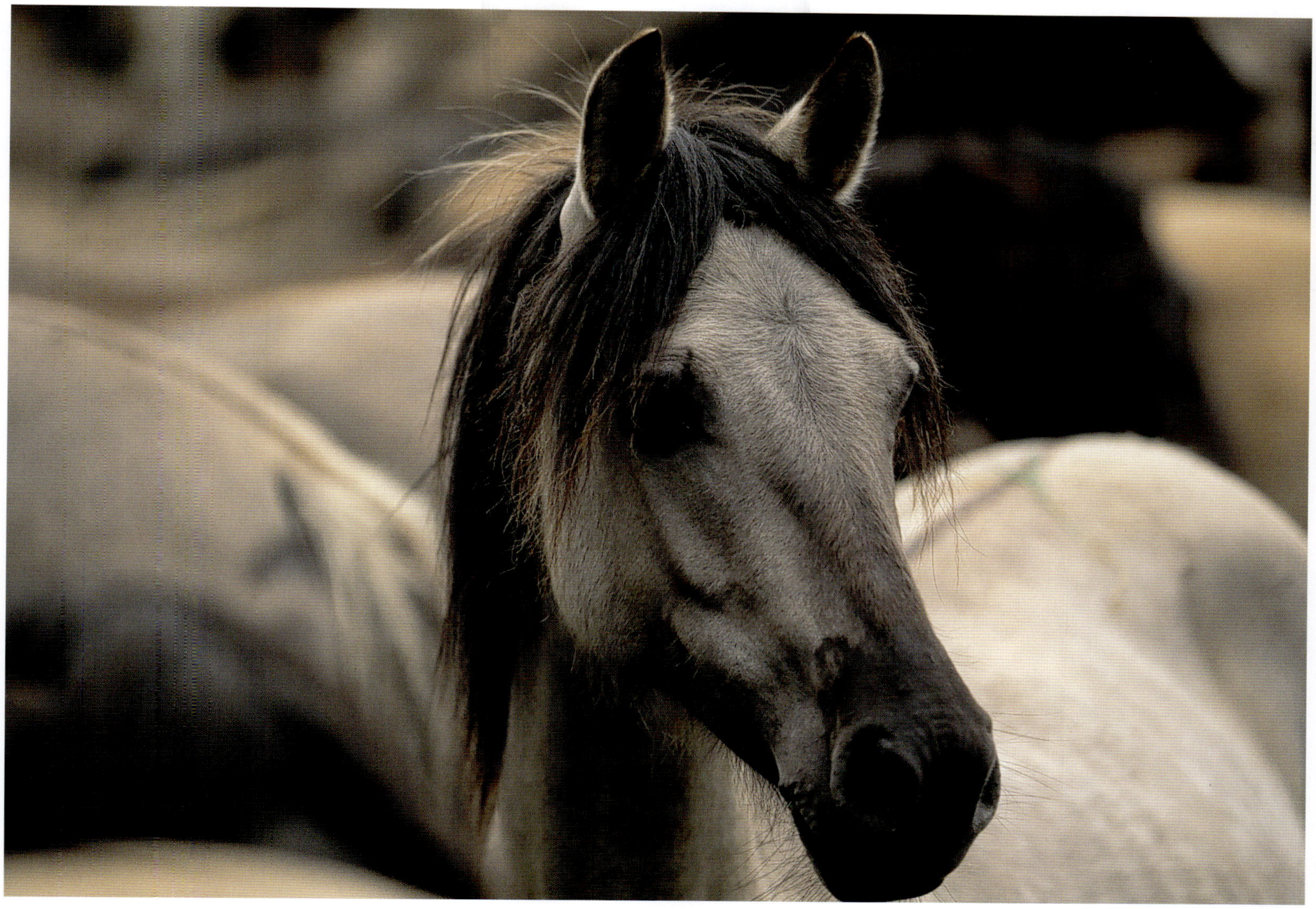

Die Dülmener Wildpferde leben seit Jahrhunderten im Merfelder Bruch. 1316 wurden sie erstmals urkundlich erwähnt.

Seit 1907 findet an jedem letzten Samstag im Mai der Wildpferdefang in Dülmen im Münsterland statt. Unter den Augen des staunenden Publikums werden alle Pferde aus dem Naturschutzgebiet Merfelder Bruch in die Arena getrieben, um dort die Jährlingshengste herauszufiltern. Es ist notwendig, sie aus der Herde zu nehmen, weil der Lebensraum der Tiere begrenzt ist und eine Vielzahl geschlechtsreifer Hengste zu erbitterten, oft tödlich verlaufenden Kämpfen führen würde. Hat man die jungen Wilden von ihrer Familie getrennt, wird der Rest der Herde wieder in die Freiheit entlassen, während die widerspenstigen Jährlinge an Ort und Stelle gebrannt werden.

Einige besonders vielversprechende Hengste werden vom Herzog von Croy, dem Besitzer des Merfelder Bruchs, zurückbehalten, um sie in der Zucht einzusetzen. Die meisten von ihnen werden aber sofort versteigert, teilweise auch verlost. Die Hengste verlieren an diesem Tag zwar ihre Freiheit, sehen aber zumindest bei artgerechter Haltung einem weit bequemeren Leben in der Obhut eines Menschen entgegen – auch wenn sie das in diesem Moment wohl kaum zu schätzen wissen.

Es braucht meist mehr als einen Mann, um die unwilligen Jungspunde von der Herde fernzuhalten und dorthin zu bugsieren, wo sie hin sollen.

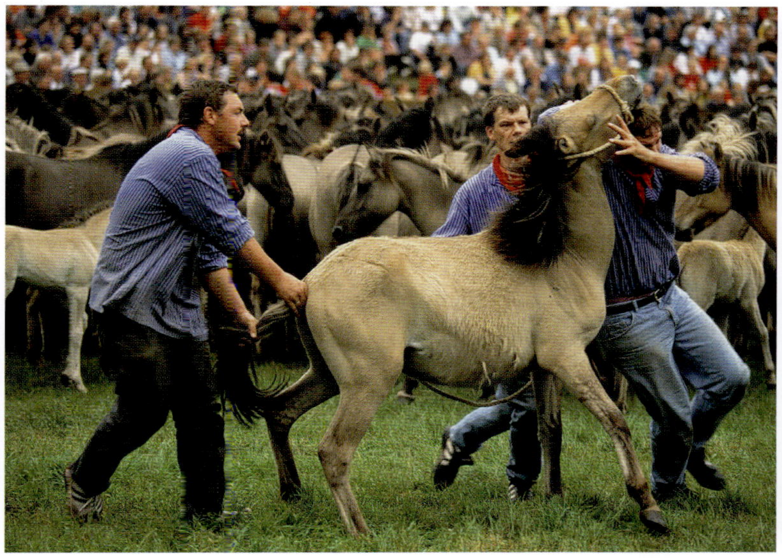

Bevor die Hengste in die Auktion kommen und versteigert werden, wird ihnen noch ihre Rassezugehörigkeit auf die linke Hinterhand gebrannt.

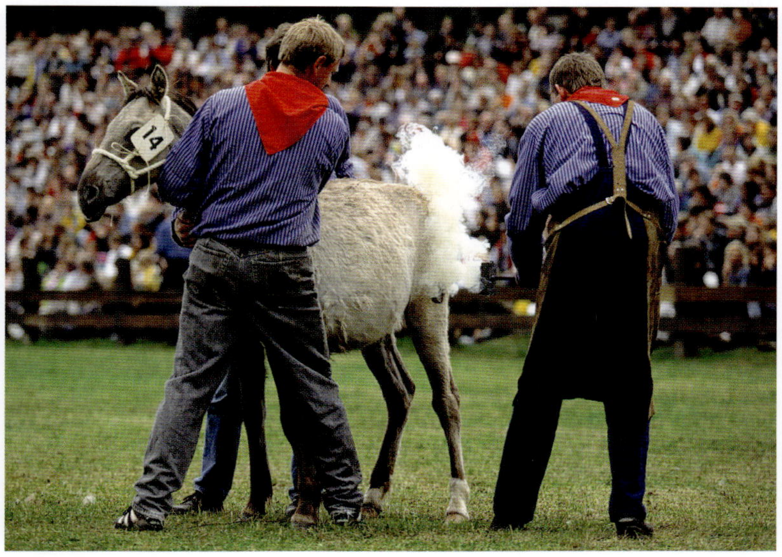

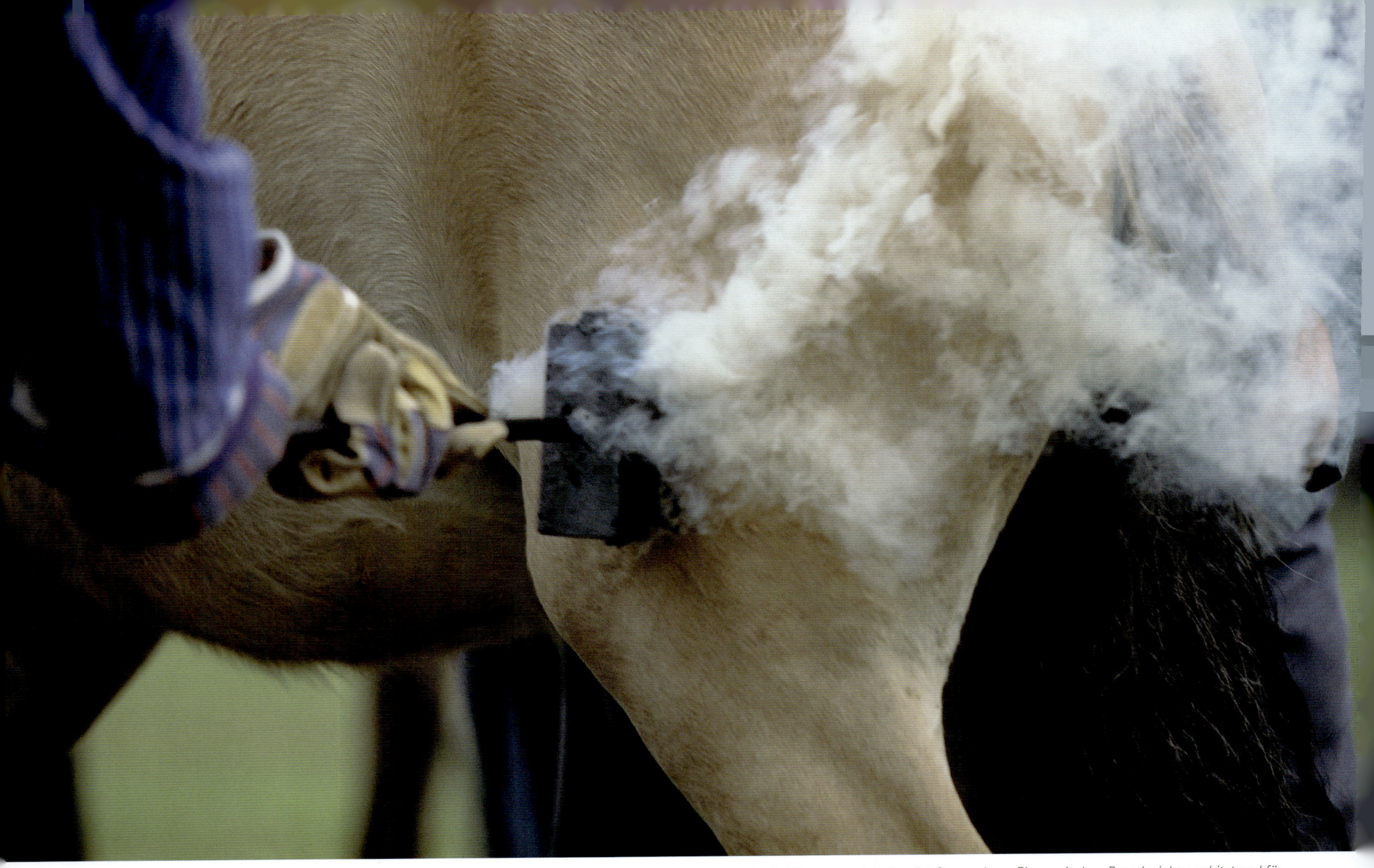

Beim Heißbrennen wird eine Art Stempel aus Eisen mit dem Brandzeichen erhitzt und für mehrere Sekunden auf die Haut gebrannt – meist auf die linke Hinterhand. Die Narbe, die das Heißbrennen hinterlässt, ist lebenslang zu sehen.

Erkennungsdienstliche Hinweise

Es war mehr als nur ein Spiel mit dem Feuer, als die Ägypter bereits 3000 Jahre v. Chr. dem Vieh bleibende Zeichen auf die Haut brannten. Es war das ureigene Interesse der Menschen, ihre Besitztümer zu kennzeichnen, um sicher sagen zu können: „Das ist mein, und das ist dein."

Nachweislich ab dem 8. Jh. wurden in Deutschland und England Pferde gebrannt; schon bevor im Wilden Westen Amerikas, wo Pferde- und Rinderklau noch im 19. Jh. gefürchtet waren, erstmals großflächig mit dem glühenden Eisen markiert wurde. Die Rancher in den USA verabreichten ihren Pferden im Extremfall mitunter gleich vier Brandzeichen, die den Züchter, das Geburtsjahr sowie das Vater- und das Muttertier erkennen ließen.

Das Heißbrennen war und ist schmerzhaft. Kein Wunder – wo doch der glühende Eisenstempel für einige Sekunden ins Fell gepresst wird und dabei Haar und Haut so gravierend verletzt werden, dass die zurückbleibende Narbe lebenslänglich sichtbar ist. Heißbrände verursachen eine Verbrennung dritten Grades, denn nur dann ist das Zeichen lesbar.

Zu schwach ausgeführte Brände wurden im 17. Jh. mit so genanntem „Etz-Wasser" nachbehandelt, das die Alchimisten aus Grünspan, pulverisiertem Quecksilber und gelbem Mausgift zusammen mischten und dem Pferd drei Mal täglich auf die geschorene Haut auftrugen. Eine Methode, die dem heute selten gewordenen Kaltbrand sehr ähnlich ist: Hier verätzt der in Chemikalien getauchte Stempel Haut und Haare.

Die dritte Methode, das Brandzeichen auf die Haut zu bringen, ist der seit den 70er-Jahren praktizierte Gefrierbrand. Dabei drückte der Brennbeauftragte 15–90 Sekunden lang ein Prägeeisen auf die Haut des Pferdes, das zuvor durch Trockeneis oder Alkohol auf minus 70 °C oder durch flüssiges Nitrogen auf minus 196 °C gekühlte wurde. Die längere Andruckzeit ist insbesondere bei Schimmeln erforderlich, weil der Brand nur durch die völlige Zerstörung der Haarwurzeln lesbar bleibt. Ist die Branddauer also zu kurz, bleiben die Wurzeln verschont und die Haare wachsen wieder nach – allerdings immer nur weiß. Das macht

Schonende Alternativen zum Brennen

Es gibt durchaus sichere Methoden, Pferde zu identifizieren, ohne ihnen auch nur ein einziges Haar zu krümmen. Abzeichen und Haarwirbel liefern 99,8-prozentige Wiedererkennungsmerkmale – und damit die Alternative zum Brennen, ob heiß oder kalt. Die komplette Vollblutzucht bedient sich dieser Methode und brennt ihre Pferde grundsätzlich nicht.

Die Haaranalyse ist die zweite Möglichkeit, ein Pferd bei völliger Unversehrtheit – bis auf das eine Haar natürlich– zu identifizieren. Der großflächige Einsatz scheitert bislang allerdings ebenso wie bei der DNA-Analyse an den hohen Laborkosten.

Mit Blick in die Zukunft scheint auch die Erfassung und Wiedererkennung des Pferdeauges mittels der Irisdiagnose eine gute und sinnvolle Alternative.

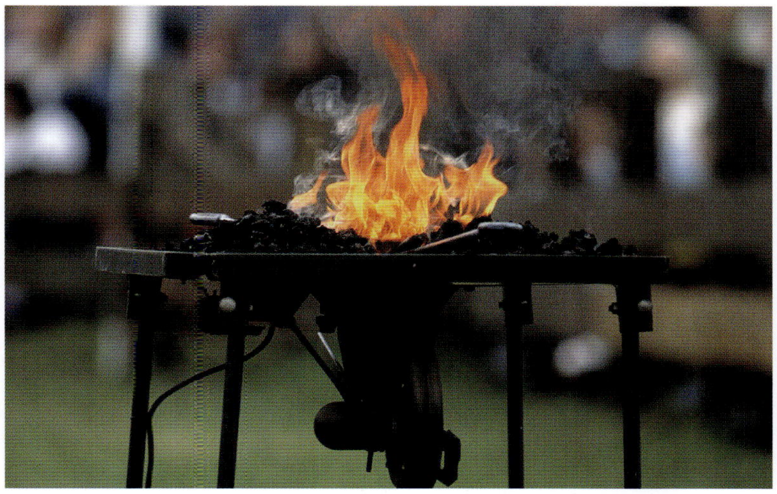

Bevor der Brandstempel auf die Haut des Pferdes gepresst wird, muss das Eisen in einem offenen Feuer erhitzt werden, bis es glühend heiß ist.

das Brandzeichen zwar auf dunklem Fell gut lesbar, bei Schimmeln aber logischerweise nicht.

Vergleichende Untersuchungen über das Stressempfinden der Fohlen beim Brennen haben ergeben, dass der Gefrierbrand augenscheinlich weniger Schmerzen verursacht als der Heißbrand, dafür aber eine längere Wundheilung zur Folge hat, die auch nicht gerade schmerzfrei verläuft. Der höhere Kosten- und Zeitaufwand tat ein Übriges dazu, dass sich der Kaltbrand nicht durchsetzen konnte und für die Kennzeichnung umfangreicher Zuchten überwiegend heiß gebrannt wird. In Deutschland sind es jährlich ca. 50 000 Fohlen, die im Alter von 3–6 Wochen mit dem Heißbrand gekennzeichnet werden und zusätzlich 20 000 ältere Pferde, die nachträglich für den Turniersport ein Brandzeichen erhalten.

Für manchen Besitzer ist der Brand mehr als nur ein sichtbarer Nachweis über die Herkunft seines Pferdes, denn längst hat das Renommee einzelner Zuchtgebiete auch die dazugehörigen Brandzeichen zu Markenzeichen gemacht. Man zeigt ja gern, was man hat!

Chippen

Sie befinden sich zu Hauf in Mikrowellen, Kameras und Fernsehern und jetzt auch in Rindern und Pferden: Die Rede ist von winzigen, 12 x 2 mm kleinen Datenträgern, die spurlos unterhalb der Mähne im Kammfett des Pferdes verschwinden und dort jederzeit abrufbar einem Lesegerät ihren gespeicherten 15-stelligen Nummerncode verraten. Nach den ersten Versuchen 1985 in den USA ließ der italienische Traberverband bereits zwei Jahre später seine Fohlen elektronisch markieren, um so die mafiösen Machenschaften auf italienischen Rennbahnen zu unterbinden. In der Folge flogen immer wieder Wettbetrügereien auf, bei denen Pferde auf der Rennbahn absichtlich vertauscht worden waren.

Inzwischen „chippt" die Traberszene weltweit, und der deutsche Hauptverband für Traberzucht bezieht darüber hinaus Geschlecht, Farbe, Abzeichen und eine Blutprobe in die Registrierung mit ein.

Die meisten Reitpferde wurden bislang in Spanien gechippt, und auch die holländischen Friesenzüchter sind dazu übergegangen, ihre Pferde neben der bislang üblichen Tätowierung unter der Zunge zusätzlich durch den Chip zu kennzeichnen. Doppelt hält besser, zumal die Tätowierung zum Verblassen neigt.

Das Einführen der Injektionsnadel, die den mit Bioglas ummantelten Chip enthält, ist ein unkomplizierter medizinischer Eingriff unter örtlicher Betäubung, der relativ schmerzfrei verläuft. Ein weltweites System, in dem alle Haustiere mittels Chip erfasst werden sollen, ist angedacht.

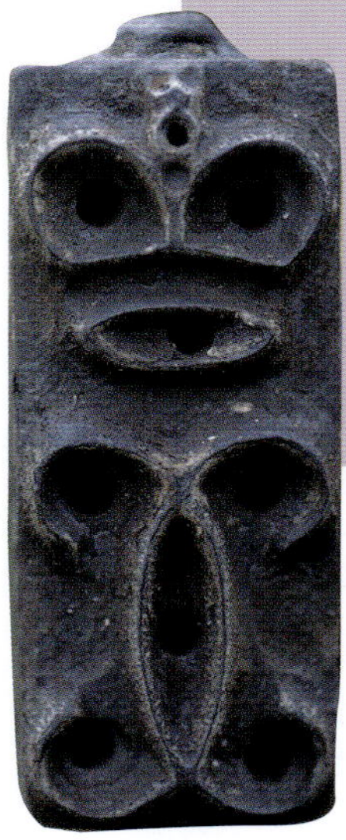

Jede Rasse hat ihr eigenes Brandzeichen. Hier das Brandzeichen der Dülmener Wildpferde.

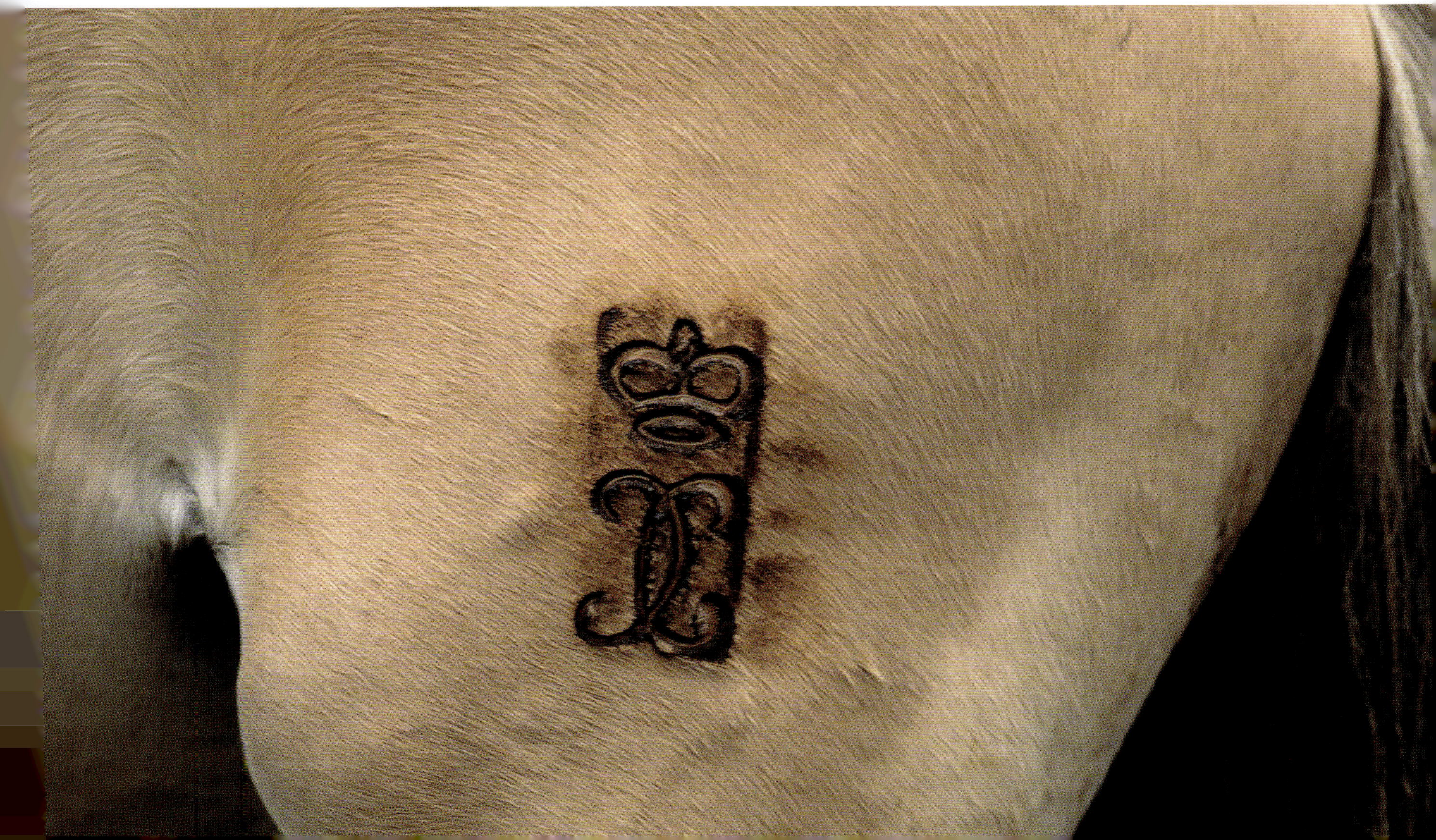

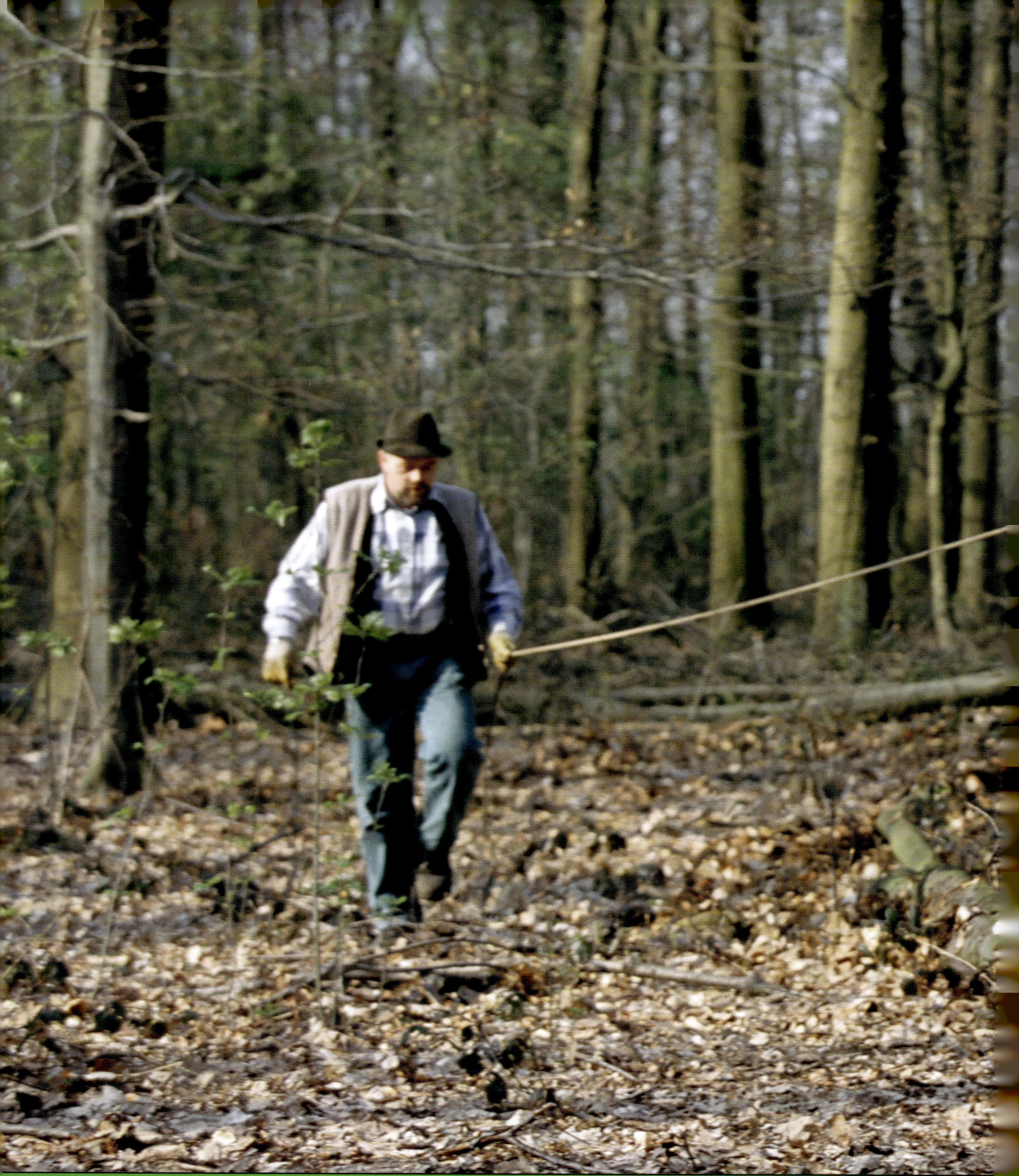

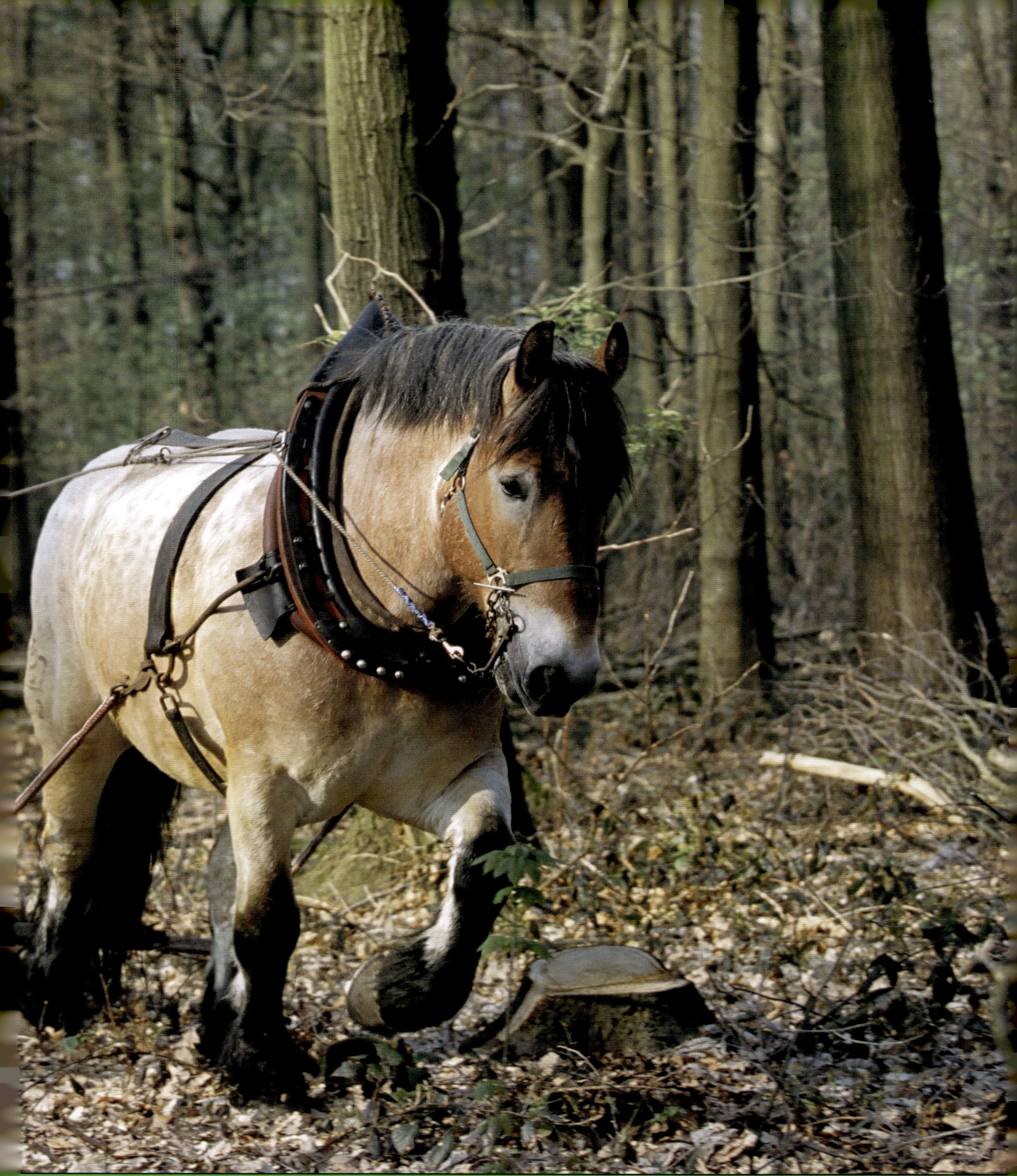

Pferdestärken in allen Lebenslagen

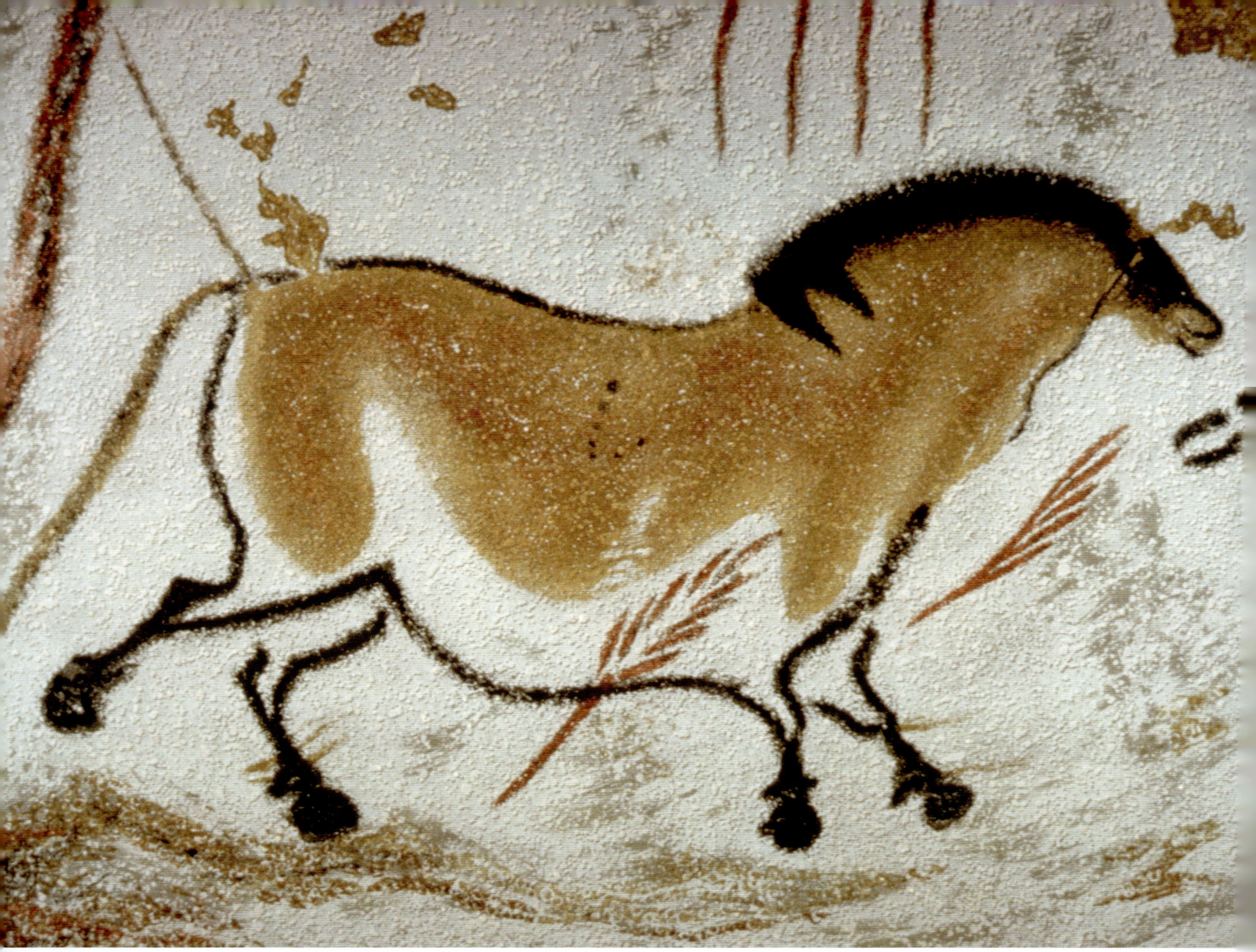

In den Höhlen von Lascaux ist dieses steinzeitliche Bild eines Pferdes zu finden. Genau datieren lässt es sich nicht; schätzungsweise wurde es zwischen 20 000–15 000 v. Chr. gemalt.

Beziehungs-variationen

Die erste Begegnung zwischen Pferd und Mensch war sicher nicht die glücklichste, zumindest nicht fürs Pferd, für das sie tödlich endete – im Kochtopf des Menschen nämlich. Der Mensch hingegen war froh, sich mit hochwertigem Fleisch stärken zu können. Für die kulturhistorische Entwicklung ist es daher gar nicht so bedeutend, ob das Pferd zuerst vor den Wagen gespannt oder geritten wurde. Viel wichtiger ist, wann der Mensch aufhörte, die Pferde als reine Nahrungslieferanten zu betrachten und in freier Wildbahn Jagd auf sie zu machen.

Pferdezeichnungen in den Höhlen von Altamira in Nordspanien oder Lascaux in Südfrankreich sind erste Zeugnisse für die Verehrung, die der Mensch dem Pferd entgegenbrachte. Möglicherweise sind sie die ersten religiösen Zeugnisse überhaupt. Die Höhlenmalereien von Lascaux entstanden zwischen 20 000–15 000 v. Chr. und gelten heute zweifellos als eine der großartigsten Hinterlassenschaft unserer steinzeitlichen Vorfahren.

Marcellino de Sautuola entdeckte 1879 die ersten farbigen Eiszeitbilder in der Höhle von Altamira. Obwohl deren prähistorischer Ursprung lange Zeit verkannt wurde, wurde der Entdeckungsdrang der Höhlenforscher und Historiker mit diesem Fund neu geweckt. Im Laufe der Jahre brachten Ausgrabungen in Europa mehr als 4000 Kunstwerke zum Vorschein.

„Meine Beziehungen zum Pferd stammen leider nur aus der Konservendose."

(Heinz Kühn, ehemaliger Ministerpräsident von NRW)

Die Akzeptanz von Pferdefleisch

Früher gab es in fast jeder deutschen Stadt Ross-Schlachter und entsprechende Restaurants, gleiches gilt für die Nachbarländer. Ein Blick in die Geschichte der Menschheit zeigt, dass die asiatischen Reitervölker das Fleisch sogar unter ihren Sätteln weich geritten haben, bevor sie es brieten.

Doch das ist Vergangenheit. In der Gegenwart ist der Verzehr von Pferdefleisch keineswegs alltäglich und wird aus verschiedensten Gründen abgelehnt. Pferde sind ein Teil unserer Kultur, sie haben eine besonders enge Bindung zum Menschen und werden deshalb als Sport- und Freizeitpartner weit mehr geschätzt als im Kochtopf.

Welches Kind würde nicht in Tränen ausbrechen, wenn der Sonntagsbraten aus Pferdefleisch bestünde? Wie soll man auch verstehen, warum so tapfere Pferde wie Black Beauty und Fury jedes Fernsehabenteuer überstehen, während ihresgleichen auf dem Teller landen? Sommerferien wie auf dem Immenhof mit den treuen Ponys sind für jedes Kind ein Traum – und auch vielen Erwachsenen unvergesslich. Schon deshalb verbietet es sich von selbst, die niedlichen Vierbeiner als Magenfüller einzusetzen. Es käme ja auch niemand auf die Idee, Flipper zu grillen.

Dennoch sind Pferdemetzgereien nicht völlig verschwunden; das amtliche Branchenbuch hat in Deutschland 106 Betriebe registriert. Die Umsätze der Pferdemetzger halten sich aber in Grenzen, nicht selten bieten sie frische Fleischwaren nur an 3–4 Wochentagen an oder vagabundieren mit ihren mobilen Ständen von Wochenmarkt zu Wochenmarkt. Doch das Ende dieses stiefmütterlichen Daseins könnte bald schon in Sicht sein. In Zeiten von Rinderwahnsinn, Maul- und Klauenseuche, Vogelpest und Gammelfleisch finden Ross-Schlächter wieder mehr und mehr Beachtung. Selbstbewusst erklären sie dem interessierten Verbraucher, dass Pferdefleisch sehr hochwertig und mit durchschnittlich 2,7 % Fett sehr fettarm ist. Zum Vergleich: Mageres Rindfleisch hat 7,2 % Fett, normal fettes Rindfleisch sogar 22,1 %. Der Proteingehalt im Pferdefleisch kann sich ebenfalls mit anderen Fleischsorten messen. Geschmacklich liegt das dunkelrote Pferdefleisch irgendwo zwischen Rind und Wild. Es wird überwiegend verwurstet, lässt sich aber auch zu Steaks oder dem beliebten Sauerbraten verarbeiten.

Bis zum Zeitpunkt des Schlachtens hat das Pferd in der Regel ein besseres Leben als ein Rind, Schwein oder Huhn, denn es wird normalerweise artgerecht gehalten: mit viel Bewegung, normaler Ernährung und menschlicher Zuwendung. In Deutschland werden durch 15 000 Schlachtungen jährlich rund 4000 Tonnen Pferdefleisch produziert, das entspricht einem Verbrauch von 100 g pro Kopf. Andere Länder haben beim Thema „Pferde auf den Teller“ wesentlich weniger Berührungsängste: Die Argentinier konsumieren 40 000 Tonnen jährlich.

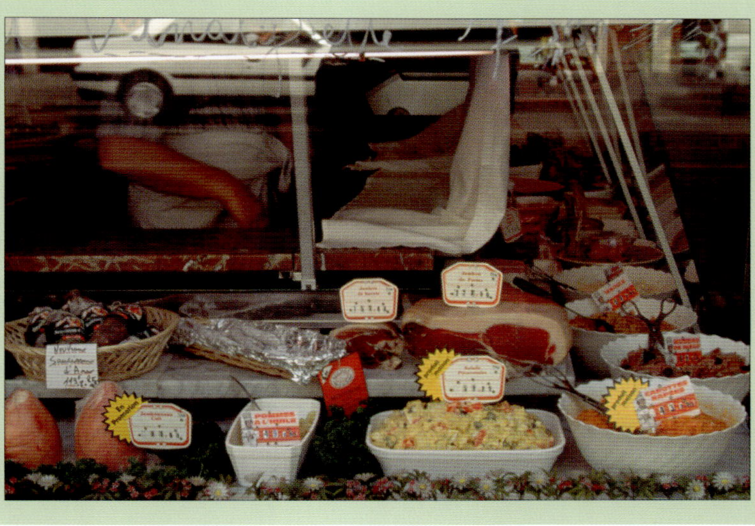

In der prähistorischen Höhle Tito Bustillo in Spanien kann man ebenfalls steinzeitliche Malereien von Pferden besichtigen. Sie entstanden vermutlich um 15 000 v. Chr.

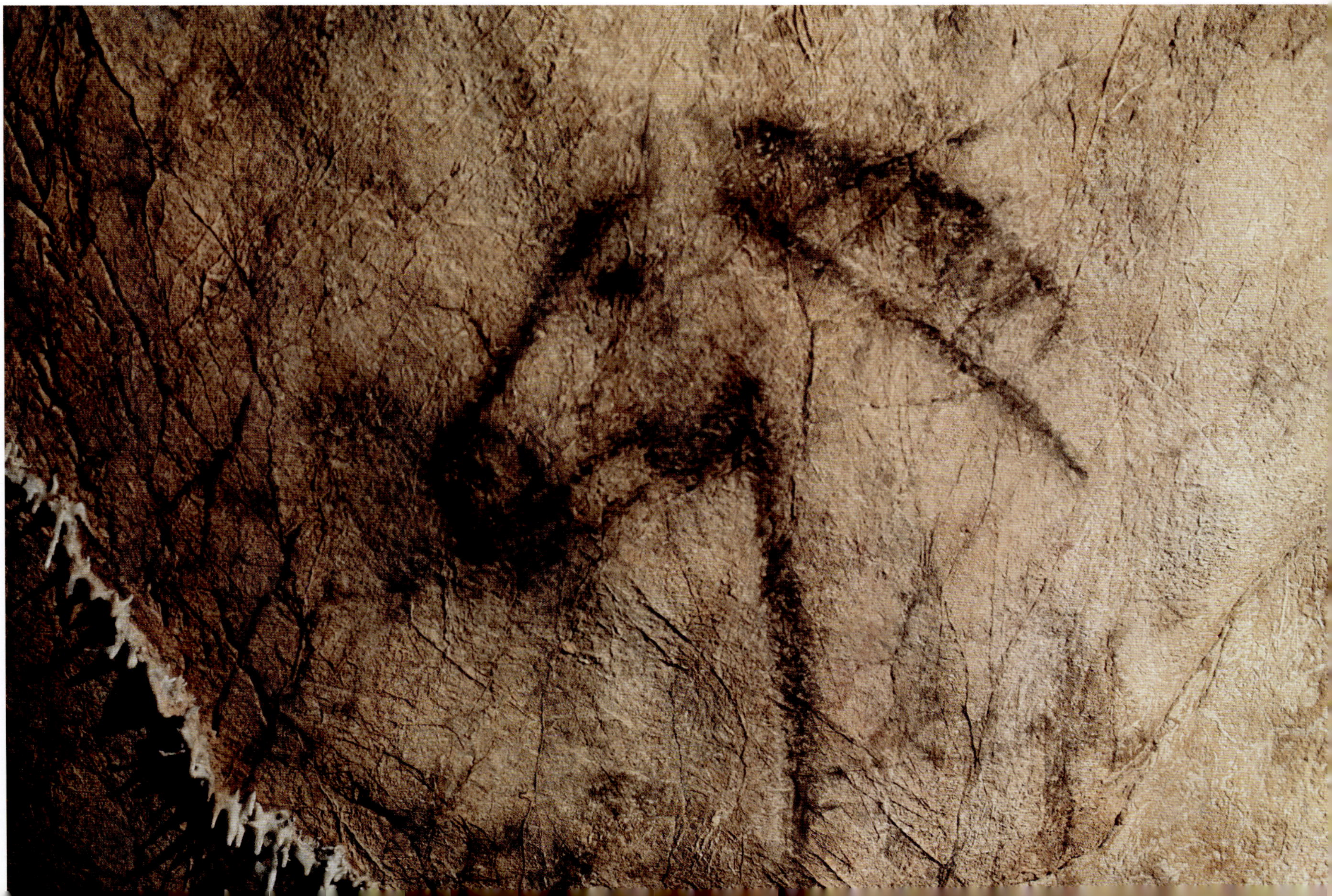

Vertrauen gegen Vertrauen

Die Wandlung des Wildpferdes vom Jagd- zum Haustier war keineswegs ein Akt der Nächstenliebe, sondern reiner Eigennutz des Menschen. Die Herden in den Steppen wurden zusehends kleiner, und der Vorrat an frei laufendem Frischfleisch drohte knapp zu werden. Die Jäger, die das Flucht- und Herdenverhalten der Pferde zu genüge studiert hatten, waren erfahren genug, um sie auch lebend zu fangen. Der Prozess der Domestikation begann.

Die ersten Tiere wurden nur langsam zahm. Bedingt durch die räumliche Nähe zum Menschen entwickelten sie Vertrauen und sahen nicht mehr nur den Jäger in ihm. Doch der Schritt von der ersten Annäherung bis zur wirklichen Domestikation dauerte mehrere Generationen lang, denn zahm wird natürlich erst einmal nur ein Individuum, nicht die ganze Art. Pferde waren daran gewöhnt, je nachdem wo sie ansässig waren, mit anderen Tieren zusammen zu leben, z.B. mit Zebras, Antilopen oder Straußen. In die Nähe des Menschen hätte es sich von Natur aus nicht getraut.

> „Wenn der Mensch je eine große Eroberung gemacht hat, so ist es die, dass er sich das Pferd zum Freunde gewonnen hat."
>
> (Graf von Buffon, französischer Naturforscher)

Die meisten Pferdeforscher gehen davon aus, dass die ersten Versuche der Domestikation um 6000 v. Chr. in der Ukraine stattgefunden haben. Durch eine geschickte Auswahl der zahm gewordenen Hengste und Stuten für die Zucht wurde die genetische Veränderung zum Haustier nach und nach eingeleitet und gefestigt. Somit wurde die Existenz der Pferde gesichert.

Der Mensch hat sich selbst den größten Gefallen getan, die Pferde nicht länger nur zu essen. Das lebende, zahme Pferd eröffnete ihm völlig neue Möglichkeiten, und ohne die Pferde wäre vieles anders gelaufen, ganz besonders in der Weltgeschichte. Denn das Pferd trug den Menschen zur Jagd und machte ihn dadurch vielen Tieren gegenüber überlegen. Weite Strecken in kurzer Zeit zurückzulegen, um wichtige Nachrichten zu überbringen, oder gar ganz den Standort zu wechseln, war auf dem Rücken der Pferde kein Problem mehr. Und wenn Lasten geschleppt werden mussten, erledigten die Tiere auch das. Das neue Haustier konnte außerdem in der Landwirtschaft kräftig mit anpacken: Es ließ sich vor den Pflug spannen und schleppte die Egge. Beim Erfinden immer neuer Tätigkeiten nahmen seine Herren zuweilen keine Rücksicht auf Verluste: Pferde mussten auch in den Krieg ziehen. Den Aggressionstrieb der Tiere hatte der Mensch zurückgedrängt, seinen eigenen lebte er mit den Pferden noch stärker aus.

Die Apokalyptischen Reiter

Rasende Pferde mit unheimlichen Reitern – den Apokalyptischen Reitern – gelten als Sinnbild für Krieg, Pest, Hungersnot und Tod und verkörpern einen Albtraum, der sich im 15. Jh. zu verwirklichen schien. In weiten Teilen Europas grassierten Seuchen, Untergangsstimmung machte sich breit, das Ende der Welt war für das Jahr 1500 vorhergesagt. Auch in Nürnberg wütete die Pest, als der Maler und Bildhauer Albrecht Dürer die Apokalyptischen Reiter 1498 in seinem weltberühmten Holzschnitt verewigte.

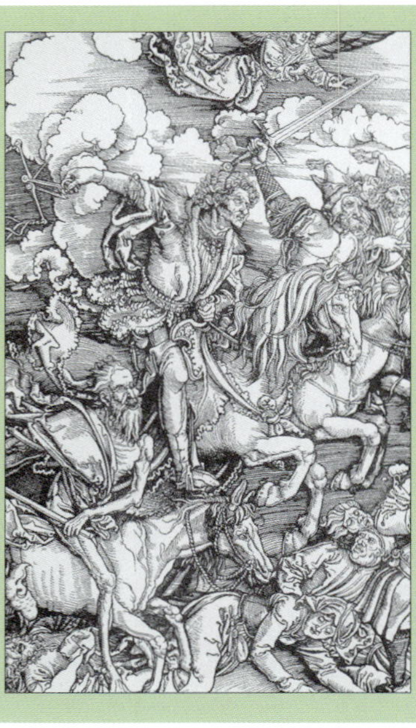

Wie hilfreich das Pferd bei der Jagd auf Beutetiere war, bewiesen die Indianer besonders eindrucksvoll. Bei der Büffeljagd war es nicht zu ersetzen.

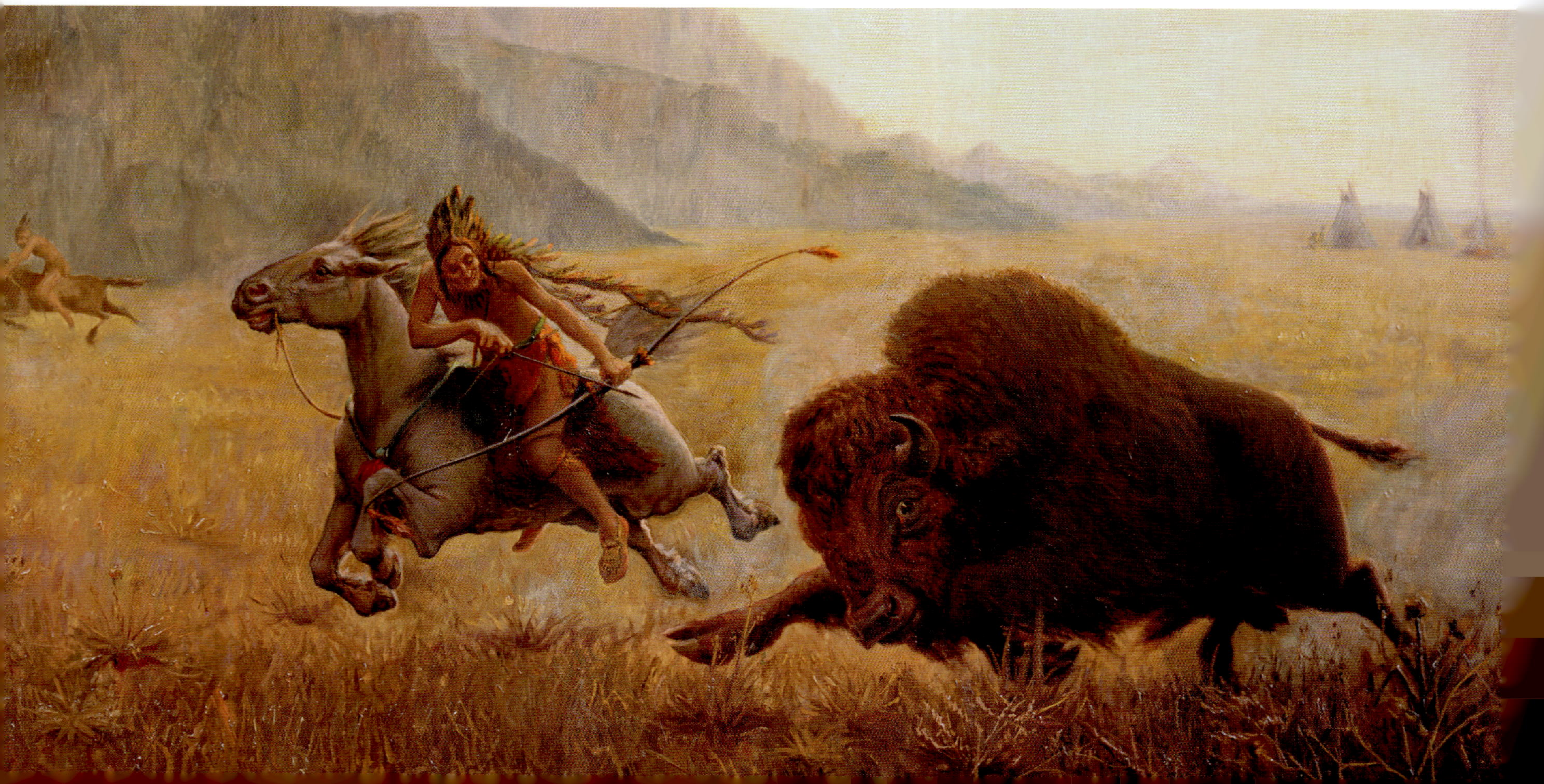

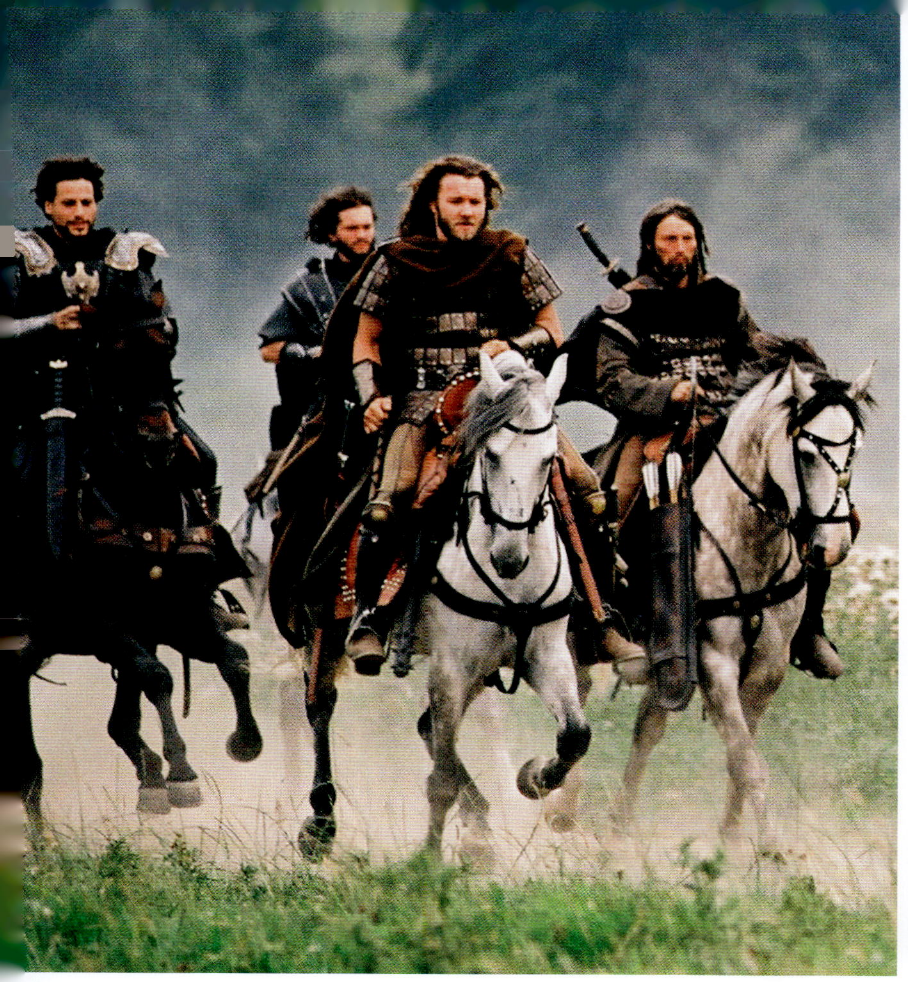

Zu den berühmtesten Rittern aller Zeiten zählt der legendäre König Arthus mit seinen Rittern der Tafelrunde. Seine Geschichte lieferte Stoff für unzählige Bücher und Filme.

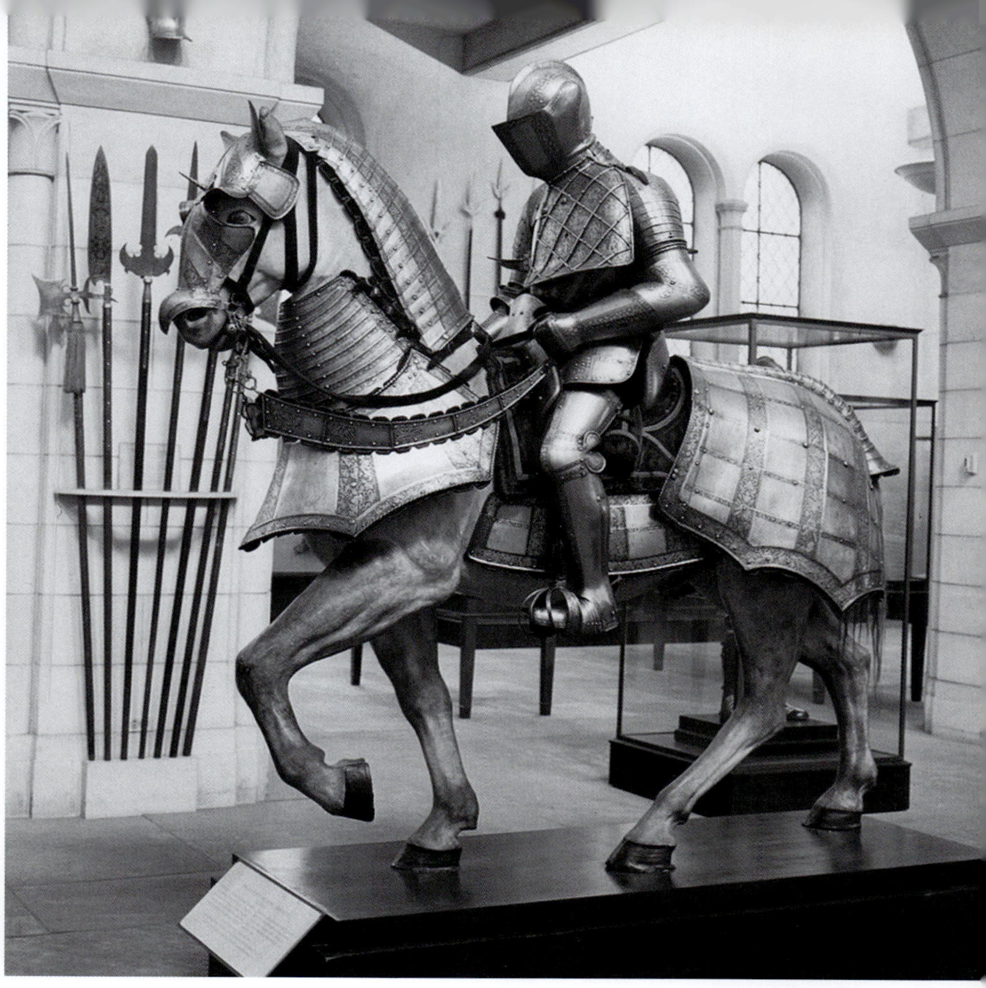

Die Pferde der mittelalterlichen Ritter hatten nicht nur ihren Reiter samt Rüstung zu tragen, sondern waren zum Schutz vor Verletzungen auch noch selbst gepanzert.

DIE STREITENDEN RÖSSER DER RÜSTIGEN RITTER

Das Pferd eines Ritters zu sein bedeutete, enorme Strapazen aushalten zu müssen, denn ein Ritter, das war im frühen Mittelalter ein adeliger Krieger, der in schwerer Rüstung seinen Dienst tat. Im Kampf war das Pferd der Gefahr böser Verletzungen ausgesetzt, oftmals ließ es sein Leben auf dem Schlachtfeld. Wenn Ritter gegeneinander antraten, war es verboten, nach dem Pferd des Gegners zu stechen, aber im Krieg kamen die Fußtruppen hinzu, die mit ihren Waffen selbst ein gepanzertes Pferd außer Gefecht setzen konnten. Mit den fürchterlichen Rossschindern, scharfen, sichelförmigen Klingen an langen Stangen, konnten die ungeschützten Pferdebeine getroffen und die Sehnen durchtrennt werden.

Das Wunderross Bayard

So manches Pferd rettete in kriegerischen Zeiten seinem Herrn das Leben. Einer französischen Sage nach vollbrachte der Hengst Bayard dieses Wunder gleich vier Mal – zur gleichen Zeit. Der Herzog von Aymond hatte vier Söhne, die alle von Karl dem Großen zum Ritter geschlagen wurden. Der Älteste, Renaud, bekam den edlen Hengst Bayard vom Kaiser geschenkt. Als Renaud nach einem Streit den Neffen des Herrschers im Kampf tötete, mussten er und seine Brüder fliehen, weil sie die Rache fürchteten. Als die Pferde von Renauds Brüdern erschöpft zusammenbrachen, war Bayard noch immer kräftig genug, um auch sie auf seinen Rücken zu nehmen und alle vier in Sicherheit zu bringen.

„A horse! A horse! My kingdom for a horse!"

Welcher Reiter oder Reiterin zitiert nicht allzu gern William Shakespeare? „Ein Pferd! Ein Pferd! Mein Königreich für mein Pferd!"

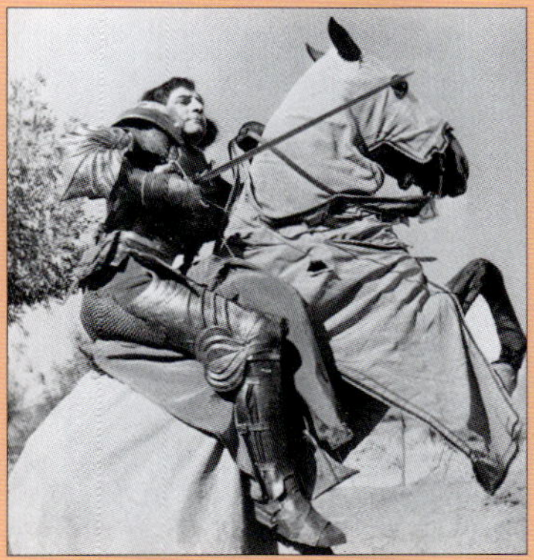

Doch diese großartigen Worte des Dichters und Dramatikers bleiben einem im Halse stecken angesichts seines Trauerspiels um Richard III., der diesen Satz geäußert haben soll. Denn der englische König war nicht nur Reiter und Ritter, sondern auch ein Mörder. Shakespeare griff die blutrünstige Historie auf, um Aufstieg und Fall eines Königs zu zeigen, der mitnichten sein erpresstes Reich opfern wollte – schon gar nicht für ein Pferd! Er brachte Verwandte und Freunde um, bis er in der Schlacht bei Bosworth 1452 besiegt und erschlagen wurde.

Zum Leinwandepos der künstlerischen Avantgarde Englands wurde Richard III. durch den Regisseur und Schauspieler Sir Laurence Olivier, der mit dieser Verfilmung Weltruhm erlangte.

Harmloser, aber nicht weniger anstrengend, ging es an friedlichen Tagen zu: Waffenspiele, auch Ritterturniere genannt, waren eine zeitlang groß in Mode. Gedacht waren sie als kriegerische Übungen, jedoch ohne feindliche Absichten. An den großen europäischen Höfen amüsierten sich die Herrscher und ihre Auserwählten über den Eifer der tapferen Ritter, die bereit waren, zu Ehren ihrer Herzensdame, die Gesundheit aufs Spiel zu setzen. Konnten sie dann aus deren Hand den Siegerpreis entgegennehmen, hatte sich das Risiko gelohnt. Und errötete die Dame sogar ein wenig oder lächelte versteckt, so war das Glück schier unfassbar.

Damit der Schwund bei diesen Turnieren nicht zu groß war, traten Ross und Reiter in voller Rüstung an. Das Pferd wurde durch ein Rosshaupt geschützt. Von der aufwändig bestickten Decke blieb nur wenig zu sehen, denn darüber lag der Brustpanzer, die Flankenbleche und der Kruppenpanzer. Sogar die Zügel waren mit Metallplatten abgedeckt, damit sie nicht durchschnitten werden konnten. So gerüstet hatte der Reiter herzlich wenig Einwirkung auf das Pferd, das die zentnerschwere Last, die dem eigenen Schutz diente, schleppen musste. Den Pferdebauch konnten die eisern ummantelten Ritterbeine nur mit extra langen Stechsporen erreichen, die allein ein echter Rittersmann tragen durfte. Denn nur wer zum Ritter geschlagen wurde, hatte sich auch die Sporen verdient.

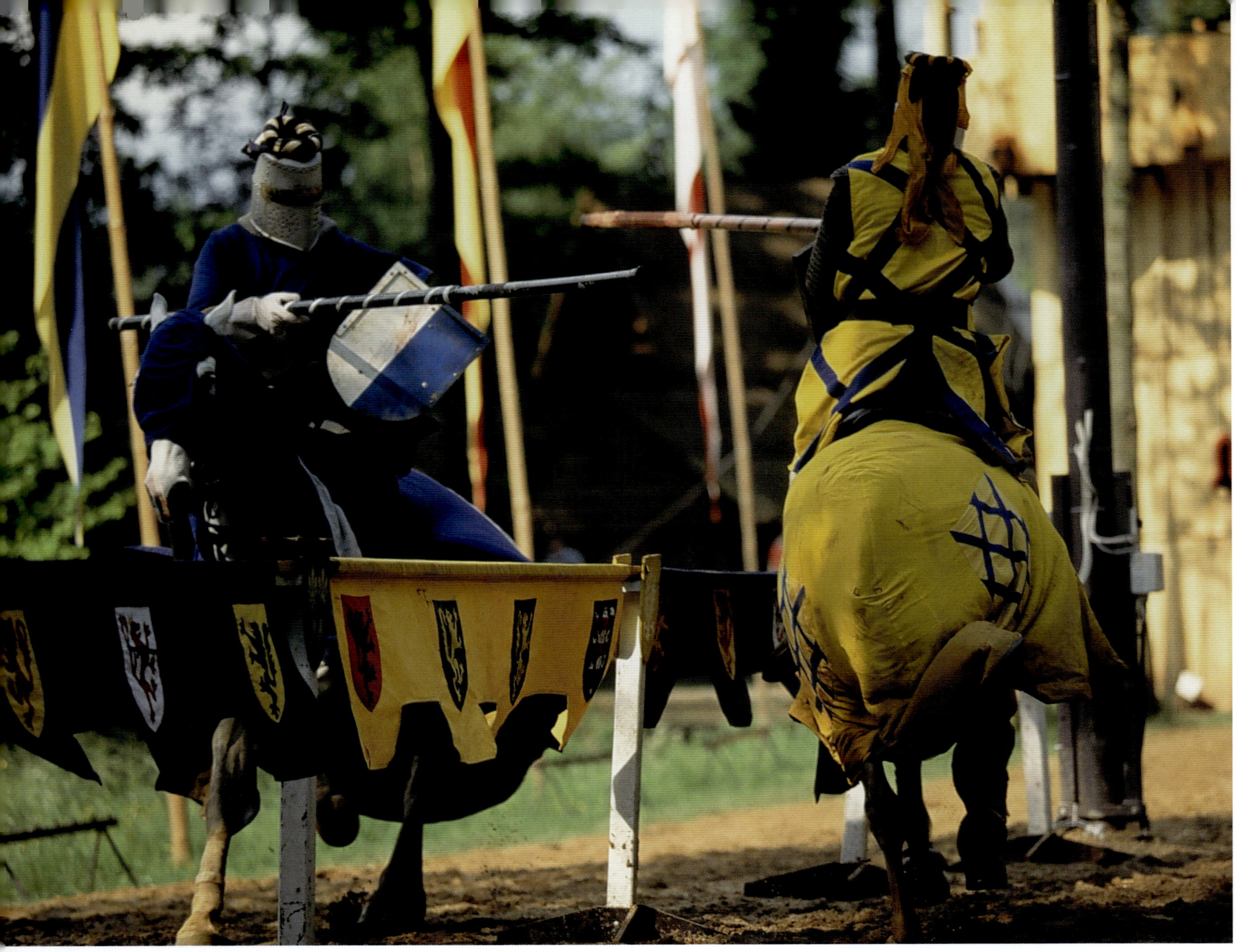

Der Tjost, der Lanzenkampf, bei dem die Ritter versuchen, sich gegenseitig mit ihren Lanzen aus dem Sattel zu heben, zählt wie schon im Mittelalter auch heute noch zu den beliebtesten Wettbewerben bei den Ritterturnieren.

Moderne Ritter und ihre Spiele

Beruf: Stunthorse. So könnten mit Fug und Recht die Pferde bezeichnet werden, die bei neuzeitlichen Ritterspielen mitwirken. Vierbeiner wie Zweibeiner schenken sich nichts; sie agieren in den Shows mit vollem Körpereinsatz und großem Ehrgeiz. Wer nicht ausreichend trainiert hat, riskiert am Ende mehr als ihm lieb ist. Bei den mittelalterlichen Turnieren waren das schon mal Kopf und Kragen, die der Ritter für die Gunst seiner Auserwählten zu opfern bereit war. Auf das eigene Wohl und das des Pferdes wurde nicht allzu viel Rücksicht genommen. Heutzutage sehen die Darbietungen nicht minder spektakulär aus, sind jedoch ungefährlicher.

Hinter den Kulissen wird tief in die Trickkiste gegriffen und jede einzelne Lanze präpariert. Die Hölzer zerbrechen längst nicht nur durch die Wucht des Aufpralls, sondern weil man sie listigerweise vorher leicht ansägt. Alles soll möglichst echt aussehen, aber so weit, dass auch noch echtes Blut fließt, geht das Spektakel dann doch nicht.

Moderne Schlachtrösser und ihre Ritter ziehen gut gepolstert ins Turnier, verzichten aber auf die komplette mittelalterliche Montour, in der ein Reiter so beweglich im Sattel säße wie ein Würstchen in der Kon-

Was ist ritterlich?

Die überaus große Ritterschaft im mittelalterlichen Europa entstammte diversen Adelsorden; man saß hoch zu Ross und ritt in schwerer Rüstung mit dem Schwert in den Krieg. Die ritterliche Tugendlehre vereinte antike und christliche Ethik miteinander. Wer sie erfüllen wollte, musste seinen Idealen treu sein, tapfer dafür kämpfen und für die Gerechtigkeit eintreten. Er sollte auch im rechten Moment Milde walten lassen, was konkret bedeutete, dass er auf Rache zu verzichten hatte.

In Rom wurden für den Offiziersberuf Ritter grundsätzlich und gesetzlich bevorzugt, doch auch für Justiz und Verwaltung. Die deutsche Reichsritterschaft genoss Landesherrschaft, das heißt, die auf den Rittergütern lebenden Untertanen waren Leibeigene der Ritter. Ein Umstand, den erst Heinrich Friedrich Karl Freiherr vom und zum Stein beseitigte. Der Titel „Ritter" war in Österreich und in Deutschland auf Grund von Vererbung bis 1945 möglich.

Ein moderner Ritter schließlich verkörpert heute die Ideale Bescheidenheit, höfliches Benehmen besonders gegenüber Frauen und Rücksichtnahme auf schwächere Mitglieder der Gesellschaft.

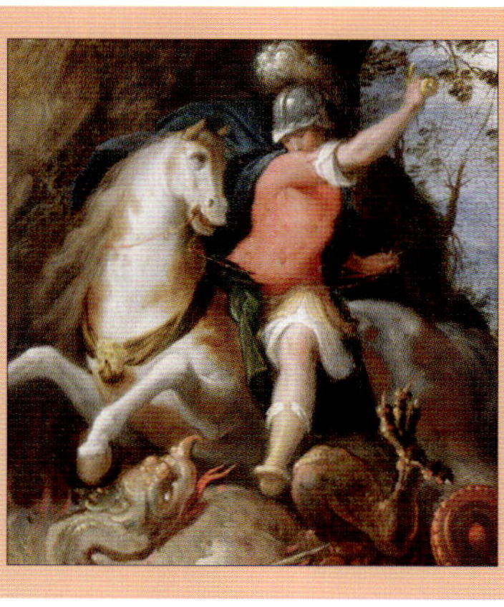

Sankt Georg

Viele Legenden reihen sich um Sankt Georg, den Schutzheiligen von Reiter und Pferd, der 300 v. Chr. gelebt und gewirkt haben soll.

Besondere Berühmtheit erlangte die Sage vom Kampf des Ritters mit dem Drachen. Das Ungeheuer hauste in einem See und tyrannisierte die Stadt Silena mit seinem schlechten Atem. Es muss wohl Mundgeruch der übelsten Sorte gewesen sein, denn täglich opferten ihm die Bewohner Lämmer und am Ende sogar die Königstochter, bis glücklicherweise der heilige Georg auf seinem Pferd herantrabte und die Bestie heldenhaft zur Strecke brachte.

Diese und eine Vielzahl anderer Georgsdichtungen aus dem 12. Jh. stilisierten den Drachentöter besonders in England zum Symbol der Ritterlichkeit. Als persönlicher Schutzpatron von Richard Löwenherz und schließlich des ganzen englischen Königreichs wurde Sankt Georg am 23. April mit Volksbräuchen wie dem Georgsritt und Pferdesegnungen gefeiert. Auch in der Landwirtschaft hatte der Georgstag eine große Bedeutung: Dienstboten konnten ihren Arbeitgeber wechseln und Zinsen wurden fällig.

servendose. Helm und Brustpanzer sind nach wie vor Pflicht, aber die restliche Kleidung darf leichter und bequemer sein, wenn sie nur alt aussieht. Vom Pferd ist nach wie vor nicht viel zu erkennen, weder Rasse noch Farbe. Es verschwindet komplett unter der bestickten Decke und ist an den empfindlichen Stellen wie Brust und Flanken ebenfalls gepolstert. Dadurch ist es viel wendiger als seine Vorfahren.

Das moderne Streitross denkt mit, wenn der Feind von allen Seiten naht, es fürchtet sich nicht davor, durch Feuer zu springen und behält die Nerven, wenn sein Reiter mal wieder runterpurzelt. Die Inszenierung ist natürlich nur perfekt, wenn das Publikum vollständig in die mittelalterliche Atmosphäre eintauchen kann: Daher sitzen Burgherr und -herrin samt Gefolge in der Loge, und rund um den Schauplatz tummeln sich Marktschreier und fliegende Händler. Die Ritterspiele werden zur Erlebniswelt.

Zu den festen Show-Elementen der modernen Ritterspiele gehört das Ringstechen. Der Reiter galoppiert auf seinem Pferd heran und versucht, mit seiner Lanze einen kleinen Ring zu treffen, der an einem Stock hochgehalten wird.

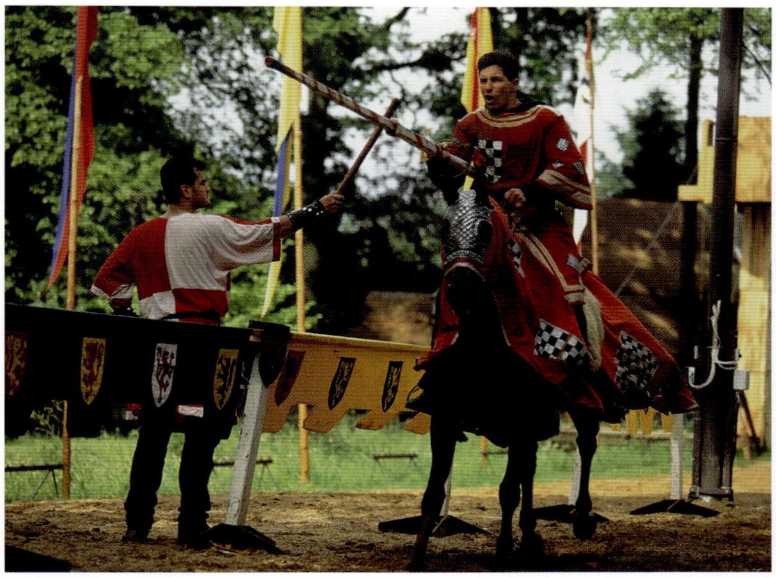

Die modernen Ritter mit ihren Pferden demonstrieren dem staunenen Publikum alles, was zu einer guten Show gehört. Eindrucksvoll sind immer wieder Einlagen mit Feuer, die die Furchtlosigkeit und das Vertrauen der Rösser in ihre Reiter zeigen, und auch Jagdspiele sind sehr beliebt. Die Sieger der Wettkämpfe lassen sich feiern wie die Ritter früher.

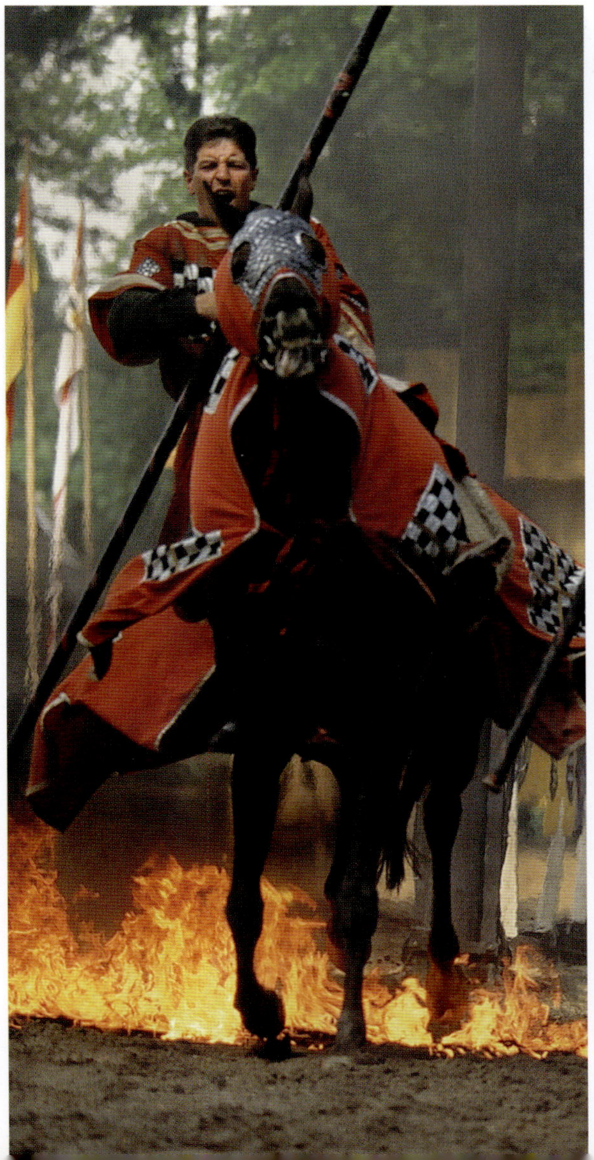

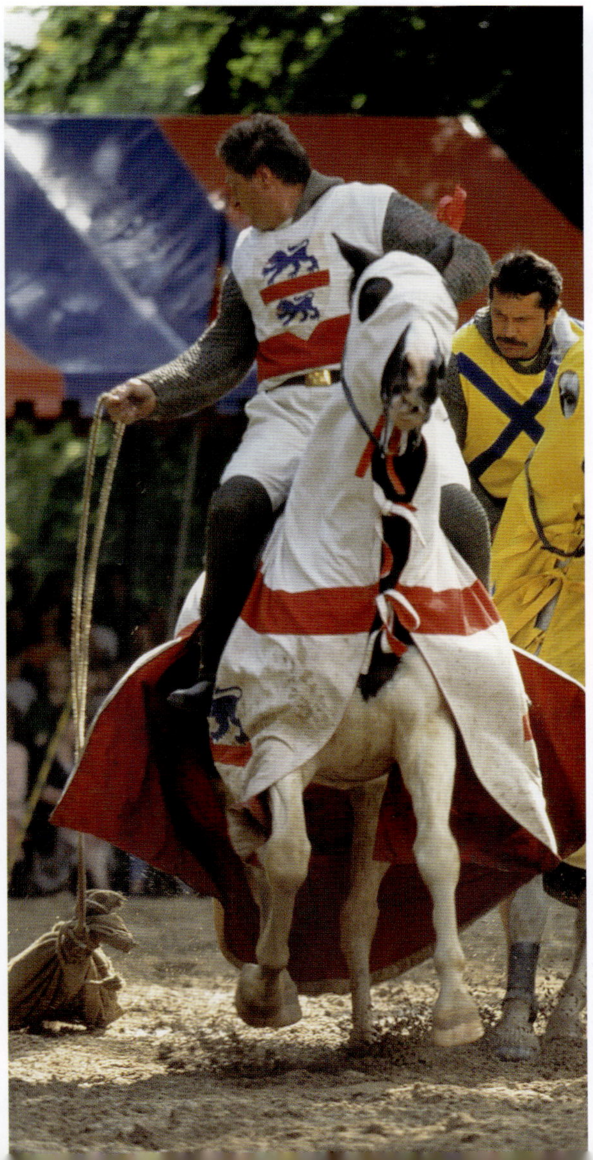

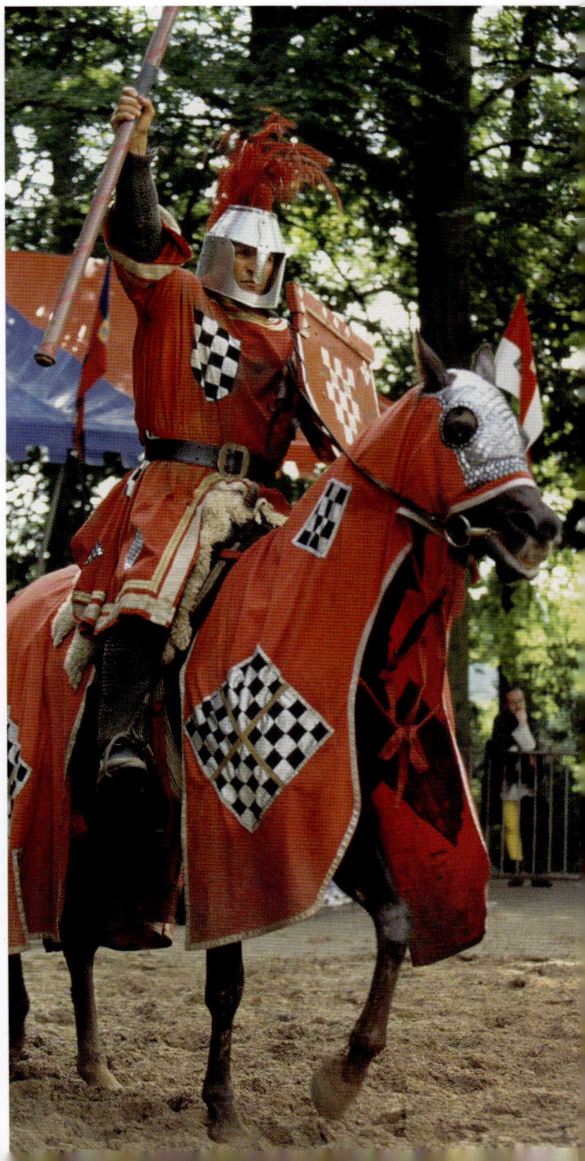

Ackern und rackern

„Nicht Rennpferd, aber auch nicht faul, mit einem Wort: ein Ackergaul." Ist das nun ein Kompliment oder nicht? So recht verstehen mag man es im ersten Augenblick nicht. Sicherlich, ein Ackergaul ist kein Schönheitssymbol und trotz seiner Muskelpakete auch nicht gerade der Schwarzenegger unter den Rössern. Ein echter Ackergaul ist eben ein bisschen unförmig, schwerfällig und unbeweglich dazu. Aber er hat auch seine Vorzüge, und damit sind nicht nur die berühmten inneren Werte gemeint. Doch mit denen muss man trotzdem anfangen: Der Ackergaul ist genügsam und fackelt bei der Arbeit nicht lange rum. Stur zieht er auf dem Feld seine Bahnen. Früher wurde in der Landwirtschaft vor ein Ochsengespann noch ein Pferd gesetzt, dann ging es einfach schneller voran. Im direkten Vergleich hat sich herausgestellt, dass Pferde 50 % mehr schaffen als Ochsen und dazu noch bereitwillig Überstunden machen. Ist das Vieh schon längst erschöpft im Stall, ackert das Pferd noch ein bis zwei Stunden weiter. Daher kommt wohl auch die Redensart „schuften wie ein Ackergaul".

> „Nur ein Mann, der die klumpige Scholle bricht mit langsamen, lautlosen Schritten, und sein altes Pferd, es stolpert und nickt, sie trotten einher wie im Schlafe."
>
> (Thomas Hardy, englischer Schriftsteller)

Doch muss sich das Pferd auf diesen Vergleich einlassen, um akzeptiert zu werden? Im Grunde nicht! Ein Blick zurück macht deutlich, dass der Mensch vom Pferd in vielen Dingen und ganz besonders in der Landwirtschaft profitiert hat. Nachdem sich die Erkenntnis durchgesetzt hatte, dass Pferde zu schade zum Essen waren, begann man erst die ganze Bandbreite der hippologischen Serviceleistungen zu entdecken.

Besonders vom 6.–11. Jh. wurde jede Arbeitskraft auf dem Feld gebraucht. Mit der Entstehung der ersten Städte musste auf dem Lande verstärkt produziert werden, um auch den Teil der Bevölkerung, der sich nicht selbst versorgen konnte, zu ernähren. Das Pferd war dabei unersetzlich. Nicht mehr mit Strick und Seil, sondern mit dem moderneren Kummet vor Egge oder Pflug angespannt, konnte es noch mehr leisten als bisher. Die Geräte wurden immer größer und schwerer, die Pferde auch. Um 1890 wurde in den USA ein 12 m breiter und 15 t schwerer Mähdrescher eingesetzt. Um ihn zu bewegen, waren 42 Pferde vonnöten. Es waren die gleichen Pferde, die den Bauern auch sicher und bequem in die Stadt oder zum Markt trugen.

Grubenponys

Die Ausbeutung von Kindern in englischen Bergwerken gehört zu den düstersten Kapiteln der Industrialisierung. Erst 1847 wurde die Kinderarbeit verboten. An ihre Stelle untertage rückten vermehrt die Shetland-Ponys.

Wenn wir heute von Arbeitstieren sprechen, denken die wenigsten an diese genügsamen Kleinpferde, die in den Zechen und Gruben Englands lebten und die Kohlekarren zogen, bis sie erblindeten. Und das, obwohl erst 1994 das letzte englische Grubenpony in den Ruhestand ging.

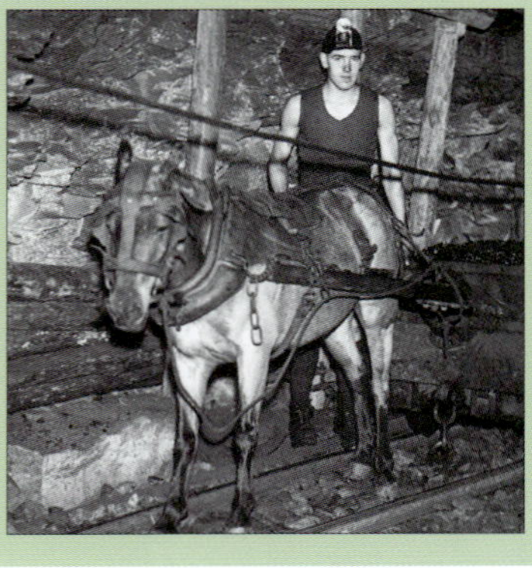

Die so genannten Ackergäule waren in Zeiten, in denen es noch keine Maschinen gab, unschätzbar wertvoll für die Bauern. Die Arbeit wurde ihnen durch die arbeitswilligen Muskelpakete sehr erleichtert.

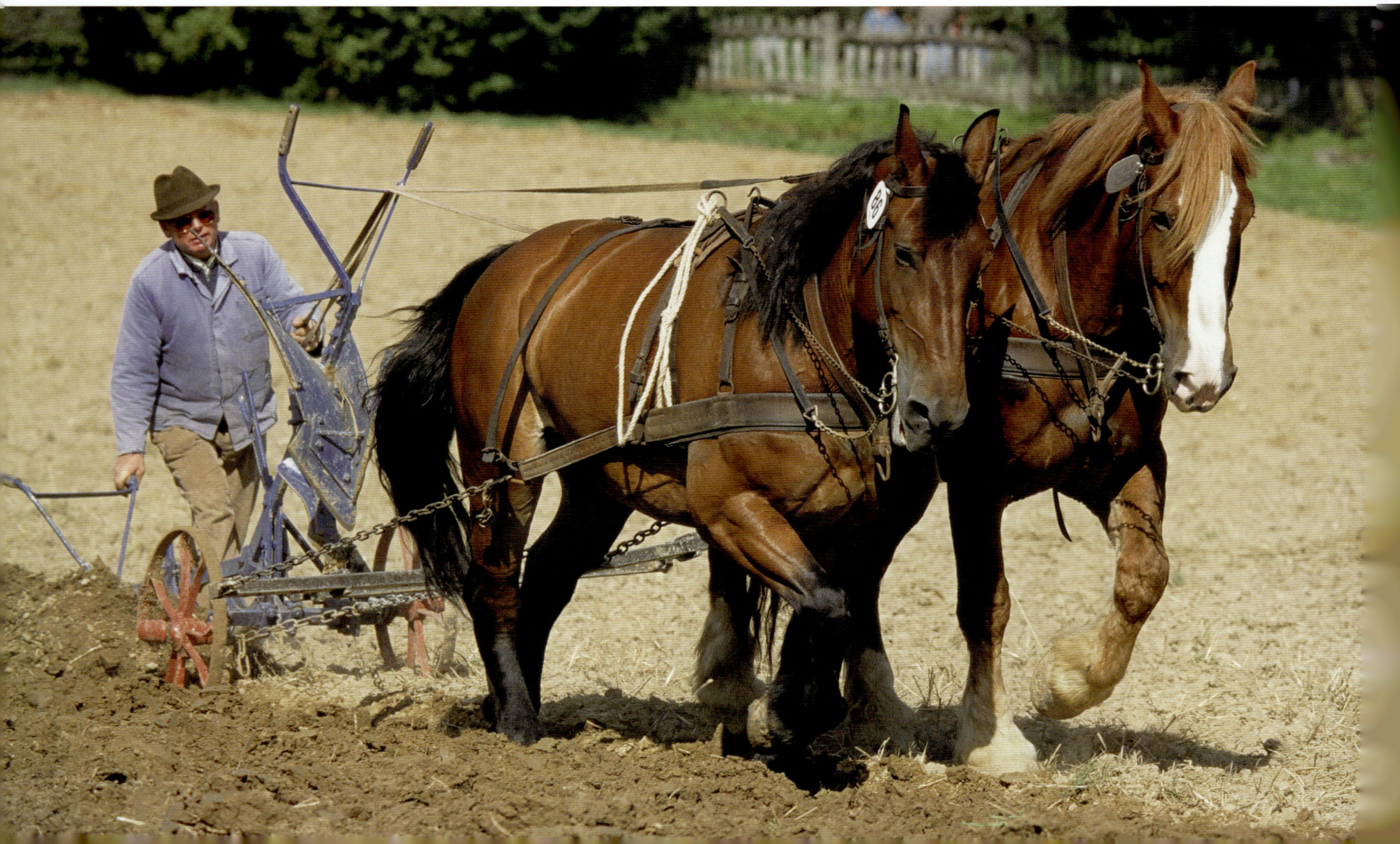

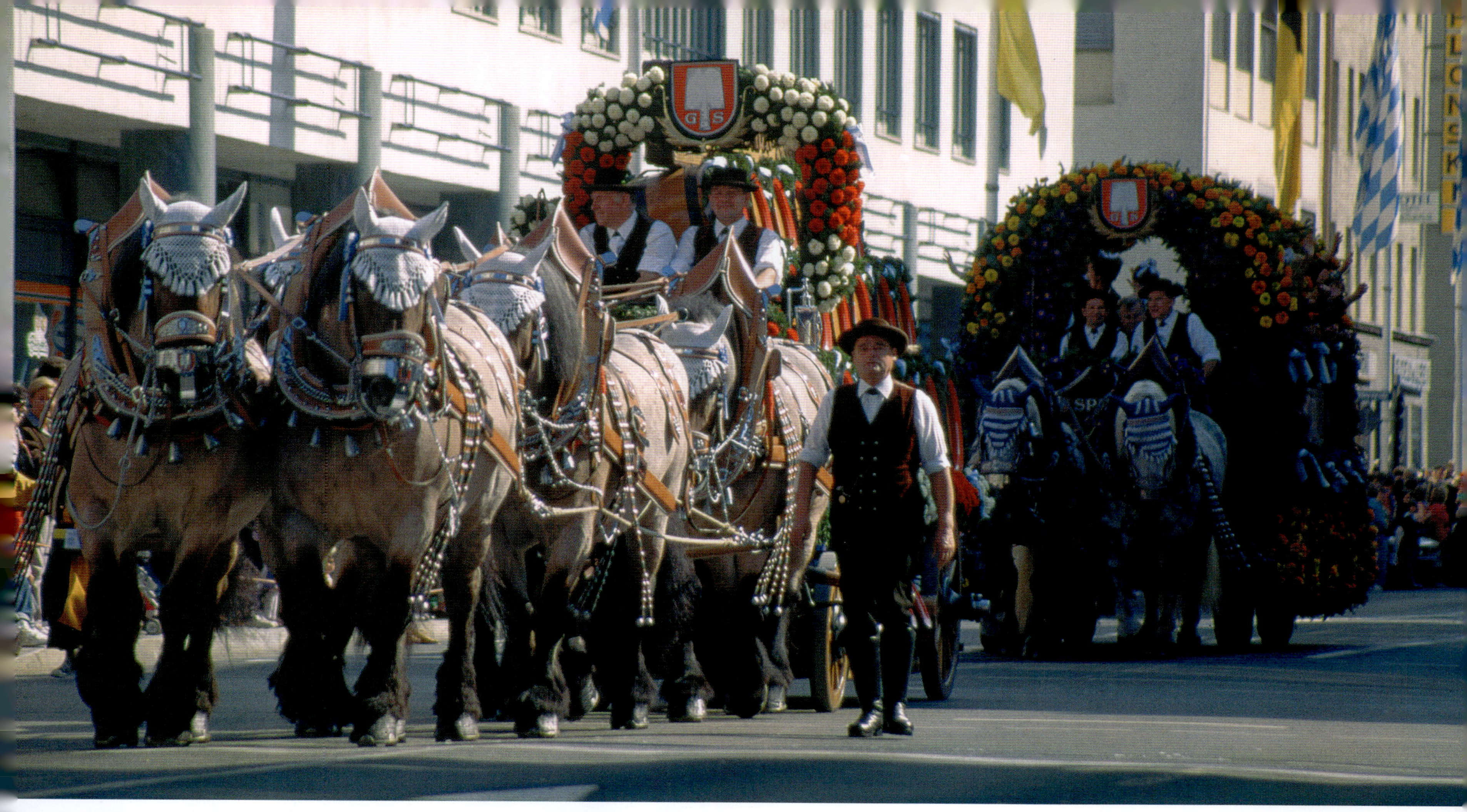

Viele Brauereien halten heute noch Kaltblutpferde, die bei Umzügen schick geschmückt den Festwagen ziehen und bei diesen Veranstaltungen unter Beweis stellen, dass sie zugkräftige Arbeitstiere sind.

Rasse-Steckbrief: Schwarzwälder Fuchs

Stockmaß: 145–152 cm

Farben: dunkler Fuchs mit hellem Langhaar

Beschreibung: temperamentvoll, ausdauernd und robust

Herkunft: Deutschland

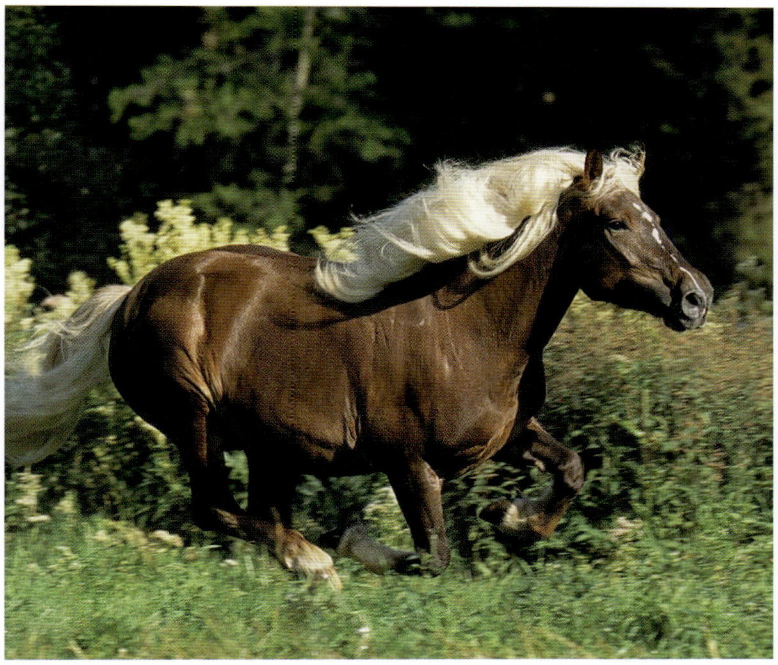

Schwarzwälder Füchse eignen sich hervorragend für die Waldarbeit unter schwierigsten Bedingungen und werden auch immer noch als Rückepferde im Schwarzwald eingesetzt. Sie erfreuen sich aber auch zunehmender Beliebtheit als Freizeitpferd.

Die typischen Zugpferderassen wie Brabanter, Schwarzwälder Fuchs und Shirehorse wurden im Laufe der Zeit durch den Traktor verdrängt. Sie erwiesen sich jedoch als sehr flexibel und sicherten sich ihre Existenz in Europa als Rückepferde oder durch äußerst werbewirksame Auftritte vor dem Brauereiwagen. Und in Entwicklungsländern lebt der Ruf des fleißigen Ackergauls nicht durch Erzählungen, sondern durch die verlässliche Zusammenarbeit mit ihnen im täglichen Leben fort. Im US-Staat Pennsylvania sind sogar noch heute Pferde vor dem Pflug zu sehen, weil die dort ansässigen Amish People auf jeglichen Fortschritt verzichten.

Das Rückepferd

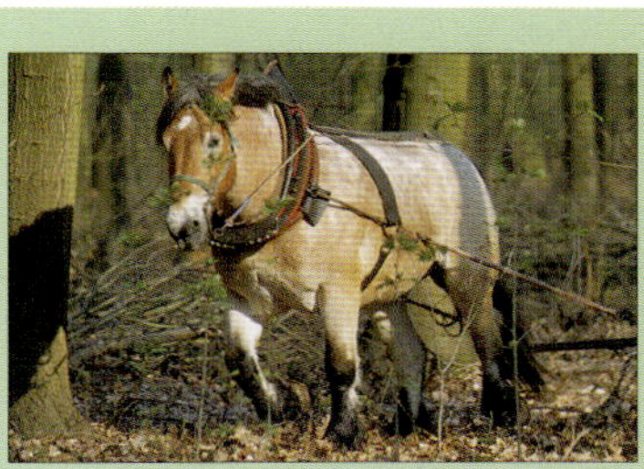

Wo der hintritt, da wächst kein Gras mehr! Ein naheliegender Gedanke – Auge in Auge mit einem Kaltblüter, zu dessen Aufgaben es gehört, 600 Kilo schwere Baumstämme aus dem Unterholz zu ziehen. Doch weit gefehlt! Die gewichtigen Helfer sind wahre Naturschützer, denn wo sie hintreten, wird der Waldboden nicht gleich planiert wie von einem Traktor. Ein wichtiger Lebensraum für Mikroorganismen bleibt somit erhalten, und auch das Gras kann weiterwachsen.

Dennoch kam die jahrtausendalte Teamarbeit von Mensch und Pferd aus Kostengründen zu Beginn des 20. Jhs. nicht mehr in Betracht. Da Traktoren und Zugmaschinen effektiver waren, waren die bis zu 1000 Kilo schweren Kaltblüter mit ihren Muskelpaketen und ihrem großen Leistungswillen plötzlich nicht mehr gefragt.

Erst das zunehmende Bewusstsein für eine ökologische Forstwirtschaft brachte in den letzten Jahren auch das Rückepferd wieder in den Wald zurück. Mit ihrer Last am Haken übersteigen sie geschickt alle Hindernisse und umkurven souverän die jungen Bäume. Für ökologisch handelnde Waldbesitzer bleibt das Rückepferd bei der Holzernte und der Saatbettbereitung also auch in Zukunft unverzichtbar.

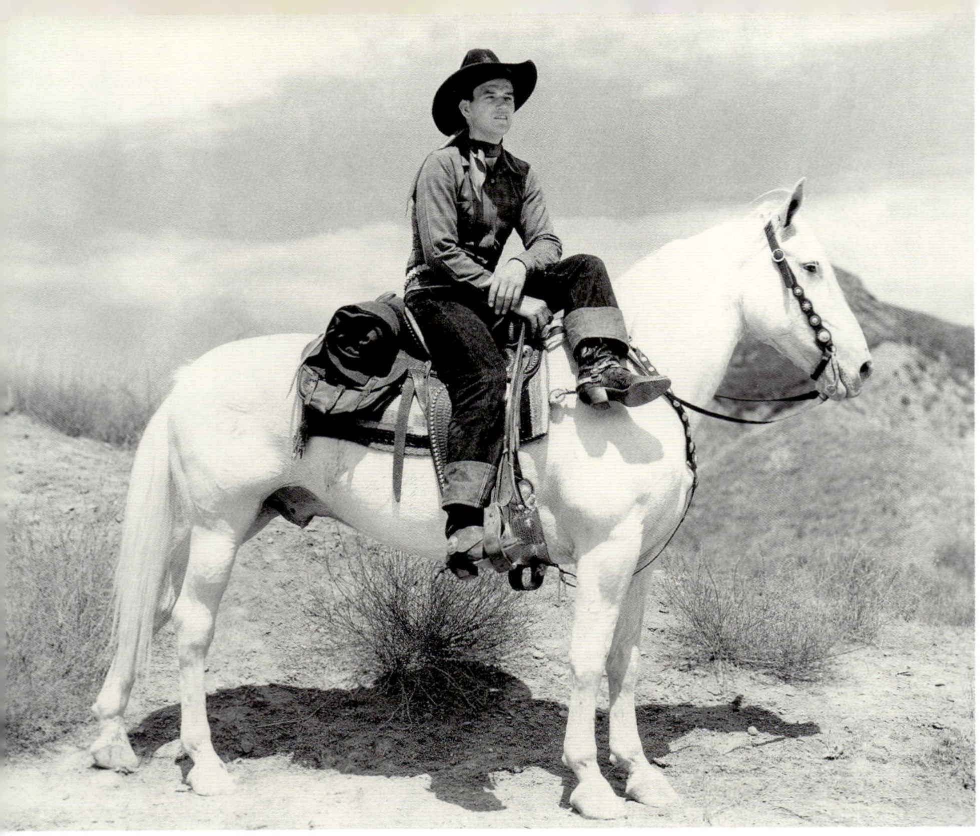

Der berühmteste Filmwesternheld aller Zeiten ist zweifellos John Wayne, der die Gestalt des raubeinigen Cowboys perfekt verkörperte.

Der Wilde Westen

Die Eroberung des Wilden Westens bot Stoff für Filme, Romane, Legenden, wahre und erfundene Geschichten. Sie alle handeln von weißen Siedlern und verfolgten Indianern, von Krieg, Selbstjustiz und Goldrausch, von Sheriffs und Banditen. Nachdem Amerika den Unabhängigkeitskrieg 1783 gewonnen hatte, sollte das Land Stück für Stück weiter besiedelt werden. Der Treck nach Westen begann. Allein stehende Burschen und ganze Familien machten sich mit Hab und Gut auf die beschwerliche und gefährliche Reise. Pferde und Maulesel zogen die voll beladenen Planwagen und arbeiteten sich langsam westwärts, zum Schutz flankiert von bewaffneten Reitern. Ein oder mehrere gute Pferde zu besitzen, war ein großes Kapital. Darum schlichen überall Pferdediebe herum, die sich aber nicht erwischen lassen durften, denn nicht selten wurden sie nach ihrer Ergreifung in erbarmungsloser Selbstjustiz am nächsten Baum gehängt. Auch andere schräge Vögel und Banditen gab es zuhauf. Überfälle auf die Postkutsche und sogar die Eisenbahn waren gang und gäbe.

Da, wo die Siedler sich niederlassen wollten, lebten die Ureinwohner, die Indianer. Die verblüfften durch ihren gewaltfreien Umgang mit den Pferden und den leichten Reitstil. Schwere Ledersättel und scharfe Gebisse kannten sie nicht, sie saßen meist auf dem blanken Rücken und legten den Tieren nur einen einfachen Strick um den Hals. Zu einem friedlichen Miteinander zwischen Siedlern und Indiandern kam es nicht, denn die Kavallerie rückte immer weiter vor und vertrieb die Indianer, die historisch gesehen zwar erfolglos Widerstand leisteten,

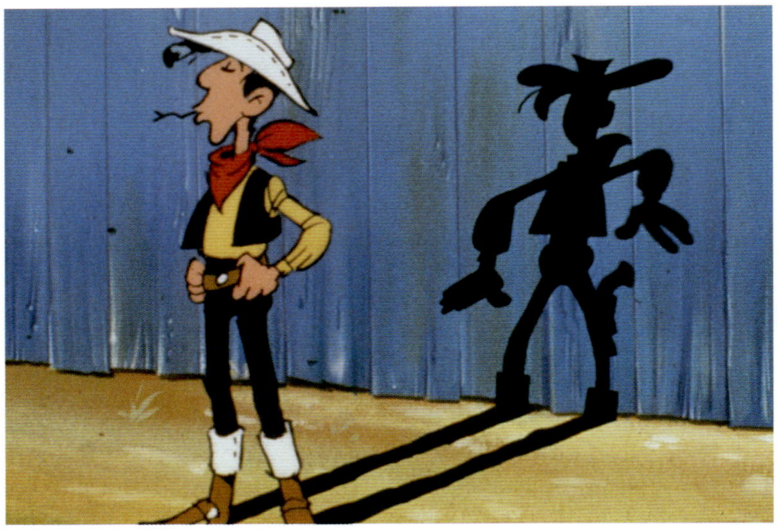

Der größte Comic-Cowboy ist und bleibt Lucky Luke, der schneller zielt als sein Schatten und dessen Hauptbeschäftigung die Jagd auf die Daltons ist. Am Ende all seiner Abenteuer reitet Lucky Luke auf Jolly Jumper singend dem Sonnenuntergang entgegen.

In der Schlacht am Little Bighorn am 25. Juni 1876 wurde das amerikanische Kavallerieregiment von General Cluster vernichtend von einem indianischen Stammesverband unter der Führung der Häuptlinge Sitting Bull und Crazy Horse geschlagen. Der blutige Sieg der Indianer ist in die Geschichte eingegangen.

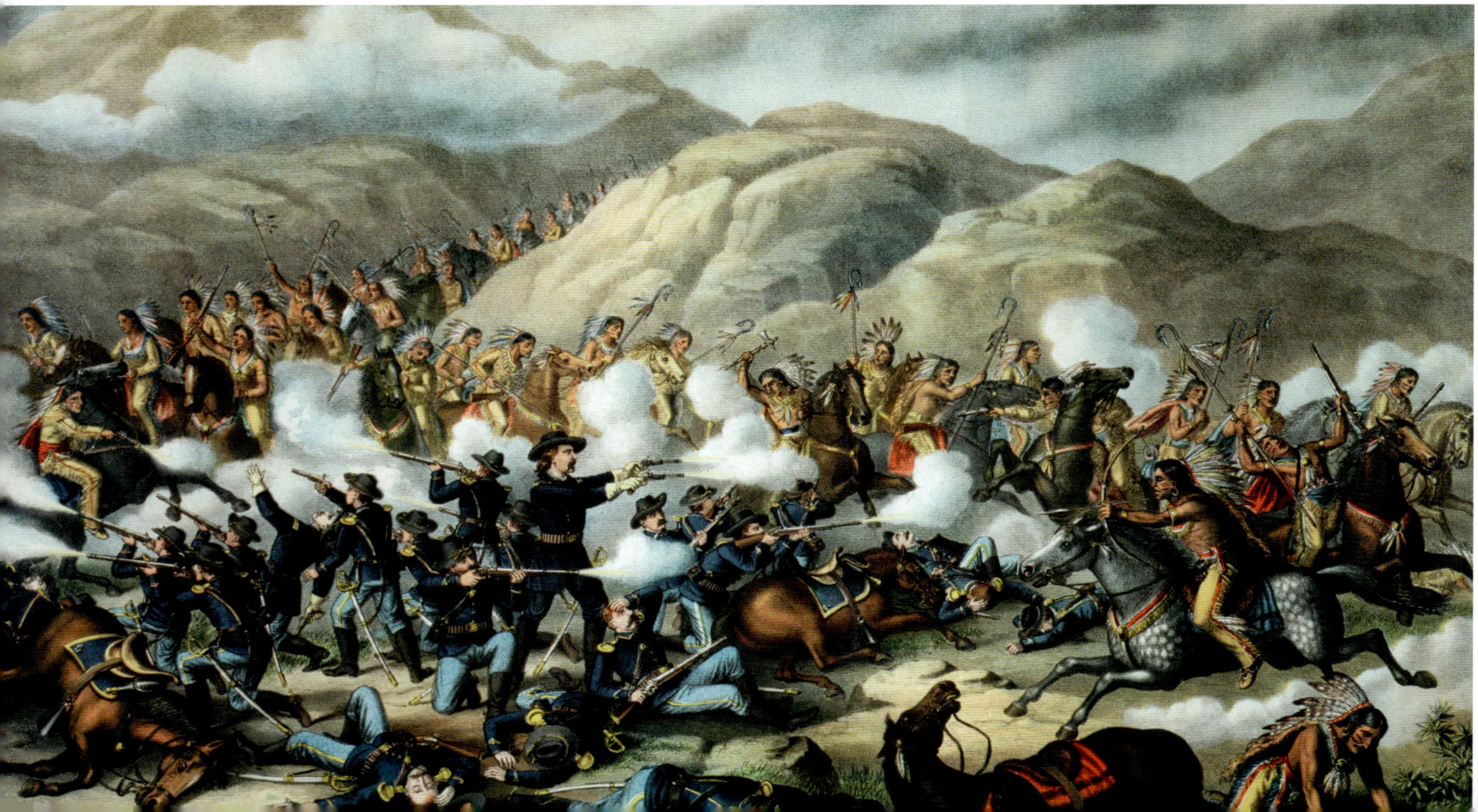

aber doch vereinzelte Siege erkämpften. Die schlimmste Niederlage erlitt die Amerikanische Armee durch den größten Stammesverbund der Indianergeschichte im Juni 1876. Unter der Führung des Sioux-Häuptlings Tatanka Yotanka („Sitting Bull") schlossen sich die Hunkpapa- und Teton-Sioux, die Arapahoes und die Cheyenne zusammen, um sich gegen die Zurückdrängung in Reservate zu wehren. „Sitting Bull" arbeitete zusammen mit einem zweiten erfahrenen Kriegshäuptling – Tashunka Witko, bekannt als „Crazy Horse" – eine Taktik aus, die am Ende aufging: In der bekannten, verheerenden Schlacht am Little Bighorn River in Montana gelang es den Indianern, den leichtfertig handelnden General George Armstrong Custer und das 7. Kavallerieregiment einzukesseln. Alle 225 US-Soldaten und ihre Pferde fanden den Tod, mit einer Ausnahme: Der einzige Überlebende auf Seiten der Amerikaner war das Pferd Comanche, das noch nach Tagen blutend auf dem Schlachtfeld neben seinem Reiter stand. Nachrückende Soldaten konnten es retten, und Comanche wurde in den Heldenstatus erhoben. Er wurde vom Militärdienst befreit und zeigte sich nur noch auf Paraden. Seinen Lebensabend verbrachte er in Fort Riley, wo er frei herumlaufen durfte.

WESTERNHELDEN

Mitten im Indianer- und Siedlerleben spielen die Romane des deutschen Schriftstellers Karl May, der die unvergänglichen Figuren Winnetou und Old Shatterhand schuf. Bei ihrer ersten Begegnung sind der stolze Apache und der deutsche Vermessungsarbeiter Gegner, doch später werden sie zu Blutsbrüdern. Auf ihren Rappen Iltschi (Wind) und Hatatitla (Blitz) ziehen sie durch die Lande und kämpfen gegen das Unrecht.

Keiner ist in so viele Sonnenuntergänge geritten wie Lucky Luke, und immer wurde er von seinem treuesten Freund Jolly Jumper getragen. Das Pferd war ein helles Köpfchen, das seinem Cowboy bei der Lösung der vielen kniffligen Fälle half. Lucky Luke zog zwar schneller als sein Schatten, aber das allein war noch keine Lebensversicherung, und ohne Jolly Jumper wäre er sicher nicht alt geworden. Der Schimmel mit dem schiefen Skelett hat sich nie ins Boxhorn jagen lassen, nicht von den fiesen Dalton-Brüdern und ihrer nervigen Mutter noch von den zartbesaiteten Damen in ihren Rüschenkleidern, die Lucky Luke schöne Augen machten. Am Ende eines jeden Abenteuers ritten die zwei glücklich vereint in den Sonnenuntergang hinein, und Lucky Luke sang ihr Lied aus voller Kehle „Ich bin eine armer, einsamer Cowboy, weit weg von zu Hause".

Lucky Luke ist ein Comic-Held, John Wayne ein Leinwandheld. Er war schon zehn Jahre beim Film, ehe er schließlich als Idealbesetzung für Western-Rollen entdeckt wurde. In ganz Hollywood konnte niemand o-beiniger laufen und lässiger reiten als er. Sein Charme war der eines echten Raubeins, der sich am Tresen den Staub mit Whisky aus der Kehle spült und sich mit seinem Pferd besser unterhalten konnte als mit einer Dame.

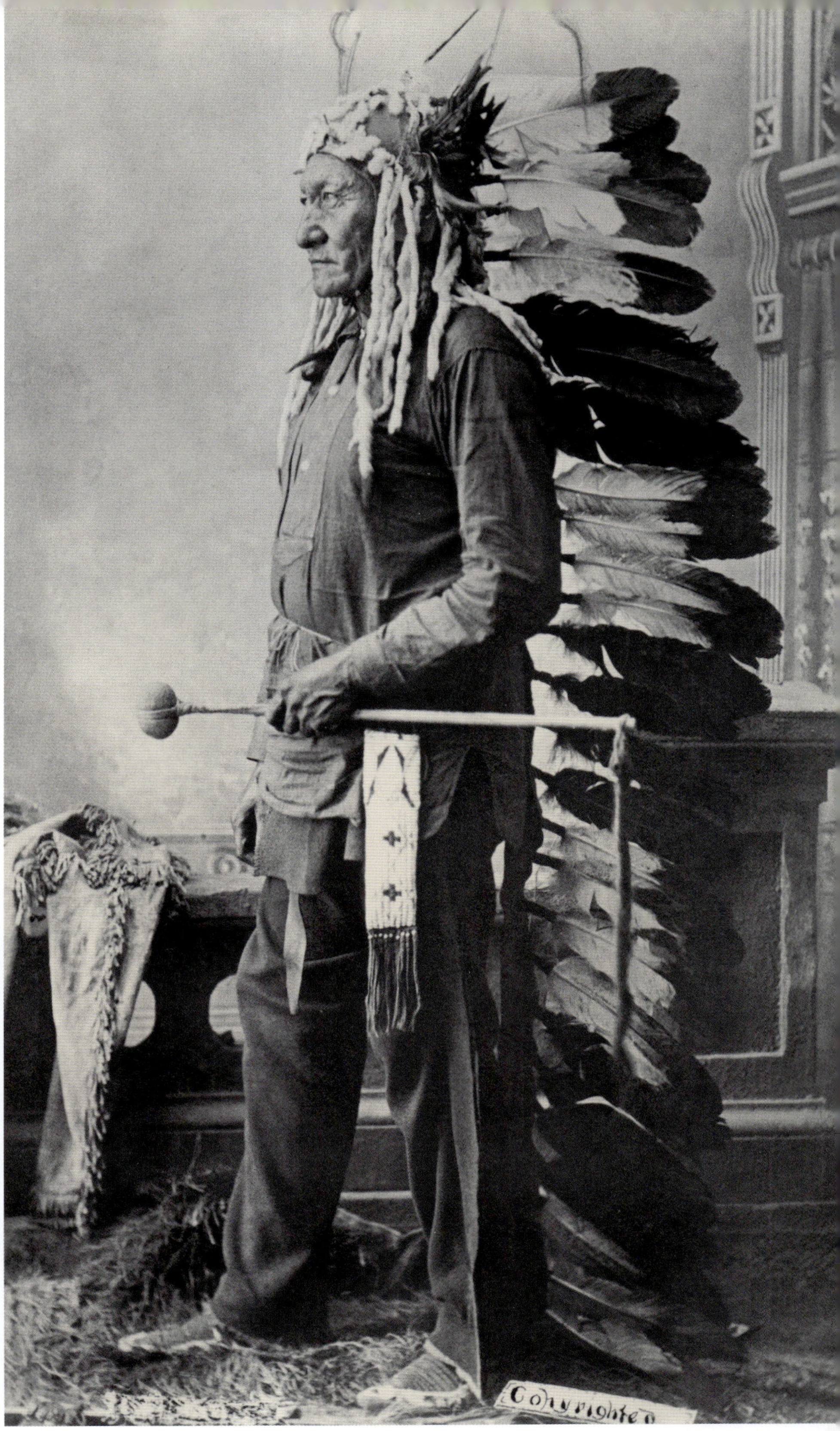

Sitting Bull war Stammeshäuptling und Medizinmann eines Sioux-Stammes und hatte entscheidenden Anteil am Sieg in der Schlacht am Little Bighorn gegen die US-Kavallerie. Nicht viel später musste er mit seinen Leuten vor der Armee nach Kanada fliehen, wo er einige Jahre im Exil lebte, bevor er schließlich in ein Reservat in den USA zurückkehrte. Er war später zeitweise ein Mitglied von Buffalo Bills Wild-West-Show.

Der Marlboro-Mann

Der Marlboro-Mann ist gescheitert. Jahrelang qualmte er uns was vor und wollte der Welt weiß machen, nur im blauen Dunst seiner Zigarettenmarke läge der umwerfende Geschmack von Freiheit und Abenteuer.

In vielen Ländern wurde Zigarettenwerbung aber inzwischen aus dem Fernsehen verbannt, und fortan kochte der Cowboy nur noch auf der Kinoleinwand sein Süppchen am Lagerfeuer. In den USA ereilte ihn ein noch viel schlimmeres Schicksal: Früher blickte er als 25 Meter großer Pappkamerad lässig auf den Sunset Boulevard in Los Angeles, doch dann ging es seiner Branche richtig an den Kragen – nicht den Cowboys, sondern der Tabakindustrie. Lungenkrebskranke, die sich vom Marlboro-Mann ins Verderben gelockt fühlten, reichten Millionenklagen ein. Er musste verschwinden und Antiraucher-Werbung Platz machen.

Von der Kultfigur zur persona non grata, das war hart für ihn. Irgendwo in den Bergen jenseits von Hollywood soll seitdem ein Cowboy einsam und verlassen am Lagerfeuer sitzen – mit einem Nikotinpflaster hinter dem Ohr …

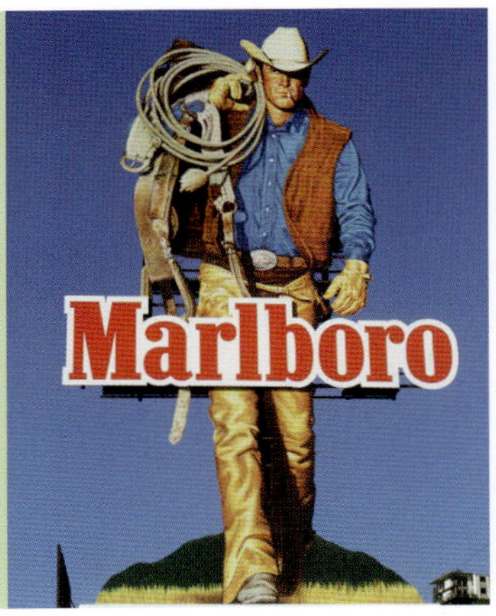

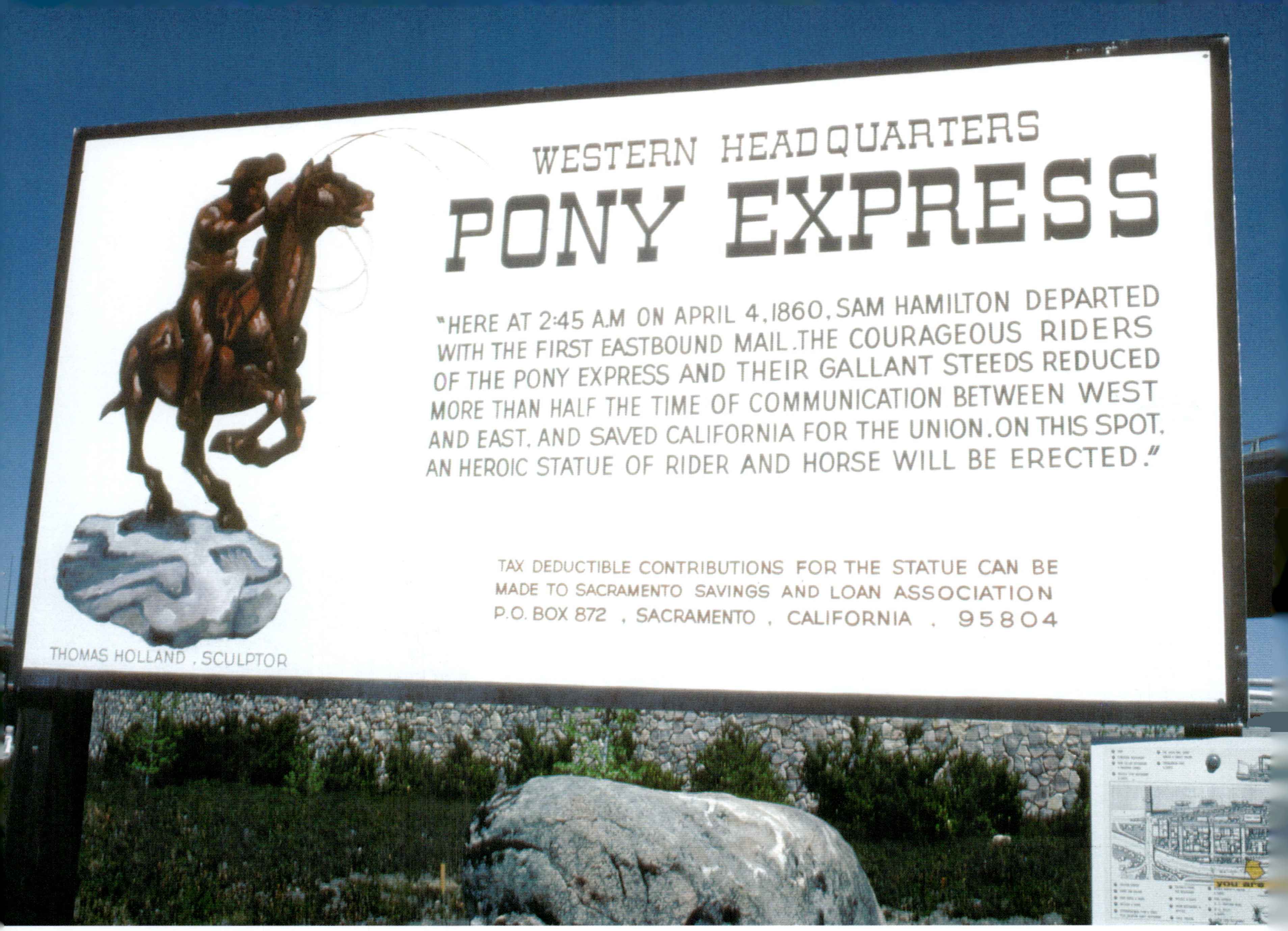

In Sacramento in Kalifornien, von wo aus am 4. April 1860 die erste Staffette des Ponyexpress startete, findet man diese Gedenktafel, die an die reitenden Boten und ihre Leistungen erinnern soll.

Galoppierender Nachrichtendienst

Bevor 1837 der Telegraf erfunden wurde, gab es keine schnellere Nachrichtenübermittlung als durch die reitenden Boten. Das aufwändigste Unternehmen aller Zeiten war der Ponyexpress. Initiator William H. Russel schickte am 4. April 1860 die erste Stafette von St. Joseph in Missouri auf die 3164 Kilometer lange Strecke nach Sacramento in Kalifornien. Er warb dafür nur junge Männer unter 18 Jahren an, die nicht mehr als 60 Kilo wiegen durften und bereit waren, 300 Meilen weit zu reiten, bevor sie abgelöst wurden. Die lauffreudigen Ponys, an deren Sätteln die zehn Kilo schweren Taschen mit der Post befestigt

Die Friedensreiter
Auf den Wiesen, wo heute ungefähr die Halle Münsterland steht, grasten 1648 die Pferde der vielen Unterhändler, die mit dem Westfälischen Frieden das Ende des 30-jährigen Kriegs besiegelten. Die dazu gehörige Pergamentrollen mit der frohen Kund wurden den so genannten Friedensreitern überbracht, die damit in alle Himmelsrichtungen enteilten, denn die Metropolen der kriegführenden Mächte mussten Verträge und Urkunden schwarz auf weiß erhalten. Stürmisch begrüßt und gefeiert zogen die Überbringer der frohen Botschaft in die Städte ein, sodass sich mancher Reiter wie ein siegreicher Herzog vorkam, wie die Chronisten berichten.

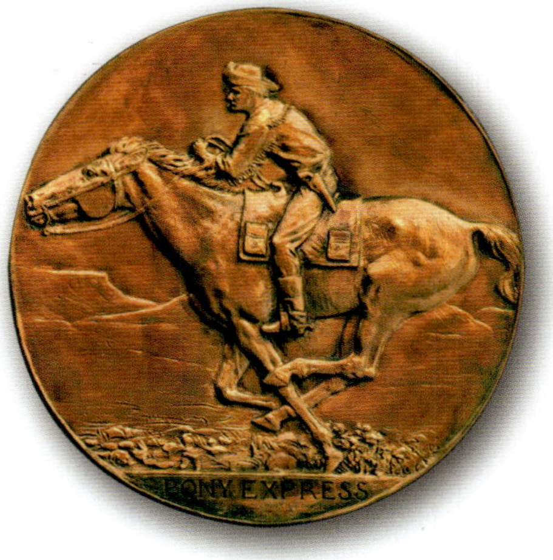

Zu Ehren des weltbekannten Ponyexpress wurde eine Gedenkmünze geprägt, die einen Ponyexpress-Reiter zu Pferd in gestrecktem Galopp zeigt.

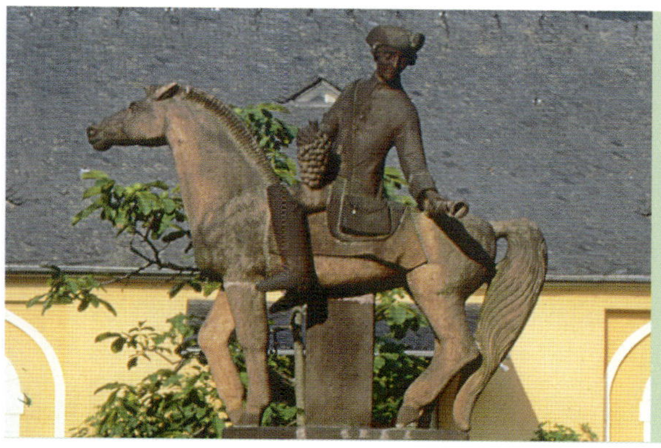

Der Spätlesereiter

Wenn im Herbst die Trauben reif an den Rebstöcken hingen, war es den Winzern im Rheingau noch lang nicht erlaubt, diese einfach zu ernten. Im 18. Jh. bedurfte es dazu einer schriftlichen Genehmigung des Fürstbischofs von Fulda. Erst wenn der seinen Segen gab, konnte die Weinlese beginnen. Alljährlich wurde ein reitender Bote von Schloss Johannisberg nach Fulda entsandt, um die Erlaubnis einzuholen. Im Jahr 1775 verzögerte sich die Rückkehr des Boten jedoch aus ungeklärten Gründen um zwei Wochen. Die Weinbauern warteten händeringend auf den Kurier, denn die überreifen Trauben waren schon von einem Edelfäule erregenden Pilz befallen. Die Skepsis gegenüber dem Wein war groß, doch wider Erwarten brachte die verspätete Lese einen ganz besonderen Tropfen hervor: die Spätlese!

waren, wurden nach jeweils 24 Kilometern an insgesamt 165 Posten ausgewechselt. Zum Pferdetausch blieben nur zweieinhalb Minuten Zeit, denn die ganze Strecke musste in 9–10 Tagen zurückgelegt werden.

Übermenschliches leistete der 15-jährige William Cody, später als Buffalo Bill bekannt wurde, als er 322 Meilen durchreiten musste, weil zwei Anschlussreiter ausfielen, als er an den Posten kam. Er legte die Strecke in 24 Stunden und 40 Minuten zurück – das entsprach einem Tempodurchschnitt von 21,4 km/h.

Die 400 Express-Ponys kannten schon bald ihren Weg und auch ihre Aufgabe ganz genau. Es kam öfters vor, dass in diesen rauen Zeiten ihre Reiter einer Kugel oder einem umherirrenden Pfeil zum Opfer fielen. Die vierbeinigen Kuriere galoppierten unbeirrt und unerschrocken weiter bis zum Ziel. So kam es, dass in den 18 Monaten des Betriebs nur ein einziger Brief verloren ging. Dann allerdings wurde der Betrieb des Ponyexpress' eingestellt, weil Eisenbahn und Postkutschen schneller und günstiger transportierten und dazu außerdem noch Fahrgäste mitnehmen konnten.

Dieser Entwicklung auf dem neuen Kontinent war man in England schon längst voraus. Dort hatte John Palmer bereits 1784 – fast achtzig Jahre vor dem ersten Einsatz des Ponyexpress – die Royal Mail gegründet, doch die meist schlecht berittenen Boten verschwanden dort schnell von der Bildfläche und wurden durch Postillione ersetzt.

In Frankreich trugen die reitenden Kutscher die sprichwörtlichen Siebenmeilenstiefel, die nicht besonders schnell machten, sondern so heißen, weil die Kutscher nur an den Poststationen vom Pferd stiegen und den Boden berührten – alle sieben Meilen.

Buffalo Bill

Wie sah er eigentlich aus, der legendäre Buffalo Bill? In der Phantasie der Kinder, die sich mit Cowboy- und Indianerspielen die Zeit vertreiben, kommt er als echter Trapper daher, ganz in Leder gekleidet mit abgewetzten Stiefeln, den Hut tief ins Gesicht gedrückt. Er ist ein Desperado ohne festen Wohnsitz, nicht gerade ein Freund der Indianer und kann nichts außer gut schießen und sich als Buffalo Bill verkaufen.

Vieles davon ist wahr. Buffalo Bill, eine Kultfigur des Wilden Westens, hat tatsächlich gelebt und kam am 26. Februar 1846 in Scott County (Iowa) als William Frederick Cody auf die Welt. Mit 22 Jahren wurde er Kavallerieoffizier und kämpfte jahrelang gegen die Indianer. Später arbeitete er für den Ponyexpress, dann packte ihn der Pioniergeist und er wurde ein berühmter Scout. Als die Transkontinentale Eisenbahn 1867/68 gebaut wurde, bekam er den Posten des Versorgungsleiters. Die schwer arbeitenden Männer verdankten ihm eine zugegeben etwas einseitige, aber nahrhafte Ernährung mit Büffelfleisch, Büffelfleisch, wieder Büffelfleisch und noch mehr Büffelfleisch. Denn davon konnte William Cody offensichtlich beliebig viel Nachschub heranschaffen. Nach eigenen Angaben erlegte er in 18 Monaten 4280 Büffel – deshalb auch der Spitzname Buffalo Bill.

Ein Foto, um die Jahrhundertwende geschossen, zeigt ihn allerdings keineswegs als wind- und wettergegerbten Abenteurer, sondern als gepflegten Gentleman im Gehrock mit Schlips und Kragen, einem sorgsam gezwirbelten Bart und hellem Hut.

Buffalo Bill war verheiratet und als Vater von vier Kindern baute er sich ein ungefährlicheres Leben auf, in dem er sich als lebende Legende vermarktete. Er tingelte mit einer eigenen Wild-West-Show durch die USA und Europa, die ein Publikumsrenner wurde, nicht zuletzt weil er selbst als Kunstschütze auftrat und außerdem noch andere Prominente mitspielten. So konnte er jahrelang auf die Mitwirkung des Indianerhäuptlings Sitting Bull zählen. Als nach fast 30 Jahren das Zuschauerinteresse dramatisch zurückging, war die große Show dann vorbei. William Cody starb 1917 verarmt in Denver (Colorado).

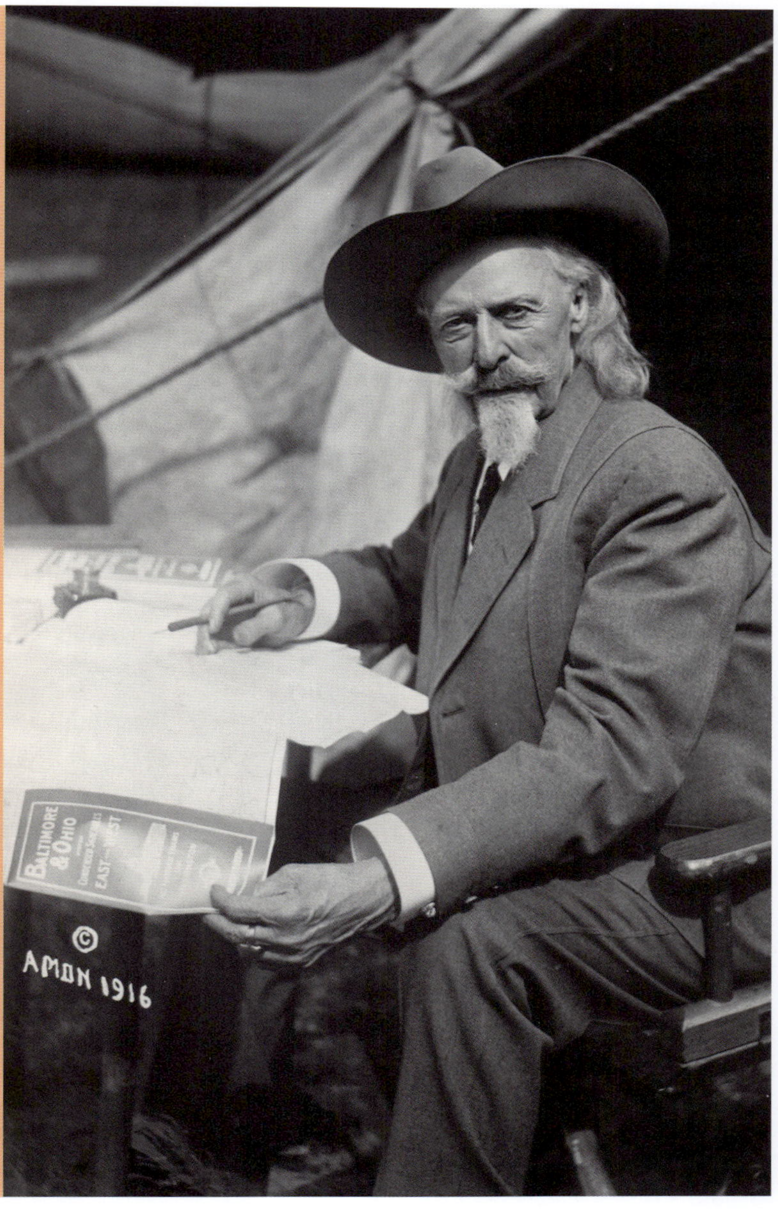

Vorfahrt für Pferde

„Ich glaube an das Pferd. Das Automobil ist nur eine vorübergehende Erscheinung!“

(Kaiser Wilhelm II.)

Der Kutscher kennt den Weg!
Manch ein Fahrgast mag sich mit diesen Worten über die Strapazen der mitunter mehrere Wochen dauernden Reise quer durch Amerika getröstet haben. Die Fortbewegung via Postkutsche, den so genannten Stagecoaches, war alles andere als ein Vergnügen, denn in den gut gefederten Kutschen wurde man auf Dauer regelrecht verschaukelt. Der erste Stagecoach im Dienste des Butterfiled Overland Mail Service machte sich 1858, am 17. September, auf den staubigen Weg von Tipton in Missouri nach San Francisco. Als die Kutsche nach 24 Tagen ihr Ziel erreichte, hatte sie 4500 Kilometer zurückgelegt. Dabei wurde 165 Mal angehalten, um die Pferde und den Kutscher zu wechseln. Nur die Mitreisenden blieben dieselben und fühlten sich wohl dementsprechend gerädert.

Pferdewagen und Kutschen waren im 19. Jh. nicht von den Straßen der Großstädte wegzudenken. Der gesamte Personen- und Warentransport war auf das günstigste aller bis dahin bekannten Verkehrsmittel abgestimmt – das Pferd. Es zog den Milchwagen, die Feuerwehr, das Taxi, den Leichenwagen oder – wie auch heute noch – die Brauereikutsche. Auch Straßenbahnen und Omnibusse wurden bis zur Erfindung der Oberleitungen und des Automobils von Pferden gezogen.

Treideln
Lange vor der Erfindung von Motorboot und Dampfschiff zogen Arbeitspferde die Lastenkähne gegen den Strom flussaufwärts. Ägyptische Wandmalereien zeigen, wie Schiffe vom Ufer aus mit langen Seilen gezogen wurden, und auch die Römer brachten Güter und Steine für den Straßenbau so den Rhein hinauf – ein Vorgehen, das 1180 in Köln erstmals als „Treideln“ erwähnt wurde.

Das Ziehen der Schiffe war Knochenarbeit: Für zehn Tonnen Ladung waren bis zu zehn Männer oder ein Pferd notwendig, es gab aber auch Arbeitseinsätze mit mehr als zwölf Pferden, die sich auf den Leinpfaden entlang der Flüsse ihren Weg bahnten. Nicht selten musste die Reise im seichten Gewässer fortgesetzt werden, wenn der schlechte Zustand der Treidelwege die Pferde am Weiterkommen hinderte.

Getreidelt wird übrigens auch heute noch, dabei werden allerdings vorzugsweise Touristendampfer abgeschleppt.

Doch die scheinbare Idylle inmitten der vielen Pferdefuhrwerke trügt. Nicht selten bezahlten Zugpferde vor den Bussen und Bahnen die kraftraubende Arbeit schon 4-jährig mit dem Leben.

Großstädte wie New York und London, in denen um 1885 mehr als 200 000 Pferde lebten, hatten außerdem große Probleme, die Unmengen an Pferdemist zu entsorgen, der sich täglich auf annähernd 1630 t belief. Besonders unangenehm waren die schwül-warmen Sommertage in New York, wenn eine dicke Schicht aus Pferdedung und Staub die ganze Stadt überzog. Nach starken Regenfällen verwandelten sich die unbefestigten Straßen zu matschigen Jauchegruben voller Pferdemist und Urin. Trotz dieser Probleme verdrängte erst die große Motorisierungswelle das Pferd von den Straßen.

Bis zur Erfindung motorisierter Fahrzeuge waren Pferde im Transportwesen kaum wegzudenken. Sie zogen alles, was Räder hatte – vom Feuerwehrfahrzeug bis zur Straßenbahn.

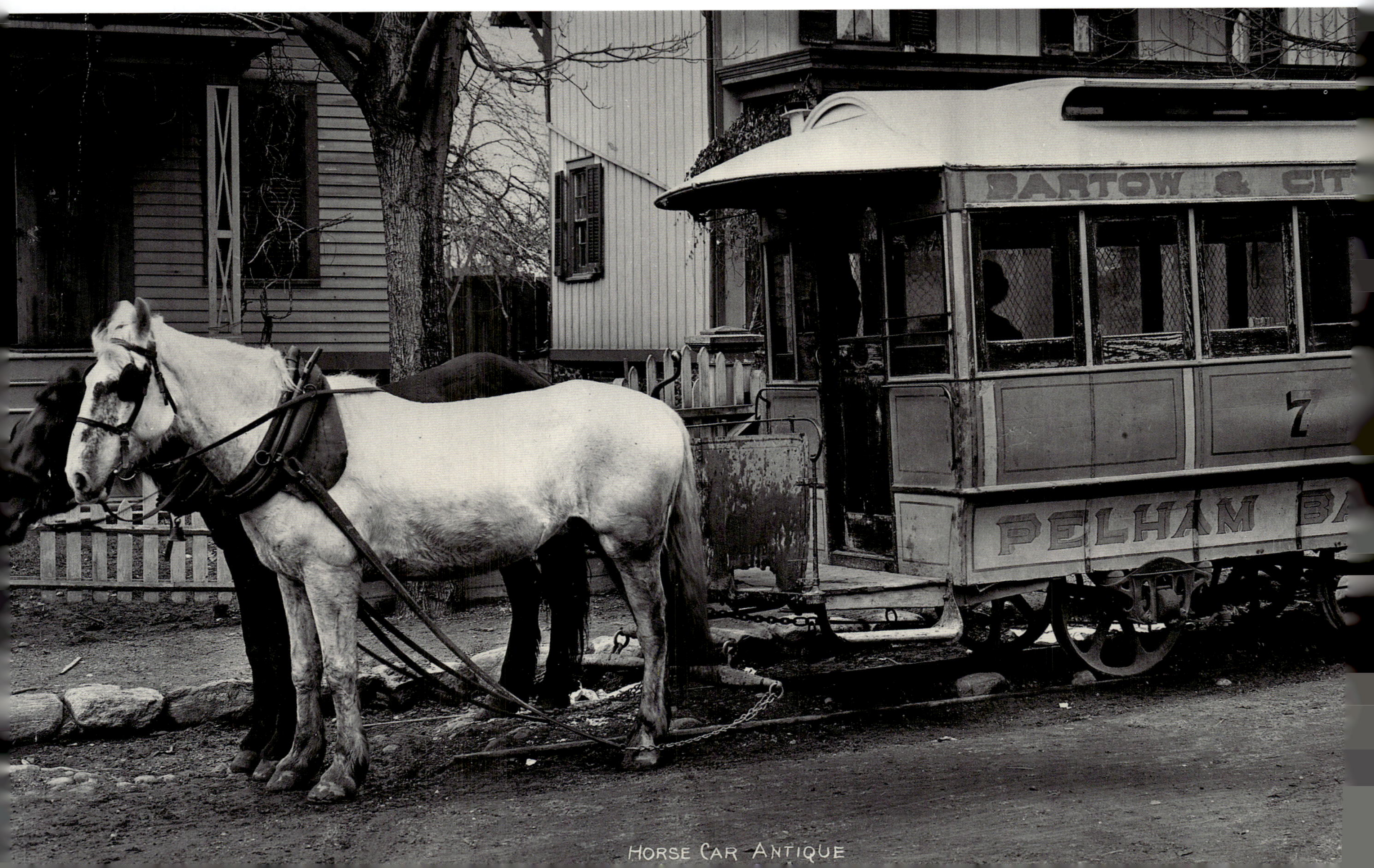

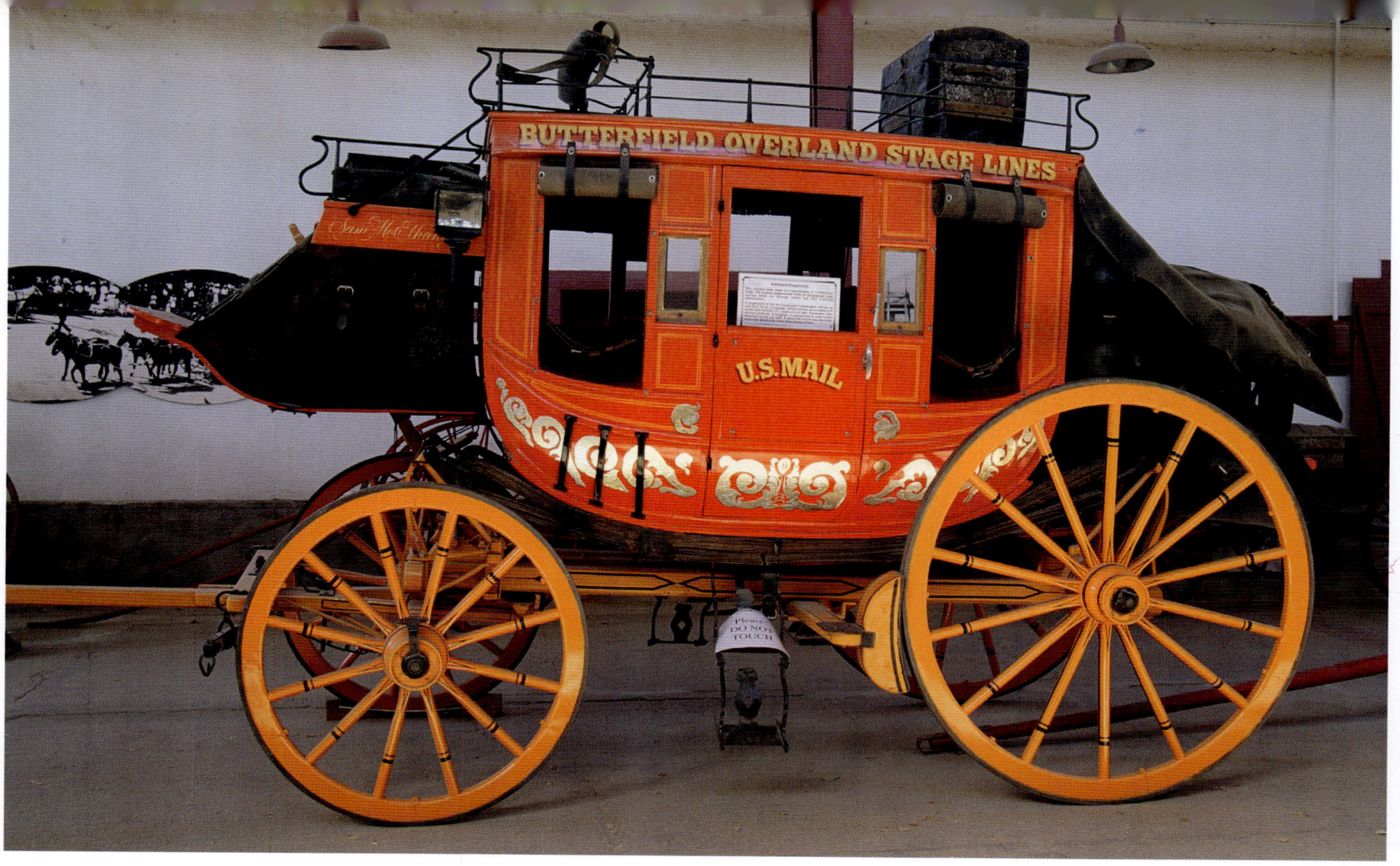

Bis zur Einführung der Eisenbahn beförderten Postkutschen nicht nur die Post, sondern auch Passagiere.

Bei einer geradezu schicksalshaften Wahl zwischen Reitpferd und Motorrad spielte sich nach Kriegsende in Berlin eine unvermutete Tragödie ab. Der sowjetische Generaloberst Nikolaj Bersarin war aufgrund seiner Verdienste zum ersten Stadtkommandanten Berlins ernannt worden. Quer durch Russland, Polen und Ostdeutschland hatte den General sein Pferd begleitet. Am 16. Juni 1945 bestieg Bersarin, offiziell zum „Held der Sowjetunion“ erhoben, ein deutsches Motorrad, das zur Kriegsbeute zählte. Der General brach zu seiner ersten und letzten Fahrt auf: Er brauste mit Vollgas in einen LKW und war auf der Stelle tot. Voller Entsetzen und Trauer wurde Stalin über den Hergang informiert, doch der Generalissimus in Moskau zeigte sich nur empört, wie ein Stabsoffizier notierte: „Stalin dachte, jemand, der auf dem Motorrad fährt, ist ein Rowdy ... Ein Kommandeur auf dem Motorrad verletzt die Disziplin, Pferde hätten mehr Verstand“. Stalin wollte den „Helden der Sowjetunion“ nicht einmal ehrenvoll bestatten lassen. Die politische Administration setzte dann aber doch die Überführung des Toten nach Moskau und das Staatsbegräbnis auf dem Prominentenfriedhof durch.

> „Der ist auf den Hund gekommen“, sagte der Volksmund, wenn jemand so verarmt war, dass er vom Pferdefuhrwerk auf den Esel und von diesem auf den Hund gekommen war.

Der Fiaker

Das Pferdetaxi prägt seit 1693 das Wiener Stadtbild, hatte seine ersten Kunden aber in Paris, wo 30 Jahre zuvor erstmals Mietkutschen auf dem Platz des Heiligen Fiakrus standen. Der irische Mönch, der schon im 7. Jh. als Schutzpatron der Pferde verehrt wurde, stand sozusagen Pate. Dass aus dem französischen Vorläufermodell ein Wiener Original werden konnte, ist sowohl den beiden Pferden vor der eleganten Kutsche als auch dem Fiaker auf dem Kutschbock zu verdanken. Der versteht sich längst nicht nur als Pferdepfleger und -lenker, sondern vorrangig als Fremdenführer, zur Blütezeit 1860–1908 sogar als Sänger und Kunstpfeifer. Damals waren rund 1000 Fiaker auf Wiens Straßen im Einsatz, sie wurden im Fiakerlied besungen und Richard Strauß verewigte die „Fiakermilli“ als singende Kutscherin in seiner Oper Arabella.

Heute müssen die Fiaker nicht nur ihre beiden „Würschtel“, wie sie die Pferde liebevoll nennen, sondern auch den Amtsschimmel im Zaum halten, denn der verlangt seit 1998 eine Fahrdienstprüfung, in der laut „Fiaker- und Pferdemietwagenfahrdienstprüfungsverordnung“ jeder Droschkenkutscher auf Ortskenntnis, Fahrfähigkeit, Tierhaltung, Fremdenführerkunde und Sattelfestigkeit in der Straßenverkehrsordnung geprüft wird. Wer den „Würschtel-Führerschein“ nicht besteht, darf allenfalls Fluchen wie ein Kutscher! Zwischen zwei Fuhren trinkt der Fiaker übrigens auch gerne einen Fiaker, einen puren schwarzen Kaffee im Wasserglas. Die alkoholische Variante mit Rum wird erst genossen, wenn die Pferde im Stall sind.

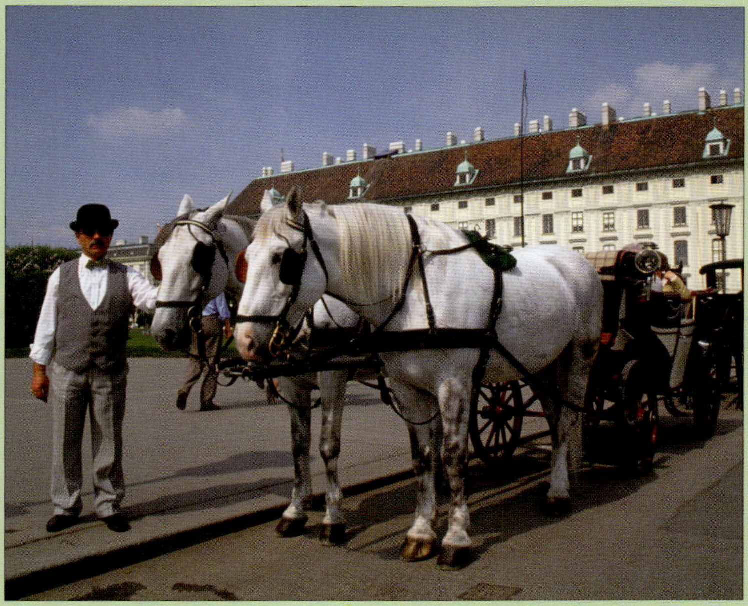

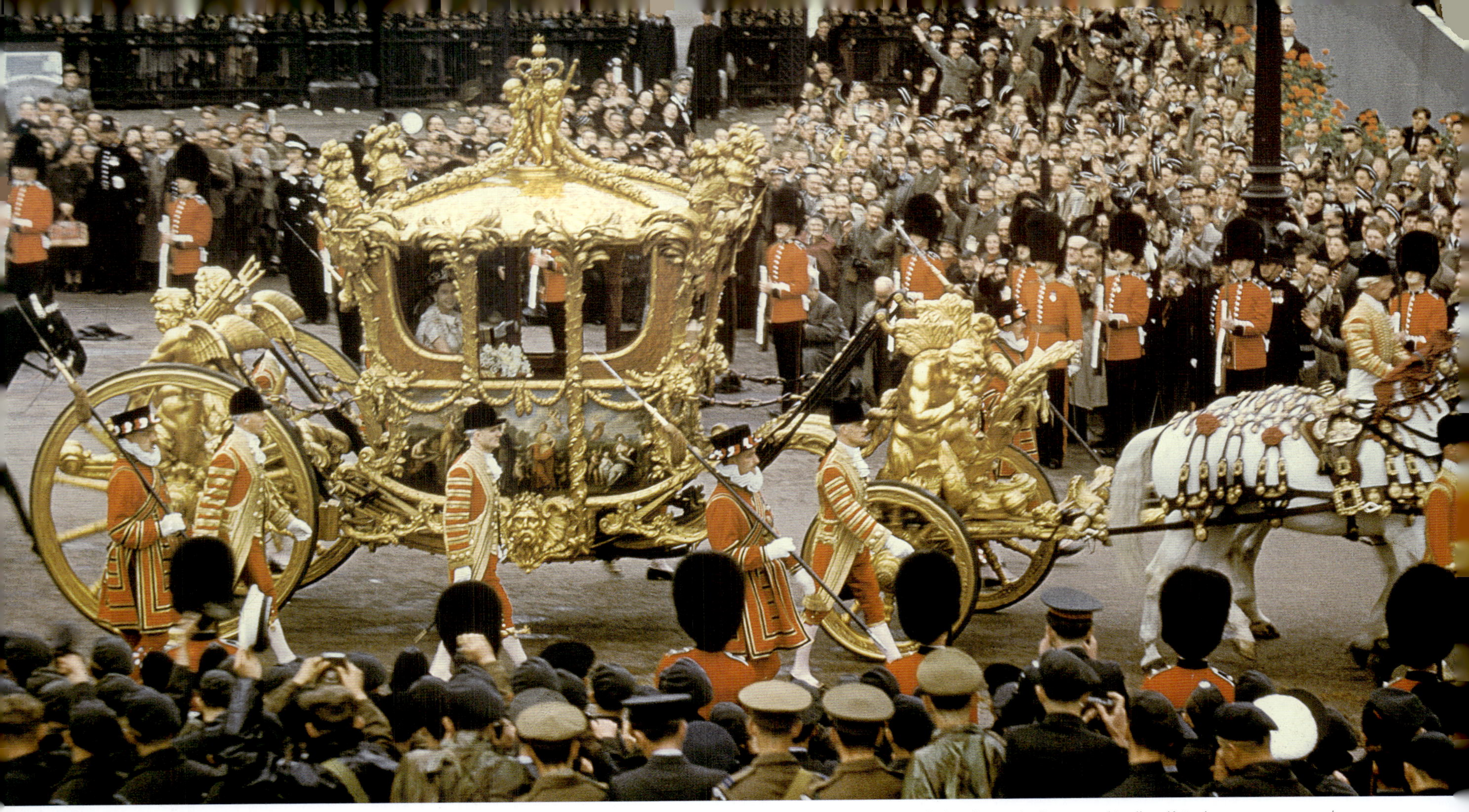

Die amtierende englische Queen in ihrer prachtvollen Kutsche, gezogen von den so genannten Windsor-Schimmeln.

Straßenkreuzer

BEN HUR

Ein großer Roman machte Ben Hur als tollkühnen Wagenlenker zur historischen Figur, die durch eine typisch amerikanische Monumentalverfilmung Weltruhm erlangte. General a. D. Lewis Wallace aus dem US-Staat Indiana schrieb den Roman, in dem Ben Hur zur Zeit Jesu auf See, in der Wüste und zwischen Rom und Jerusalem abenteuerlichen Schicksalen ausgesetzt ist.

Zum filmischen Höhepunkt geriet das Wagenrennen mit sechs Vierergespannen mit Schimmeln und Rappen. Ben Hur wollte sich einerseits an seinem Verräter Messala rächen, es ging aber auch um viel Geld in der voll besetzten Arena. Die Menschenmenge erschauderte bis ins Mark, als Ben Hur Messala zum Sturz brachte und ihn die anderen Verfolger überfuhren.

Für das Kinopublikum blieb nicht nur der Sieger Ben Hur im Blickpunkt, sondern auch die 24 Pferde, die bei den Filmaufnahmen sehr gefordert wurden, um zu erreichen, dass sie in ihrem teils panischen Schrecken Unterhaltung und Spannung garantierten.

DRACULAS KUTSCHE

Graf Dracula und seine lichtscheuen Vampire reisen vorzugsweise in einer schwarzen Kutsche, gezogen von schwarzen Pferdem. Auch wenn der blutsaugende Graf „Gäste“ zu sich auf das Schloss bittet, schickt er das schwarze Gespann, dessen Rösser den Weg wie von selbst finden. Natürlich sind die Pferde ihrem Herren treu ergeben, bringen ihn dahin, wo es in ganz Transsylvanien den besten Saft gibt und stehen immer bereit, um ihn noch vor dem zersetzenden Sonnenaufgang in Sicherheit zu bringen.

QUEEN MUM UND QUEEN ELIZABETH

Mit der Concorde ist Queen Mum zwar auch schon geflogen, weil es vor Jahren ihr sehnlichster Geburtstagswunsch war, doch am liebsten fuhr die rüstige Monarchin in ihrer Kutsche durch London. 1940 weigerte sie sich, die Stadt trotz nicht abreißender Bombenangriffe zu verlassen und

Zu den berühmtesten unter den Kutschen zählt die Quadriga Ben Hurs im gleichnamigen Monumentalfilm. Für die Inszenierung des Wagenrennens erhielt der Film einen Spezialpreis bei der Golden-Globe-Verleihung 1960.

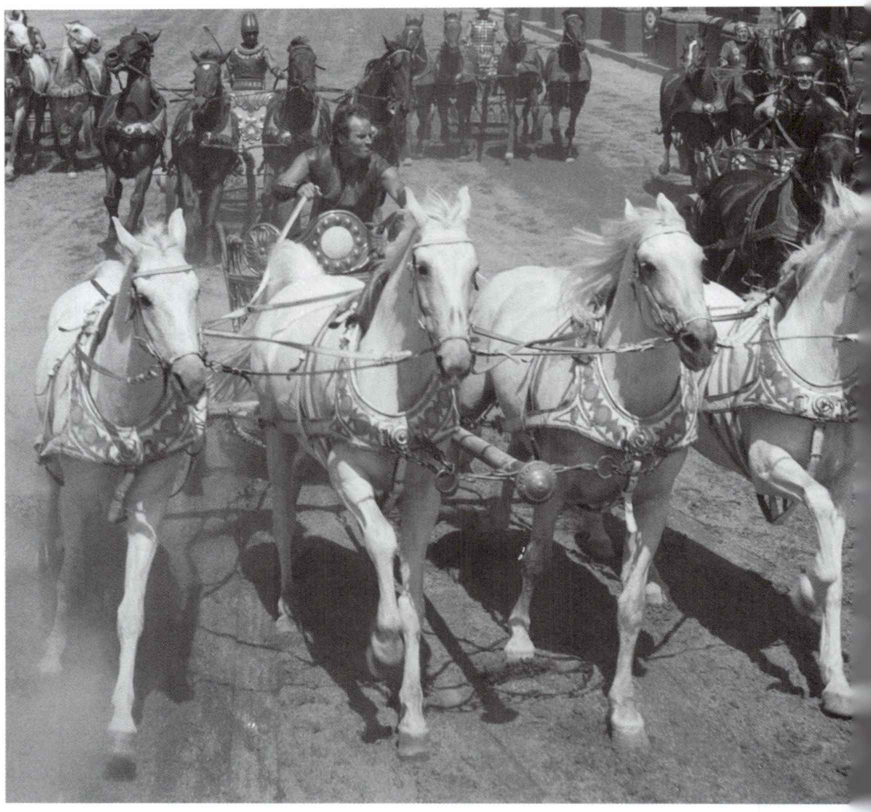

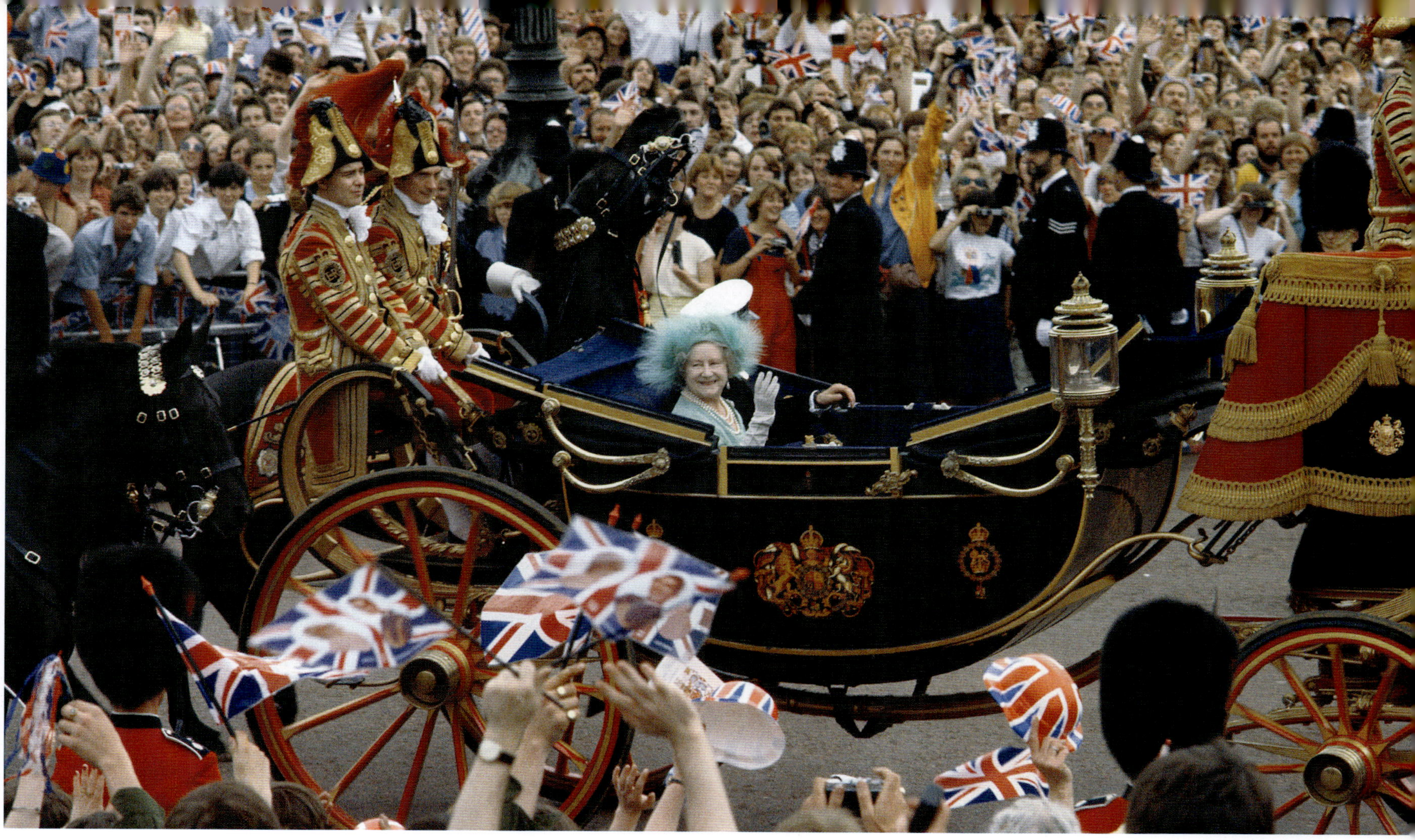

Queen Mom war Zeit ihres Lebens eine begeisterte Kutschenfahrerin und unternahm regelmäßige Fahrten durch England Hauptstadt – unter dem Jubel der Menschen.

blieb gegen den Willen der Regierung Churchills und gegen den Willen ihres Mannes König Georg VI. Die Londoner haben ihr das nie vergessen: Sie jubelten bis zu ihrem Tod 2002, wenn Queen Mum in ihrer Kutsche zum Geburtstag ihrer Tochter fuhr. Diese, Königin Elisabeth II., besitzt natürlich eine eigene Kutsche, gezogen von den so genannten Windsor-Schimmeln – was ein Privileg der amtierenden königlichen Hoheit ist.

DIE QUADRIGA

Gottfried Schadow schuf 1794 die Friedensgöttin, formte das Vierergespann und setzte diese Cuadriga mitten auf das Brandenburger Tor. Preußens König Friedrich Wilhelm II. wollte es so, doch der von Sieg zu Sieg reitende Napoleon, der halb Europa unterwarf, ließ nach seinem Einzug in Berlin die Quadriga vom Brandenburger Tor herunterholen und verschleppte sie 1807 als Trophäe nach Paris. Von dieser Schmach erholte sich Preußen erst 1814, als Napoleon geschlagen war und die Quadriga nach Berlin zurückgeholt werden konnte.

Nun aber wurde der ursprünglichen Friedensgöttin der Name „Victoria" gegeben – nach der römischen Siegesgöttin. Außerdem wurden anstelle des antiken Lorbeerkranzes Eichenlaub und Eisernes Kreuz geschmiedet und zusammen mit Preußens Hoheitsadler angebracht. Bei dieser Gelegenheit wurde auch die Fahrtrichtung der Quadriga geändert. Sie sollte nicht länger gen Westen blicken, woher der siegreiche französische Kaiser geritten war. Richtung Osten war gewissermaßen vorgegeben, weil die Prachtstraße „Unter den Linden" in östlicher Richtung zu ihren Füßen lag.

Schwer demoliert wurde das Denkmal in den letzten Tagen des 2. Weltkrieges. Sie wurde später wieder restauriert, doch im Trubel und Jubel beim Mauerfall 1989 erneut stark beschädigt. Die Quadriga musste abermals heruntergeholt und wieder hochgezogen werden – auf dass sie nun von allen Seiten zu bewundern ist!

> „Meine Schwester und meiner Schwester Kind,
> ich selbst und dazu noch drei Kinder –
> die Kutsche ist voll; und deshalb musst du
> zu Pferde hinter uns reiten."
>
> (William Cowper, englischer Rechtsanwalt und Dichter)

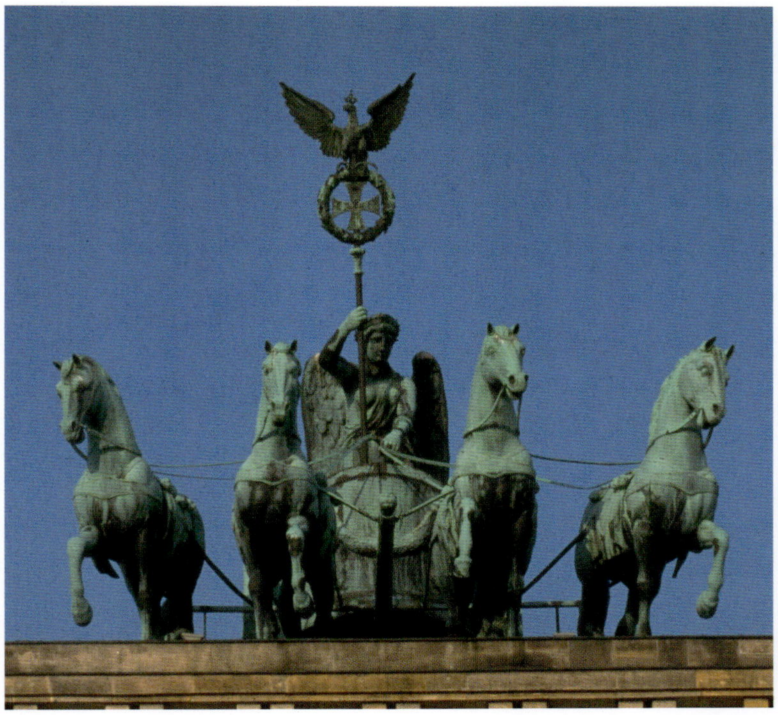

Die Quadriga ist bereits seit 1794 auf dem Brandenburger Tor in Berlin zu bewundern. Sie überstand gute und schlechte Zeiten, wenngleich sie mehrfach beschädigt wurde und restauriert werden musste.

Pazifisten an der Front

Dass es ohne Pferde auf den Schlachtfeldern humaner zugegangen wäre, ist nicht anzunehmen. Sind doch die kriegerischen Ideen auf dem Mist der Menschen gewachsen, unberücksichtigt des Ratschlags, das Denken lieber den Pferden zu überlassen, weil sie einen größeren Kopf haben. Meister der Blitzangriffe vom Pferderücken aus waren im 12. Jh. die Mongolen, die ihre Gegner überrumpelten und längst wieder verschwunden waren, ehe diese überhaupt so richtig merkten, was eigentlich passiert war.

Ähnlich flink waren 300 Jahre später die Husaren, eine ungarische Reiterelite, in die jeder zwanzigste Dorfbewohner zwangsrekrutiert wurde – was sich in ihrem Namen widerspiegelt: „húsz" bedeutet Zwanzig. Weil es in Ungarn ohnehin mehr Pferde als Reiter gab, stand der Husar nicht selten auf dem Rücken zweier Pferde und trieb noch ein drittes vor sich her. Als Showeinlage ist dieses Kunststück noch heute unter dem Namen „Ungarische Post" zu bestaunen.

Im 16. Jh. wurde dann mithilfe von Pferden schweres Geschütz aufgefahren: Sechs Pferde zogen die Kanonenwagen, als Friedrich II. von Preußen erstmals die Artillerie ins Feld schickte. Außerdem war die Kavallerie unersetzlich, um als Kundschafter der Truppe vorauszueilen.

DIE SCHLACHT BEI WATERLOO

Gut geschlafen und gut gefrühstückt hatte Napoleon Bonaparte, als er am 18. Juni 1815 in bester Siegeslaune auf sein Pferd stieg. Für den Ritt auf die Anhöhen des kleinen belgischen Ortes Waterloo hatte er seine weiße Stute Desirée gewählt, sein Schimmelhengst Marengo sollte später zum Einsatz kommen. In seinem Kopf bewegte er Zahlen hin und her und rechnete sich seine Chancen aus. Er hatte 72 000 Mann und 246 Geschütze zur Verfügung, denen sein Gegner, der englische Herzog von Wellington, nur 68 000 Soldaten und 156 Geschütze entgegen zu setzen

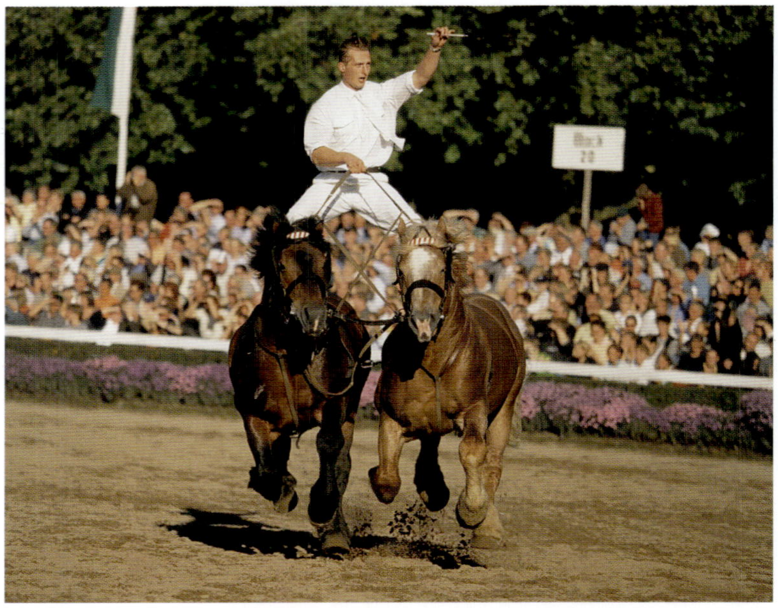

Was heute als Showelement unter dem Namen „Ungarische Post" bekannt ist, war früher Realität: Die Husaren, die ungarische Reiterelite, saßen häufig nicht auf einem Pferd, sondern standen stattdessen auf dem Rücken zweier Pferde!

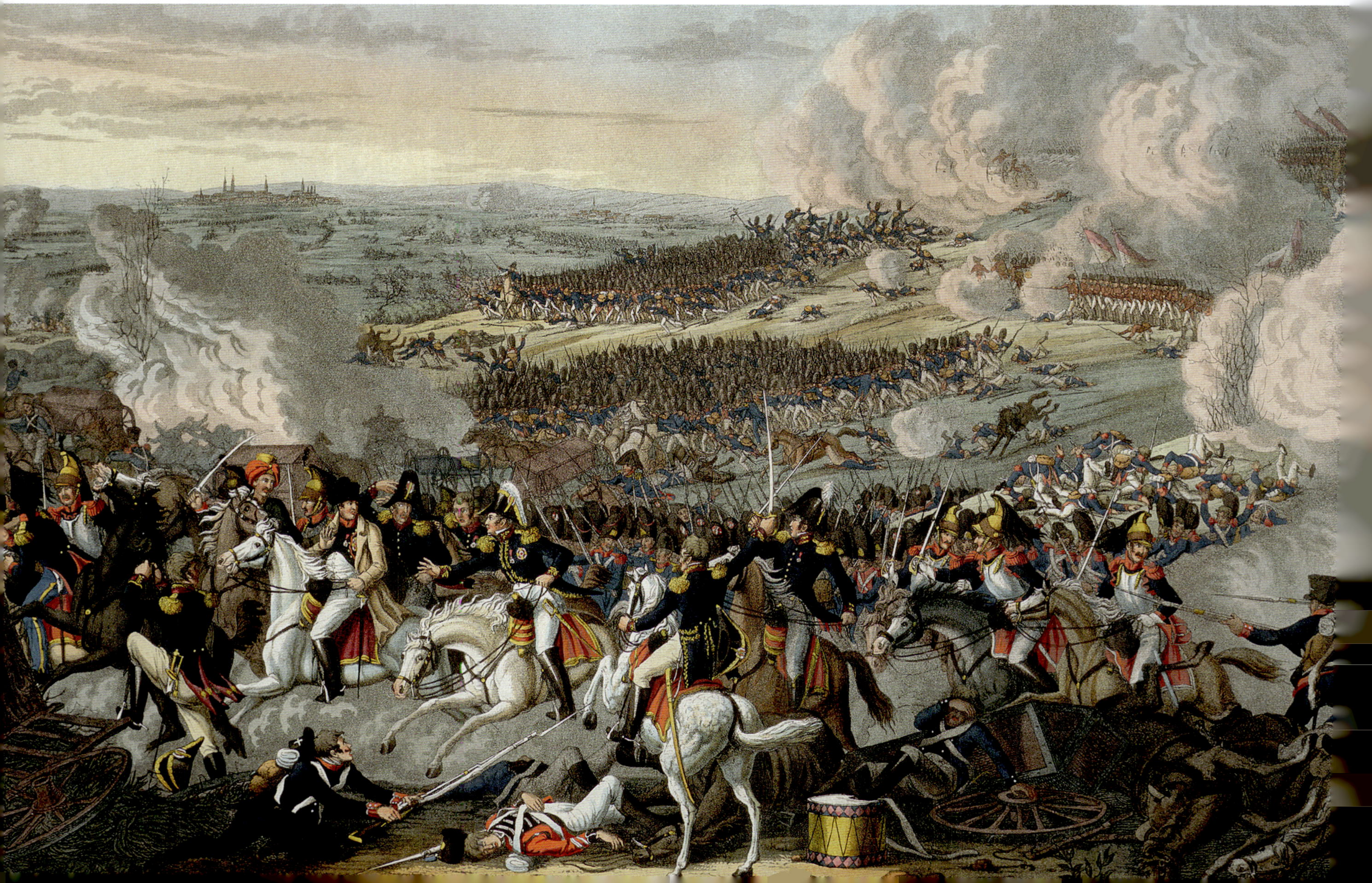

Die Schlacht bei Waterloo in Belgien 1815 war die letzte große Kavallerieschlacht der Geschichte – und gleichzeitig die letzte Schlacht Napoleon Bonapartes. Nach dieser verheerenden Niederlage musste er endgültig abdanken und ins Exil gehen.

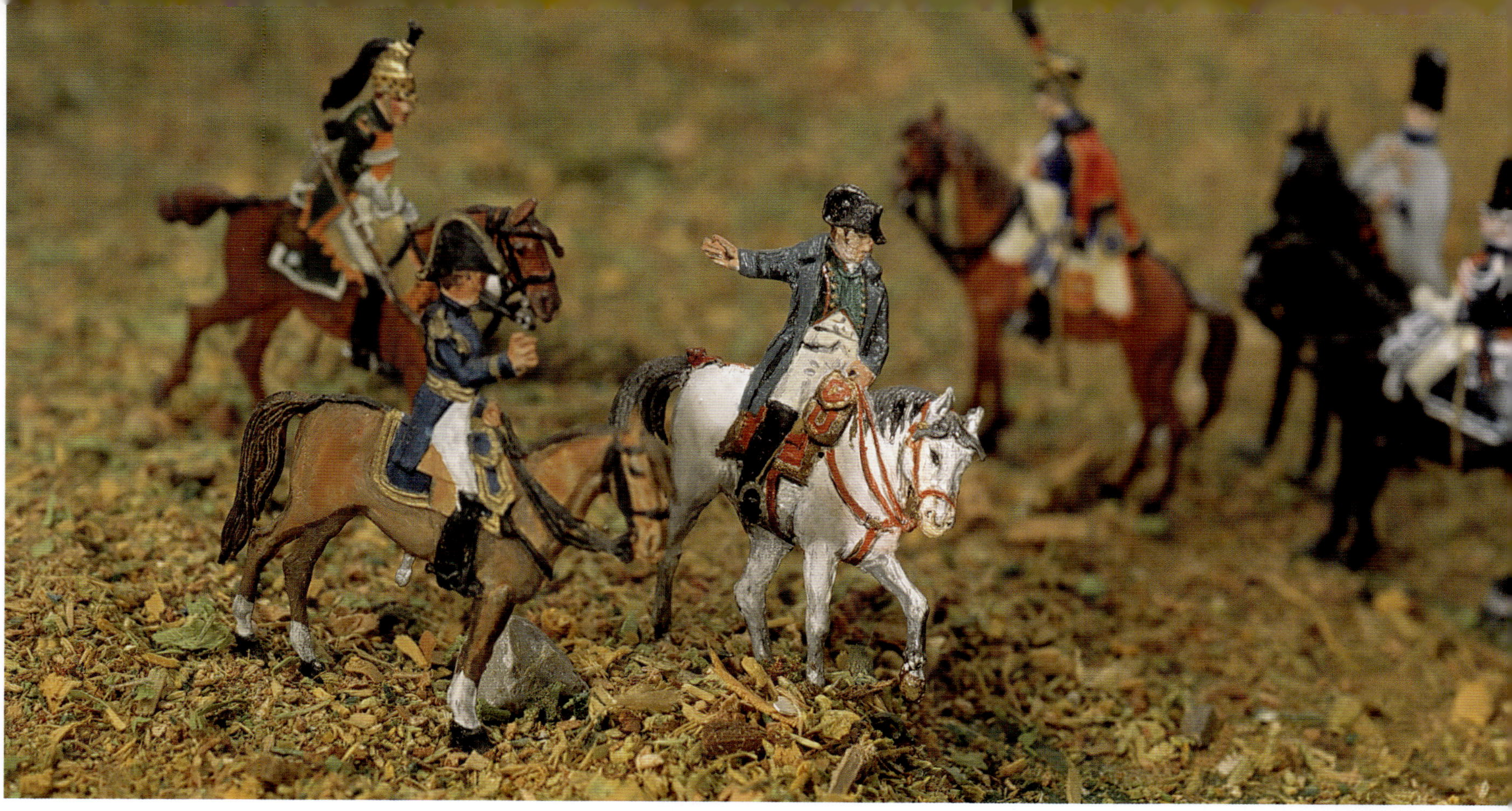

Im Nationalen Zinnfiguren-Museum Omme in den Niederlanden ist die Schlacht von Waterloo mit bemalten Zinnfiguren nachgebaut. Man kann sogar die einzelnen Generäle erkennen, wie hier Napoleon.

hatte. Zu Napoleons Freude war von den Preußen weit und breit nichts zu sehen. Er hatte sie gerade erst bei Ligny geschlagen. Dabei hätte der englische Herzog Arthur Wellington, der auf seinem besten Pferd, dem kleinen Hengst Copenhagen saß, Hilfe bitter nötig gehabt: „Ich wollte, es würde Nacht und die Preußen kämen“, soll er gestöhnt haben.

Der erste Teilangriff der Franzosen, der eigentlich nur ein Ablenkungsmanöver hätte sein sollen, artete bereits in eine Schlacht aus, sodass Napoleon alsbald den Befehl zum Hauptangriff gab. Die Truppen von Frankreichs Marschall Michel Ney waren gut gruppiert: 2000 Jäger zu Pferde an der Spitze, dahinter 100 rote Lanzenreiter und 40 Schwadrone Kürassiere. Sie setzten zum Frontalangriff an. 9000 Pferde waren in das Durcheinander verwickelt. Ney wurden vier Pferde unter dem Sattel weggeschossen und ihm schwante Böses, als auf einmal doch die Preußen da waren – mit ihrem „Marschall Vorwärts“ vorneweg, wie Gebhard Leberecht Blücher tituliert wurde.

Die letzte große Kavallerieschlacht der Geschichte endete mit einer verheerenden Niederlage für Napoleon und entsetzlichen Verlusten auf beiden Seiten. Napoleon hatte 25 000 Mann geopfert, Wellington 15 000 und Blücher 7000. Die Zahl der toten Pferde wird heute auf mehr als 20 000 geschätzt.

Copenhagen, das Pferd von Herzog Wellington, das seinen Herren 18 Stunden ununterbrochen getragen hatte, überlebte. Aus Dankbarkeit für seine Treue verabschiedete Wellington ihn nach der Schlacht aus der Kavallerie und gab ihm das Gnadenbrot auf seinem Landsitz in Hampshire. Der vollblütige Hengst lebte noch 10 Jahre und schlug wie eh und je mit der Hinterhand nach jedem, der sich ihm näherte. Selbst wenn Wellington nach ihm sah, zeigte Copenhagen wenig Respekt. Dennoch wurde er von vielen Engländern besucht, die sich ein Rosshaar als Andenken mitnahmen. Als Copenhagen im Alter von 28 Jahren verstarb, ließ Wellington auf seinen Grabstein schreiben: „Es mag schnellere Pferde geben, mit Sicherheit viel schönere, aber was seine Hinterhand und Ausdauer angeht, kann ihm keines das Wasser reichen.“

Napoleons Pferde

Napoleon hatte über 130 Pferde in seinem Marstall, doch deshalb war er noch lange kein echter Pferdeliebhaber. Er soll nicht weniger als 19 Schimmelhengste in 60 großen Schlachten verschlissen haben. Und nur einmal, als der ungestüme Franzose 1800 in der alles entscheidenden Schlacht im italienischen Marengo die Österreicher in die Knie zwingen konnte, dankte er Gott und seinem Pferd, das von nun an Marengo hieß und neben dem Grauschimmel Vizir zu seinem Lieblingsross aufstieg. Gut beritten war Napoleon nicht mehr zu halten. Er wurde zum Abenteurer Nr. 1 in Europa, jagte über Austerlitz, wo er Kaiser Franz von Österreich und Zar Alexander I. von Russland besiegte, bis nach Moskau und zurück. Das menschliche und tierische Leid bekümmerte ihn wenig: „Nachts sind 10 000 Pferde verreckt“, schrieb er. „Unsere normannischen Pferde können nicht so viel aushalten wie die russischen, ebenso die Soldaten!“ Der Zusammenbruch in der russischen Kälte war nahe, 48 000 Pferde ließen ihr Leben, doch Marengo, der über eine außergewöhnliche Konstitution verfügte, blieb an Napoleons Seite.

Auch in Waterloo, wo Napoleon seine endgültig letzte Schlacht verlor, war der kleinwüchsige Araberschimmel dabei, doch sein Herr musste fliehen und das erschöpfte Pferd zurücklassen. Marengo wurde die Siegesbeute der Engländer, die ihm auf dem Gestüt New Barnes bei Ely noch einigen Nachwuchs abverlangten, bevor er im stolzen Alter von 38 Jahren starb. Dass seine Knochen noch heute im Armeemuseum in Sandhurst ausgestellt sind, dokumentiert die große Genugtuung über den legendären Sieg über Napoleon, der sein Gnadenbrot in der Verbannung auf Sankt Helena bekam und 1851 im Alter von 52 Jahren einem Magengeschwür erlag. Noch kurz vor seinem Tod sagte er: „Ich fühle mich so wohl, ich könnte glatt 15 Meilen über Land reiten!“

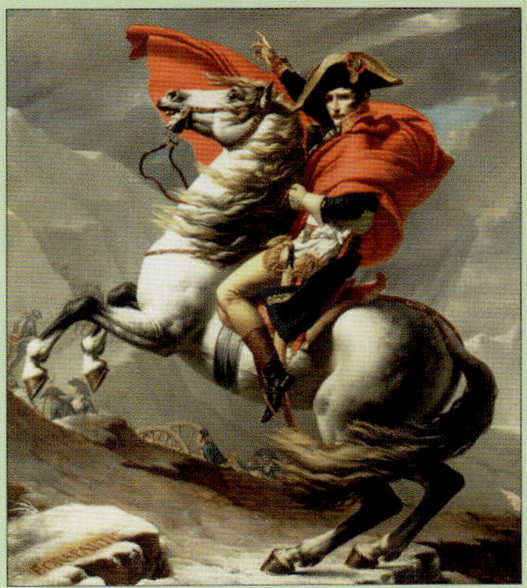

Kanonenfutter – Pferde in den Weltkriegen

„Wohl auf, Kameraden, aufs Pferd, aufs Pferd, ins Feld, in die Freiheit gezogen ... im Felde, da ist der Mann noch was wert, da wird das Herz noch gewogen ...“ So dichtete Friedrich Schiller, und so sang es voller Überzeugung die deutsche Kavallerie. An das Elend an der Front dachten nur diejenigen, die es bereits erlebt hatten.

Seit Preußenkönig Friedrich der Große größten Wert auf die Ausbildung der Kavallerie legte, waren die Ulanen – mit Lanzen bewaffnete Reiter – auf den Schlachtfeldern gefürchtet. Sie zogen noch mit in den 1. Weltkrieg, obwohl sie von den gegnerischen Fußsoldaten mit ihren Gewehren leicht außer Gefecht gesetzt werden konnten. Die Dragoner, die berittene Infanterie auf leichten Pferden, rückten mit 28 Regimentern auf die Schlachtfelder vor und ritten wie üblich Attacken mit blank gezogenem Säbel. Aber auch sie sahen in diesem Krieg ihr Ende auf sich zurollen, denn die Franzosen setzten erstmals Tanks und Panzerkampfwagen ein.

Doch ohne Pferde kam die deutsche Armee nicht aus. Insgesamt wurden 1,4 Mio. Kriegspferde eingesetzt. Ein Teil davon musste die schweren Geschütze ziehen: Vor die leichten Kanonen wurden sechs Pferde gespannt, vor die schweren acht bis zwölf. Schimmel wurden kurzerhand zu Füchsen umgefärbt, damit sie nicht schon aus der Ferne zu sehen waren.

Die Engländer hatten eigene Pferde-Lazarette eingerichtet, wo in den vier Kriegsjahren 2,5 Mio. Tiere behandelt wurden. Rund Dreiviertel davon konnten sogar gerettet werden. Trotzdem verloren die Briten 265 000 Pferde, die überwiegend erfroren oder verhungerten.

Eine entscheidende Schlacht konnten die Engländer aber mit Hilfe der Kavallerie gewinnen – den Palästina-Feldzug von 1917–1918. Sir Edmund Allenby, der britische Generalinspekteur der Kavallerie, übernahm das Kommando im Kampf gegen die Türken. Er stellte ein berittenes Wüstenkorps aus Australiern, Neuseeländern, Indern und Briten zusammen, das mit Unterstützung von Truppen mit Maschinengewehren und der Royal Horse Artillery gegen die Türken vorrückte. Als im Oktober 1918 die Stadt Aleppo fiel, war Palästina erobert. Obwohl der

Am 14. Juni 1940 fielen die deutschen Truppen in Paris ein. Die Kavalleristen ritten triumphierend über die die Champs-Elysées – nicht ahnend, was der 2. Weltkrieg im Laufe der nächsten Jahre noch bringen würde.

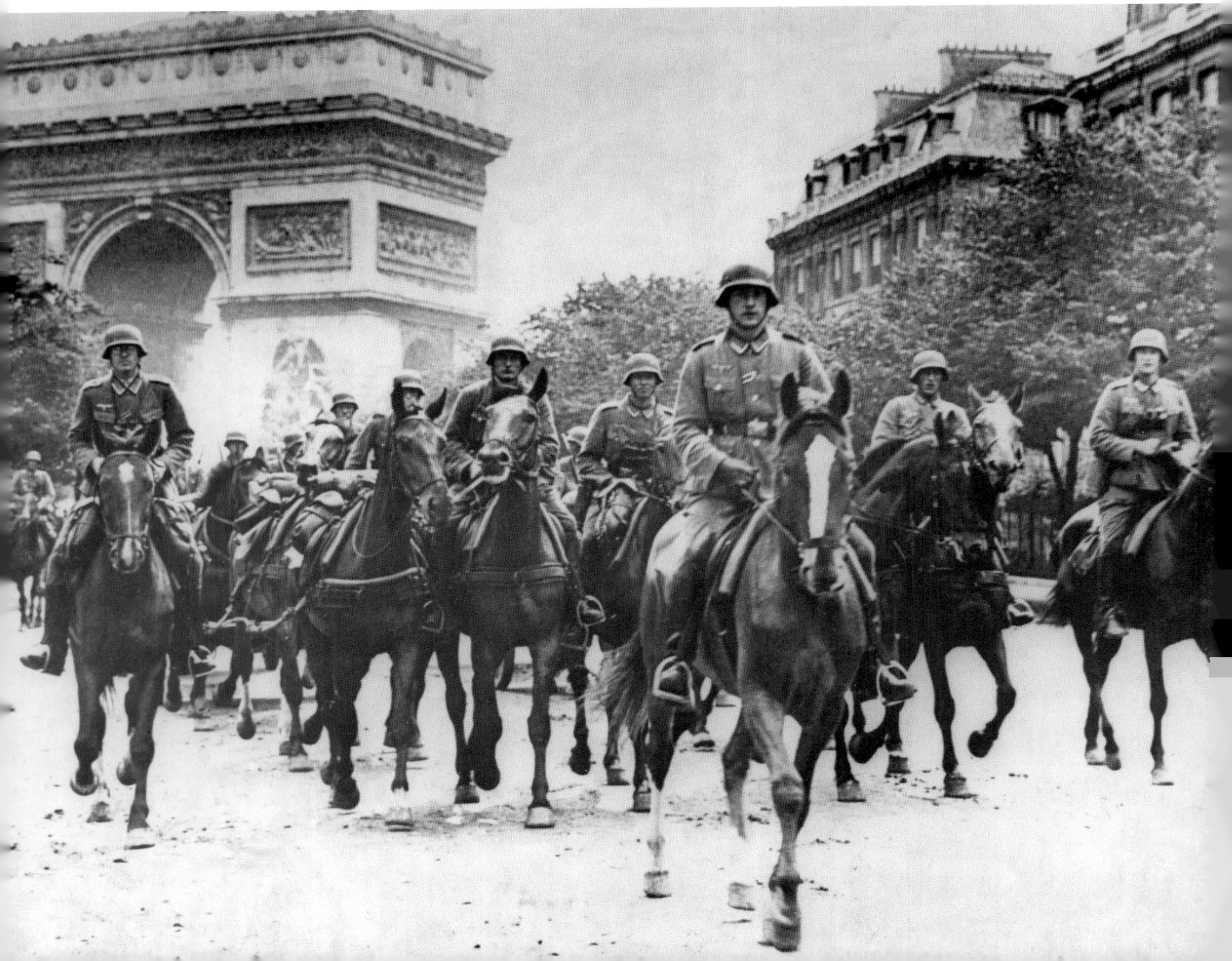

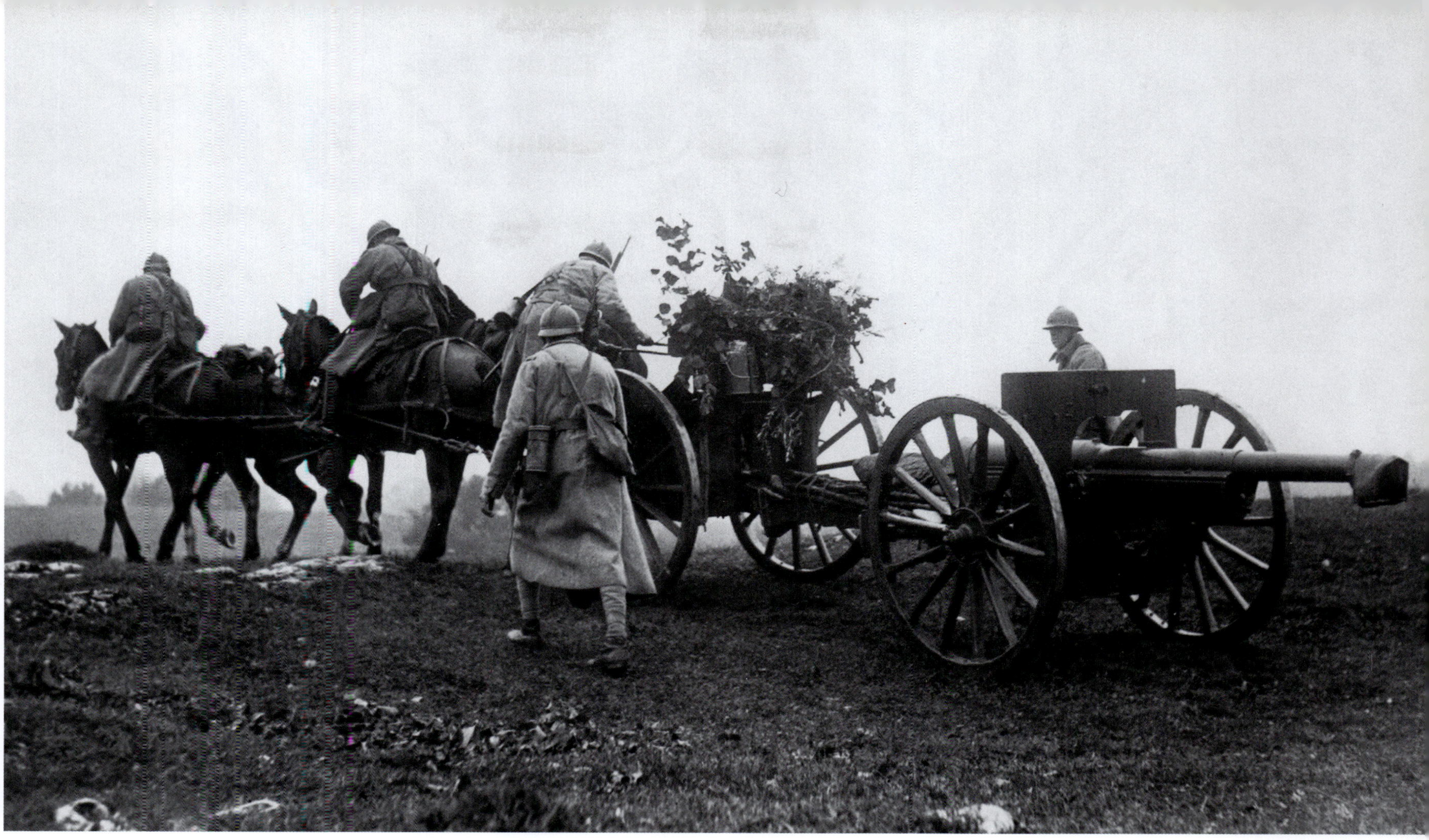

britische Premierminister die Pferde als genauso unschlagbar wie die Reiter bezeichnete, zeigten sich die Briten ihren treuen Mitstreitern gegenüber nicht sehr dankbar und verkauften 20 000 Kavallerie-Pferde an die Ägypter.

Obwohl im 2. Weltkrieg Pferde gegen die moderne Kriegsmaschinerie endgültig auf verlorenem Posten standen, wurden so viele eingesetzt wie nie zuvor. Die Russen schickten 3,5 Mio. aufs Schlachtfeld, die zum Teil die Panzereinsätze begleiteten. Auch die deutsche Wehrmacht war noch lange nicht „voll motorisiert" – wie Hitler es propagieren ließ. 2,75 Mio. Tiere waren an der Front und fielen reihenweise. Allein in der Schlacht um Stalingrad kamen 52 000 Pferde mit ihren Reitern um. Im Schnitt fanden von 1939–1945 täglich 865 Tiere den Tod. Nicht selten kam es zu völlig aussichtslosen Verzweiflungstaten. Als zu Beginn des Krieges die Deutschen mit ihren Panzern in Polen einrückten, stürmte eine ganze Reiterbrigade auf sie los, die vollständig vernichtet wurde. 1941 kam es in Russland zu einer ähnlichen Katastrophe, als eine mongolische Kavallerie-Divison gegen deutsche Infanterie anstürmte. Die Soldaten in den Panzern konnten sich leicht verteidigen – sie eröffneten das Feuer. Innerhalb von Minuten waren 2000 Reiter und Pferde tot oder schwer verwundet. Bei diesem Angriff kamen die Deutschen zwar ohne Verluste davon, sie gingen allerdings später in Russland trotzdem völlig unter. Über ein Jahr lang kämpfte die deutsche Wehrmacht gegen den Untergang, musste sich aber 1944 schließlich von der Halbinsel Krim zurückziehen. Die Soldaten erhielten den mörderischen Befehl, ihre Pferde nicht lebend zurückzulassen. Tausende Tiere wurden damals getötet.

Vergangenheitsbewältigung
Vor Jahren musste sich in Österreich ein Bundespräsident lange Zeit gegen den Vorwurf wehren, zu Hitlers Zeiten Handlanger der Nazis gewesen zu sein. Im Hin und Her der Wortschlachten stellte sich heraus, dass der besagte Staatsmann Kurt Waldheim einmal Mitglied der Reiter-SA gewesen war. Ganz Wien lachte über den Spott im Volksmund, der lautete: „Sehen's, nicht er, sondern nur das Pferd war in der SA!"

Im 1. Weltkrieg wurden von den Armeen aller Länder Pferde eingesetzt, um die schweren Geschütze zu transportieren.

Ein Kuriosum des Krieges spielte sich in Süd-Russland ab. Der deutsche Generalfeldmarschall Erich von Manstein ließ sein Hauptquartier von einer ungewöhnlichen Reitertruppe bewachen. Sie bestand ausschließlich aus Kosaken und ihren legendären Pferden, die sich allesamt nicht für die große Weltpolitik interessierten.

Nicht nur die Soldaten, sondern auch die Pferde wurden im 1. Weltkrieg mit Gasmasken ausgerüstet, um sie vor Giftgasen zu schützen.

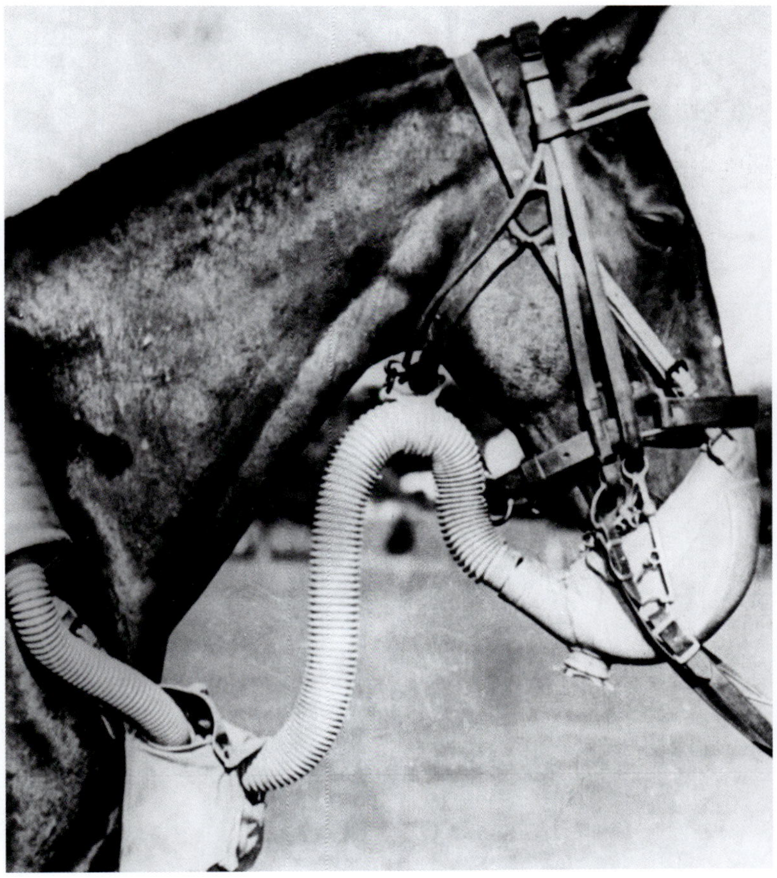

Vertriebene

Rasse-Steckbrief: Trakehner

Stockmaß: 160–168 cm
Farben: alle Grundfarben
Beschreibung: elegantes, zähes Reitpferd mit Vollblutanteil
Herkunft: Ostpreußen (damals Deutsches Reich)

Flucht aus Ostpreußen
Was Pferde leisten können, haben im Winter 1945 zehntausende Flüchtlinge aus dem deutschen Osten erlebt. Sie wurden von der Roten Armee verfolgt, die in Richtung Küstrin, Frankfurt und Berlin stürmte. Unter den Flüchtenden war auch Dr. rer. pol. Marion Gräfin Dönhoff, bis dato zu Hause auf Gut Friedrichstein in Ostpreußen. Sie schrieb darüber u. a. in ihrem Buch „Weit ist der Weg nach Osten" (DVA, Stuttgart): „Im tiefsten Winter war ich vom Hof geritten, Trecks und wieder Trecks, Tote und Verwundete ..., wir reihten uns ein in diesen Gespensterzug".

Die inzwischen verstorbene Gräfin, Schriftstellerin, Journalistin und ZEIT-Herausgeberin, hat bis heute nichts vergessen: „Ein Pferd war in diesen Zeiten ein Königreich wert!"

„Seine Majestät befehlen allen Kommandeurs der Kürassierregimenter, dass ihr einziges Arbeiten, Dichten und Trachten dahingehen soll, aus dem gemeinen Mann gute und tüchtige Reiter zu machen."

Der Preußenkönig Friedrich II. hatte schon bald nach Beginn seiner Regentschaft 1740 erkannt, warum seine Regimenter den Österreichern noch immer unterlegen waren. Nicht die Pferde, sondern die Reiter und die Ausbildung waren zu schlecht. Aus diesem Grund löste er den Draufgänger Friedrich Wilhelm von Seydlitz aus österreichischer Gefangenschaft aus und beförderte ihn zum Rittmeister. Der machte aus der preußischen Kavallerie die gefürchtetste ihrer Zeit, denn wenn die Husaren ihre Attacke ritten, verging dem Gegner Hören und Sehen.

Dass die tollkühnen Reiter die richtigen Pferde dafür hatten, verdankte Friedrich der Große seinem Vater und Vorgänger auf dem Thron, Friedrich Wilhelm I. Der wollte für seine Feldzüge auf speziell gezüchtete Pferde mit besonderem Mut und überdurchschnittlicher Ausdauer zurückgreifen können. Darum ließ er mit viel Aufwand ein 6000 Hektar großes Sumpfgebiet in der Nähe von Königsberg trocken legen, um dort 1100 Pferde aus verschiedenen Linien zum Königlichen Stutamt

Zusammen mit den Menschen wurden im 2. Weltkrieg auch die wertvollen Pferde aus Ostpreußen vertrieben. Auf dem Treck durch Schnee und Eis ließen nicht nur zahllose Menschen ihr Leben, sondern auch unzählige Pferde, die die härteste Leistungsprüfung absolvierten, die denkbar ist.

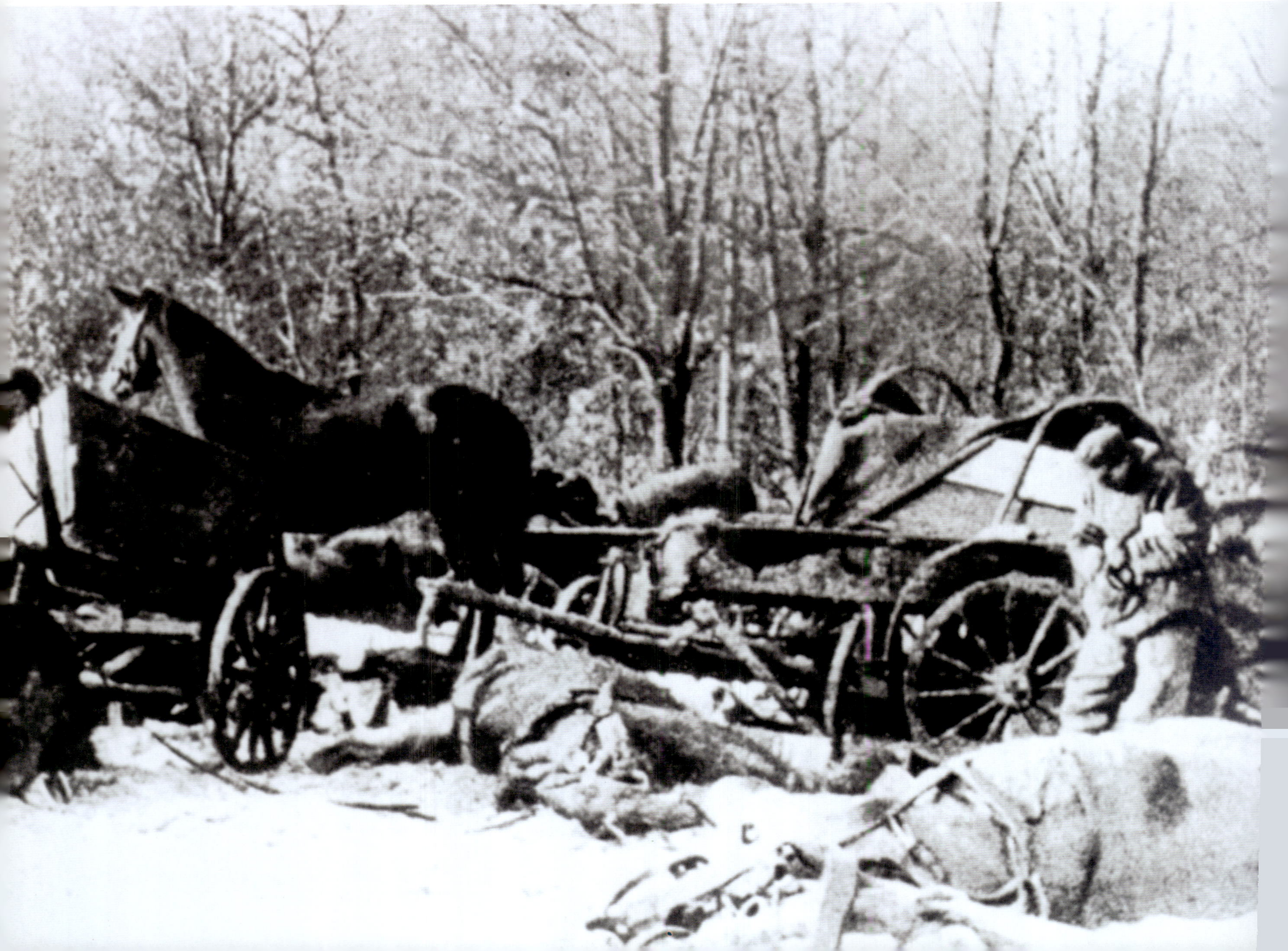

Trakehnen zusammenzufassen. In seiner Blütezeit wurde das Gestüt auch „Königreich der Pferde" genannt und verfügte über eine eigene Schule, Postamt, Krankenhaus und das Hotel Elch. Als Brandzeichen wurde die weltbekannte Elchschaufel gewählt, weil in dieser Gegend die einzigen Elche des Reiches lebten.

Der Trakehner entwickelte sich zu einem eleganten Blutpferd mit muskulöser Kruppe und raumgreifenden Gängen. Sie sind bis heute eine geschlossene Gesellschaft und nehmen keine anderen Rassen mehr in ihre Stammbäume auf. Als so genannte Auffrischer sind sie aber für andere Züchter interessant. Dass sie mutig, zäh und ausdauernd sind, haben Mensch wie Tier aus Ostpreußen bewiesen, als sie im Januar 1945 vor den anrückenden Panzern der russischen Armee flohen. Ein kilometerlanger Flüchtlingstreck, der Tag und Nacht rollte, setzte sich in Bewegung. Tragende Stuten zogen zu zweit 40 Zentner schwere Planwagen bei minus 20 Grad über das Eis. Futter und Wasser gab es kaum. Nur 800 Stuten und 40 Hengste konnten sich und ihre Besitzer in den Westen retten.

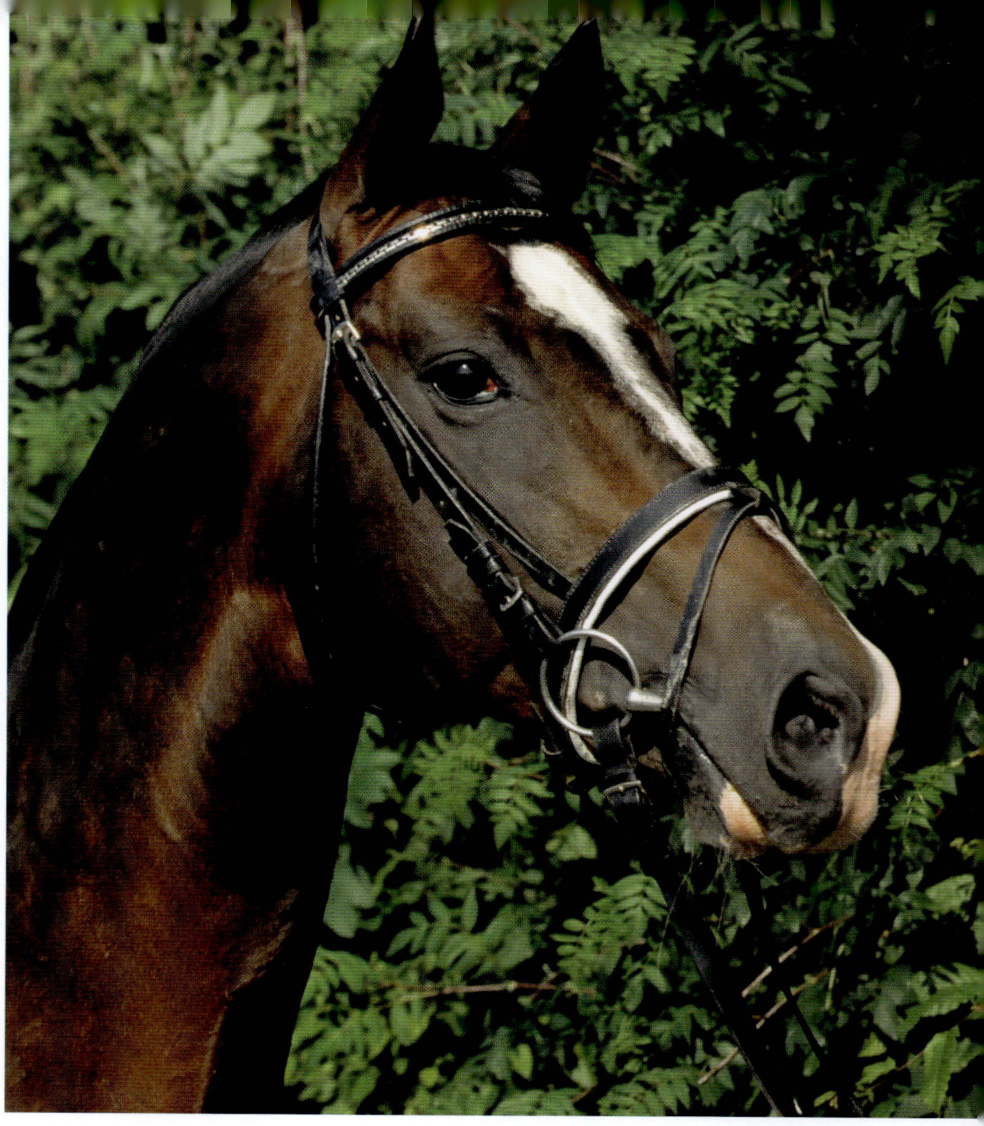

Bild rechts: Die eleganten Trakehner nehmen keine anderen Rassen mehr in ihre Stammbäume auf, werden aber häufig zur Veredelung anderer Rassen herangezogen.

Bild unten: Das prächtige Landstallmeisterhaus mit der Tempelhüter-Statue in der Blütezeit Trakehnens. Heute ist die gesamte Gestütsanlage verfallen und die Original-Bronze steht vor dem Pferdemuseum in Moskau.

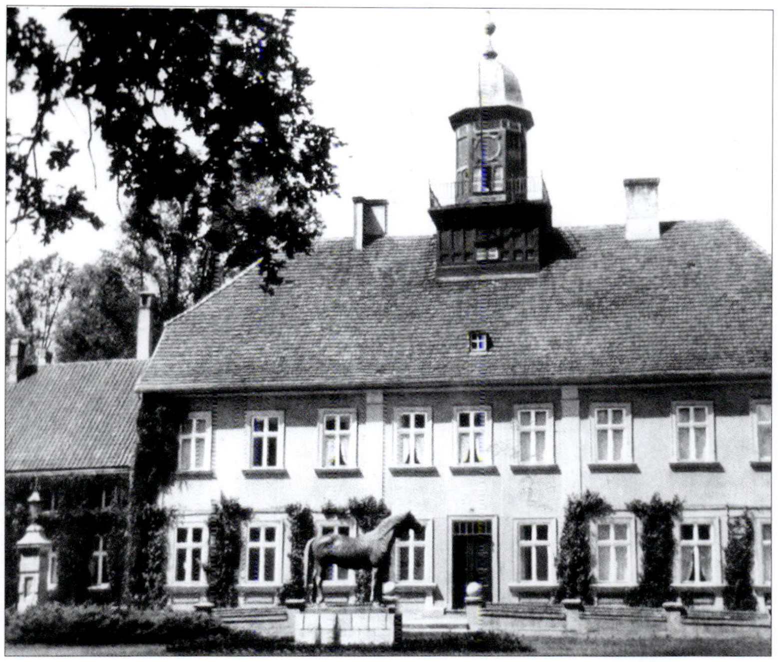

Bild unten: Das Brandzeichen der Trakehner ist die Elchschaufel, weshalb sie oft liebevoll „die Pferde mit der Elchschaufel" genannt werden.

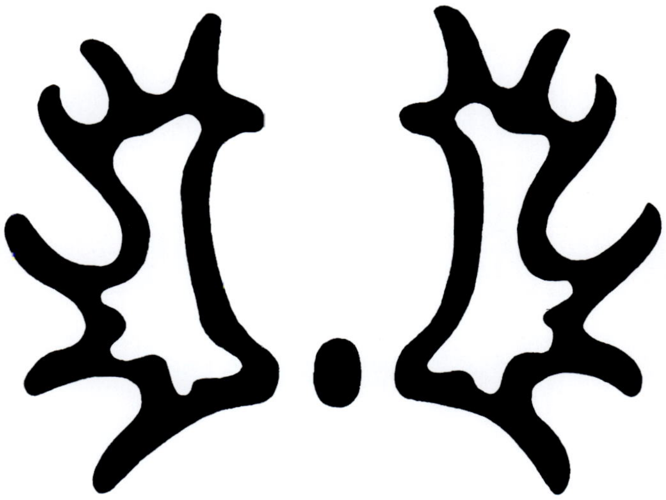

Tempelhüter

Der Vater von Tempelhüter war Perfektionist – zumindest hatte man für ihn diesen Namen ausgewählt. Diesem schien er wirklich alle Ehre zu machen, denn er sorgte für hervorragenden Nachwuchs. Der englische Vollbluthengst kam 1904 voller Tatendrang in das Landgestüt Trakehnen, musste aber bereits drei Jahre später ins Jenseits verabschiedet werden, weil er in seiner Box verunglückt war. In den wenigen Jahren seiner kurzen Schaffenskraft wurde er 131 Mal Vater. Von seinen Kindern gingen 32 Hengste und 37 Stuten in die Zucht.

Besonders perfekt war seine Liaison mit Teichrose, ihr entsprang der Hengst Tempelhüter, der sich ebenfalls seines Namens und seiner Vorfahren würdig erwies und eine steile Karriere als Landbeschäler in Braunsberg startete. Sein Ruf eilte ihm voraus, als er 1916 vom Hauptgestüt abgeworben wurde, in Trakehnen einzog und dort bis 1933 zeugte, was das Zeug hielt: Er zeichnete sich verantwortlich für die Vaterschaft von 54 neuen Beschälern, 60 Mutterstuten und 100 Reit- und Turnierpferden.

Die Züchter schätzten besonders seine Rumpflänge, die mit 166 cm bei einem Stockmaß von 159 cm getrost als lang bezeichnet werden kann. Dies entsprach genau den damaligen Vorstellungen eines idealen Trakehners. Und weil er auch sonst ein Beau war, schenkte das Hauptgestüt ihm und sich selbst sein Standbild. Es wurde allerdings nach dem 2. Weltkrieg von den Russen einkassiert, die sich seitdem vor dem Moskauer Pferdemuseum an ihm ergötzen. Das Deutsche Pferdemuseum in Verden hat es immerhin mit diplomatischem Geschick und Spendengeldern geschafft, eine Kopie davon zu bekommen, denn Tempelhüter sollte nicht nur durch seine Nachfahren in lebendiger Erinnerung bleiben.

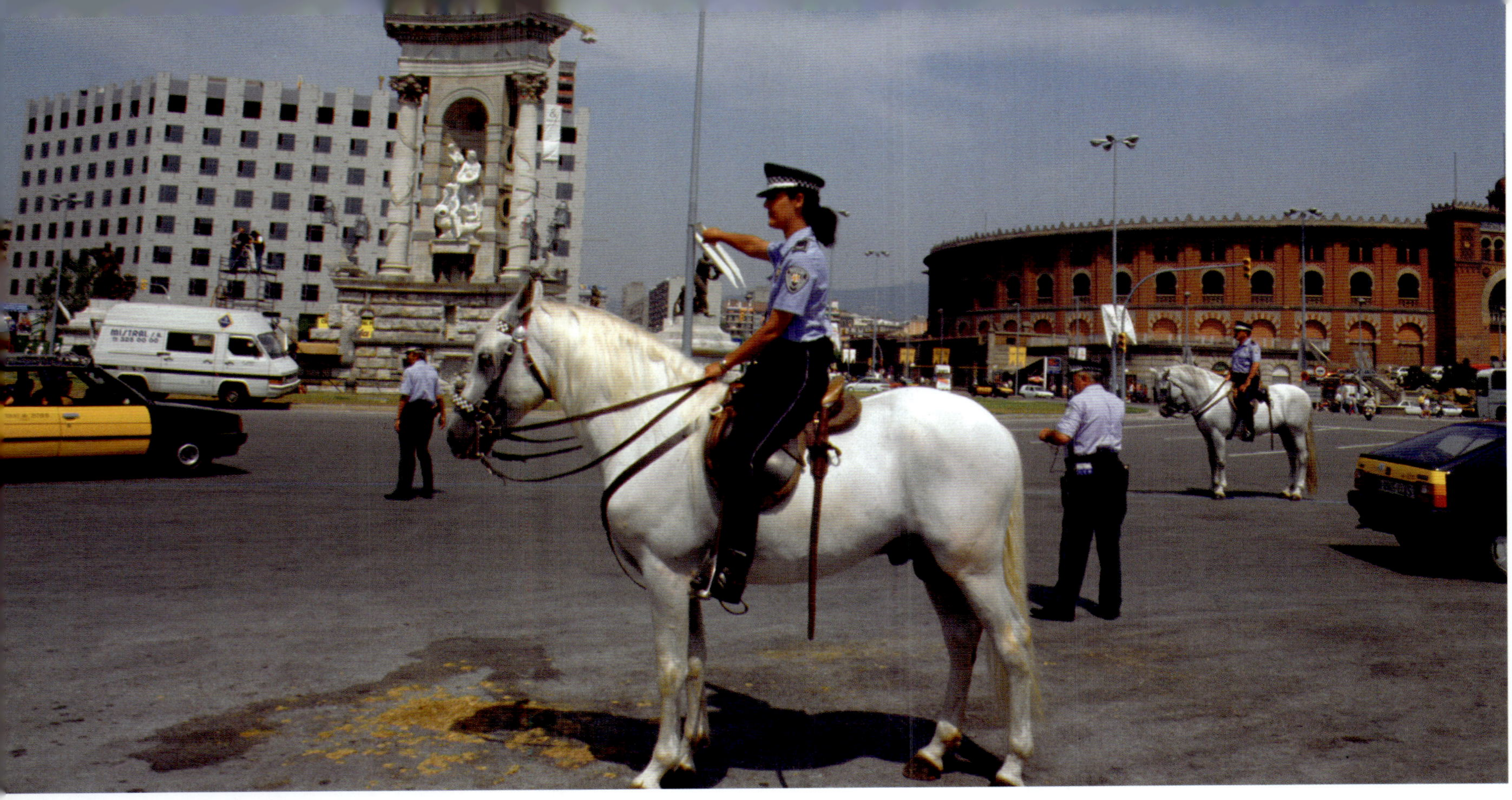

Mancherorts regeln Polizisten zu Pferd auch den Verkehr – wie hier im spanischen Barcelona. Im Einsatz ist ein nervenstarker Andalusier.

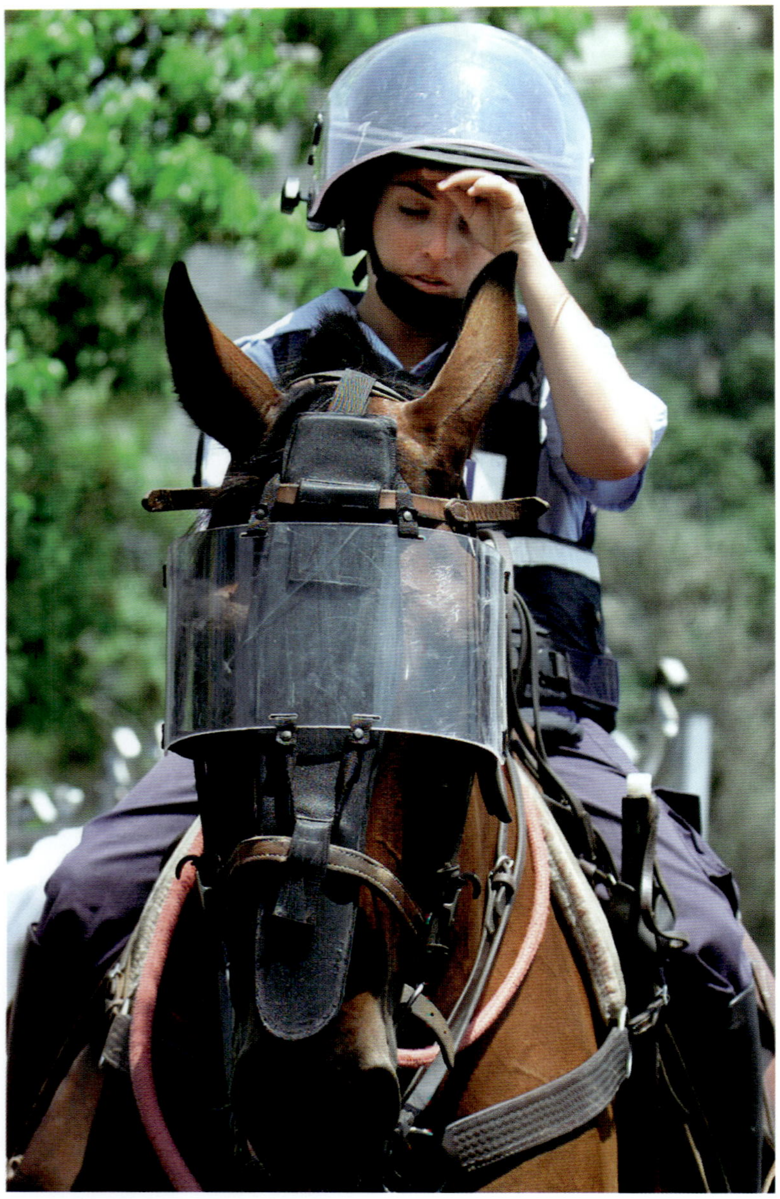

Die israelische Polizistin und ihr Pferd sind gut ausgerüstet: Schutzmasken für beide verringern die Verletzungsgefahr im Fall von Übergriffen.

Pferde im Trubel

Die Situation hat sich in den letzten Jahren zugespitzt: Vor dem Fußballstadion treffen immer wieder rivalisierende Fans aufeinander, und es kommt Rangeleien und Handgreiflichkeiten. In solchen Fällen wirkt der Einsatz einer Polizeireiterstaffel Wunder, denn wenn Ordnungshüter auf dem Pferd daherkommen, suchen Hooligans schnell das Weite. So manches Raubein fürchtet den vierbeinigen Beamten mehr als einen zweibeinigen zu Fuß mit Gummiknüppel.

Bei Demonstrationen ist das nicht anders. Weder der Wasserwerfer noch die Hundertschaften hinter ihren Plastikschildern können eine aufsässige Menge so leicht zerstreuen wie eine Reiterstaffel, und das meistens ganz gewaltfrei. Der Stadtmensch weicht automatisch vor dem Pferd zurück, denn er weiß, dass es von Natur aus schreckhaft ist und scheinbar unberechenbar reagieren kann. Nicht ohne Grund werden für den Polizeidienst imposante, großrahmige Warmblutpferde ausgewählt, von denen diese psychologische Wirkung verstärkt ausgeht. In Wahrheit sind aber gerade sie oft die nervenstärksten und ruhigsten Vertreter ihrer Art. Sicher nicht von Geburt an, aber durch das spezielle Training bei der Polizei gehen diese Pferde mit ihrem Reiter durch dick und dünn. Sie haben eine solide Grundausbildung in Springen und Dressur und lassen sich durch fast nichts aus der Fassung bringen. Selbst wenn Schüsse fallen, geraten sie nicht in Panik, sie zucken normalerweise nicht mal zusammen, wenn sie mit Gegenständen beworfen werden oder eine johlende Menge ihre Transparente hoch hält und Fahnen schwenkt. In ihrer Ausbildung haben die Pferde durch Training auf dem heimischen Hof gelernt, mit solchen Situationen umzugehen.

Polizeipferde sind jedoch nicht nur bei solchen Sondereinsätzen gefragt. Ihr Alltag im Streifendienst ist viel entspannter und freundlicher. Jeder Polizeipräsident weiß, dass die Rösser auch als Sympathieträger unterwegs sind und ihre Reiter deshalb gegenüber dem unberittenen Polizisten einen Vorteil zu haben. Hoch im Sattel sitzend haben sie aus ca. zweieinhalb Metern Höhe den besten Überblick in der Fußgängerzone und können auch im Trubel des Weihnachtsmarktes den

Vom Polizei- zum Olympiapferd

Kein Paar wurde so oft den Preisrichtern vorgeführt wie Hauptkommissar Klaus Balkenhol und sein Polizeipferd Goldstern. Die beiden wurden Dressur-Olympiasieger mit der Mannschaft in

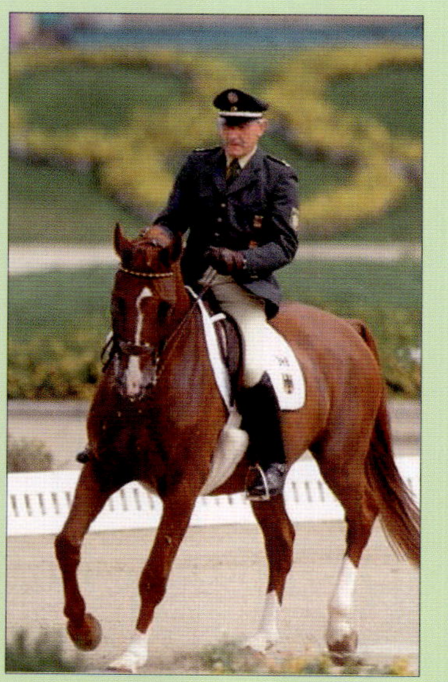

Barcelona und Atlanta und gewannen eine Bronzemedaille im Einzelwettbewerb.

Der großrahmige Fuchswallach wurde von Klaus Balkenhol selbst entdeckt und eigens für den Polizisten gekauft. Balkenhol bildete ihn zum Grand-Prix-Pferd mit Olympiareife aus und war mit ihm bei der Polizeireiterstaffel Düsseldorf stationiert, wo ihnen die Freiheit eingeräumt wurde, sich ganz auf den Sport zu konzentrieren. Somit gehörte es nicht mehr zum Tagesprogramm, Streife zu reiten und den Fußgängern Respekt einzuflößen.

Bis zum Ausscheiden von Reiter und Pferd aus dem aktiven Dienst im Frühjahr 1999 war Goldstern Landeseigentum, dann zog er zu seinem Kameraden Balkenhol ins Münsterland und genoss gemeinsam mit ihm den Ruhestand.

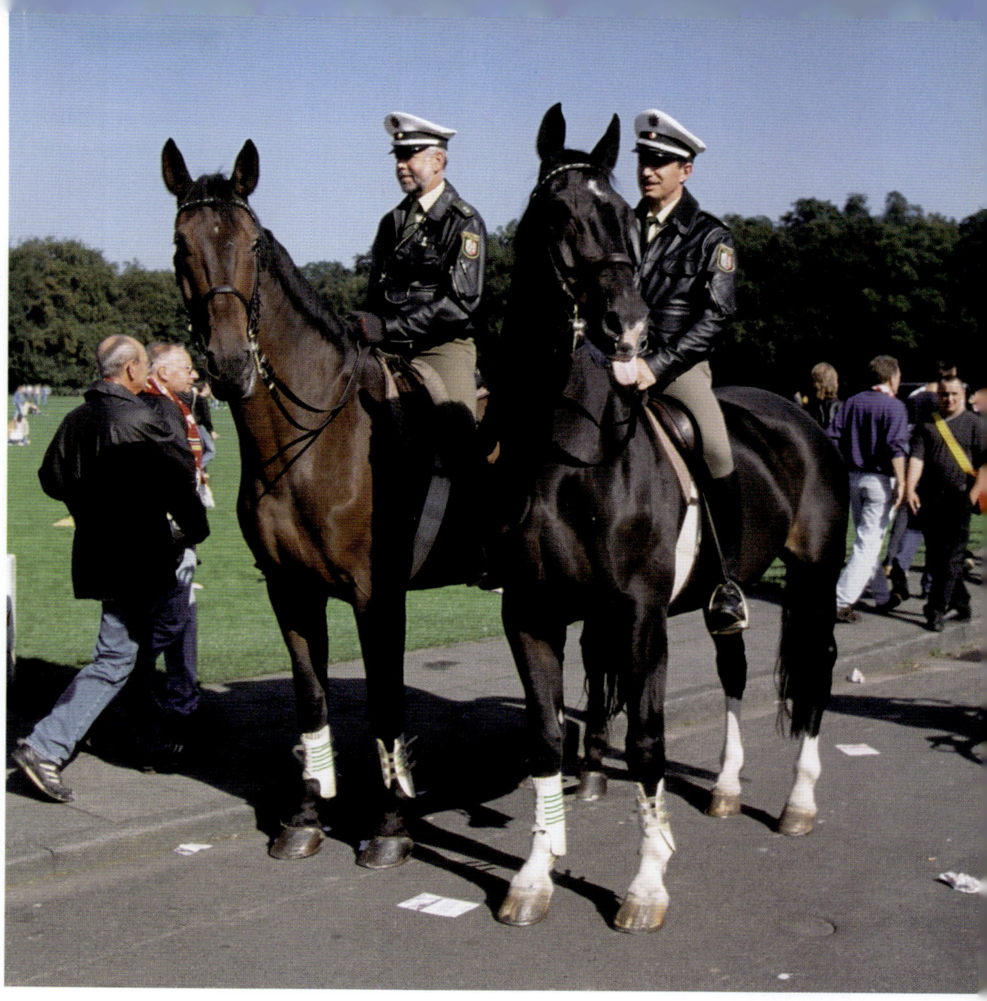

Die meisten Menschen begegnen Polizisten zu Pferd mit natürlichem Respekt, sodass ihr Eingreifen oft gar nicht nötig ist.

Taschendieb schneller verfolgen als der Beamte zu Fuß. Ihre Einsatzmöglichkeiten sind so vielfältig, dass man sich wundert, warum nicht mehr Polizeireiter im Dienst sind.

Die Reiterstaffel darf sich zurecht als bürgernah und umweltfreundlich verstehen. Je nach Jahreszeit sorgen sie in unterschiedlichen Gegenden für die Sicherheit der Steuerzahler. Im Sommer streift sie durch Grünanlagen und Naherholungsgebiete, damit niemand belästigt oder bestohlen wird. Im Winter wird der Einsatz in Wohngebieten verstärkt, um Einbrüche zu verhindern.

Weltweit, ob London, Tokyo oder Barcelona, selbst auf Jamaica und den Fidschi-Inseln, werden Ordnungshüter auf ihren Polizeipferden gesichtet. Die fotogensten sind zweifellos die Rotröcke der Royal Canadian Mounted Police, deren Tradition auf das Jahr 1873 zurückgeht. Die Mounties – wie sie in Kanada genannt werden – gelten als Sympathieträger im Sattel und gleichermaßen als nationales Symbol.

Die Royal Canadian Mounted Police ist die berittene kanadische Bundespolizei. Berühmt sind die „Mounties" für ihre Auftritte in der schwarz-roten Paradeuniform.

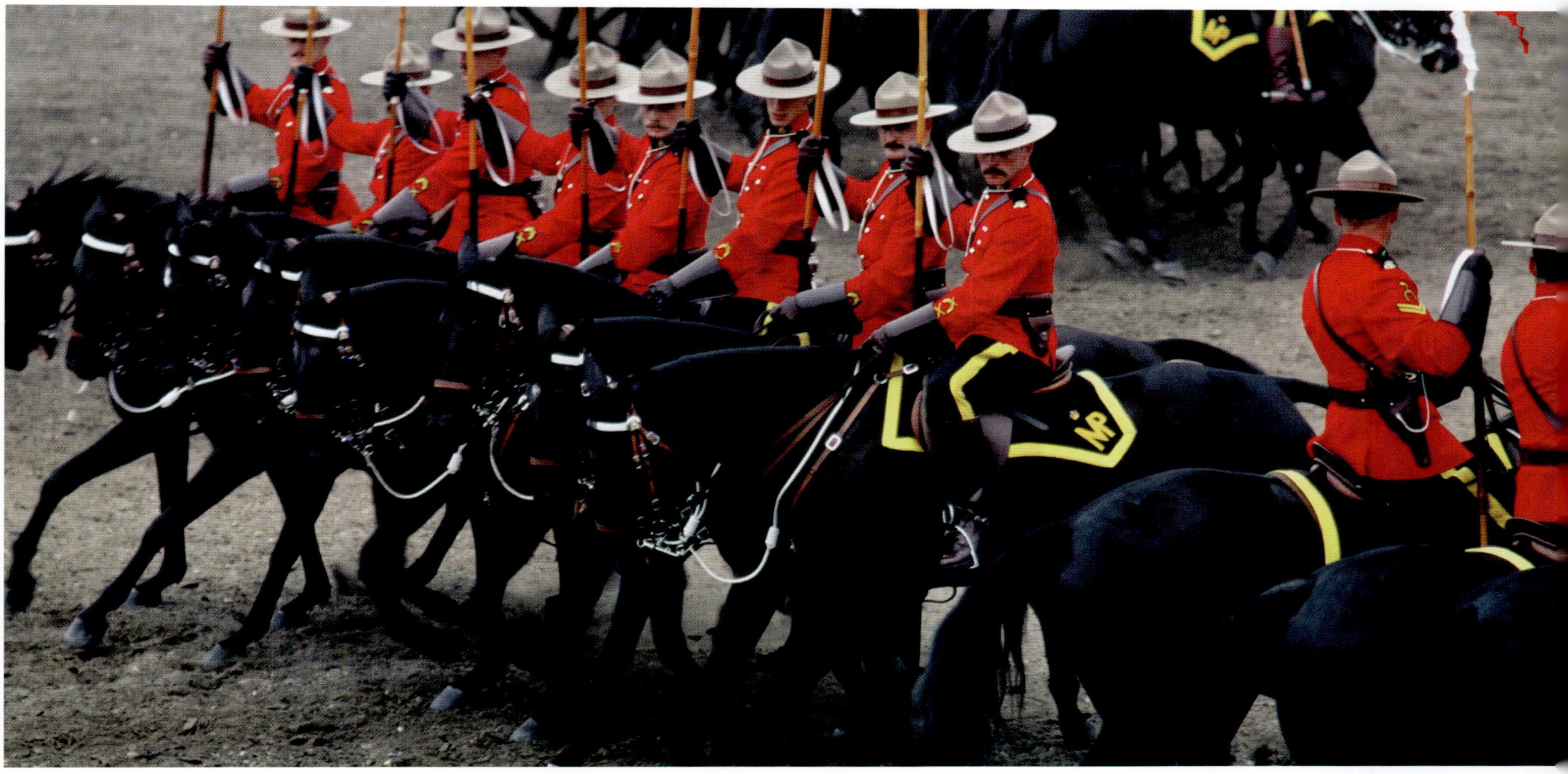

Pferde im Wappen

FORD MUSTANG

Wilde Szenen ereigneten sich in den Verkaufsräumen der Händler, als am 17. April 1964 der erste Ford Mustang präsentiert wurde. Ein LKW-Fahrer in San Francisco war so fasziniert, dass er seinen Blick nicht mehr von einem Werbeplakat lassen konnte – er raste geradewegs in einen Autosalon hinein. In Texas standen 15 Kunden kurz vor einer Massenschlägerei, weil sie alle dasselbe Ausstellungsstück kaufen wollten. Der meistbietende Herr aus Dallas ging auf Nummer sicher, schloss sich im Wagen ein und harrte dort aus, bis sein Scheck am nächsten Morgen als gedeckt anerkannt wurde. In Chicago musste ein Händler seine Mustangs sogar verriegeln, weil die anstürmende Menge partout nicht einsehen wollte, dass der Innenraum des Viersitzers nicht von acht Interessenten gleichzeitig besichtigt werden konnte.

Beim Hersteller in Dearborn/Michigan rieb man sich die Hände, denn der Mustang wurde zum größten Verkaufsschlager der Konzerngeschichte. Unzählige Extras, eine grundsolide Verarbeitung und der besonders zahme Preis machten den Mustang auch unter der Bezeichnung Pony-Car bekannt. Eine gleichnamige Innenausstattung, in der eine Herde Mustangs reliefartig auf den Rückenlehnen zu sehen ist, wurde natürlich auch angeboten, denn die verwandelte jedes Pony-Car wieder in einen Luxus-Mustang.

Was ist 1 PS?
Als weltweite technische Leistungseinheit bezeichnet 1 Pferdestärke die Kraft, die erforderlich ist, um ein Gewicht von 75 Kilogramm in einer Sekunde einen Meter hochzuheben. In Wirklichkeit sind Pferde 10–13-mal so stark. Vielleicht wurde deshalb 1978 diese Bemessungsgrundlage gesetzlich abgeschafft, nachdem sie viele Jahrzehnte vor allem als Maßeinheit für Kraftfahrzeuge gegolten hatte. Die bis dahin gängige Einheit PS wurde durch kW (Kilowatt) ersetzt. Da 1 PS mitnichten 1 kW entspricht, sondern exakt 0,735 kW, wurde aus dieser Umbenennung wie so oft im Leben auch diesmal eine Lektion von: „Die ich rief, die Geister, werd' ich nun nicht los …" Techniker und Verkäufer müssen der Kundschaft bis heute erklären, wie viel denn nun 1 kW ist, und siehe da: 1 kW soll rein rechnerisch 1,36 PS haben. Den Pferden kann es egal sein.

Der erste Ford Mustang lief 1964 vom Band und hat sich im Laufe der Jahre eine so große Fangemeinde erobert, dass seine Produktion immer noch läuft. Allerdings wurde das Design mehrfach grundlegend verändert.

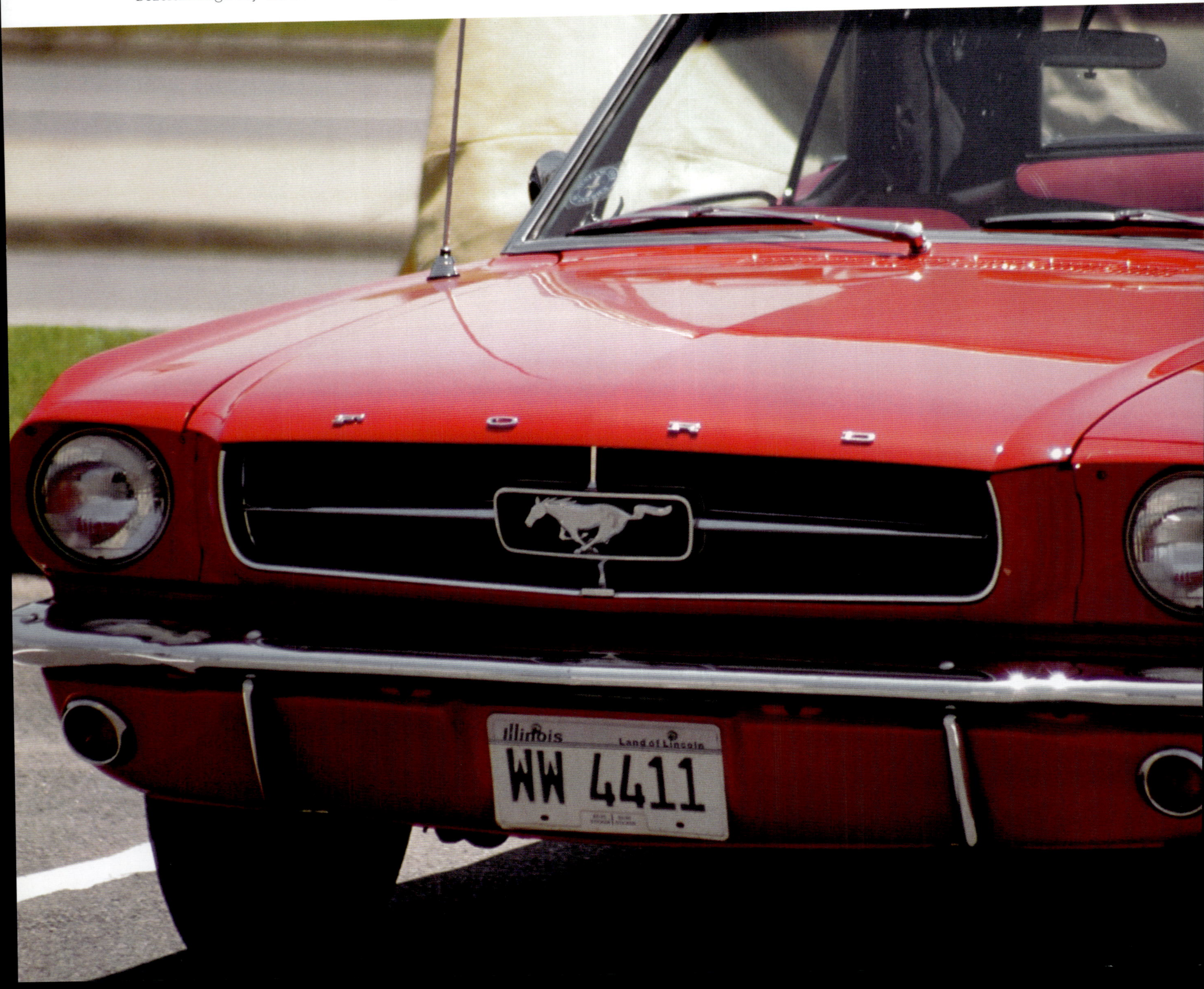

PEGASO

Der spanische Autohersteller Pegaso verlieh seinem Auto keine Flügel, sondern reichlich PS, um mit einer Mischung aus Rennwagen und italienisch inspiriertem Designer-Chic in den 50er-Jahren den Markt zu erobern. Mögliche 257 km/h Spitzengeschwindigkeit konnten zwar die Konkurrenz beeindrucken, fanden aber letztlich keine Käufer. Insgesamt wurden nur 100 Autos produziert.

FERRARI

Ein Markenartikel erster Güte sind die sündhaft teuren, meist roten Autos aus der Scuderia Ferrari, natürlich nur echt mit dem schwarzen Hengst von Ravenna auf gelbem Grund. Schenkt man der hauseigenen Legende Glauben, wurde dem Firmengründer und erfolgreichen

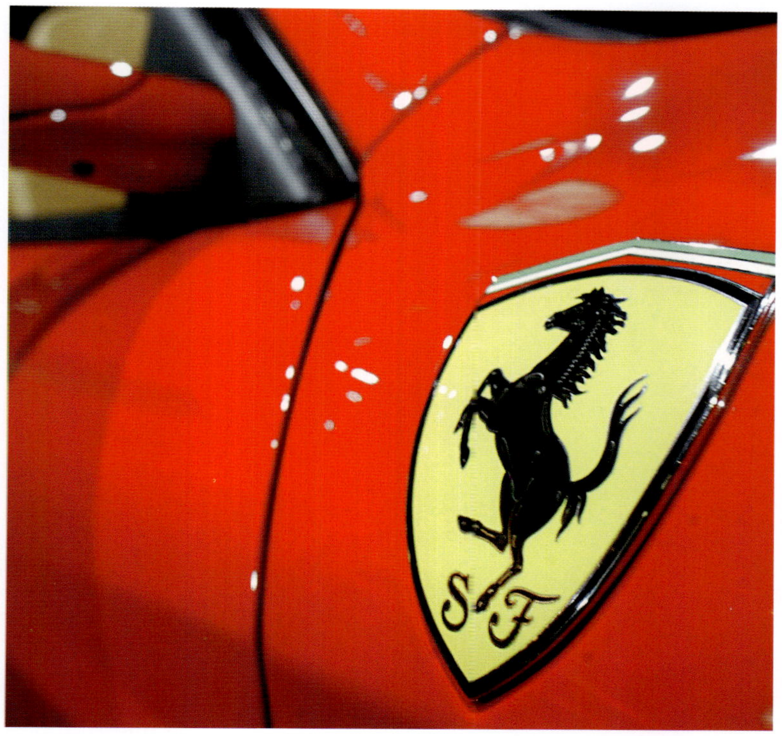

Obwohl Enzo Ferrari bereits 1923 die Erlaubnis einholte, das steigende Pferd als Emblem zu verwenden, wurde es erst neun Jahre später erstmals verwendet. Heute ist das Pferd eingetragenes Warenzeichen für Ferrari.

Rennfahrer Enzo Ferrari (1898–1988) das Wappentier als Glücksbringer verliehen, als er 1923 den großen Preis von Ravenna gewann. Zuvor diente der „cavallino rampante“, wie das steigende Pferd in Italien genannt wird, dem piemontesischen Kavallerieregiment als Wappentier.

PORSCHE

Sportliche Luxuskarossen werden mit viel Liebe zum Detail entwickelt und haben verblüffende Gemeinsamkeiten: So ließ es sich denn auch Porsche nicht nehmen, das Pferd als Symbol für Dynamik und Schnelligkeit zu verpflichten. Dem Stuttgarter Stadtwappen entsprungen, ziert der Rappe seit 1948 die Kühlerhauben der schwäbischen Automarke.

MUSTANG JEANS

Ein großes Stück Freiheit steckte in den ersten Blue Jeans, die nach dem 2. Weltkrieg schließlich auch Europa eroberten. Doch die US-Fabrikate waren rar und nur zu horrenden Schwarzmarktpreisen erhältlich, also nichts für die breite Masse. Das änderte sich 1949, als die erste Jeans „Made in Germany“ auf den Markt kam – dank Albert Sefranek, der in Frankfurt sechs Flaschen Schnaps gegen sechs amerikanische Jeanshosen tauschte, die Schnitte kopierte und fortan mit Pioniergeist

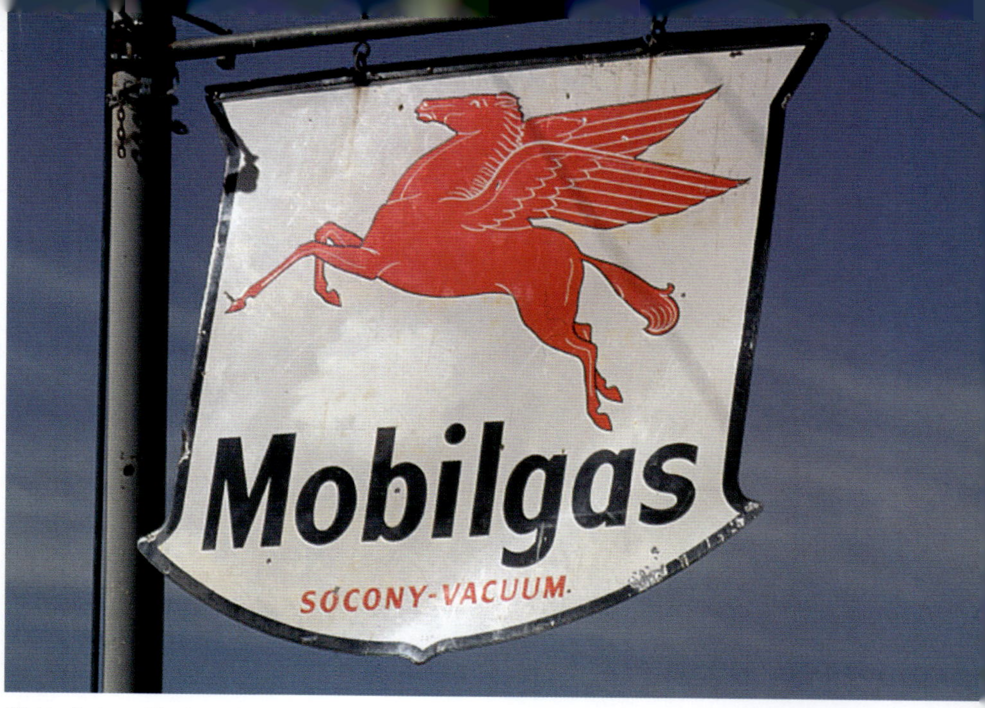

Nicht mit einem Pferd, sondern mit Pegasus im Wappen schmückt sich Mobilgas, die älteste Ölgesellschaft Australiens, die seit 1895 existiert. Das Wappen, das 1939 eingeführt wurde, ist eines der bekanntesten Logos im ganzen Land.

den „American Style“ produzierte. Leider zunächst ohne Denim, dem Stoff, aus dem echte Jeans-Träume sind. Als dann gegen Ende der 1950er-Jahre endlich original amerikanischer Denim importiert werden konnte, gelang Sefraneks Beinkleidern, besser bekannt als Mustang Jeans, der große Durchbruch: Fortan wurden sie in der ganzen Welt getragen.

PALOMINO

Als Mode-Label der Bekleidungsfirma C&A galoppiert das schwarze Pferd mit einem blauen, einem roten und einem grünen Fellfleck seit über 30 Jahren durch die Kleiderschränke der Kinder – zumindest auf den Etiketten.

Die leibhaftige Palominos, die sich dank ihres ausgeglichenen Charakters bei Reitern aller Altersklassen großer Beliebtheit erfreuen, ähneln dem Modepferdchen übrigens in keiner Weise. Sie haben ein goldschimmerndes Fell und weißes bzw. silberfarbenes Langhaar.

Wie Ferrari hat auch Porsche ein steigendes, schwarzes Pferd im Wappen. Das weltweit bekannte Markenzeichen wurde von Ferry Porsche, dem Sohn des Firmengründers, entworfen.

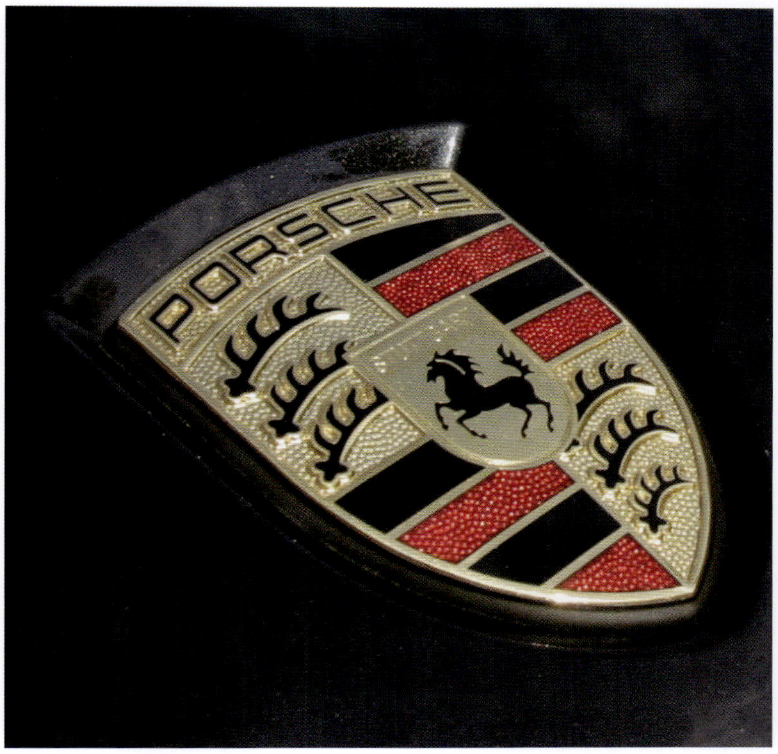

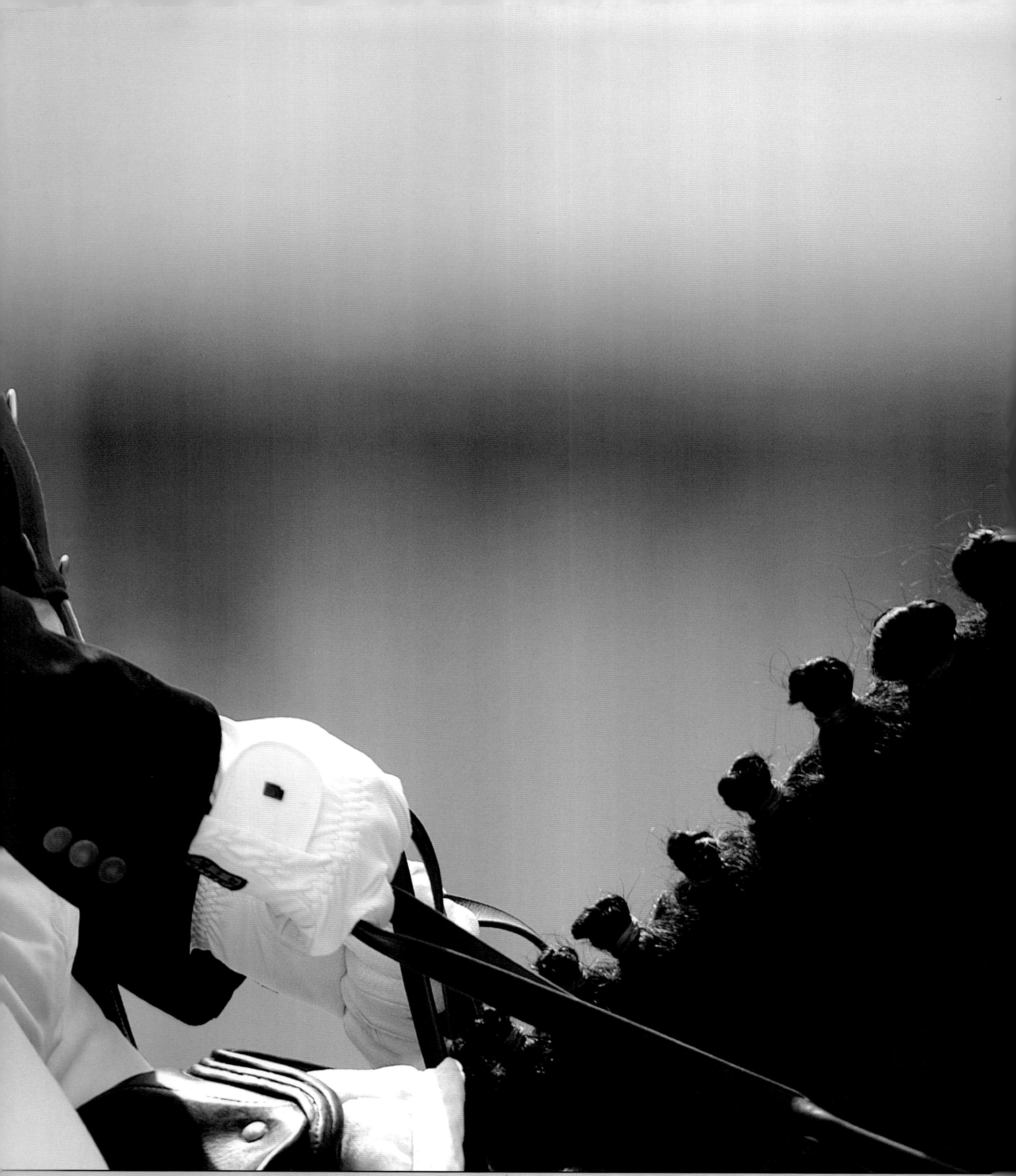

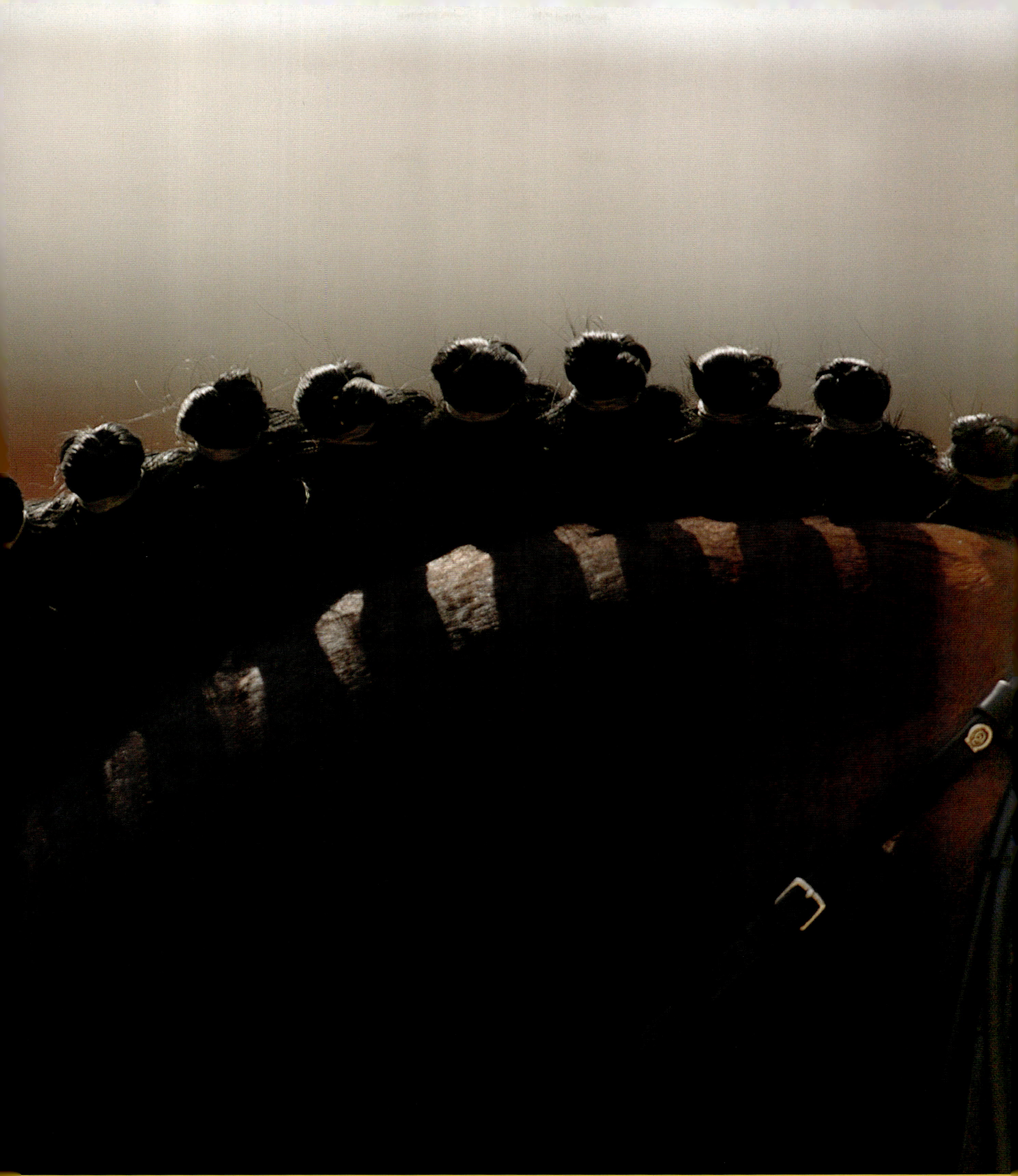

Ausgezeichnete Athleten

Der Sport der Könige

Der Galopprennsport gilt seit jeher als „The Sport of Kings". Nicht ohne Grund – fanden Könige und die Herrschaften der besseren Gesellschaft doch schon immer Gefallen an edlen Pferden. Die schönsten und schnellsten waren gerade gut genug.

Der schnelle Galopp ist eine angeborene Gabe des Pferdes. Zu Zeiten, als offenes Grasland und Steppen ihr Lebensraum war, erwies es sich oft als überlebenswichtig, dem Feind im gestreckten Galopp zu entkommen. Nach der Domestikation des Pferdes schützte die häusliche Gemeinschaft mit dem Menschen zwar vor vielen Gefahren, der Fluchtinstinkt aber blieb erhalten. Ein Pferd denkt bis heute zuerst ans Fliehen und dann ans Kämpfen, doch der augenscheinliche Angsthase entpuppt sich beim näheren Hinsehen als ein herausragender Sprinter mit Ausdauerqualitäten.

Kaum verwunderlich, dass der Mensch auf die Idee kam, daraus ein Unterhaltungsprogramm zu machen. In der Antike gehörten nur Wagenrennen zum olympischen Programm, 720 v. Chr. gab es dann die ersten Rennen unter dem Sattel. Für die Entwicklung des Rennsports und die Zucht geeigneter Pferde zeichnen die Römer verantwortlich, die Wiege jedoch steht in England, wo sich der römische Kaiser Lucius Septimus Severus nach seinem Feldzug gegen die Britannier im Jahre 208 niederließ. Er war ein großer Anhänger von Rennen und ließ sich sogar Pferde aus dem entfernten Orient bringen, weil es auf der Insel damals nur plumpe Ponys gab. Der Weg für das englische Vollblut war damit vorgezeichnet.

Die wichtigsten Impulse für den heutigen Rennsport kamen im 17. und 18. Jh. vom englischen Königshaus. Unter Charles I. entwickelte sich Newmarket zum bedeutendsten Zentrum des Rennsports und der Rennpferdezucht und wurde außerdem Gründungsort der ersten Vollblut-Auktionsgesellschaft. Nach dem Sturz des Königs verbot der strenge Puritaner Oliver Cromwell als Lord Protector 1654 den öffentlichen Rennbetrieb, doch als das Königshaus mit Charles II. sechs Jahre später an die Macht zurückkehrte, wurde die Bahn wieder frei gegeben. Die Vollblutzucht expandierte und benötigte eine zentrale Organisation. Das Ergebnis war der 1752 gegründete, bis heute existierende allgewaltige englische „Jockey Club", der von Newmarket aus die Regelung der Rennen und der Vollblutzucht übernahm. Auf Partys kreierten die Adligen als Zeitvertreib immer neue Rennen, so entstand mancher Klassiker. Zum Beispiel die Oak Stake – benannt nach dem Jagdhaus, in dem die Idee für ein Rennen nur mit dreijährigen Stuten entstand.

Es war James Weatherby, der verdienstvoll die Abstammung aller Vollblüter der Insel im allgemeinen Gestütsbuch, dem „General Stud Book" erfasste. Ohne dieses Standardwerk, das seitdem von der Firma Weatherby herausgegeben wird, könnte heute niemand mehr die Abstammung der Tiere zurückverfolgen.

Die Begeisterung für den schnellen Sport breitete sich von der Insel ausgehend langsam in der ganzen Welt aus. In Deutschland organisierte sich 1822 der Rennverein Bad Doberan. 1863 bekam Frankreich sein erstes großes Rennen, den Preis des Jockey-Clubs. In Deutschland

Eine gute Ausgangsposition eingangs der Zielgeraden zu haben ist wichtig, denn wer innen liegt, muss darauf hoffen, das sich vor ihm die Lücke auftut. Außen überholen ist auch eine Option, die aber Kraft kostet.

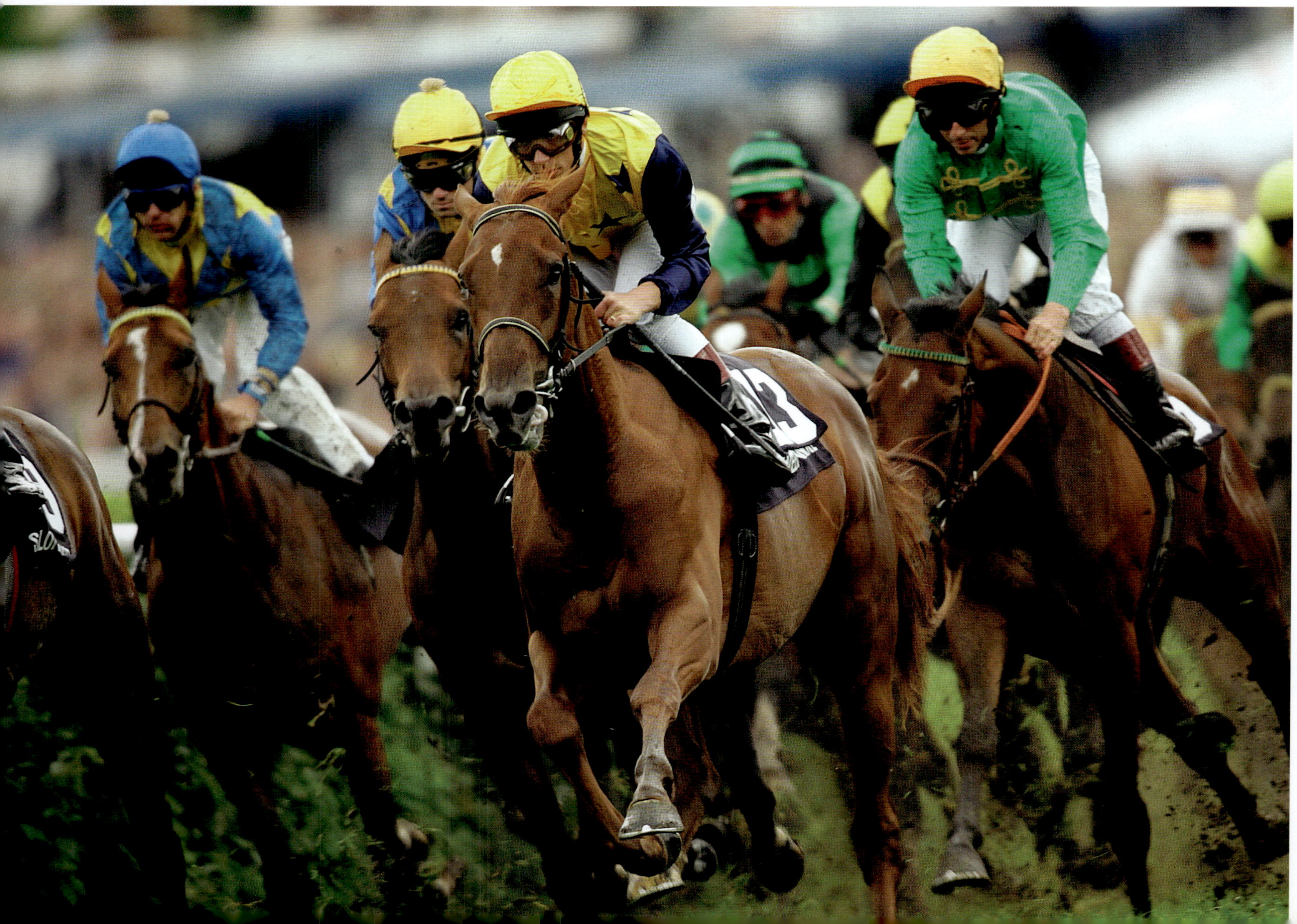

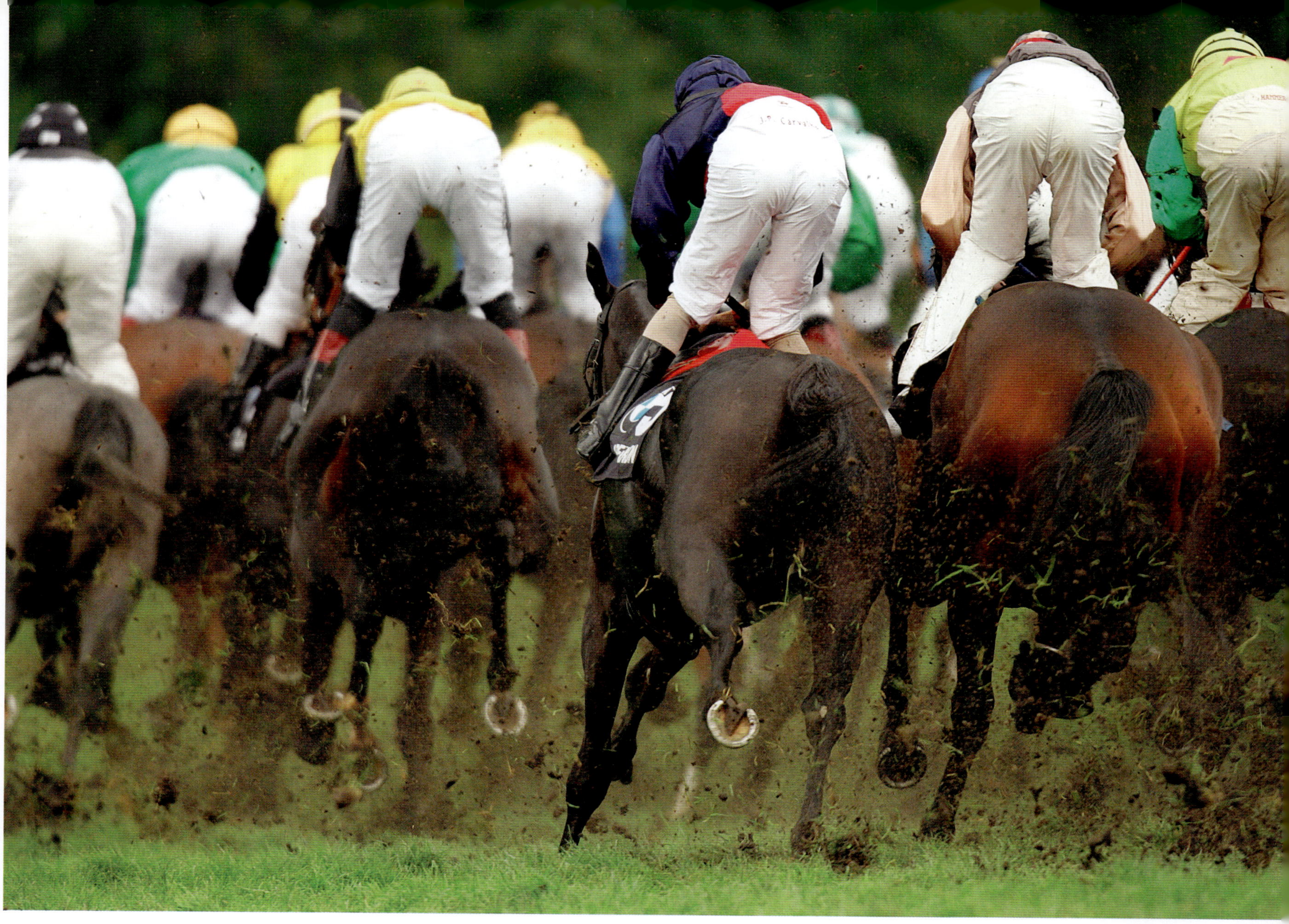

begnügte man sich 20 Jahre lang zunächst mit dem Norddeutschen Derby, ehe 1889 das erste Deutsche Derby in Hamburg gelaufen wurde. Das Kentucky-Derby entstand 1875 in Amerika.

Wenn bei tiefem Boden ein großes Starterfeld über die Galopprennbahn fegt, ist anschließend nur wenig Gras stehen geblieben.

Der König des Sports

Die unnachahmliche Art, wie er nach einem Sieg vom Pferd springt, hat ihn weltberühmt gemacht. Doch nicht sein artistischer Sprung macht Lanfranco Dettori zum derzeitigen König des Sports: Mit über hundert Gruppe-1-Erfolgen – den Rennen der höchsten Leistungsklasse – ist der Italiener unangefochten der erfolgreichste Jockey der Welt. Ob Ascot, Paris, Hongkong, Dubai, Tokio oder New York, es gibt auf dem Globus kein bedeutendes Rennen, das er nicht schon gewonnen hat.

Und weil der 35-Jährige noch lange nicht zum alten Eisen zählt, kann man die Freudensprünge à la Dettori auf den Rennbahnen wohl auch künftig in schöner Regelmäßigkeit beobachten. So wie am 28.9.1996 in Ascot – gleich sieben Mal an einem Renntag. Dort gelang ihm, was vorher noch keiner vor ihm geschafft hatte: bei allen Starts als Sieger das Ziel zu passieren. Doch des einen Freud ist bekanntlich des anderen Leid. Die wahren Dettori-Fans trieben etliche Buchmacher in den Ruin, weil sie diesen Coup vorausgeahnt hatten und zwei- bis dreistellige Millionenbeträge gewannen.

Den Sunnyboy selbst dürften keine Geldsorgen plagen, er reitet in den königsblauen Farben von Godolphin, dem Rennstall der Scheichfamilie Al Maktoum aus Dubai. Aus gutem Grund hat sie „Frankie" Dettori für sich exklusiv verpflichtet, denn er steht nicht nur für außergewöhnliche Jubelposen, sondern auch für unbändigen Siegeswillen, eleganten Reitstil und die außergewöhnliche Begabung, die sensiblen Rennpferde zur absoluten Höchstleistung anzuspornen. Denn für Dettori steht fest: Beim Rennen entscheidet das Pferd zu 80 %.

Das Talent hat der 1,65 m große Jockey von seinem Vater Gianfranco geerbt, der 13-facher italienischer Champion war und knapp 4000 Siege errang. Als Dettori senior dem achtjährigen Junior ein Palomino-Pony schenkte, war dessen Lebensziel klar – er wollte ebenfalls Jockey werden. Mit 9 bestritt er sein erstes Rennen, mit 15 ging er auf die Insel, um in Newmarket alle Feinheiten des Turfs zu lernen. England ist seine Wahlheimat geworden, in der er als besondere Anerkennung von der Queen als „Member of the British Empire" geadelt wurde.

Dass seine Bilderbuchkarriere kein abruptes Ende nahm, verdankt der Ausnahme-Jockey einem Schutzengel. Dettori überlebte im Juni 2000 den Absturz seines kleinen Privatflugzeugs und kam mit einem Beinbruch denkbar glimpflich davon. Der Vater von fünf Kindern fand schon nach nur zwei Monaten zu alter Form zurück und sagt heute: „Wenn ich einmal sterben muss, dann auf einem Pferd in einem Galopprennen."

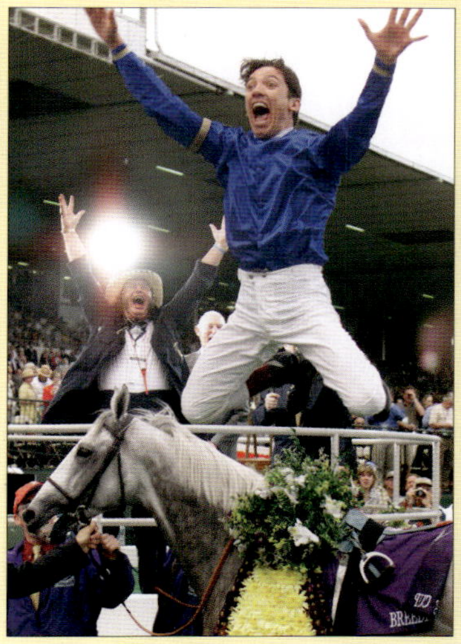

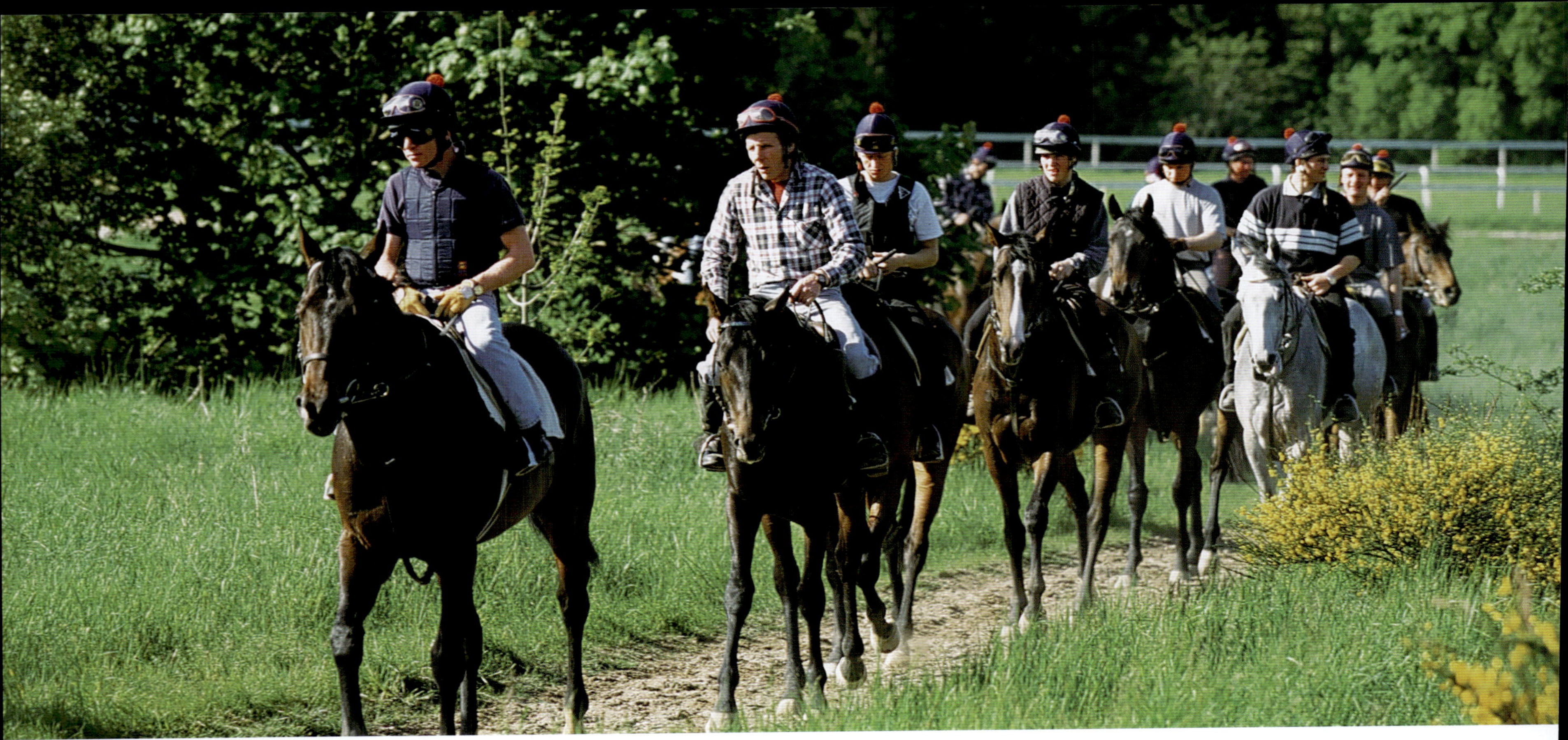

In der Saison müssen die Galopper nur in Schwung gehalten werden. Bei der Morgenarbeit steht nach einem schweren Rennen nur leichte Bewegung auf dem Programm.

Mit großer Leichtigkeit

Klein, zäh und möglichst leicht sollen sie sein – nicht die Pferde, sondern die Jockeys! Hart kämpfen müssen sie außerdem können, um den Sieg und gegen die überflüssigen Pfunde, die sie nach Möglichkeit allerdings erst gar nicht auf die Waage bringen; etwa 50 Kilo sollte ein Jockey wiegen.

Nur wenige ergreifen den harten Jockeyberuf. Wie interessant und schön das Jockeyleben mit Reisen um die ganze Welt sein kann, davon schwärmen nicht selten die erfolgreichen Rennreiter, die es geschafft haben, sich mit ihrem Job ein weit überdurchschnittliches Einkommen zu sichern. Aber bis es soweit ist, vergeht Zeit. In Deutschland ist eine 3-jährige Ausbildung zum Pferdewirt mit dem Schwerpunkt Rennreiten der erste Schritt zum Jockey. Aber nur, wer in mindestens 50 Rennen siegreich war, darf sich auch so nennen. Reitkenntnisse sind übrigens nicht Bedingung, um eine Karriere im Rennsattel zu beginnen.

Gerechter Ausgleich: Das Handicap

Damit die Rennen spannend bleiben und auch die langsameren Pferde gegen die vermeintlich schnelleren eine echte Siegchance haben, wird ein Handicap – der so genannte Ausgleich – festgelegt. Von der durchschnittlichen Leistung aller Pferde ausgehend, wird es den guten Pferden durch Zusatzgewichte schwerer gemacht. Als Faustregel gilt dabei: Ein Kilo Gewichtsunterschied ergibt eine Pferdelänge im Ziel.

Das zu tragende Gewicht ermittelt sich aus der vorherigen Leistung des Pferdes und wird von den so genannten Ausgleichern festgelegt. Diese Herren werden zudem am Ende des Jahres vom Direktorium für Vollblutzucht und Rennen beauftragt, das General-Ausgleichsgewicht (GAG) für jedes Pferd zu ermitteln.

Theoretisch müsste jedes Ausgleichsrennen als totes Rennen – mit allen Pferden gleichauf – enden, doch letztlich entscheidet dann doch die Tagesform.

Als Profi ist man selbstständig und wird jeweils von Besitzern oder Rennställen verpflichtet. 50 Euro Reitgeld pro Ritt und mindestens fünf Prozent vom Preisgeld fließen dabei in die eigene Tasche. Unbezahlbar jedoch ist das Gefühl des Siegens – allen anderen überlegen zu sein, beherzt zum richtigen Zeitpunkt anzugreifen, voll ausbalanciert in den Bügeln zu stehen und jeden Galoppsprung abzufedern. Nicht vom Pferd getragen zu werden, sondern gemeinsam mit ihm ins Ziel zu fliegen, die Anfeuerungsrufe der Zuschauer hörend und dann den Jubel derer, die einen Euro oder gar ein kleines Vermögen auf ihn gesetzt haben, dafür schindet sich ein Jockey täglich. Der älteste seiner Zunft ist der Ungar Pal Kallai, der mit 73 immer noch im Rennsattel sitzt.

Der Beruf des Jockeys ist eine Männerdomäne. Weibliche Jockeys – nicht minder erfolgreich – tauschen häufiger den Rennsattel mit dem Trainerposten. Und ein Blick hinter die Kulissen zeigt, dass sich dort überwiegend Frauen um die Galopper kümmern.

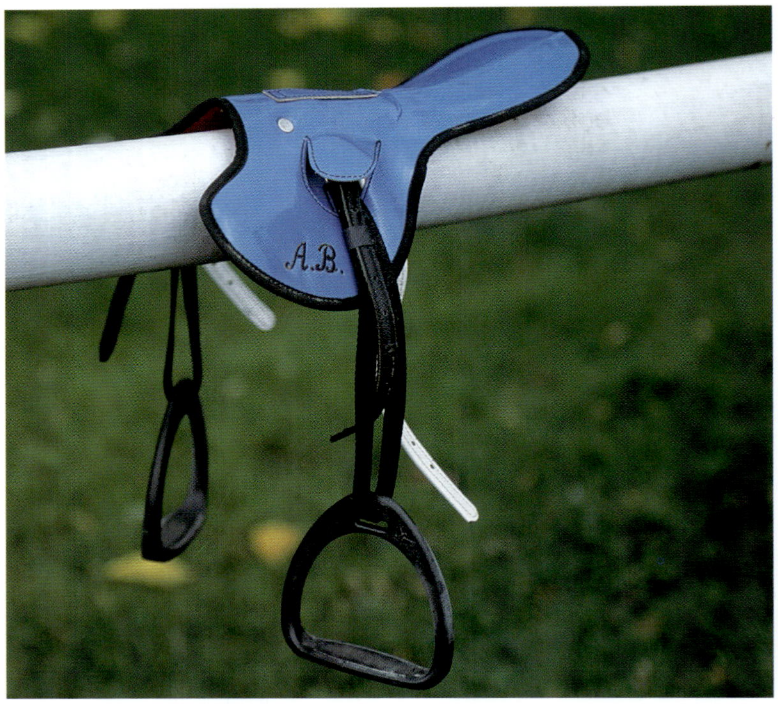

Von Leichtgewichten mit 250 Gramm, der so genannten Fliege, bis zum 1-Kilo-Modell reicht das Angebot der Rennsättel.

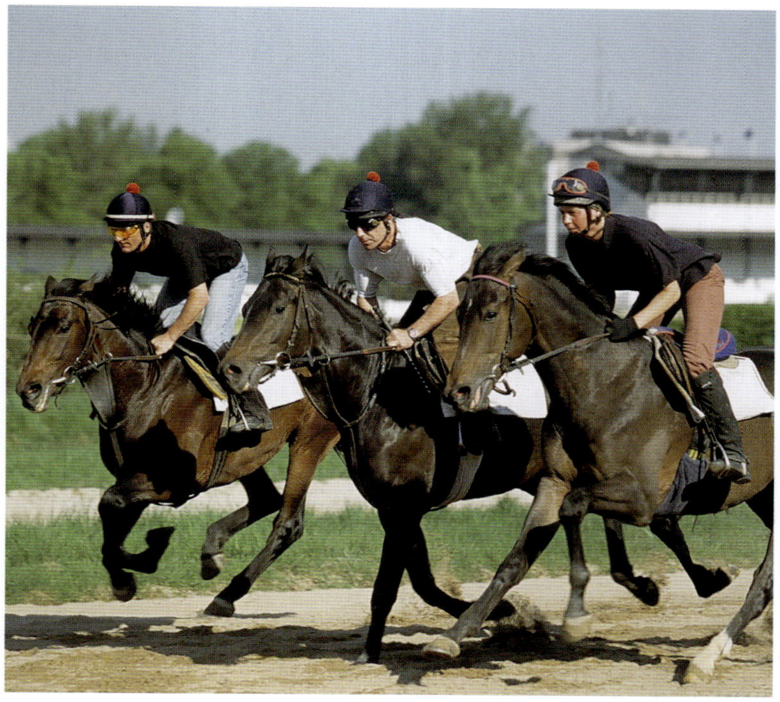

Im Training reiten die Jockeys mit viel längeren Bügeln als im Rennen und galoppieren ohne Konkurrenzkampf gemütlich in der Gruppe.

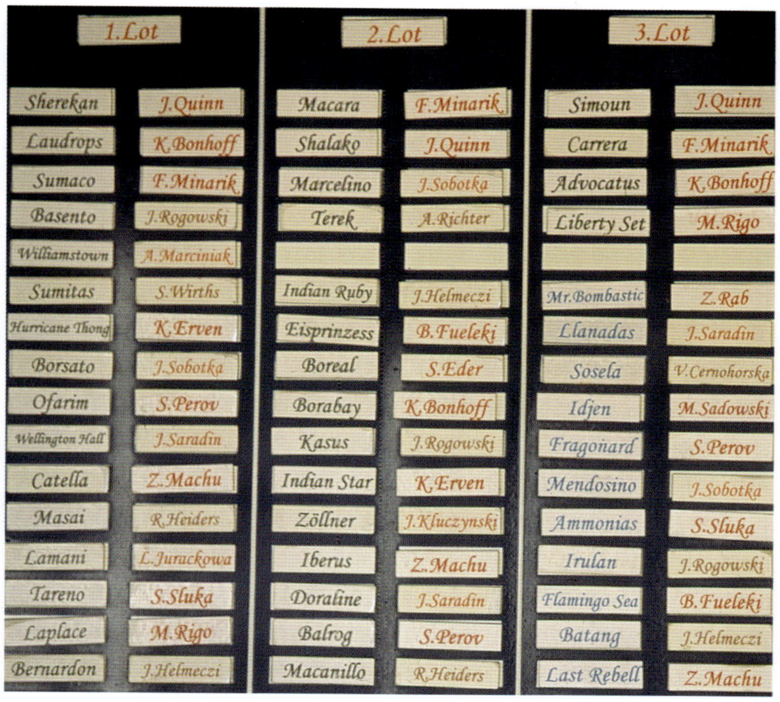

Ohne Stundenplan würde das Chaos ausbrechen. Auf der Tafel können die Berufsreiter nachsehen, wann sie welches Pferd im Training reiten.

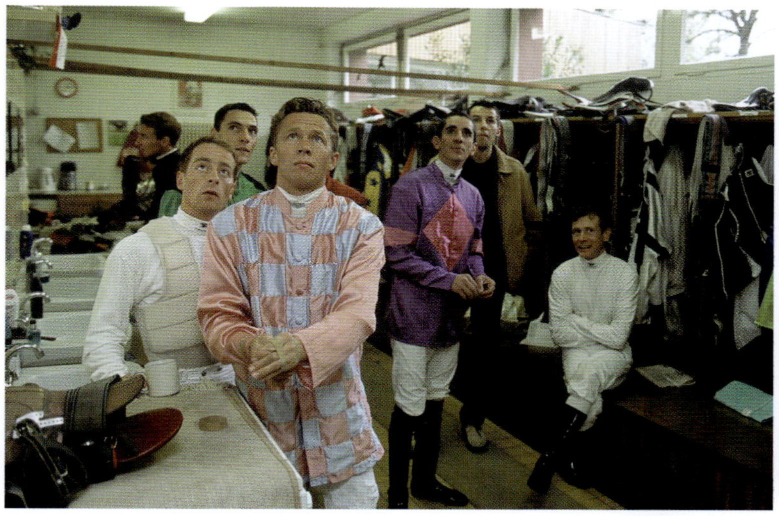

Am Renntag herrscht der Jockey-Stube herrscht immer Hochbetrieb. Während sicih die Reiter anziehen, beobachten sie auf einem Fernsehmonitor die laufenden Wettbewerbe.

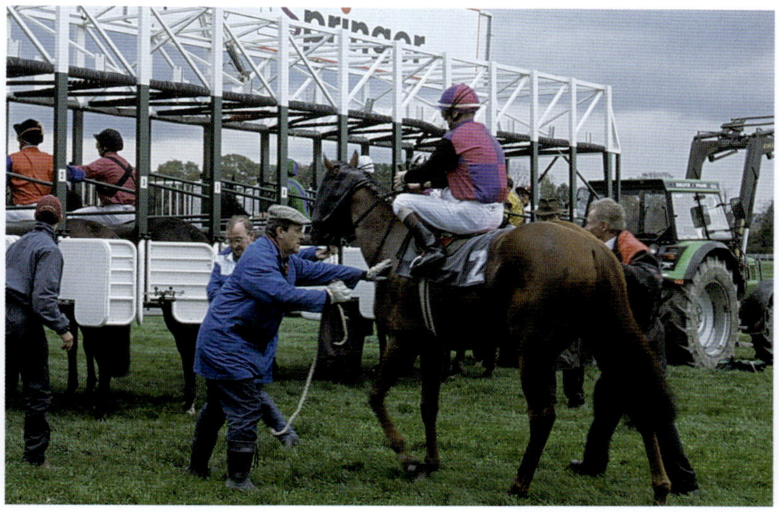

Ohne die Hilfe des Bodenpersonals bekämen die Jockeys ihre Pferde nicht in die engen Startmaschinenboxen bugsiert. Wer sich zu sehr ziert, bekommt eine Kapuze über den Kopf.

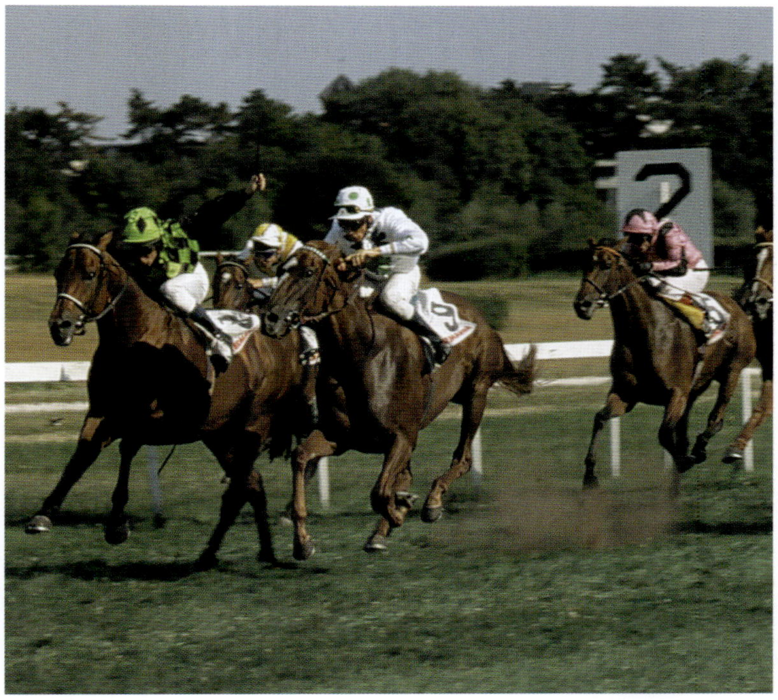

Schlussspurt: Die Jockeys fordern von ihren Pferden die letzten Reserven ab. Dabei wird die Peitsche meist nur gezeigt, denn übermäßiger Einsatz wird bestraft.

Dick Francis

Das Gelächter war zwar wesentlich größer als die Zustimmung, doch andererseits war es doch viel mehr als nur ein Tagesgespräch links und rechts der Rennbahn: Winston Churchill, einst selbst stolzer Reiter, bevor er erster Lord der Admiralität und später Ministerpräsident in London wurde, fiel mit einem einprägsamen Ausspruch über die Pferdewetter und Buchmacher her: „Nicht alle auf der Rennbahn sind Verbrecher, aber alle Verbrecher sind auf der Rennbahn!"

Kein geringerer als der kühne Jockey und Hindernisreiter Dick Francis nahm sich das zu Herzen und stieg aus dem Sattel, um Reporter zu werden. Mit Kriminalinstinkt machte sich Mr. Francis auf die Tour, durchstöberte Buchmacherbüros und Pferdeställe. Weil er vieles ahnte, doch letztlich nicht schwarz auf weiß beweisen konnte, schlüpfte er in die Rolle des Schriftstellers und schrieb und schrieb und schrieb Krimis, die im Rennbahnmilieu spielen.

„Sir Dick", wie sie ihn alle respektvoll nannten, war gefürchtet, denn mit ihm hatte der Rennsport einen ehrlichen Aufpasser bekommen.

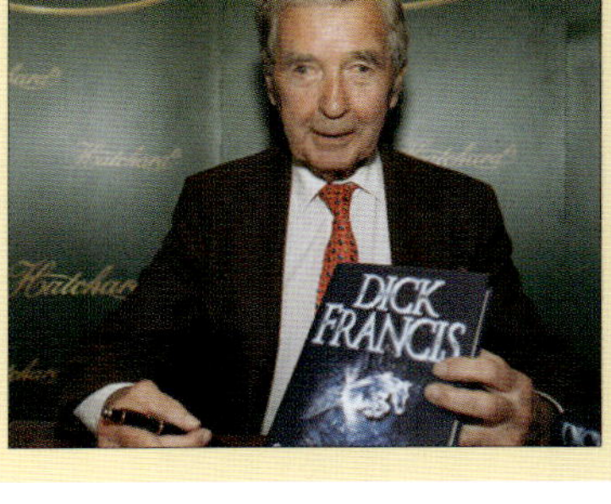

Mikrokosmos Rennbahn

Eine bunte Welt voller Leben begeistert Anhänger jeglicher Couleur und aus allen gesellschaftlichen Schichten, die hier aufeinandertreffen, weil sie eine gemeinsame Leidenschaft haben. Das ist im Sport einzigartig. Die Rennbahn ist ein Mikrokosmos.

Rennbahn-ABC

Aufgalopp: Der ruhige Galopp auf dem Weg zum Start. Er lockert die Muskulatur des Pferdes und ist eine Art Aufwärmtraining.

Blender: Pferde, die durch ihr Äußeres beeindrucken, deren Rennleistungen aber nicht überzeugen.

Blinkers: Schreckhafte Pferde tragen während des Rennens Scheuklappen, die an einer Kapuze befestigt sind. Sie verhindern das Seit- und Rückwärtsblicken des Pferdes oder auch das Ausbrechen, wenn die Jockeys die Gerte schwingen.

Crack: Sieger großer Rennen oder auch das beste Pferd im Stall.

Flieger: Pferde mit Sprinterqualitäten. Über kurze Distanz entwickeln sie große Schnelligkeit.

Führring: Er zählt zu den wichtigsten Orten der Rennbahn, denn hier werden die Pferde vor jedem Rennen dem Publikum vorgestellt. Auch der Laie kann sich einen unmittelbaren Eindruck vom Zustand der Pferde verschaffen. Besitzer und Trainer sind anwesend, wenn die Pferde gesattelt werden. Der Jockey bekommt letzte taktische Anweisungen, bevor er aufsitzt und vom Führring zur Bahn reitet.

Geläuf: Der Boden der Bahn wird als Geläuf bezeichnet. In Europa besteht das Geläuf traditionell aus Rasen. In Nordamerika wird ganzjährig auf einem Sand-Lehm-Gemisch geritten. Der Zustand des Geläufs ist sehr wichtig und kann über den Sieg entscheiden. Mit einem Penetrometer wird vor jedem Renntag die Bodentiefe gemessen und bekannt gegeben. Manche Pferde brauchen einen festen, trockenen Boden. Andere kommen mit weichem oder schwerem Geläuf besser zurecht und werden deshalb im Rennbahn-Jargon auch „Sumpfhühner" genannt.

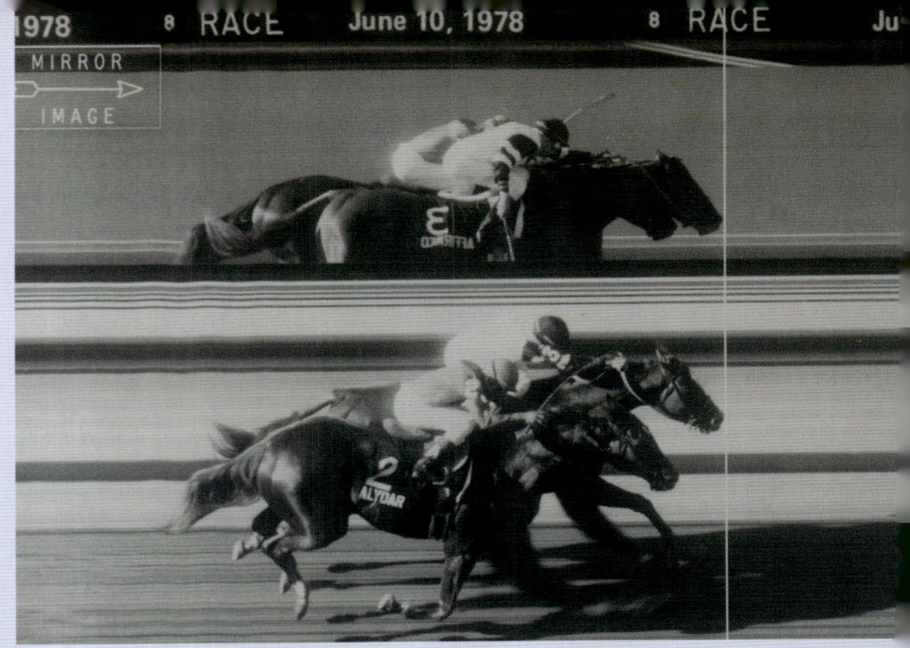

Bei knappen Entscheidungen unerlässlich: das Zielfoto. Für die Rennrichter und die Wetter der untrügliche Beweis für Sieg oder Niederlage.

Rails: Leichte Planken, die das Geläuf seitlich begrenzen.

Rennfarbe: Jeder Rennpferdbesitzer hat eine registrierte Rennfarbe, die vom Jockey während des Rennens auf der Seidenkappe und Seidenbluse getragen wird.

Rennleitung: Die meist aus drei Personen bestehende Rennleitung überprüft mit Hilfe des Rennbahnfernsehens den korrekten und fairen Rennablauf. Sie kann Strafen verhängen oder Pferd und Reiter oder disqualifizieren. etwa für Behinderung oder offensichtliche Nichtwahrnehmung einer Siegchance.

Rennpreise: Die Prämien für die vier Erstplatzierten heißen Rennpreise, von denen Pferdebesitzer stets 60 % kassieren.

Richterspruch: Der Zielrichter entscheidet mit dem Richterspruch über den Rennausgang und legt fest, ob der Sieger „überlegen", „leicht", „sicher" oder „im Kampf" gewonnen hat. Weitere Abstände lauten: „totes Rennen", „Nase", „kurzer Kopf",

Ein Renntag wie hier auf der Galopprennbahn in Köln-Weidenpesch lockt bei schönem Wetter tausende von Schau-, Wett- und Sensationslustigen auf die Anlage.

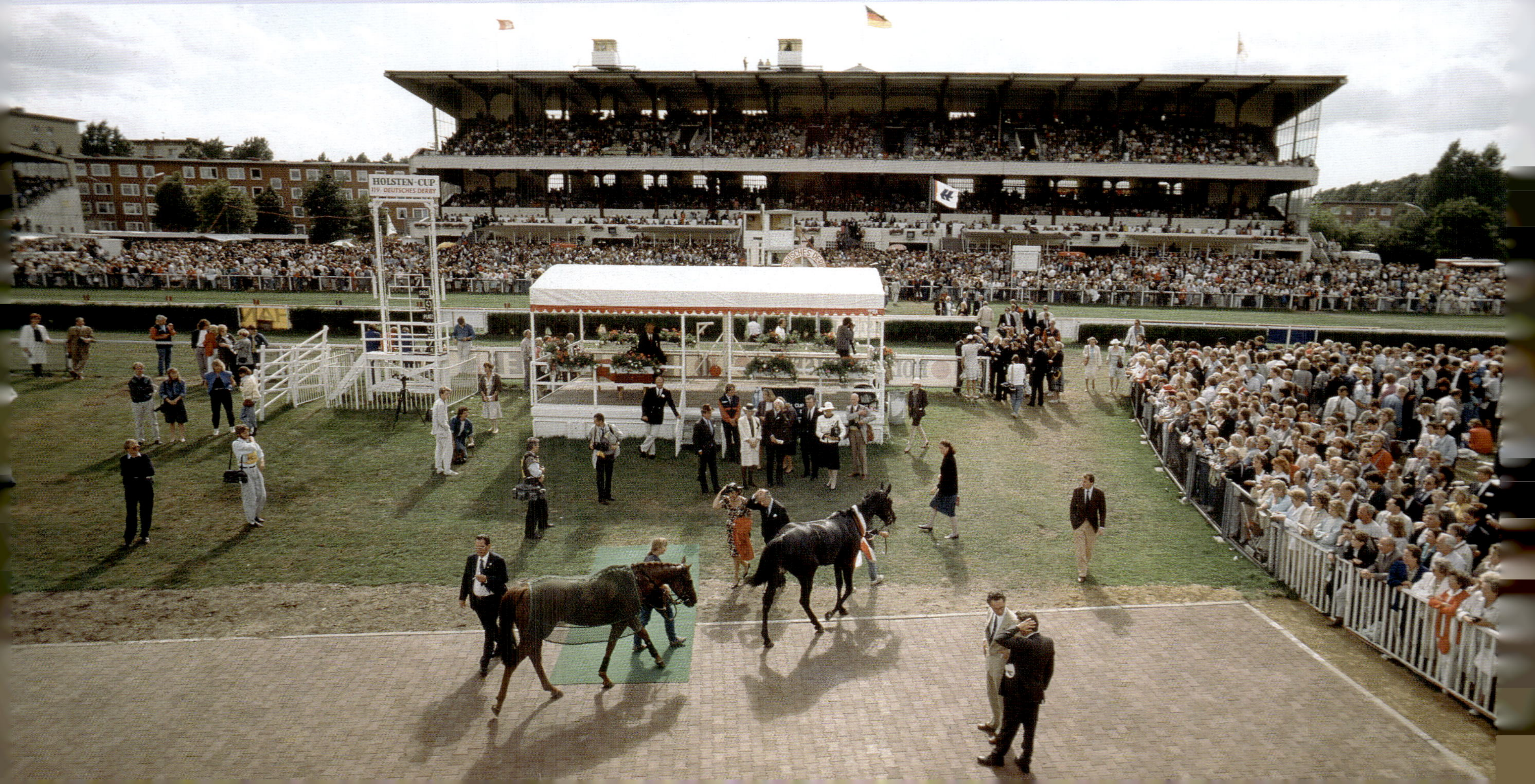

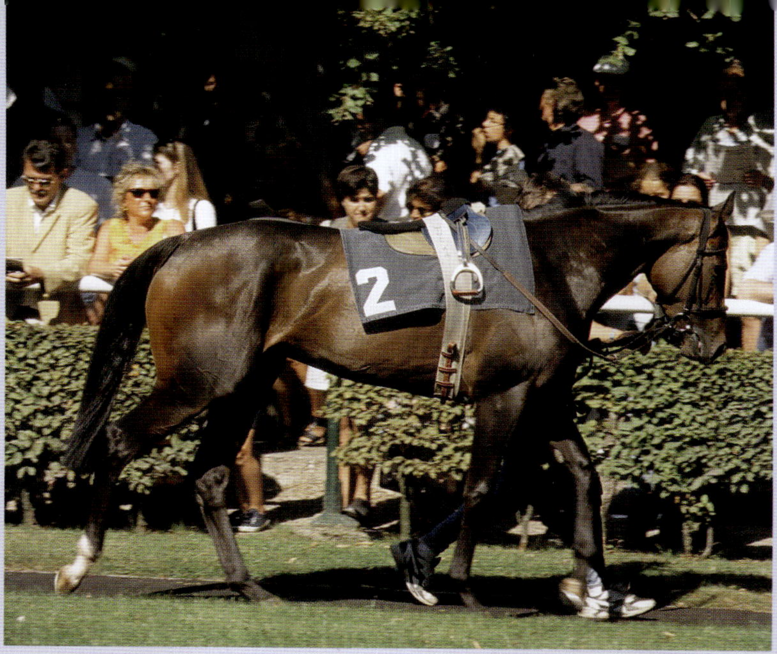

Einen prüfenden Blick auf die Starter werfen die Zuschauer am Führring. Erfahrene Wetter glauben, hier letzten Aufschluss über die Tagesform der Pferde zu gewinnen.

„Kopf", „Hals", „1/2 Länge", „3/4 Länge", „1-10 Längen" und „Weile".

Steeple chase: Hindernisrennen.

Steher: Ein Pferd, das auf Distanzen über 2400 m seine besten Leistungen bringt.

Totes Rennen: Als totes Rennen bezeichnet man einen unentschiedenen Zieleinlauf, bei dem zwei oder mehr Pferde ohne sichtbaren Unterschied auf gleicher Höhe durchs Ziel kommen. Die am Einlauf beteiligten Pferde teilen sich den Sieg oder Platz. Auch die Wetten werden auf beide Pferde ausgezahlt. Ein totes Rennen, in dem gleich 3 Pferde beteiligt waren, gab es in der Geschichte des Rennsports erst ein einziges Mal.

Waage: Hier werden vor dem Rennen die Jockeys in kompletter Ausrüstung mit Rennsattel gewogen. Zusätzliche Bleigewichte für den Sattel erhalten Jockeys, deren Gesamtgewicht geringer als das vom Ausgleicher vorher ermittelte Renngewicht ist. Zur Kontrolle wird nach dem Rennen noch einmal „zurückgewogen".

Zielfoto: Das Zielfoto hält den Zieleinlauf der Pferde im Bild fest. Im Zweifelsfall hilft es dem Zielrichter, über Sieg und Platzierung zu entscheiden. Das vergrößerte Foto wird für die Zuschauer ausgehängt.

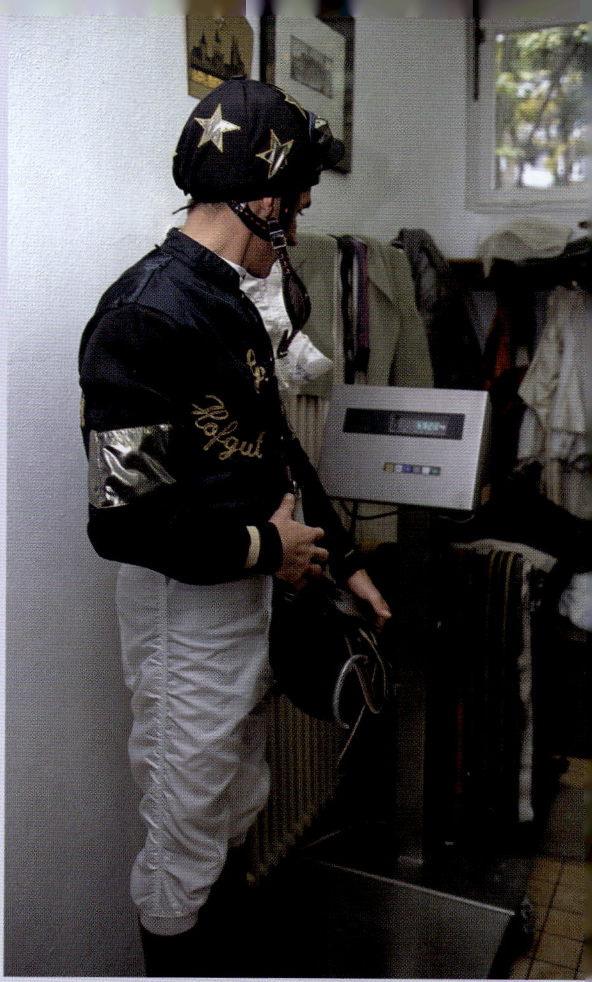

Keiner steigt so häufig auf die Waage wie ein Jockey.

Illustre Gesellschaft

Es gibt immer einen Grund, auf die Rennbahn zu gehen: Der kleine Mann geht auf die Rennbahn, um zu wetten und um vielleicht einen Blick auf die Prominenz zu erhaschen, die an großen Renntagen immer zugegen ist. Adel und Geldadel leisten sich gerne teure Galopper, um im Glücksfall in Pumps oder Lackschuhen als stolze Besitzer neben ihrem „Goldesel" zur Siegerehrung zu schreiten und anschließend in der Loge ein Glas Champagner mit dem Trainer zu trinken.

Wer Galopper hat, der muss den Unterhalt aus der Westentasche zahlen können. Viele Neureiche gehen ebenso schnell wie sie gekommen sind, und nur wenige behaupten sich über Generationen. Die Dynastie der Rothschilds beispielsweise schaffte es aber, nicht nur die Bankhäuser in der Schweiz und Frankreich im Familienbesitz zu halten, sondern auch das bedeutende Gestüt in der Normandie.

Auch das weltliche Oberhaupt der Ismailiten zählt zu den festen Größen des Turfs: der Aga Khan. Dieser Titel wird in der Familie weitervererbt, und Prinz Karim wurde von seinem Großvater ernannt. Seit 1957 ist er Aga Khan der vierten Generation. Die Ismailiten sind eine moslemische Sekte mit ca. 20 Mio. Anhängern, die 10% ihrer Einkünfte an das Oberhaupt abführen müssen. Durch seinen Glauben ist der Aga Khan verpflichtet, mit diesem Geld den Armen zu helfen. Er verwaltet die weltweit größte nichtstaatliche Entwicklungshilfeorganisation und investierte z. B. 80 Mio. $ in den Wiederaufbau Afghanistans, wo viele Ismailiten leben.

Der Aga Kahn ist auch privat ein milliardenschwerer Geschäftsmann, der neben dem Titel auch die Liebe zum Turf von seinem Großvater geerbt hat, und in Familientradition das Zuchtimperium in Frankreich und England weiterführt. Darüber hinaus leitet er mit etwa 500 Pferden, deren Wert auf 250 Mio. Euro geschätzt wird, einen der größten Rennställe der Welt.

Nach religiösem Verständnis gilt der Aga Khan in seinem Handeln als unfehlbar. So wird es seine Glaubensanhänger nicht verwundert haben, dass sein Hengst Sinndar etwas Einmaliges vollbrachte: In einer Saison gewann das Ausnahmepferd das Derby von England und Irland, und dazu noch den Prix de l'Arc de Triomphe in Frankreich. Der Aga Khan konnte es sich leisten, ihn dreijährig in die Zucht zu verabschieden.

Auch die Ölscheichs werden auf den großen Rennbahnen der Welt gesichtet. General Sheikh Mohammed bin Rashid Al Maktoum, Kronprinz von Dubai, arbeitet unaufhörlich daran, im Turf des 21. Jhs. eine Vormachtstellung einzunehmen. Zusammen mit seinen Brüdern gründete er 1992 den Rennstall Godolphin. Hauptquartier sind die Stallungen Al Quoz in Dubai, wo sich die Vollblüter im Winter von der strapaziösen Rennsaison erholen – und auf die nächste vorbereitet werden. Wenn die angenehme Wärme der Hitze weicht, kehren die Rennpferde in ihre zweite Heimat, nach Newmarket in England zurück.

Der Scheich liebt seine Vollblüter über alles. Als sich beim Training in Newmarket der Weltklassehengst Dubai Millennium im August 2000 ein Bein brach, ließ er einen Spezialisten aus Dubai einfliegen und wohnte persönlich der fünfstündigen Operation bei. Der Ausnahmehengst kam zwar wieder auf die Beine, verstarb aber ein halbes Jahr später an der rätselhaften Graskrankheit. Die Versicherungssumme von angeblich 30 Mio. Pfund war für den reichen Mann, der seine Liebe zu den Tieren betont, sicher kein Trost. „Meine Liebe zu den Pferden erscheint mir nichts Bemerkenswertes. Sie ist Teil meines Bluts, meiner Seele und meiner Geschichte. Diese Liebe stammt aus meinem Land."

Wie auch der derzeitige Aga Khan war auch sein Großvater, Aga Khan III., auf den Rennbahnen anzutreffen.

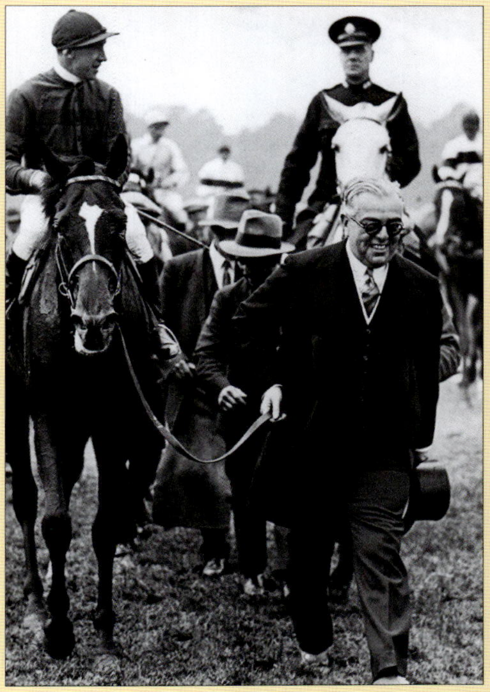

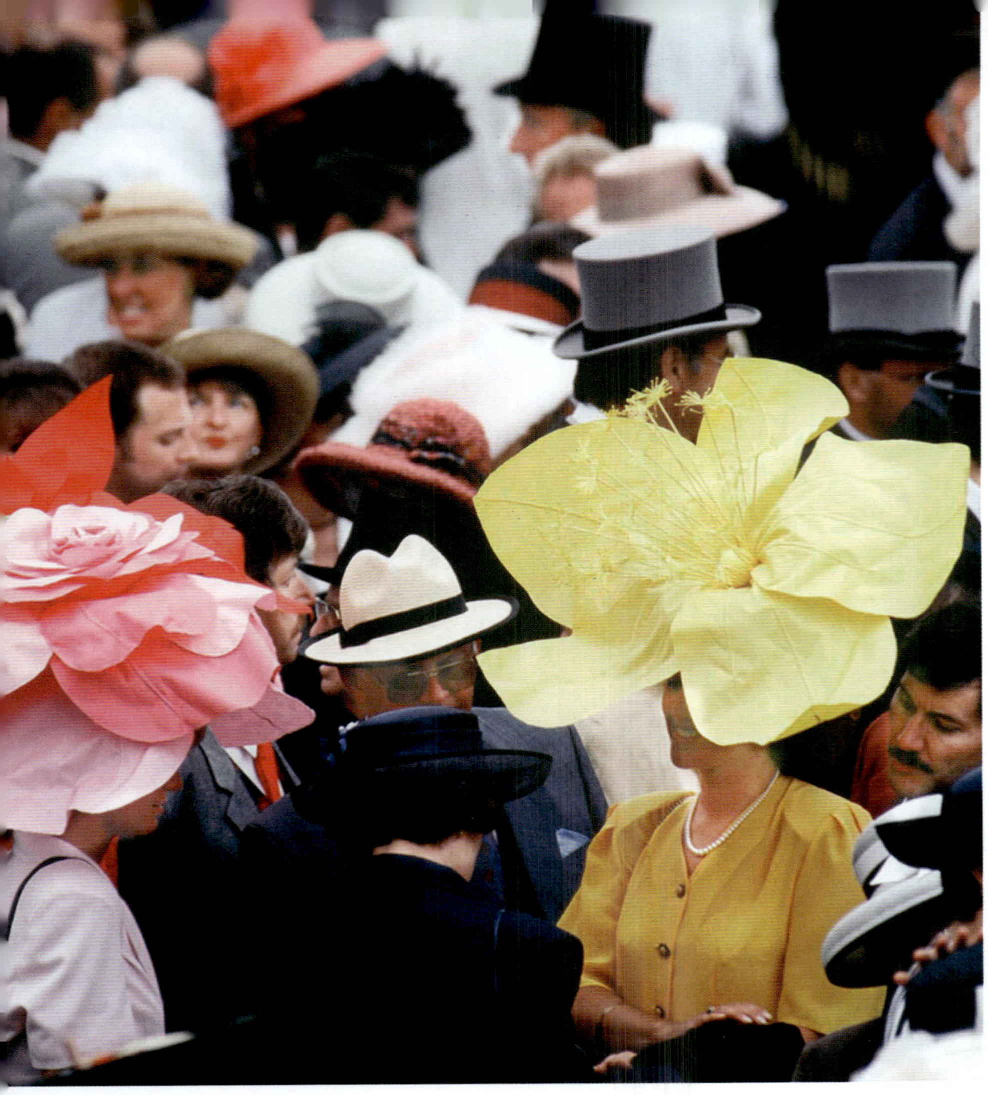

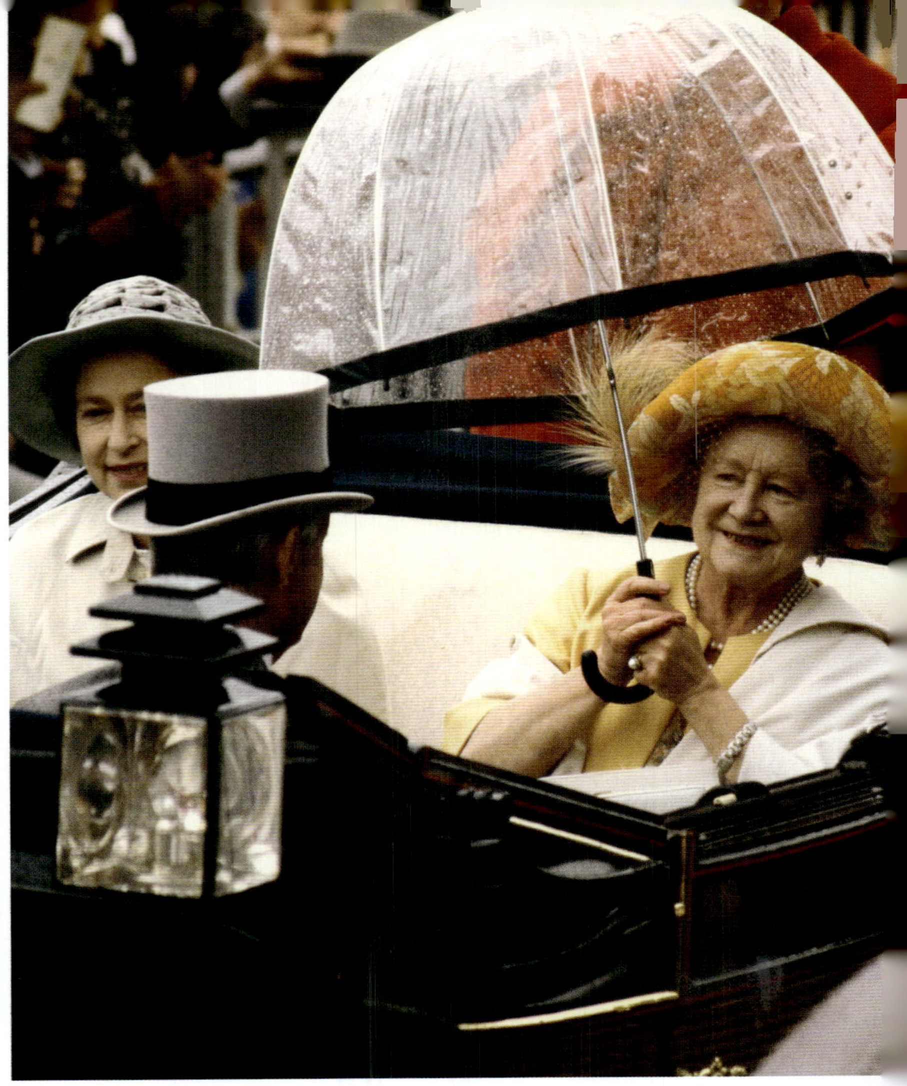

Kaum zu glauben, was die Damen beim Ladies Day in Ascot alles auf ihrem Kopf balancieren. Den weltbekannten Renntag lassen sich auch die Royals traditionell nicht entgehen – ebenfalls gut behütet, aber dezenter als andere Ladies.

Ja, wo laufen sie denn?

ROYAL ASCOT

Ein Hauch von Glanz und Gloria des alten und inzwischen verblichenen Empire liegt noch immer über Ascot, wenn die Queen Elizabeth von England in offener, vier- oder auch sechsspänniger Staatskarosse auf die Rennbahn einbiegt, die Nationalhymne erklingt, die Königin schließlich die Tribüne erreicht hat, die Königsstandarte gehisst wird und ein teils festlich gestimmtes, teils wettsüchtiges Publikum im Chor mitsingt. Tosender Beifall beendet diese Zeremonie, und Majestät begrüßt in der Loge Familienmitglieder und Hofstaat – die Herren in grauem Frack und Zylinder, die Damen mit großen und teuren Modellhüten. Es ist Ladies Day – modischer Höhepunkt in der Rennwoche zu Ascot.

Seit 1951 ist das so, als der damals noch lebende König George VI. mit seiner Königin, der späteren Queen Mum, in Ascot eingeführt wurde. Der Ruhm von Ascot, einer modernen Stadt in Südengland, beruht auf seiner traditionellen Rennwoche, die alljährlich im Juni in Ascot-Heide stattfindet. Königin Anne veranlasste den Bau der 3,5 km langen Bahn und eröffnete sie 1711. Von nun an waren die Royals regelmäßig in Ascot anzutreffen.

Der Ascot-Gold-Cup, das Hauptrennen, wurde erstmals 1807 ausgetragen, und 1875 sah das Publikum in einem wirklich großen Rennen den erst 17-jährigen Jockey Fred Archer siegen, der bis zu seinem Selbstmord im Alter von knapp 30 Jahren der „King of Derby“ blieb. Hungerkuren und der Tod seiner Ehefrau hatten ihn zermürbt. Zum

Grand National – Das schwerste Hindernisrennen der Welt

Bei den Wettern ist es beliebt, bei den Jockeys berüchtigt – und die Tierschützer sind jedes Jahr aufs Neue bestürzt über das Grand National Steeplechase. Das schwerste Hindernisrennen der Welt, kurz Grand National, genießt einen zweifelhaften Ruf. Nirgendwo haben Außenseiter eine größere Siegchance als auf der Bahn in Aintree bei Liverpool. Massenstürze sind an der Tagesordnung. Reiterlose Pferde irren umher und bringen das Feld noch kurz vor dem Ziel durcheinander. Manchmal galoppieren Vierbeiner ohne ihren Jockey durch das Ziel. Aber als Sieger wird nur gewertet, wer seinen Zweibeiner mitbringt, wobei im Grunde jeder schon gewonnen hat, der das Ziel erreicht.

Das mit Abstand gefährlichste Hindernis, das die meisten Stürze provoziert, heißt Becher's Brook und wurde nach Captain Becher benannt. Dieser gewann 1836 das erste Rennen in Aintree über sage und schreibe 42 Hindernisse. Noch berühmter als dieser Sieg machte ihn aber drei Jahre später seine Pechsträhne. Damals stürzte er im ersten Umlauf am sechsten Hindernis in den Graben. Er konnte sich aufrappeln und weiter reiten, doch in der zweiten Runde erwischte es ihn wieder – an derselben Stelle! Diesmal saß in der Falle und lag im Graben, während das ganze Feld über ihn hinweg sprang.

Das Gelände der Rennbahn wurde mehrmals verkauft und das Grand National stand mehrfach kurz vor dem Aus. Das halsbrecherische Treiben geht aber doch bis heute unvermindert weiter.

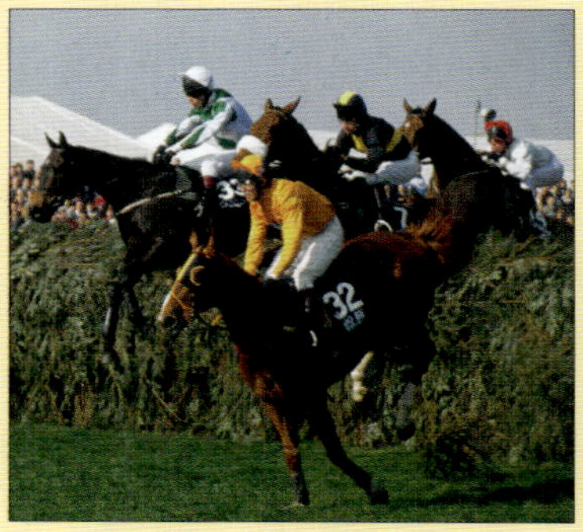

Liebling der Massen in ganz England ritt aber ein Jockey auf, der 1954 mit 18 als Nobody auf die Rennbahn von Ascot kam und erstmals die große Konkurrenz hinter sich ließ – Lester Pigott.

Berühmte Gäste tummeln sich Jahr für Jahr auf Englands legendärster Rennbahn. Sehen und Gesehenwerden ist in Royal Ascot, zumal in Anwesenheit der Königsfamilie und der schnellen Pferde, ein wochenfüllendes Programm. Die High Society lässt es sich dabei gut gehen: 120 000 Flaschen Champagner, 75 000 Flaschen Wein, 2,7 Tonnen Rindfleisch, 5,3 Tonnen Lachs, 6000 Hummer und 4,5 Tonnen Erdbeeren konsumieren die oberen Zehntausend in einer Rennwoche – man gönnt sich ja sonst nichts! Und der jährliche Besucherstrom reißt nicht ab. Auch tausende Normalbürger und Besucher aus aller Welt pilgern immer wieder zum gesellschaftlichen Höhepunkt des Jahres – wohl „behütet", versteht sich.

DEUTSCHES DERBY

Wie in allen Ländern, die den Galopprennsport pflegen, ist auch in Deutschland das Derby das wichtigste Rennen des Jahres. Es ist offen für dreijährige Stuten und Hengste und führt über eine Rennstrecke von einer Meile – also 1,6 km. Wer in der Vorsaison den „Preis des Winterfavoriten" auf der Galopprennbahn in Köln gewonnen hat, der gilt zumindest über den Jahreswechsel als aussichtsreicher Kandidat für das Blaue Band, das traditionell den Eichenkranz des siegreichen Pferdes schmückt.

Der Hamburger Rennverein von 1852 zog mit seinem Rennbetrieb in das Dorf Horn vor den Toren der Hansestadt, wo seitdem das „Deutsche Derby" beheimatet ist. Der Begriff „Derby", der auch in anderen Sportarten verwendet wird, ist rein zufällig entstanden, als sich am 14. Mai 1779 zwei Mitglieder der englischen High Society darüber stritten, nach wem das neue Rennen, das sie gerade erfunden hatten, benannt werden sollte. Es waren Lord Derby und der erste Präsident des Jockey Clubs, Sir Charles Bunbury. Als Gentlemen ließen sie nicht die Fäuste sprechen, sondern warfen eine Münze. Das Los entschied für Lord Derby.

ST. LEGER

Dieses Rennen für dreijährige Pferde wurde ebenfalls nach seinem Gründer benannt und seit 1776 im englischen Doncaster über die Länge von eindreiviertel Meilen (2800 m) ausgetragen. Zugelassen sind nur dreijährige Pferde.

Das St. Leger gehört in vielen Ländern zu den Klassikern, unter anderem in Japan, wo es Kikka-Sho Kyoso heißt. Es wird in Kyoto gelaufen und nur japanische Pferde sind startberechtigt.

LONGCHAMP

Die Pariser Rennbahn hat eine traumhafte Lage – am Ufer der Seine, im Bois de Boulogne. Sie zählt mit 2800 m zu den längsten und schwierigsten der Welt, denn auf der Zielgeraden steigt das Geläuf an.

In Longchamp werden fast alle Klassiker Frankreichs gelaufen, so auch der wichtigste der Prix de l'Arc de Triomphe. Wer hier siegreich ist, wird in Frankreich zum besten Rennpferd des Jahres gewählt und gilt inoffiziell als Europameister der Vollblüter.

MELBOURNE CUP

In Melbourne werden nicht nur die Australischen Tennismeisterschaften und das erste Formel-1-Rennen der Saison ausgetragen, sondern auch das bedeutendste Galopprennen auf dem 5. Kontinent.

Doch erst beim Melbourne Cup gerät das ganze Volk völlig aus dem Häuschen. Am 1. Dienstag im November, einem Feiertag, hat jeder

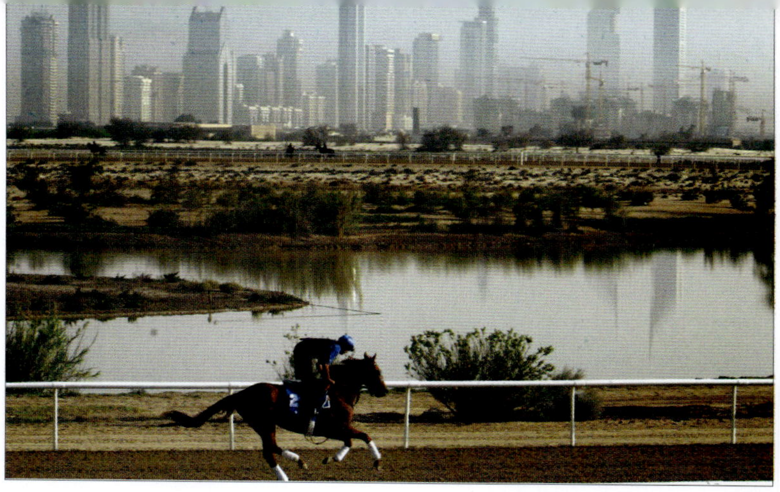

Die modernste Galopprennbahn der Welt liegt in den Vereinigten Arabischen Emiraten. Hier wird das höchst dotierte Rennen der Welt ausgetragen, der Dubai World Cup.

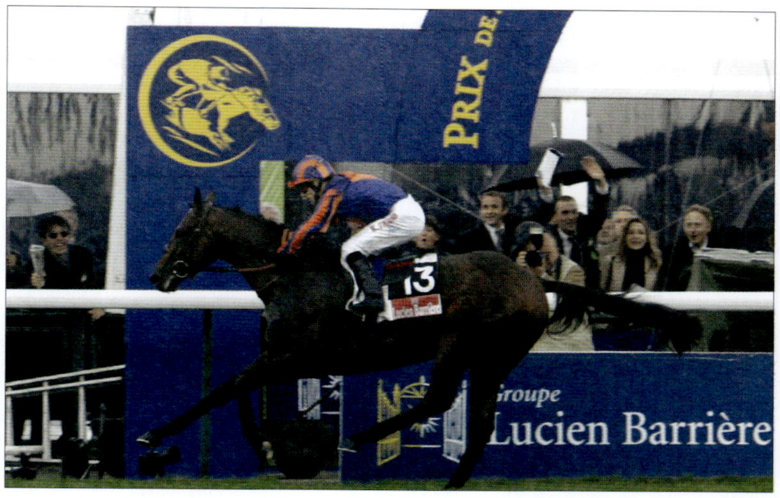

Eines der bedeutendsten und schwersten Rennen Europas ist der Prix de l'Arc de Triomphe in Paris-Longchamp, der den Galoppern Durchhaltevermögen abverlangt.

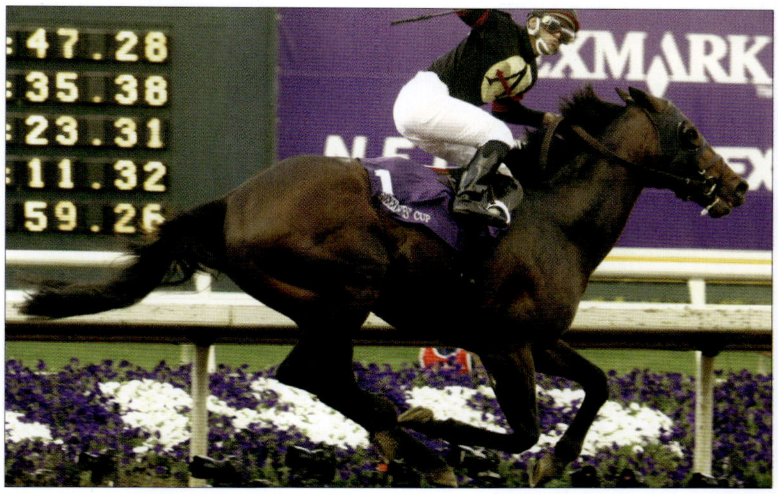

Die Krönung des amerikanischen Turfs ist der Breeders' Cup. Zu den wechselnden Schauplätzen zählen die Bahnen in New York und Kentucky.

„Aussie" frei und möchte mitwetten. Bei den Buchmachern im ganzen Land laufen die Drähte heiß: Über 200 Mio. australische Dollar sind im Umlauf. Und auf dem Flemington Race Course gibt sich die Damenwelt wie in Ascot: Man sieht vor allem eins: Hüte, Hüte, Hüte.

BREEDERS' CUP

Weniger Traditionen, dafür aber hohe Gewinnsummen stehen im Vordergrund, wenn die Turf-Szene sich zum Galopp-Gipfel in Amerika trifft. Der Breeders' Cup wechselt alljährlich den Schauplatz und ist das wichtigste Rennsportereignis auf dem Kontinent.

DUBAI WORLD CUP

Einmal im Jahr werden die besten Galopper in die Wüste geschickt. Dank der finanzkräftigen Unterstützung von Sheikh Mohammed al Maktoum ist der Dubai World Cup mit 6 Mio. Dollar Preisgeld das höchstdotierte Galopprennen der Welt.

Legenden

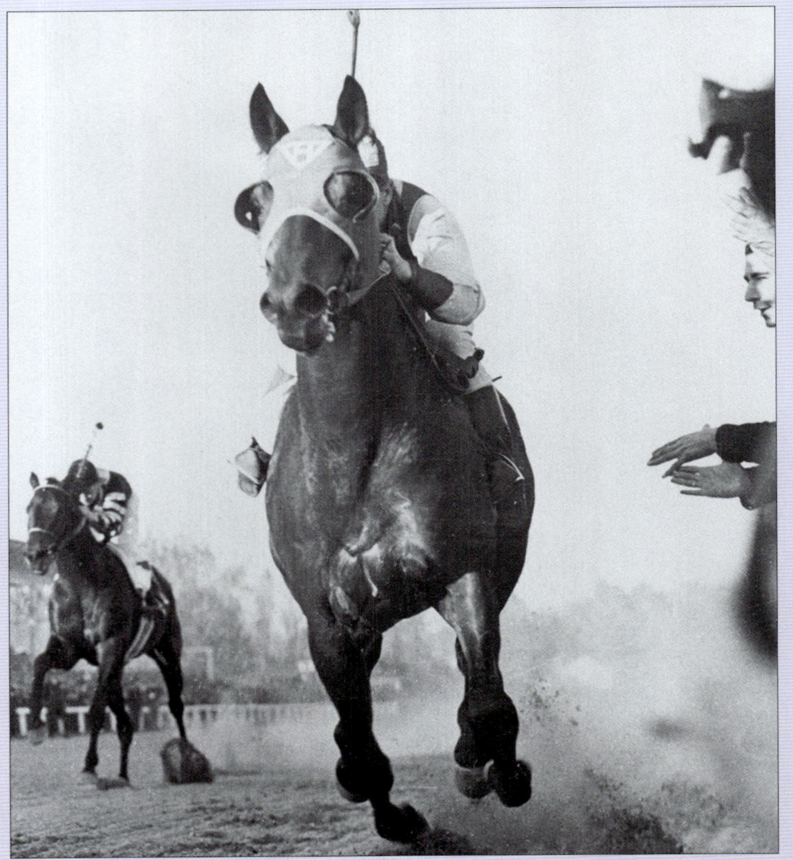

Die Sensation war perfekt, als Seabiscuit in Maryland vor 40 000 Zuschauern ungefährdet ins Ziel galoppierte und Favorit War Admiral um vier Längen schlug.

Im Rennsport kursieren viele Geschichten von berühmten Pferden, die meist ein wenig rührselig sind, manchmal tragisch und ab und zu auch komisch. So wie der Durchschnittsbürger kaum auf der Rennbahn anzutreffen ist, so sind auch Durchschnittscharaktere unter den Vollblütern selten zu finden. Nur die eigenwilligen werden zu Berühmtheiten ihrer Zeit und reifen durch das Weitererzählen ihrer Geschichte zu Legenden.

Man O'War (1917–1947)

Kein Rennpferd hat in so kurzer Zeit so viel erreicht wie Man O'War. Als er 1917 in Kentucky auf die Welt kam, wurde seinem Züchter, der im Kriegsdienst war, berichtet, das Hengstfohlen bestehe fast nur aus Beinen, so lang und schön seien sie.

Diese Beine sollten die schnellsten ihrer Zeit werden. Gleich im ersten Rennen hängte Man O'War den Zweitplatzierten um sechs Längen ab. In seiner ersten Saison gewann er neun von zehn Rennen, und auch als Dreijähriger ließ er der Konkurrenz keine Chance. Es gab kein wichtiges Rennen, das er nicht gewann, kaum einer wollte noch gegen ihn antreten. Er war der umjubelte Star, der gegen nur zwei oder drei Herausforderer pro Rennen einsam zum nächsten Sieg lief.

Ungeschlagen beendete Man O'War die Saison und wurde nach nur 16 Monaten Karriere in den Ruhestand verabschiedet. Fortan war er ein äußerst gefragter Deckhengst, denn seine Qualitäten vererbten sich tatsächlich weiter. Von seinen Fans, die ihn auch nach vielen Jahren nicht vergessen hatten, bekam er häufig Besuch.

Als das Jahrhundert-Rennpferd 1947 starb, bekam es ein richtiges Begräbnis und ihm wurde ein Denkmal in Form einer lebensgroßen Bronzestatue gesetzt. Über 2000 Menschen erwiesen Man O'War die letzte Ehre, und die Zeremonie wurde live im Radio übertragen.

Humorist (1918–1921)

Der englische Jockey Steve Donoghue hatte seinen Helden in Humorist gefunden, über den er sagte: „Ich liebte den kleinen Hengst wie ein Kind. In allen Rennen ritt ich ihn mit der größten Zärtlichkeit, der ich fähig bin. Es war seine Liebe zu mir, die ihn veranlasste, so mutig zu kämpfen und das größte Rennen mit nur einem intakten Lungenflügel zu gewinnen. Er war das tapferste Pferd, das jemals gelebt hat."

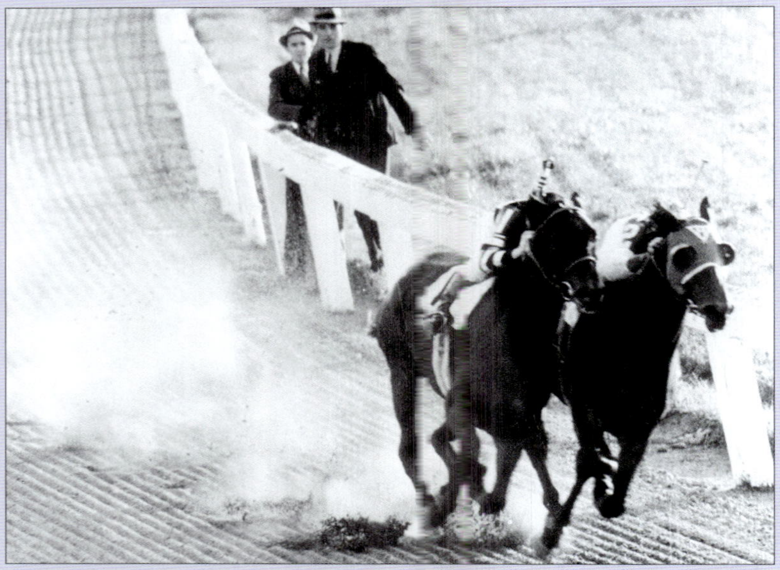

Am 1. November 1938 fand in den USA das Jahrhundertrennen zwischen den besten Galoppern ihrer Zeit statt: Seabiscuit (re.) und War Admiral. Es war nur für einige Meter ein Kopf-an-Kopf-Rennen.

Humorist war wenige Wochen nach seinem Derbysieg 1921 gestorben, weil nicht erkannt worden war, dass der Hengst an fortgeschrittener Tuberkulose litt.

Phar Lap (1926–1932)

Phar Lap war das erste Rennpferd aus Down Under, das über den 5. Kontinent hinaus bekannt wurde. Er wurde in Neuseeland gezüchtet, und obwohl er keine besondere Abstammung hatte, machte der groß gewachsene Fuchs eine beachtliche Karriere. Entsprechend seiner Fellfarbe wurde er von der Konkurrenz oft „der rote Terror" genannt, aber sein Trainer und sein Pfleger riefen ihn liebevoll „Bobby".

Alle drei wurden am Tag vor dem wichtigsten Rennen Australiens, dem Melbourne Cup, zu Tode erschreckt: Auf Phar Lab wurde ein Attentat verübt, um seinen Start zu verhindern. Zum Glück blieb er bei dem Anschlag unverletzt und gewann sogar das Rennen.

Das sprach sich bis nach Übersee herum, und sein Besitzer erhielt eine Einladung zu einem gut dotierten Rennen in Mexiko. Deshalb reiste Phar Lab erst per Schiff bis San Francisco, und die restlichen 640 km bis Tijuana per Lastwagen. Er konnte nicht in Topform sein, denn er kam aus dem Winter in den Sommer und hatte außerdem eine Hufverletzung. Folgerichtig lag er nach dem Start auch an letzter Stelle – am Ende siegte er aber trotzdem überlegen mit zwei Längen Vorsprung und Bahnrekord.

Das „Australische Wunderpferd", wie die Zeitungen schrieben, sollte sein nächstes Rennen in den USA laufen, doch bevor es dazu kam, verstarb Phar Lab erst fünfjährig unter ungeklärten Umständen.

Seabiscuit (1933–1947) und War Admiral (1934–1959)

Ein berühmter Enkel von Man O'War war Seabiscuit, dessen Karriere als Rennpferd so erfolglos begann, dass der Autohändler Charles Howard, der einen Rennstall aufbauen wollte, ihn für 8000 $ kaufen konnte.

Obwohl Seabiscuit zwar als talentiert, aber viel zu faul und lethargisch für ein Rennpferd galt, fand Howard im Trainer Tom Smith und v. a. im Jockey Red Pollard geeignete Partner für den Vollblüter. Seabiscuit feierte schon kurz nach seinem Erwerb seine ersten großen Erfolge, in denen er sich meist spektakulär vom Ende des Feldes bis ganz nach vorne vorarbeitete.

Der größte Konkurrent von Seabiscuit hieß War Admiral und war der sprintstarke Sohn des Jahrhunderthengstes Man O'War. Seabiscuit und War Admiral trafen nur ein einziges Mal aufeinander, dafür war das Rennen am 1. November 1938 in Maryland aber umso spektakulärer und ging als Rennen des Jahrhunderts in die Rennsportgeschichte ein. War Admiral wurde bei den Buchmachern als klarer Favorit gehandelt, zumal Seabiscuits Stammjockey verletzt war, doch schon beim Start war klar, dass an diesem Tag alles anders sein könnte. Entgegen seiner sonstigen Gewohnheit gab Seabiscuit nämlich gleich zu Beginn des Rennens, in dem die beiden die einzigen Starter waren, Vollgas und führte schnell mit einer Länge Vorsprung. War Admiral gelang es, sich bis auf gleiche Höhe heran zu schieben, aber der ungeheure Kämpfer Seabiscuit erhöhte das Tempo noch einmal, deklassierte seinen Gegner um vier Längen und lief auch noch Bahnrekord. Die Sensation war perfekt.

War Admiral wurde im folgenden Jahr in die Zucht verabschiedet, und auch Seabiscuits Karriere wäre zu diesem Zeitpunkt fast beendet gewesen: Der 6-jährige Hengst verletzte sich so schwer an der Sehne, dass niemand an eine Rückkehr auf die Rennbahn glaubte. Er kehrte auf das Gestüt seines Besitzers Howard zurück, wo sich sein ehemaliger Lieblingsjockey Red Pollard, der sich selbst von schweren Knochenbrüchen erholen musste, um ihn kümmerte. Ein Jahr lang trainierten sie gemeinsam Beweglichkeit, Kraft und Ausdauer, bis das Rennpferd wieder voll belastbar war. Der immer noch gehbehinderte Jockey überredete den Besitzer, sich selbst wieder auf Seabiscuits Rücken schwingen zu dürfen. Nach kurzen Anlaufschwierigkeiten waren sie wieder ganz das alte, erfolgreiche Team und unternahmen einen neuen Versuch, endlich das bedeutende Santa-Anita-Rennen zu gewinnen. Nach dramatischem Rennverlauf und riskanten Manövern gelang tatsächlich der ersehnte Sieg. Die Heldengeschichte war vollendet – und bot hervorragenden Stoff für eine Hollywoodverfilmung.

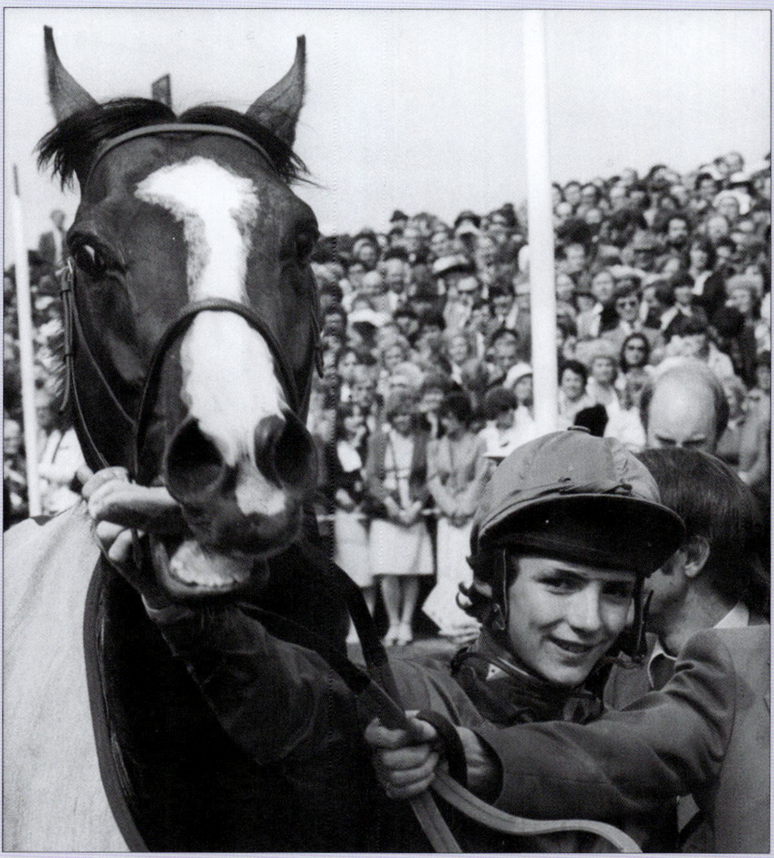

Shergar, eines der besten Rennpferde aller Zeiten, wurde aus dem Stall des Aga Khan entführt und tauchte nie wieder auf.

Shergar (* 1978)

Shergar war ein Pferd des Aga Khan und galt in der Fachwelt als eines der besten Rennpferde aller Zeiten. Der Hengst hatte im Lauf seiner Karriere unzählige bedeutende Rennen gewonnen, darunter das Epsom Derby mit zehn Längen Vorsprung.

1983, als er bereits in der Zucht war, wurde Shergar aus dem Gestüt in Dublin entführt. Bei einem Radiosender ging eine Lösegeldforderung von 6 Mio. Pfund ein, doch da man davon ausging, dass die IRA in den Fall verwickelt war, wurde die Zahlung verweigert. Das Schicksal des wertvollen Pferdes ist bis heute ungeklärt, obwohl die Behörden Spuren bis nach Japan und Saudi-Arabien verfolgten.

Dubai Millennium (1996–2001)

Dubai Millennium wäre wohl das Rennpferd des neuen Jahrhunderts geworden, wenn seine Karriere nur etwas länger hätte dauern können. Für seinen Züchter und Besitzer, Sheik Mohammed bin Rashid Al Maktoum, Kronprinz von Dubai, gab es vom Körperbau und vom Charakter her kein perfekteres Pferd. Dubai Millennium gewann neun seiner zehn Rennen, darunter das höchst dotierte Rennen der Welt, den Dubai World Cup. Doch seine Sportkarriere war nach einem Beinbruch vorbei. Er kam zwar wieder auf die Beine und wurde als Zuchthengst eingesetzt, kurze Zeit später verstarb er aber an einer rätselhaften Graskrankheit.

Anti-Stars

Ein echter Anti-Star auf deutschen Rennbahnen war King of Boxmeer (* 1999). Der Wallach kam zwar im Laufe seiner Karriere immerhin auf fünf Siege, doch seinen hohen Bekanntheitsgrad verdankte er nicht seinen Erfolgen, sondern seinen Macken. Es gab Rennen, da blieb er einfach in der Startmaschine stehen, ein anderes Mal zog er nach 30 Metern die Notbremse oder er warf durch wildes Buckeln einfach seinen Jockey ab. Sein Trainer gehörte sicher nicht zum King-of-Boxmeer-Fanclub, der sich im Internet zusammengeschlossen hat.

Sein weibliches Pendant ist die Stute Haruurara (* 1996) aus Japan. Sie hat 100 Rennen in Folge verloren und hätte mit dieser Quote gute Chancen auf den Titel „Erfolglosestes Rennpferd aller Zeiten", wenn es diesen denn gäbe. Nichtsdestotrotz sind die Rennen, in denen sie an den Start geht, immer ausverkauft; die Japaner lieben die Stute, weil sie trotz anhaltender Erfolglosigkeit immer ihr bestes gibt. Und Erfolglosigkeit ist ohnehin relativ: Haruurara ist zum Medienstar geworden, ziert Werbeplakate und wird bald auch noch zum Filmstar aufsteigen – in einem Film über ihr Leben.

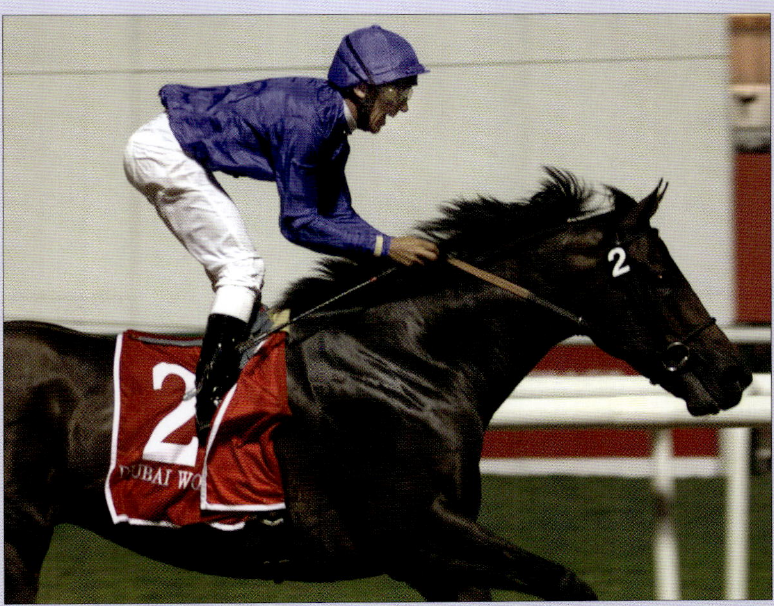

Seine Karriere war nur kurz, aber er wird trotzdem unvergessen bleiben: Dubai Millennium unter seinem Jockey Frankie Dettori.

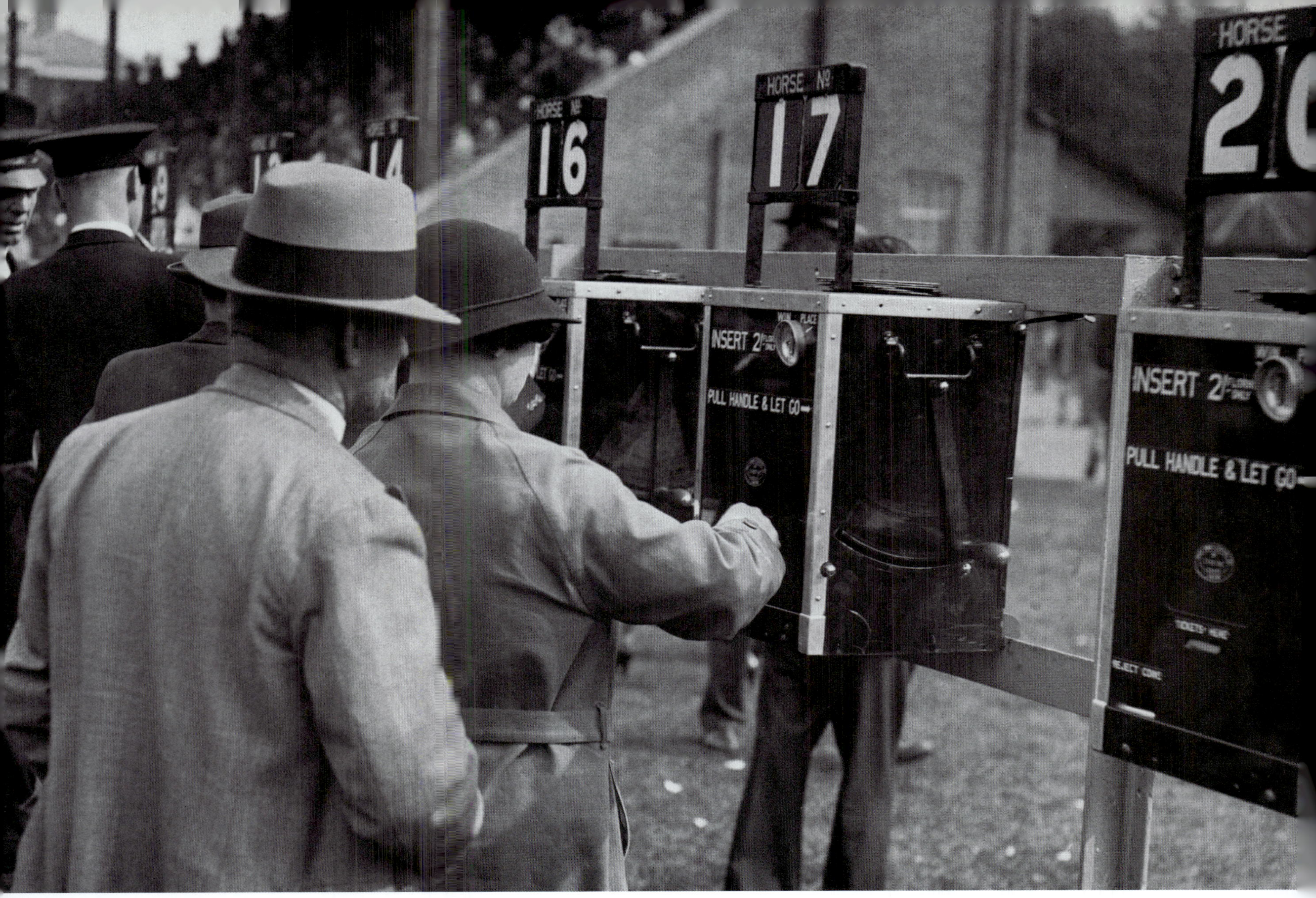

Der Vorläufer des „Einarmigen Banditen“: Ein automatisierter Wettschalter von 1936 in England. Nach dem Einwurf einer Münze und dem betätigen der Kurbel erhielten die Wetter ihren Schein.

Wetten, dass ...

Selbst wer mit kleinem Einsatz auf ein Pferd wettet, gewinnt – zumindest mehr Spaß und Spannung am Pferderennen. Denn plötzlich galoppiert das Pferd für den Wetter!

Wettumsätze in 3-stelliger Milliardenhöhe werden jährlich weltweit getätigt – für die Rennveranstalter eine lukrative Einnahmequelle. Rund 25% der Umsätze dürfen einbehalten werden, um Betriebskosten und Rennpreise zu finanzieren.

Wettfreudiges Publikum findet sich vor allem in Asien. Allein die Japaner bringen es auf 12 Milliarden Euro Jahresumsatz. Wer schon mal in Hongkong auf den Rennbahnen in Sha Tin oder Happy Valley war und die Pferde auf der Zielgeraden im Konfettiregen der Tippscheine kaum ausmachen konnte, ahnt, dass Wettfieber dort eine Volkskrankheit ist. In Hongkong ist drei Mal in der Woche Renntag und man kann darauf wetten: Es ist an allen Tagen voll.

> „Pferdeverstand ist eine Eigenschaft, die ein Pferd daran hindert, auf Menschen zu wetten.“
>
> (Father Mathew, katholischer Geistlicher)

In Deutschland erlaubt das Rennwett- und Lotteriegesetz von 1922 nur die Wetten auf Pferdeleistungsprüfungen. Galopp- und Trabrennen sind im Grunde reine Leistungsprüfungen und erfüllen die vom Gesetzgeber geforderte Auslese für die Zucht. Da die Rennvereine nicht mit öffentlichen Mitteln gefördert werden, gestattet ihnen der Staat den Wettbetrieb als Einnahmequelle.

Um Skandale zu verhindern, wie sie in Deutschland im Jahre 2005 aus dem Fußball bekannt wurden, war es den Jockeys schon immer verboten, Wetten auf Rennen abzuschließen, in denen sie selbst starten. Den Besitzern ist es aber gestattet, auf das eigene Pferd und seinen Jockey zu setzen.

Wettarten

Siegwette: Bei der Siegwette setzt man darauf, dass ein bestimmtes Pferd als Sieger ins Ziel kommt. Die Nummer des Pferdes muss angestrichen werden.

Platzwette: Die Platzwette ist am aussichtsreichsten. Man wettet, dass ein bestimmtes Pferd als Erster, Zweiter oder Dritter ins Ziel kommt. Sind weniger als sieben Pferde am Start, zählen nur die ersten beiden Plätze.

Zweierwette: Man wettet, dass zwei Pferde in der richtigen Reihenfolge als Erster und als Zweiter ins Ziel kommen. Werden die Pferde in der Zeile „Kombi“ angestrichen, gilt die Wette auch für die umgekehrte Reihenfolge. Das kostet doppelt.

Dreierwette: Man wettet auf die ersten drei Pferde in der Reihenfolge, wie sie ins Ziel kommen. Die Dreierwette ist die schwierigste, aber gleichzeitig die beliebteste Art zu wetten.

Der Buchmacher
Der eigentliche Siegeszug der Buchmacher, geschäftstüchtige Kaufleute und fixe Rechner, die angeblich ihre Bücher offenlegen, hat nur in Großbritannien stattgefunden, wo das Wettgeschäft mit Pferderennen begann und sich nach und nach auf fast alle Sportarten ausdehnte. Doch nicht nur das, selbst politische Wahlen, so die zum ehrwürdigen Unterhaus, sind heutzutage im britischen Buchmacher-Geschäft verankert, während z. B. in Deutschland diese Art der Lotterie nur auf Pferderennbahnen gesetzlich erlaubt ist. Hier verdient der Staat an jeder Wette 16,66 % Rennwettsteuer, die natürlich auch der Buchmacher abführen muss. Wer ihn einmal in seiner ganzen Urwüchsigkeit erleben will, sollte sich auf einer englischen Rennbahn umsehen.

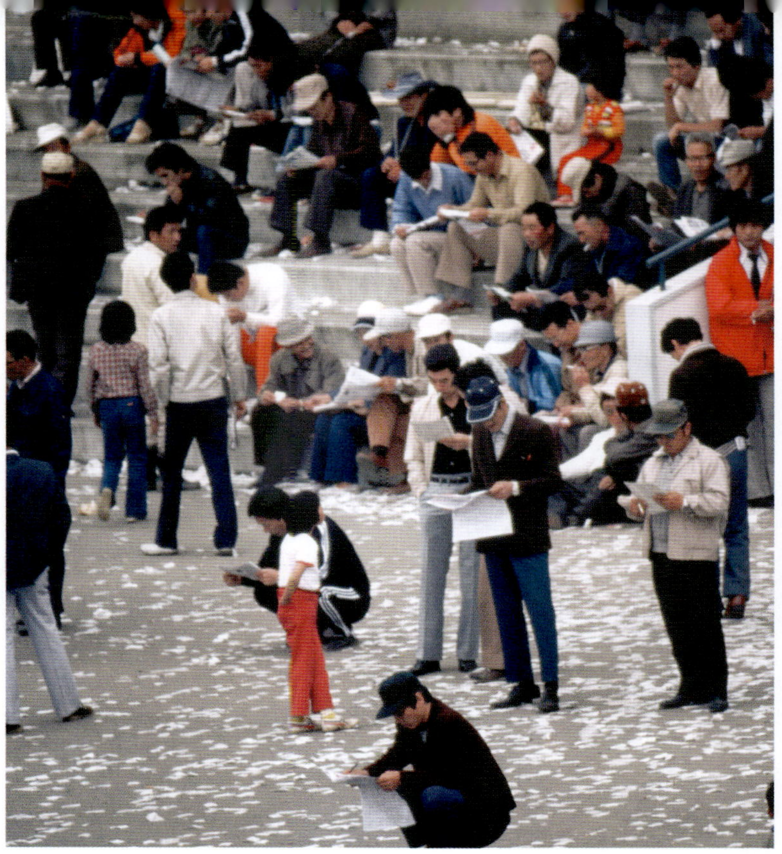

Die Japaner sind unangefochten das wettfreudigste Volk überhaupt. Nach einem Rennen bedecken unzählige Wettscheine den Boden.

WETTEINSÄTZE

Bei allen Wettarten gilt es, das richtige Rennergebnis auf dem Wettschein zu tippen. Beim Galopprennen werden vier Wettarten unterschieden: Siegwette, Platzwette, Zweierwette und Dreierwette. Der Mindestwetteinsatz beträgt 1,00 Euro für alle Wettarten. Ein oberes Limit für Wetteinsätze gibt es nicht, man kann so viele Wettscheine abgeben, wie man will.

Die Gewinne sind steuerfrei und mit etwas Glück auch beträchtlich. Wer gewonnen hat, wird über den Elektronentoto abgewickelt, eine Computeranlage, mit der alle Wettschalter auf der Bahn verbunden sind. Vorwetten, also Wetten, die bei Wettannahmestellen außerhalb der Rennbahn abgeschlossen wurden, werden ebenfalls einbezogen.

DER TOTALISATOR UND DIE QUOTEN

Im Totalisator, der ausschließlich von einem Renn- oder Pferdezuchtverein betrieben werden darf, laufen alle eingesetzten Wettgelder ein, werden die Wetten ausgewertet und die Quoten errechnet. Der Totalisator ist sozusagen das Wettgeschäft auf der Rennbahn.

Alle Wetter spielen gegeneinander und nicht gegen den Rennverein. In jedem Rennen kommen die Einsätze sämtlicher Wettarten in einen Topf und werden nach Abzug der Abgaben (25 %) als Gewinne ausgezahlt. Der Gewinn ist abhängig von der Quote. Diese wird immer auf der Basis von 10 Euro Wetteinsatz angegeben. Beispiel: Eine Quote von 180:10 ergibt 180 Euro Gewinn für 10 Euro Einsatz. War der Wetteinsatz geringer, halbiert oder viertelt sich auch die Quote.

Auf großen Monitoren – für jedes Rennen einer – verfolgen die Wetter, wie die Pferde sich schlagen, auf die sie gesetzt haben.

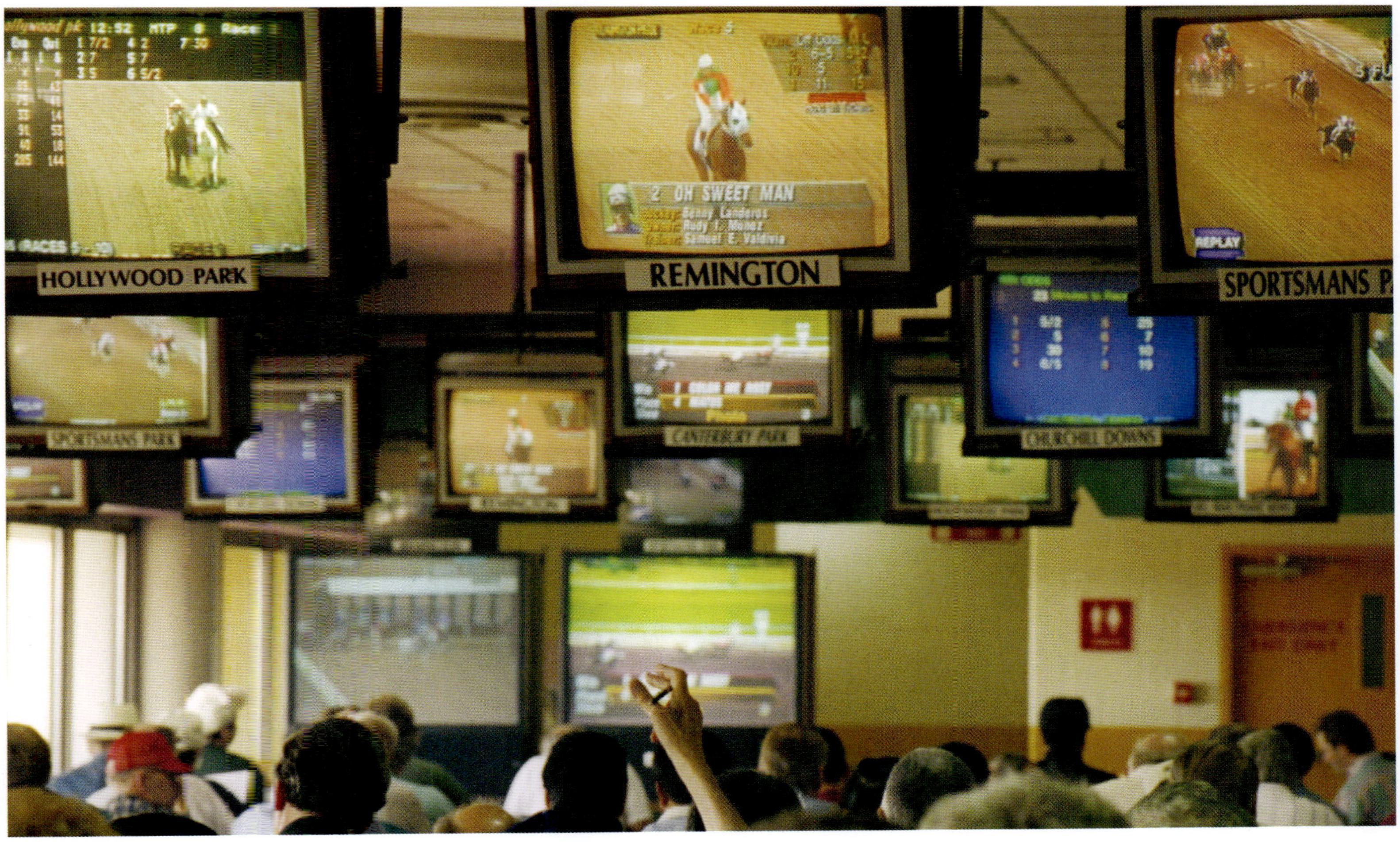

Der Renner unter den Pferden

Rasse-Steckbrief: Englisches Vollblut

Stockmaß: 150–170 cm

Farben: meist Braune und Füchse, selten Schimmel und Rappen

Beschreibung: bestgezüchtetes Rennpferd, elegant und schnell

Herkunft: England

Ein schnelllebiges Zeitalter fordert schnelle Pferde. Das Vollblutpferd, das seit mehr als 30 Generationen ausschließlich auf Rennleistung gezüchtet wird und in einem international anerkannten Gestütbuch eingetragen ist, war im Laufe der Zeit einem sich ändernden Anforderungsprofil unterworfen: Die ersten Pferderennen im 17. Jh. wurden noch über Distanzen von 6000 bis 9500 m geritten, die Jockeys waren zwischen 50 und 76 Kilo schwer. Das ist lange her. Heute sind so genannte Flachrennen fast ausschließlich zwischen 1000 und 2800 m lang. Traditionsrennen über die lange eindreiviertel Meilendistanz (2800 m) wie das St. Leger haben inzwischen allerdings an Attraktivität verloren. Der „Steher" ist nicht mehr modern, Zuchtziel ist heute der „Flieger", der über kürzere Distanzen eine beachtliche Geschwindigkeit entwickelt.

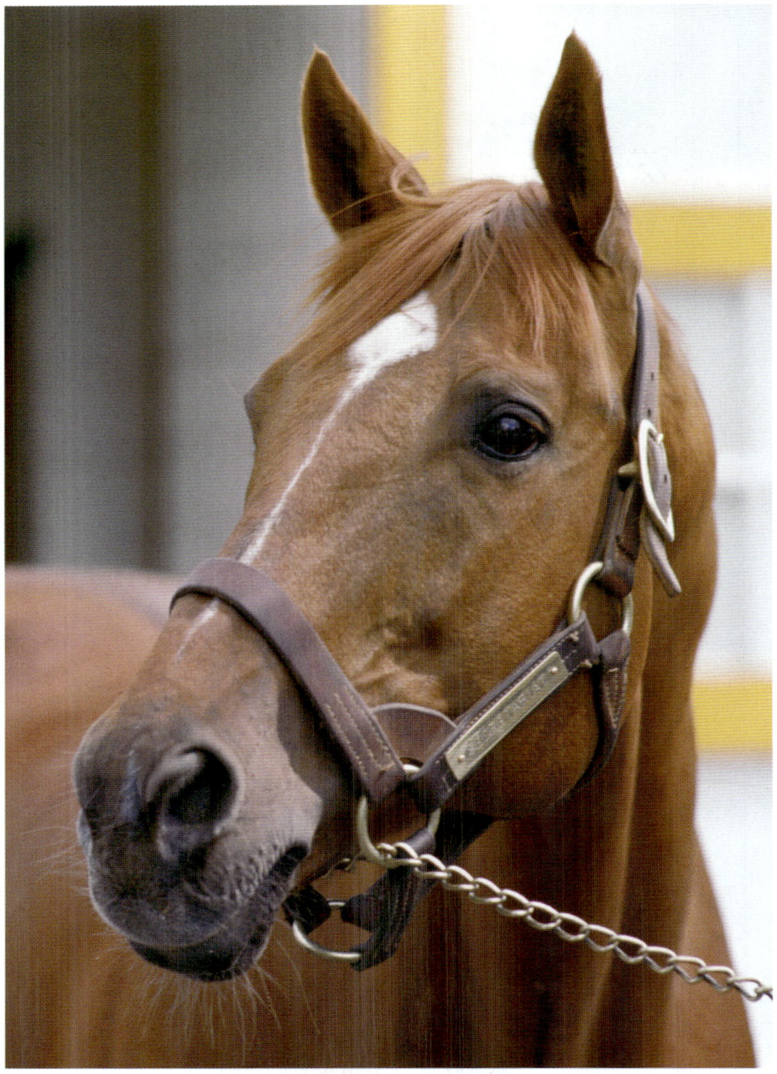

Bild oben: Secretariat war ein Ausnahmegalopper der 70er-Jahre und ein Seriensieger der besonderen Art. Er gewann fast jedes Rennen mit Bahnrekord und holte sich die Triple Crown, eine Serie, zu der auch das Kentucky Derby gehört.

Bild unten: Ein Englischer Vollblüter im Galopp ist in Sachen kraftvoller Eleganz kaum zu überbieten. Diese Pferde lieben die Bewegung und die Geschwindigkeit von Natur aus – und das sieht man einfach.

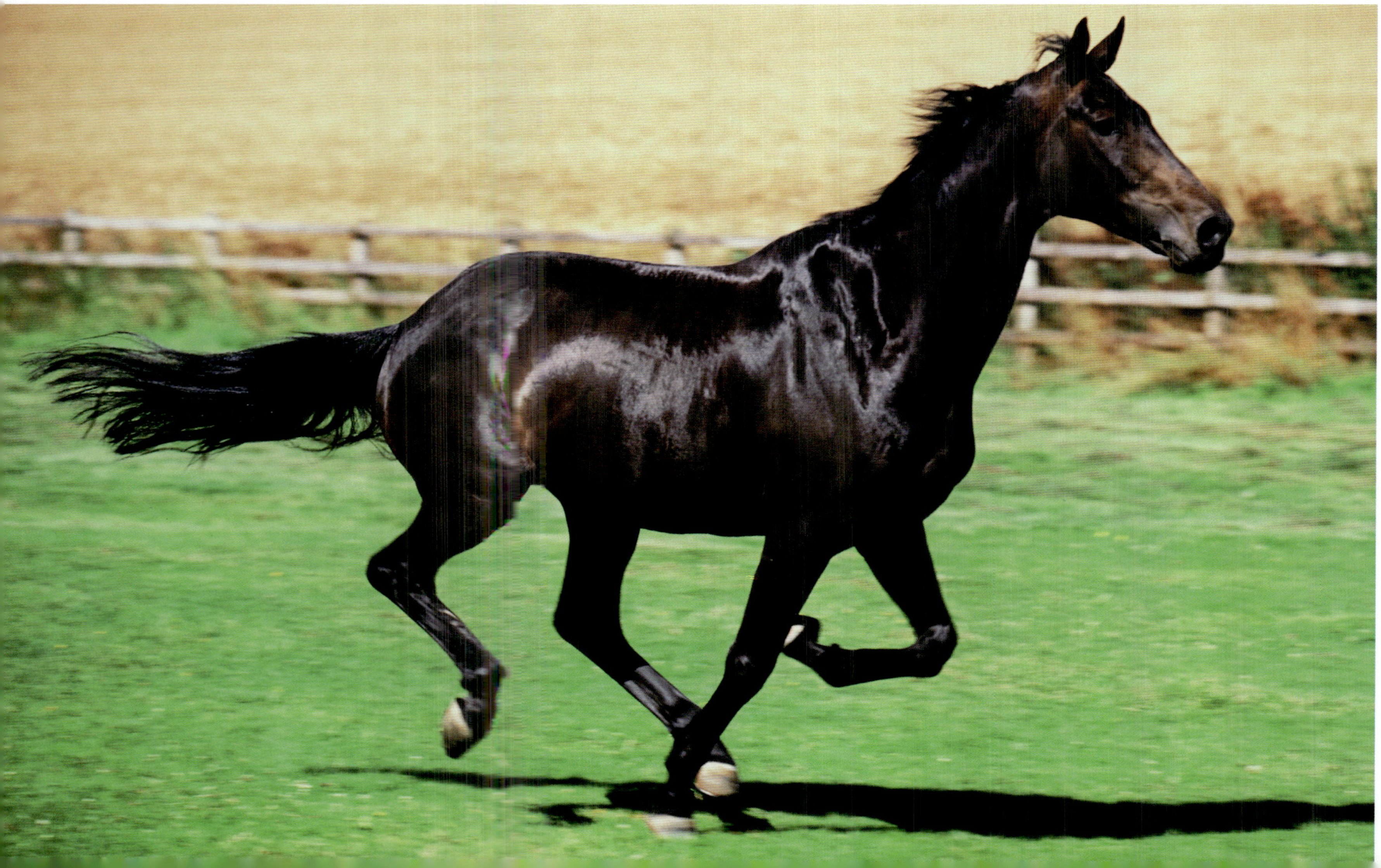

Die Stammväter der Englischen Vollblutzucht

Bis heute gehen alle englischen Vollblüter der Welt auf drei Stammväter zurück: auf die drei braunen Hengste mit den Namen Byerley's Turc, Darley's Arabian und Godolphin Barb. Sie wurden alle drei von englischen Offizieren und Edelleuten nach Großbritannien gebracht und dort mit heimischen Rassen gekreuzt.

Byerley's Turc war der erste, der 1689 in der Zucht eingesetzt wurde. Der Turkmenenhengst soll von einem Niederländer, der ihn bei der Belagerung Wiens durch die Türken erbeutete, für 100 Goldgulden an den Engländer Kapitän Byerley verkauft worden sein. Byerley ritt den Hengst 1690 im Krieg gegen Irland und ließ ihn später unter dem Namen Byerley's Turk auf der Rennbahn starten.

Darley's Arabian verdankt den Namen ebenfalls seinem Käufer, dem britischen Botschafter in Syrien, Mister Thomas Darley, der ihn in Aleppo erwarb und 1704 nach England brachte. Dort überließ er den wohl einflussreichsten Vererber der englischen Vollblutzucht – angeblich im Tausch gegen ein neues Gewehr – seinem Bruder Richard. Auf dem Familiengestüt war Darley's Arabian bis ins hohe Alter im Deckeinsatz, rund 90 % aller Vollblutpferde gehen auf ihn zurück.

Die unglaublichste Odyssee erlebte Godolphin Barb, der Dritte im Bunde. Er kam als Geschenk des Sultans von Marokko an den Hof Ludwigs XV. von Frankreich. Der aber liebte nur große barocke Pferde mit eleganter Ausstrahlung, nicht solche wie den kleinen Berberhengst mit den kleinen Ohren, dem leicht speckigen Hals und dem ungezügelten Temperament. Deshalb gab er das Pferd an den Engländer Edward Cokes ab, der ihn mit auf die Insel nahm und vor die Kutsche spannte, ohne seine Außergewöhnlichkeit zu erkennen. Als Cokes starb, erbte der Kaffeehausbesitzer und Pferdehändler Roger Williams den Hengst. Nun endlich wurde Lord Godolphin auf ihn aufmerksam. Er wollte ihn eigentlich nur als Probierhengst, doch als seine Zuchtstute Roxana den Deckhengst Hobgoblin verschmähte, kam Godolphin Barb doch noch zum Einsatz. Er brachte so gute Nachkommen hervor, dass auf seine Liebesdienste von nun an nicht mehr verzichtet wurde.

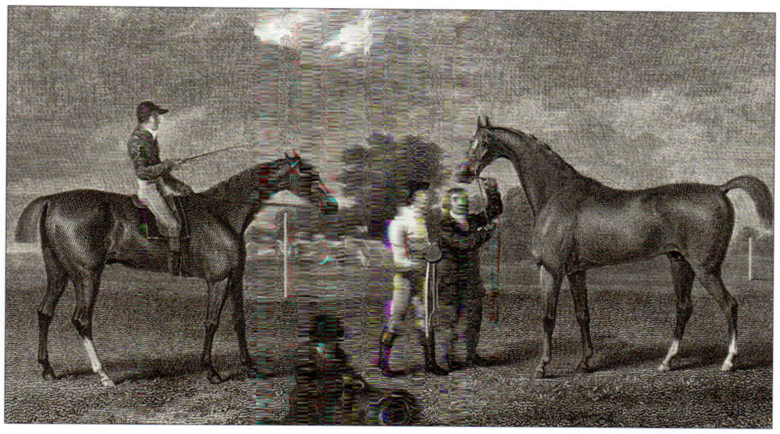

Ungeklärte Familienverhältnisse schmälern nicht die Bedeutung von Eclipse für die Englische Vollblutzucht. Ein Stich aus dem Jahre 1820 zeigt den Ausnahmehengst (rechts) mit seinem möglichen Vater Shakespear.

Als Vererber ist nur geeignet, wer sich im Rennen – den Leistungsprüfungen – behaupten kann. Die Pferde müssen den Beweis für ihre Tauglichkeit heute schon sehr viel früher antreten als vor 300 Jahren. Bereits als 2-Jährige laufen sie ihre ersten Rennen, damals waren sie sechs Jahre und älter.

ECLIPSE, DER HENGST DER SONNENFINSTERNIS

Als einer der wichtigsten Hengste in der Vollblutzucht gilt Eclipse, ein Ururenkel von Darley's Arabian. Er wurde am 1. April 1764 während einer Sonnenfinsternis geboren – daher sein Name.

Die Vaterschaft konnte bis heute nicht genau beleuchtet werden, weil die Stute Spiletta durch ein Versehen gleich von zwei Hengsten gedeckt wurde. Shakespear und Marske hießen die Anwärter, von denen zumindest der Letztere im „General Stud Book" als Vater eingetragen ist.

Nach dem Tod seines Züchters, dem Herzog von Cumberland, kam Eclipse bei einer Auktion unter den Hammer und nur wenig später fast auch noch unters Messer. Sein neuer Besitzer William Wildman hatte mit dem ungestümen Neuling so seine Probleme und dachte deshalb wohl ernsthaft darüber nach, ihn kastrieren zu lassen. Nicht auszudenken, welche Folgen dieser kleine Schnitt für die Englische Vollblutzucht gehabt hätte!

5-jährig sah Eclipse erstmals die Rennbahn. Ohne vorher auch nur einziges Rennen gelaufen zu sein, zeigte er den Kennern der Szene gleich, welches Potenzial in ihm steckte: Klar favorisiert gewann Eclipse sein erstes Rennen am 3. Mai 1769 überlegen – oder wie der Rennbeobachter Colonel O'Kelly bewundernd sagte: „Eclipse first – and the rest nowhere!" O'Kelly kaufte das Wundertier für 1750 Goldmünzen, 1675 mehr als die Summe, für die Wildman ihn ersteigert hatte.

Die Investition lohnte sich: In den anderthalb Jahren seiner Rennkarriere lief er 18 wichtige Rennen und siegte jedes Mal überlegen. Eclipse wurde zur lebenden Legende und so extrem wertvoll für die Zucht, dass er O'Kelly allein über die Decktaxen eine Rekordsumme von 30 000 Pfund einbrachte. 344 Nachfahren von Eclipse waren mehr als 860 Mal siegreich auf der Bahn. Am 27. Februar 1789 starb der Hengst, aber seine Schnelligkeit hatte ihn schon zuvor unsterblich gemacht. In den meisten englischen Rennpferden fließt noch heute sein Blut.

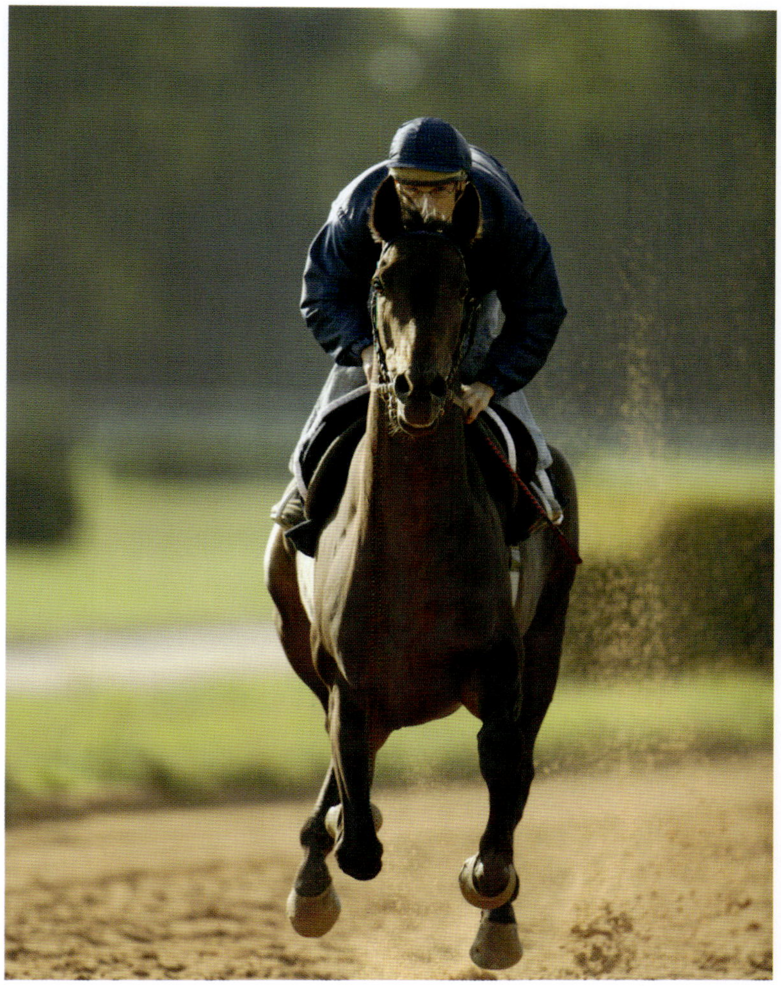

Wenn ein Rennpferd auf Touren kommt, läuft es Geschwindigkeiten von durchschnittlich 40 km/h, im Endspurt sogar bis zu 60 km/h.

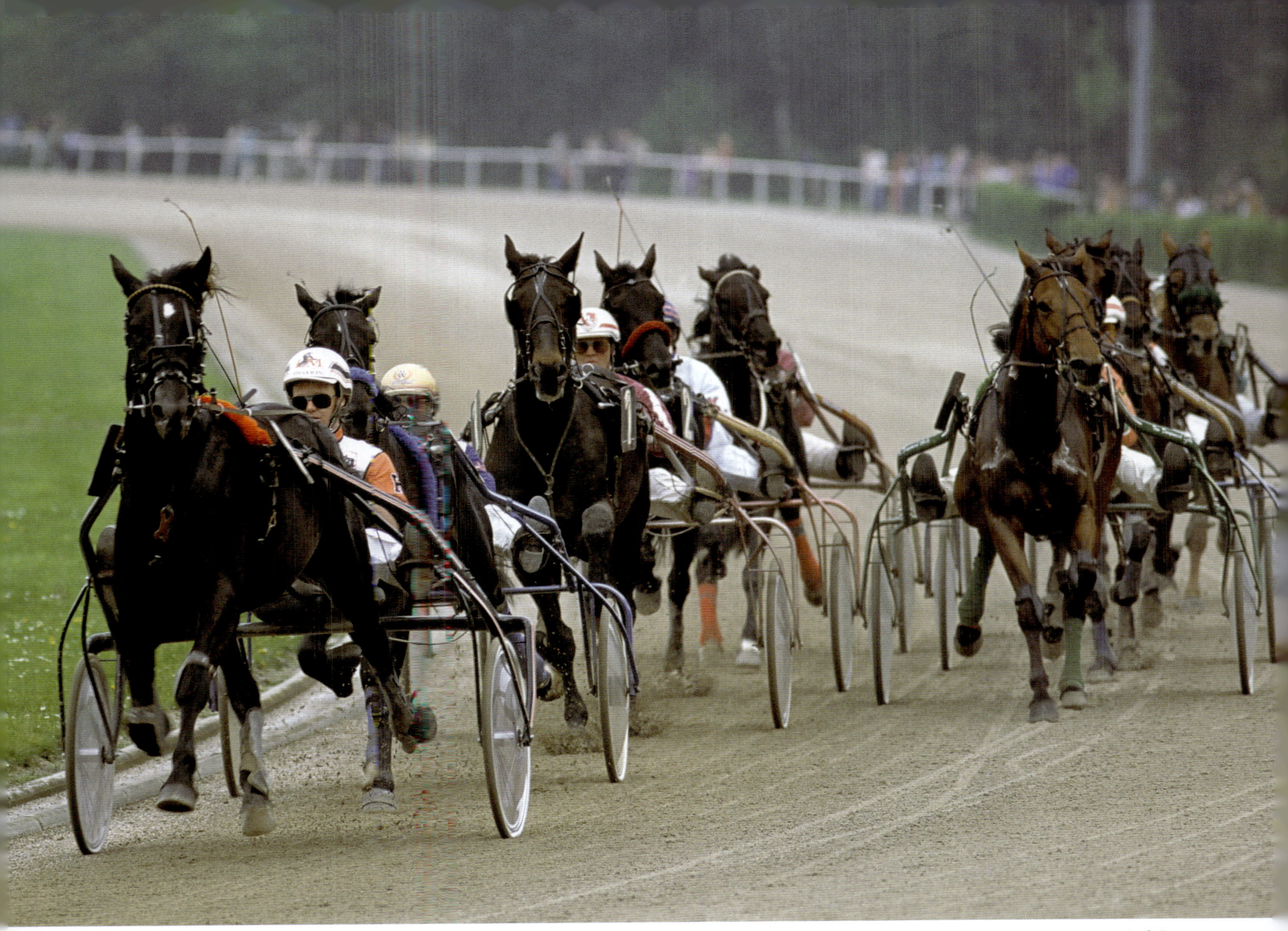

Fair geht vor ist ein Ehrencodex der Trabrennfahrer. Gefährliche Manöver im Sulky werden streng geahndet und führen zur Disqualifikation, wenn andere Gespanne dadurch behindert werden.

Schwing die Hufe!

Der Trabrennsport kam erst sehr viel später als der Galopprennsport auf Trab, obwohl schon früh versucht wurde, eine etablierte Sportart daraus zu machen. Archäologische Funde lassen vermuten, dass es in Kleinasien bereits um 1300 v. Chr. eine Form von Trabrennen gegeben hat. Von einem weltweit beliebten Wettkampfsport kann man zu dieser Zeit jedoch noch nicht sprechen. Die Römer hatten ihn jedenfalls nicht in ihrem Programm zur allgemeinen Volksbelustigung. Aber sie prägten im 5. Jh. v. Chr. den Begriff „Tormentor", was übersetzt „Traber" bedeutet. Sie meinten damit einen britischen Pferdetyp, der später bei der Zucht der eigentlichen Traber eine wesentliche Rolle spielte.

Der Aufschwung des Trabrennsports kam erst im 18. Jh. Damals wurde das erste Traberrennen in Europa gesichtet: Die Skandinavier spannten Kaltblüter vor ihre Schlitten, die allerdings weit entfernt von der Eleganz und Schnelligkeit der Galopprennpferde waren. Also mussten leichte Pferde mit flachen, sehr raumgreifenden Bewegungen im

Mini-Traber

Die Idee der Mini-Traber stammt aus Schweden, wo seit vielen Jahren Kinder und Jugendliche in den Sulky steigen. Auch in Deutschland kann man die kleinen Traberponys mittlerweile in Aktion bewundern. Auf der Columbusfarm in Dülmen steuern begeisterte Kids die rennfreudigen Minis über die Runden und werden so mit dem Trabrennsport vertraut. Mini-Traber-Rennen werden nach der Trabrennordnung gelaufen und gehen über die Distanz von 600 m für Ponys bis 98 cm bzw. 700 m für Ponys von 99–107 cm Stockmaß.

Mini-Traber werden nach dem gleichen System angespannt wie ihre großen Vorbilder. Ebenso ist der kleine Sulky dem großen nachgebaut.

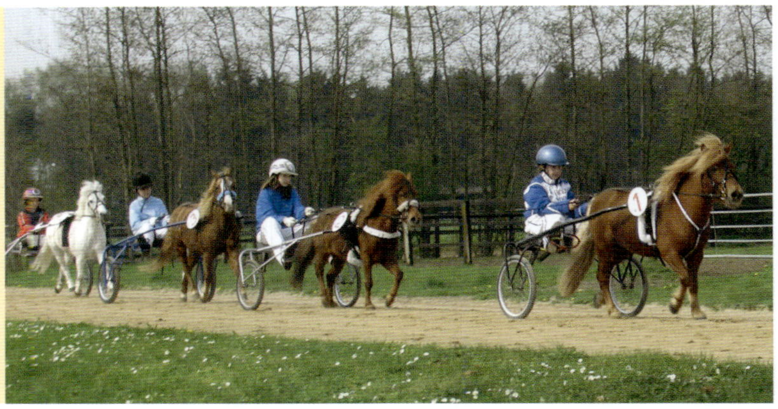

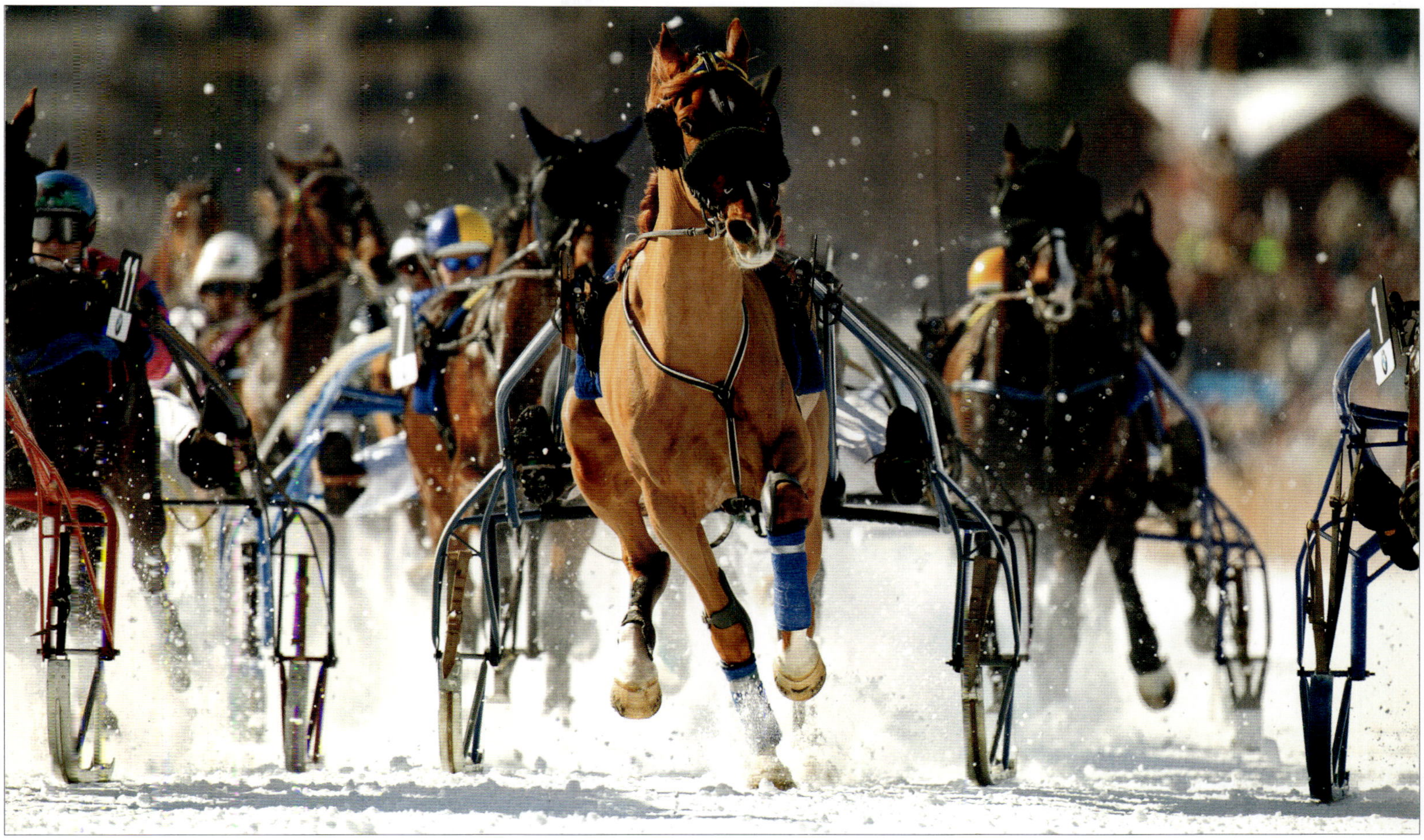

Trittsicher und dennoch schnell sind die Traber, die alljährlich beim White Turf in St. Moritz auf die Piste gehen. Die Sulkys haben bei Schneerennen Kufen.

Traber, dazu noch schnell, ausdauernd und mit einer Kämpfernatur ausgestattet. Kluge Züchter mischten Erfolgversprechendes miteinander, und an dieser Spezifizierung waren natürlich auch englische und arabische Vollblüter beteiligt. Durch ihre besondere Motorik liegen die Stärken der Traber im zweiten Gang, dem Trab. Auf hartem Boden können sie ein bemerkenswert hohes Tempo von 50 km/h und mehr entwickeln.

England entdeckte die Traber 1750 und begeisterte sich an der Inselversion, den Norfolk Trottern. Viele Länder zogen nach und versuchten sich nun in der Zucht. Bahnbrechend waren aber nur die Tiere aus Russland, Frankreich und den USA. Das amerikanische Standardbred nahm dabei den größten Einfluss auf die Zucht der Gegenwart. In Frankreich ist noch heute die etwas skurril anmutende Form des Trabrennens mit Reitern im Sattel sehr populär, und auch in Deutschland wird sie wieder vermehrt ins Programm aufgenommen. Für gewöhnlich werden die Pferde aber vor einen sehr leichten Wagen, den Sulky, gespannt. Das Geschirr ist von besonderer Finesse und soll das Pferd optimal unterstützen, genau wie der individuell angepasste Hufbeschlag. Scheuklappen sorgen dafür, dass es nicht abgelenkt werden kann. Und besonders geräuschempfindliche bekommen vor dem Start Schaumstoff in die Lauscher gestopft, die der Fahrer durch eine separate Leine unterwegs herausziehen kann. Tierschützer haben allerdings ein Verbot durchgesetzt, wonach dies nicht mehr auf den letzten 300 Metern passieren darf, weil der plötzlich gestiegene Geräuschpegel wie eine akustische Peitsche wirken kann.

Scheuklappen aufhaben

Da Pferde nun mal schreckhafte Wesen sind, die leicht scheuen und dann die Flucht antreten, wurden Scheuklappen notwendig, nachdem sich vor allem in den großen Städten ein bis dato ungeahnter Straßenverkehr entwickelte. Dies hatten nicht nur die Wiener Fiaker erkannt, sondern gleichzeitig der Berliner Kommerzienrat Bolle, der mit drei bespannten Milchwagen seinen Handel eröffnete und es innerhalb kürzester Zeit im vergangenen Jahrhundert auf 297 Gespanne brachte. Die von Haus zu Haus trabenden Gäule durften nicht scheuen, weil sonst die Milch verschüttet wurde. Also mussten Scheuklappen her, die zunächst teurer waren als Bolles Kutschermützen.

Die Scheuklappe, die ursprünglich nur den Sehkreis des Pferdeauges einengt, fand sich alsbald auch im politisch-parlamentarischen Leben wieder: Abgeordnete und Minister warfen sich gegenseitig vor, Scheuklappen zu tragen, wenn sie vor vermeintlich mutigen Entschlüssen zurückschreckten. Es wurde damit Ängstlichkeit bekrittelt, manchmal aber auch verlangt, nicht nach hinten, sondern zielgerichtet nach vorn in die Zukunft zu blicken.

Durch die richtige Ausrüstung können mehrere Fliegen mit einer Klappe geschlagen werden. Eine Mütze schützt Ohren und Augen vor Insekten.

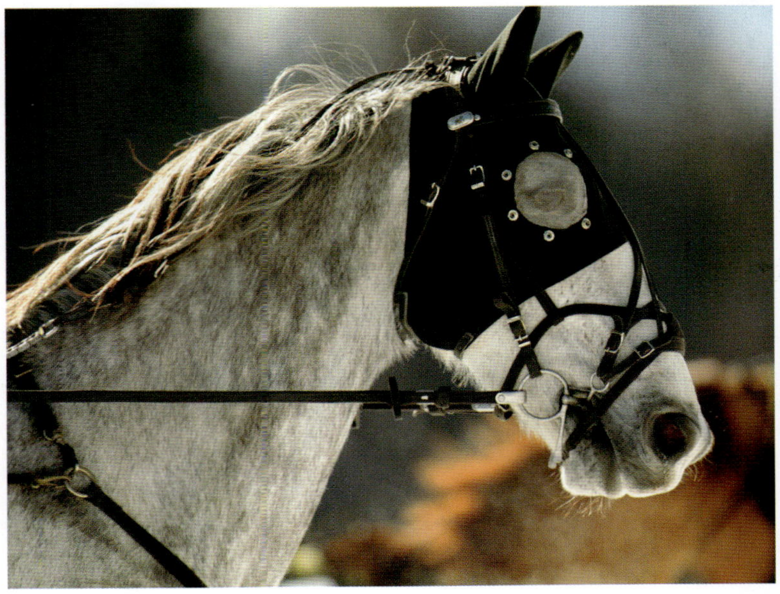

Bloß nicht galoppieren!

Rassesteckbrief: Traber

Stockmaß: 145–170 cm
Farben: alle Grundfarben
Beschreibung: ausschließlich auf Rennleistung gezüchtet, oft mangelhafter Schritt und Galopp, exzellenter Trab
Herkunft: diverse Länder; heute Zuchten in ganz Europa

Ein schwieriger Moment bei den Trabrennen ist das Einreihen hinter dem Startwagen. Schnell müssen die Fahrer ihren Platz und die Pferde ihr Tempo finden. Die Bahnverteilung wird ausgelost.

Der Trab ist bekanntlich nur die zweitschnellste Gangart des Pferdes. Warum versucht es also nicht, jedes Rennen im Galopp zu gewinnen? Leicht ist das nicht zu beantworten. Ist das Pferd etwa zu dumm, um zu merken, dass es galoppierenderweise schneller wäre? Oder ist es so intelligent, dass es die eiserne Regel des Trabrennsports „Wer galoppiert, verliert" versteht? Vielleicht hört es ja auch auf seinen Fahrer im Sulky, der es anfleht: „Bloß nicht galoppieren!"

Im Grunde wird es das ewige Geheimnis der Züchter bleiben, die es geschafft haben, einen Typus zu kreieren, der sich im Trab wohl fühlt und deshalb Vollgas geben kann. Neben der angeborenen Begabung bedarf es natürlich noch unendlich viel Trainings, fachmännischer Begleitung und einiger mechanischer Kunstgriffe am Geschirr, um einen Siegertyp auf die Bahn zu bringen. Besonders die aufmüpfigen Jungspunde und Greenhörner auf der Rennbahn probieren es ab und zu doch mal mit dem Galopp. Aber das macht nicht wirklich Spaß und führt auch nicht zum Erfolg, denn wer es übertreibt und die Konkurrenz gar im Galopp überholt, wird von der Rennleitung, die im Auto nebenher fährt, disqualifiziert. Drei bis vier Galoppsprünge werden toleriert, aber nur, wenn der Raumgewinn dadurch nicht größer ist und es nicht im Zieleinlauf passiert. Sonst sind die Wetter erbost, die Besitzer enttäuscht, die Fahrer wütend und die vierbeinigen Kollegen verspotten den Traber, der keiner ist. Wessen Gene nicht so richtig auf das Traben eingestellt sind, hat es schwer mit der großen Sportkarriere, denn er

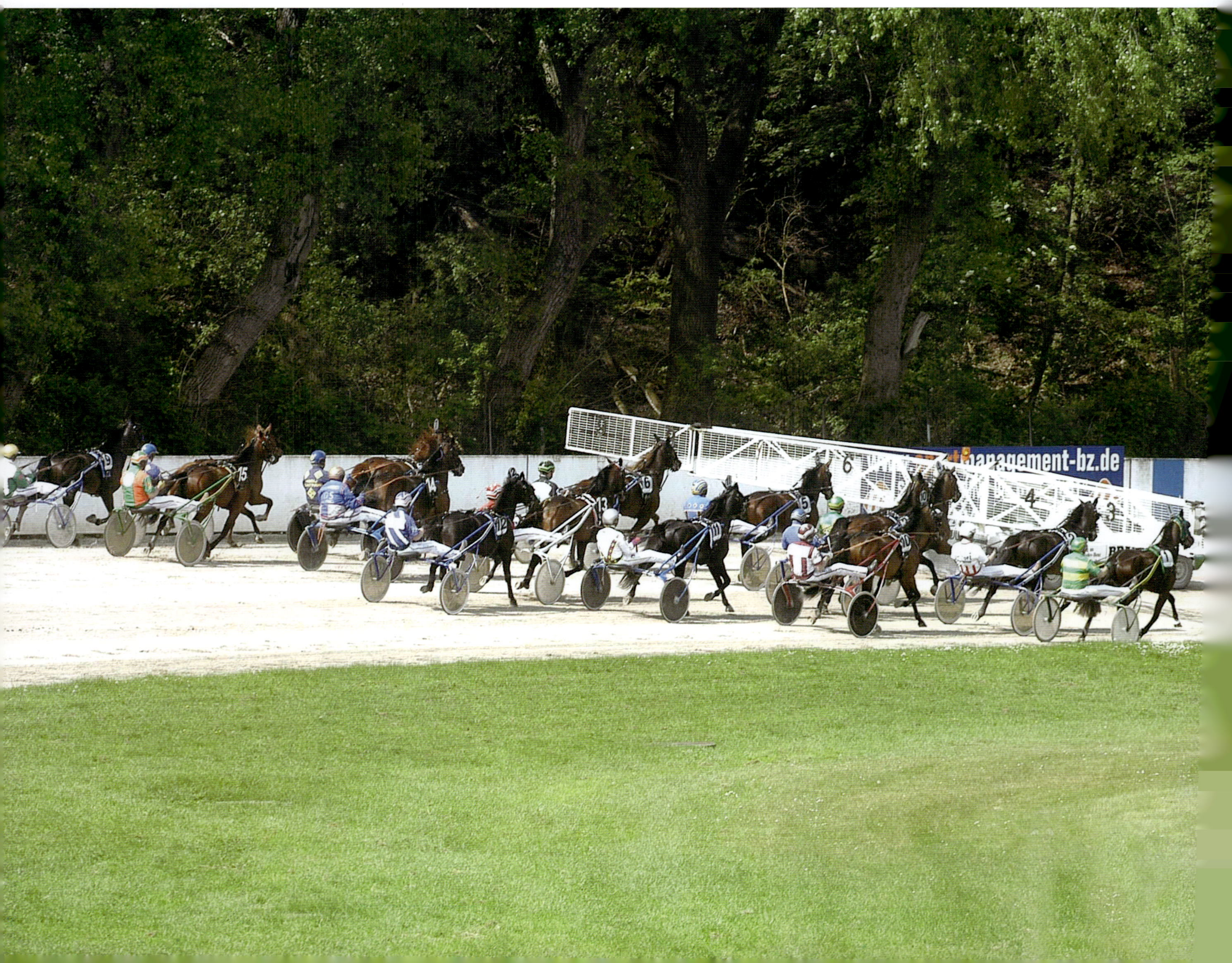

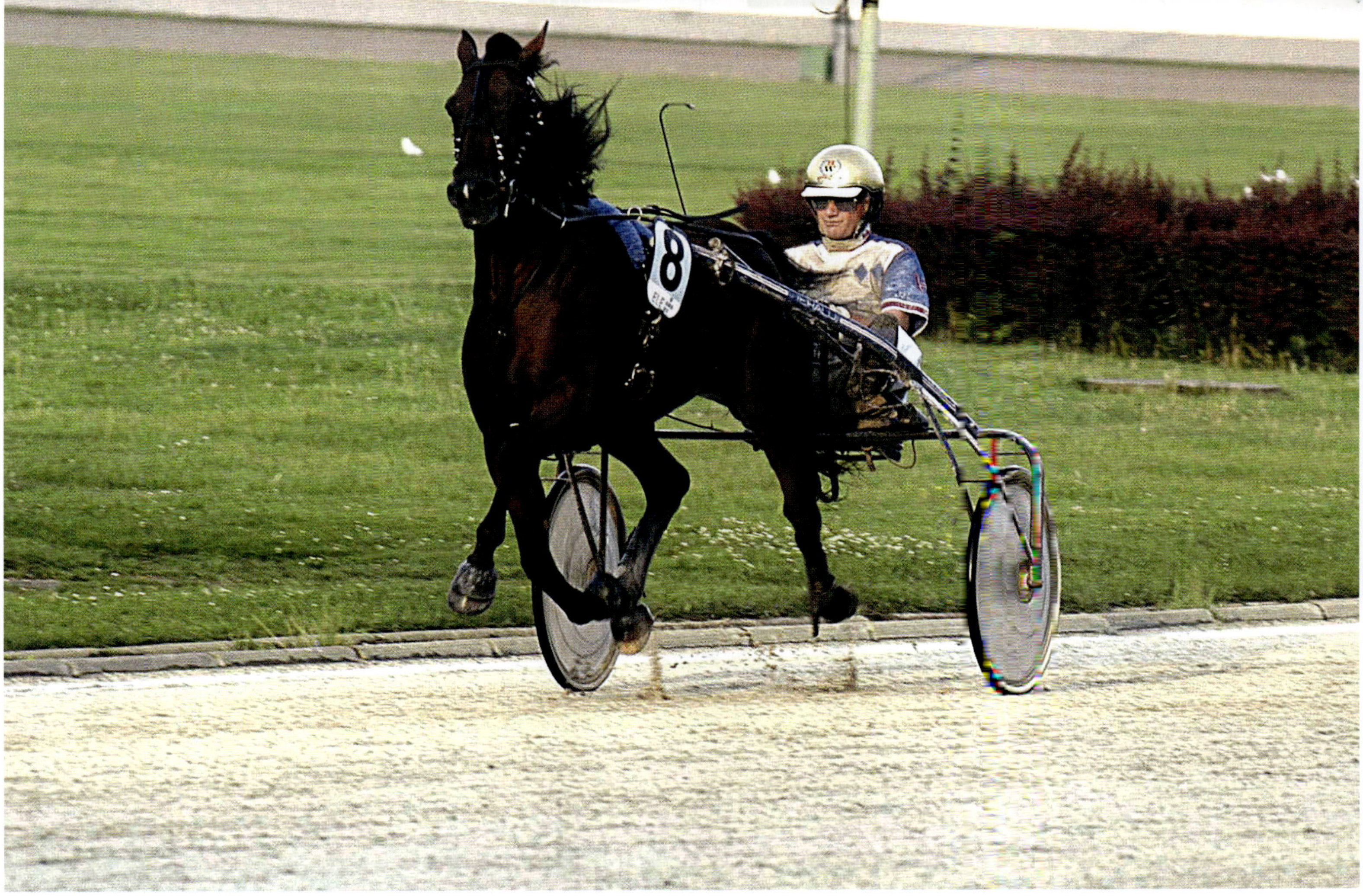

Bild oben: Der weltweit erfolgreichste Fahrer im Sulky ist der Deutsche Heinz Wewering aus Castrop-Rauxel. Er hält den Weltrekord der Profis und ist auch für Laien sofort an seinem goldfarbenem Helm zu erkennen.

Bild unten: Trabrennfahren ist für viele eine Passion. Rita Drees aus dem Münsterland hält seit Januar 2005 den Weltrekord der Amateure, den sie seither mit jedem weiteren Rennen verbessert.

taugt meist weder zum Dressurpferd noch zum Galopper. Aber aus einigen Trabern sind ganz passable Springpferde geworden.

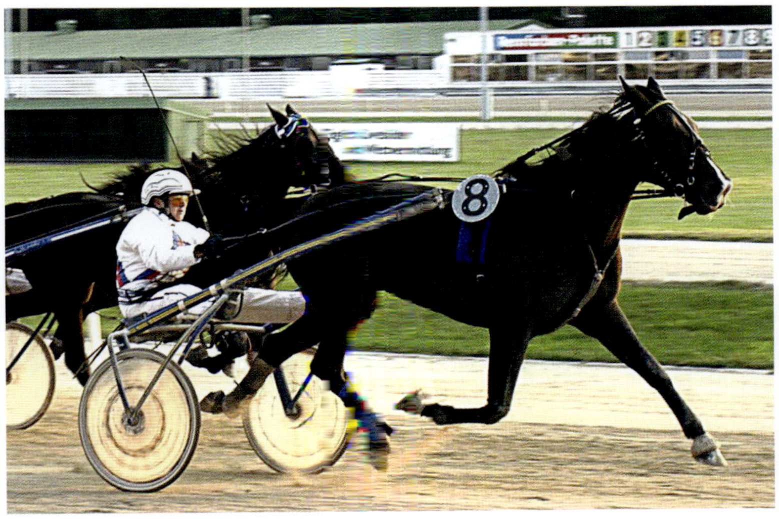

DER ORLOW-TRABER

Eine der ungewöhnlichsten Rassen sind die Orlow-Traber. Einst waren sie das Nonplusultra. Schwungvoll trabten sie mit unglaublicher Knieaktion allen davon, wobei die kräftige Hinterhand für den nötigen Schub sorgte. Ihre Beine waren hart und unempfindlich.

Die Wundertiere kamen als Schöpfung des Grafen Alexej Grigorjewitsch Orlow auf die Welt. Dieser vielseitige Mann war russischer Admiral und befehligte die Ostseeflotte, die im Türkenkrieg 1770 die osmanische Flotte vernichtete. Zum Pferdezüchten scheint er auch noch Zeit und Muße gehabt zu haben. Von einer Reise brachte er den orientalischen Schimmel Smetanka mit. Der zeugte mit einer dänischen Frederiksborger-Stute den Hengst Polkan. Orlow war mit dem Ergebnis noch nicht zufrieden. Er wollte das perfekte Wagenpferd – hart und ausdauernd, besonders in der kraftsparenden Gangart Trab. Dabei sollte es auch edel genug aussehen, um einen vornehmen Aristokraten wie ihn durch die Lande zu ziehen. Also versuchte er es mit Polkan und einer holländischen Harddraver-Stute – und die Fachwelt bestaunte das Hengstfohlen Bars. Der „Schneelöwe", so sein russischer Name übersetzt, ist der Stammvater der Orlow-Traber. Er vereinte das Beste der Rassen, die in ihm steckten: die Schönheit und Beweglichkeit des Vollblüters, den robusten Knochenbau der Frederiksborger und das enorme Bewegungsvermögen im Trab der Harddraver.

Lange Zeit dominierten die Orlows auf den Rennbahnen, dann wurden sie aber von den amerikanischen Trabern zuerst überholt und dann verdrängt. Trotzdem zählt die Rasse bis heute zu den Klassikern, und einige Gespannfahrer haben sie für den Fahrsport entdeckt.

Siegen bis zum Abwinken

Die Weltrekordhalter im Sulky kommen beide aus Deutschland. Im Juni 2003 verbuchte Profirennfahrer Heinz Wewering – immer gut zu erkennen an seinem goldfarbenen Helm – seinen 14 899. Sieg und wurde somit neuer Inhaber des Weltrekords. Er benötigte etwa 43 000 Starts für diese Bestmarke. Rita Drees holte sich im Januar 2005 den Rekord der Amateurrennfahrer mit dem 2071. Sieg. Da Rita Drees und Heinz Wewering immer noch mehrmals pro Woche am Start sind, bedeutet jeder neuerliche Sieg eine weitere Verbesserung der alten Bestmarken.

Mit dem Weltrekord auch gleich die Rente durchbekommen – das gelang dem dem Traber Bodyguard of Spain. Nachdem er zum 37. Mal in Folge gesiegt und damit einen neuen Weltrekord aufgestellt hatte, verabschiedete ihn seine Besitzerin Marion Jauß sofort aus dem Rennsport, denn er sollte auf jeden Fall ungeschlagen abtreten.

Gymnastik auf hohem Niveau

Dressur wird als die Hohe Schule der Reiterei verstanden. Für Laien ist sie allerdings eher ein Buch mit sieben Siegeln. Derweil ist die Faustformel eigentlich ganz einfach: „Kontrollierte, bequeme Fortbewegung zu Pferde", so beschrieb es einst Eric Lette, Chefrichter bei den Olympischen Spielen in Sydney.

Auf das Pferd wirkt die Dressur wie Gymnastik auf höchstem Niveau. Außerdem verlangt sie ihm Gehorsam ab, ohne dabei seinen Willen zu unterdrücken, denn ohne Mitarbeit des Vierbeiners würde keine einzige Aufgabe gelingen. Ob nun Spring-, Vielseitigkeits- oder Hobbyreiter – alle wissen, dass sie die wichtigsten Elemente des Dressurreitens beherrschen müssen, wenn sie vom Sattel aus mit ihrem Pferd kommunizieren wollen.

Erste Grundlagen für die korrekte Ausbildung von Pferden und Reitern schuf der griechische Geschichtsschreiber und Reiterführer Xenophon 400 v. Chr. Danach wurde noch viel gefeilt an der Reitkunst, nicht immer pferdefreundlich. So gab es z. B. die unfassbare Anforderung, rückwärts zu galoppieren – was aber zum Glück bald als völlig unsinnig enttarnt und abgeschafft wurde.

Die wichtigsten Regeln, die heute noch in der modernen Dressurreiterei gültig sind, veröffentlichte 1733 der Franzose Robichon de la Guérinière. Demnach ist der Schlüssel zu allem der Gleichgewichtssitz. Der Reiter, der sich auf dem Rücken des Pferdes ausbalanciert, kann

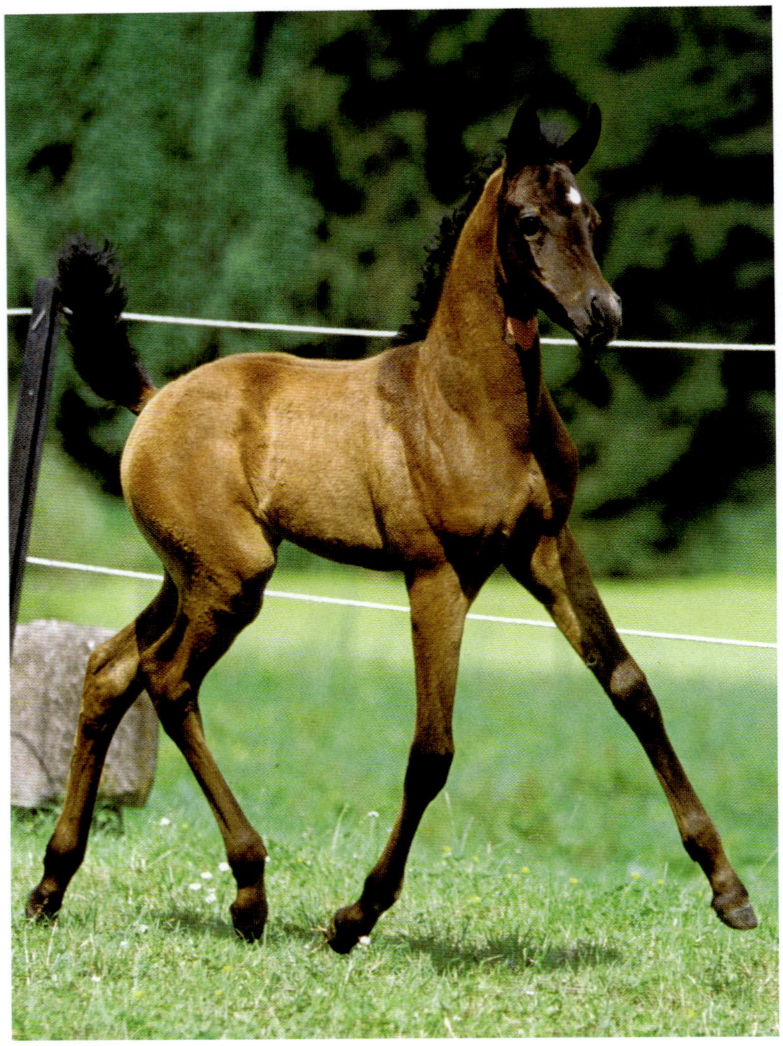

Dass die Dressurlektionen auf natürlichen Bewegungen basieren, gilt auch für die Seitwärtsgänge oder die Passage. Der Stechtrab z. B., der zum Repertoire eines jeden großen und kleinen Hengstes gehört, wird unter dem Reiter zum Schwebegang.

Der Vorwurf, Dressur sei gegen die Natur, ist eindeutig zu widerlegen, denn wer sich das Verhalten von Pferden auf der Weide genau anschaut, der wird die Bewegungen dort wieder erkennen – schon bei den Kleinsten.

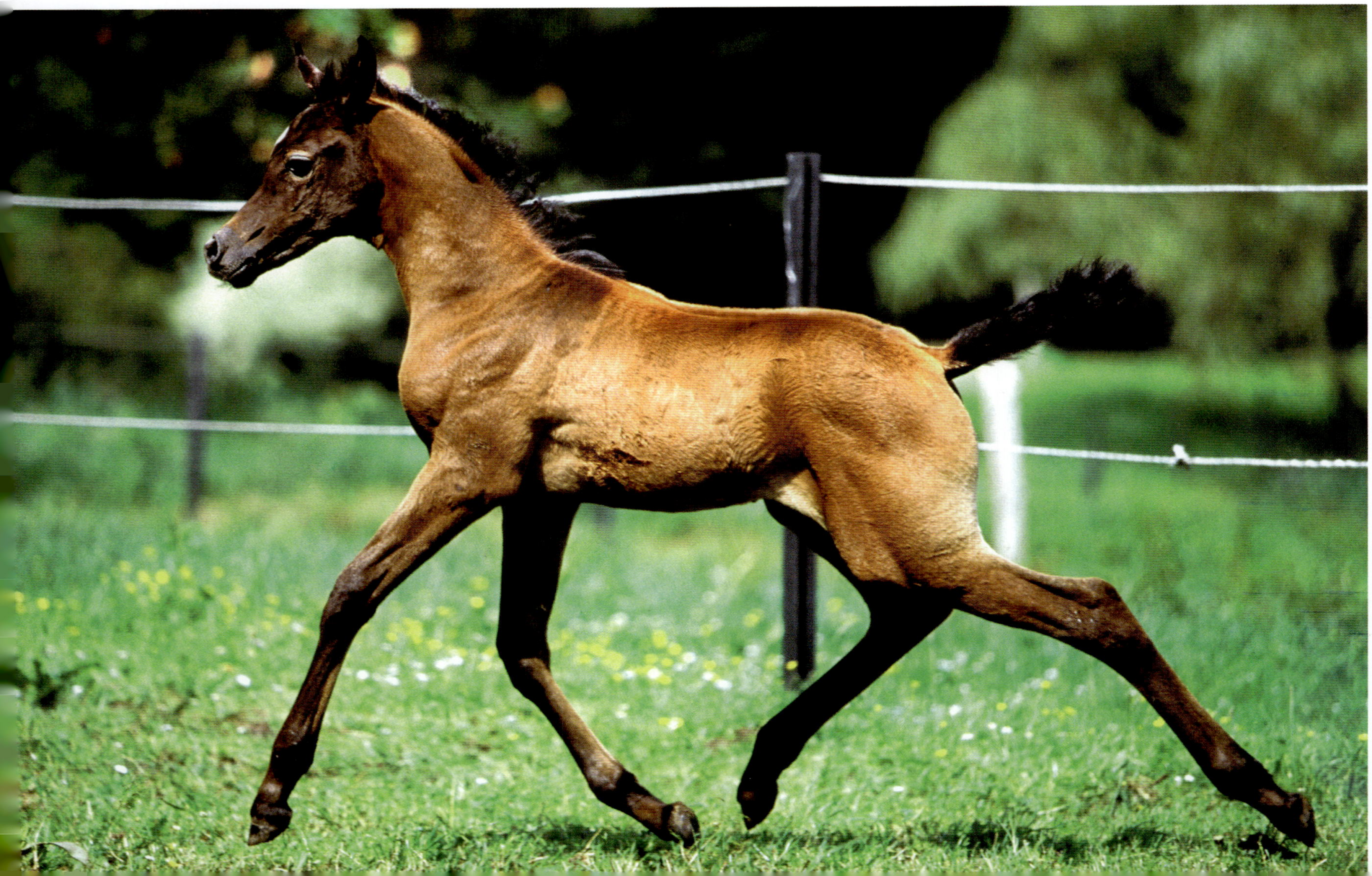

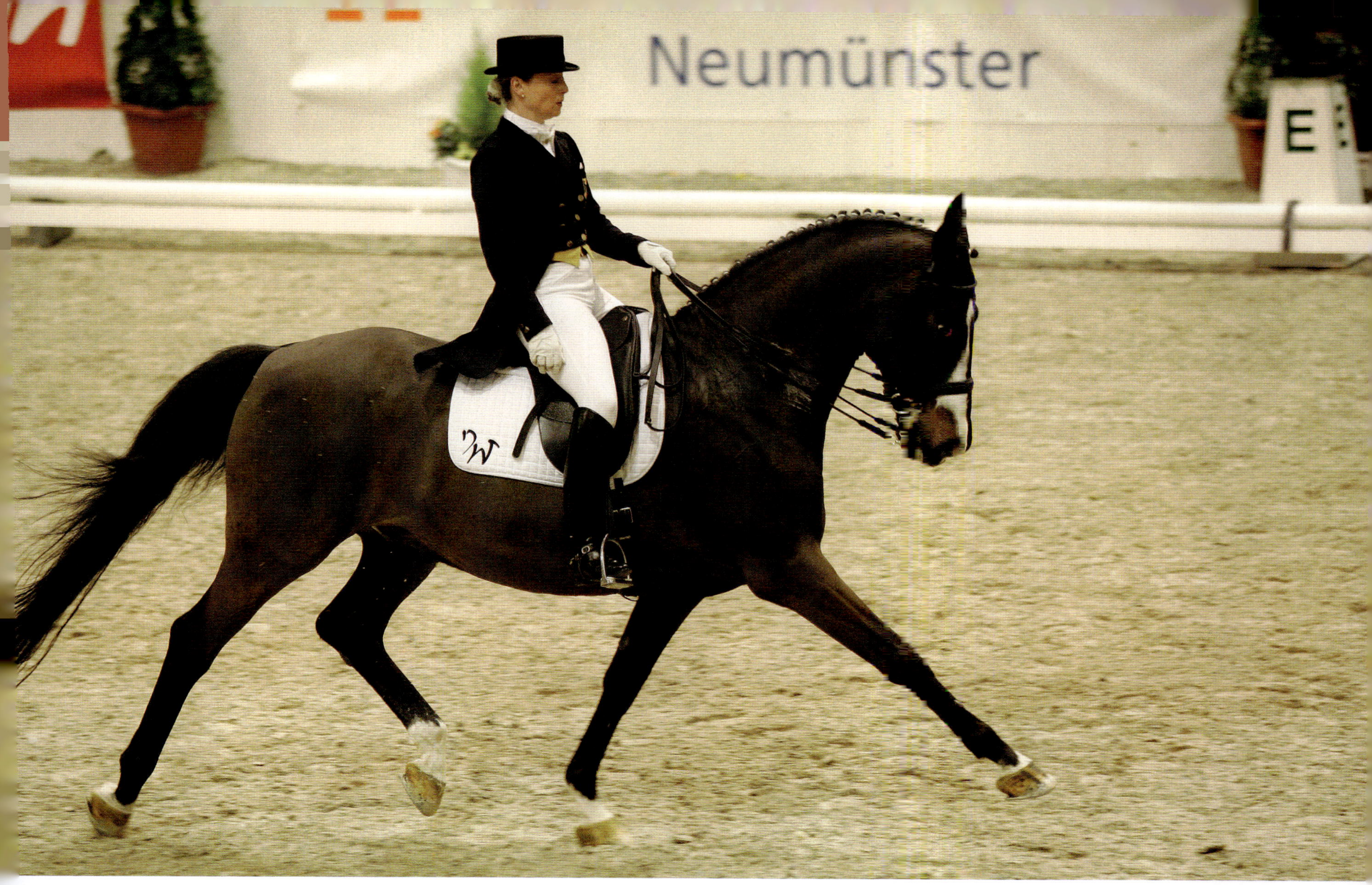

seinem Partner durch minimale Gewichtsverlagerungen und feinfühlige Schenkelhilfen alle notwendigen Kommandos geben. Ist er hingegen selbst nicht im Gleichgewicht, so stört er das Pferd dabei, sein eigenes zu finden.

Im 18. Jh. wurde die Reitkunst hauptsächlich an den Universitäten gepflegt. Die Stallmeister hatten sogar einen Professorenposten inne. Im 19. Jh. avancierten die Kavallerieschulen zur prägenden Instanz. Die Franzosen gründeten ihre heute noch berühmte Eliteschule in Saumur. In Deutschland entstand das Militärinstitut Hannover.

Der Hannoveraner Anthony demonstriert mit Isabel Werth, der erfolgreichsten Dressurreiterin der Welt, ausdrucksstarke Trabbewegungen. Die Reiterin nimmt nur minimalen Einfluss, da sie die Lektion einhändig ausführt.

Aus dieser Tradition heraus war es nicht weiter verwunderlich, dass nach der Aufnahme in das olympische Programm die ersten Dressur-Olympiasieger in Stockholm 1912 Uniformen trugen. Ob die Lehre der alten Meister auch heute noch die einzig richtige ist, darüber wird von Zeit zu Zeit unter Dressurausbildern heftig gestritten.

Erfolgverwöhnter Gigolo

Ein Gigolo muss nicht unbedingt schön sein, er muss Gefallen finden. Und auf Gefallen stieß der Fuchs Gigolo immer wieder. Als er sechs Jahre alt war, stieg Isabell Werth erstmals in den Sattel des Hannoveraners und fühlte sich gleich wie zu Hause. Sein Besitzer Dr. Uwe Schulten-Baumer wurde sein Trainer und eine unvergleichliche Karriere begann. Mit 17 Jahren trat Gigolo dann im November 2000 als Millionär vom Leistungssport zurück. Kein Dressurpferd der Welt hat je mehr Titel und Preisgeld zusammengetragen. 16 Goldmedaillen gewann er bei internationalen Meisterschaften, vier davon bei Olympischen Spielen. Starallüren waren bei Gigolo keine Seltenheit, jedoch nur außerhalb des Wettkampfes. Von den Menschen in seinem Umfeld verlangte er stets eine Sonderbehandlung. Wenn er nicht die Nummer 1 war, zeigte er sich grantig. Außerdem beanspruchte er für sich das Privileg, seine Boxentür selbst öffnen zu dürfen, wenn ihm danach war. Dafür gab er im Wettkampf immer sein Bestes. Er hat Isabell Werth nie im Stich gelassen, und zusammen mit ihr setzte er Maßstäbe. Noch Sekunden vor der Prüfung konnte er sich so ungestüm gebärden, dass es seinen Fans ganz mulmig wurde. Aber mit Beginn der ersten Aufgabe war er voll konzentriert und schwebte förmlich über den Platz. Als erstes Paar im Dressursport zelebrierten die beiden den höchsten Schwierigkeitsgrad: aus dem starken Galopp in die höchste Versammlung, die Pirouette. Zur Kürmusik „Just a Gigolo" tanzte er ausdrucksstark zum Einzelgold bei den Olympischen Spielen in Atlanta und zum Weltmeistertitel in Rom. Vor jedem Start kämmte sein Trainer Dr. Uwe Schulten-Baumer im Stall persönlich den Schweif und erwartete ihn nach getaner Arbeit mit einem Leckerli direkt am Ausritt.

Bei seiner Verabschiedung in Stuttgart brachten ihm 7000 Zuschauer stehende Ovationen und bei seiner letzten Ehrenrunde flossen viele

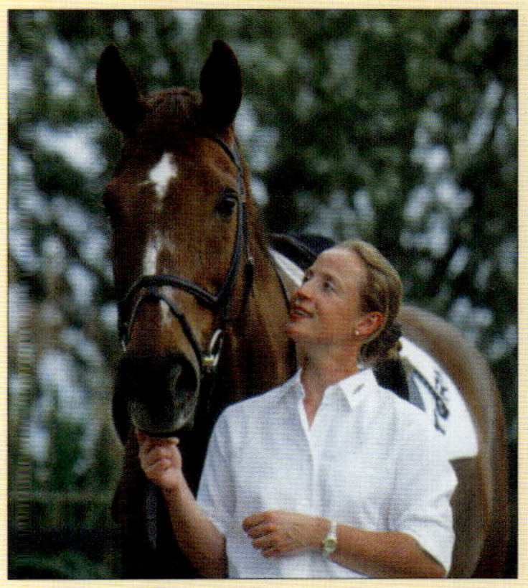

Tränen. Gigolo schien den Rummel um sich noch einmal zu genießen und trat anschließend sicher mit noch größerer Begeisterung sein Rentnerdasein an. Denn nun durfte er endlich seiner größten Leidenschaft nachgehen – dem Fressen.

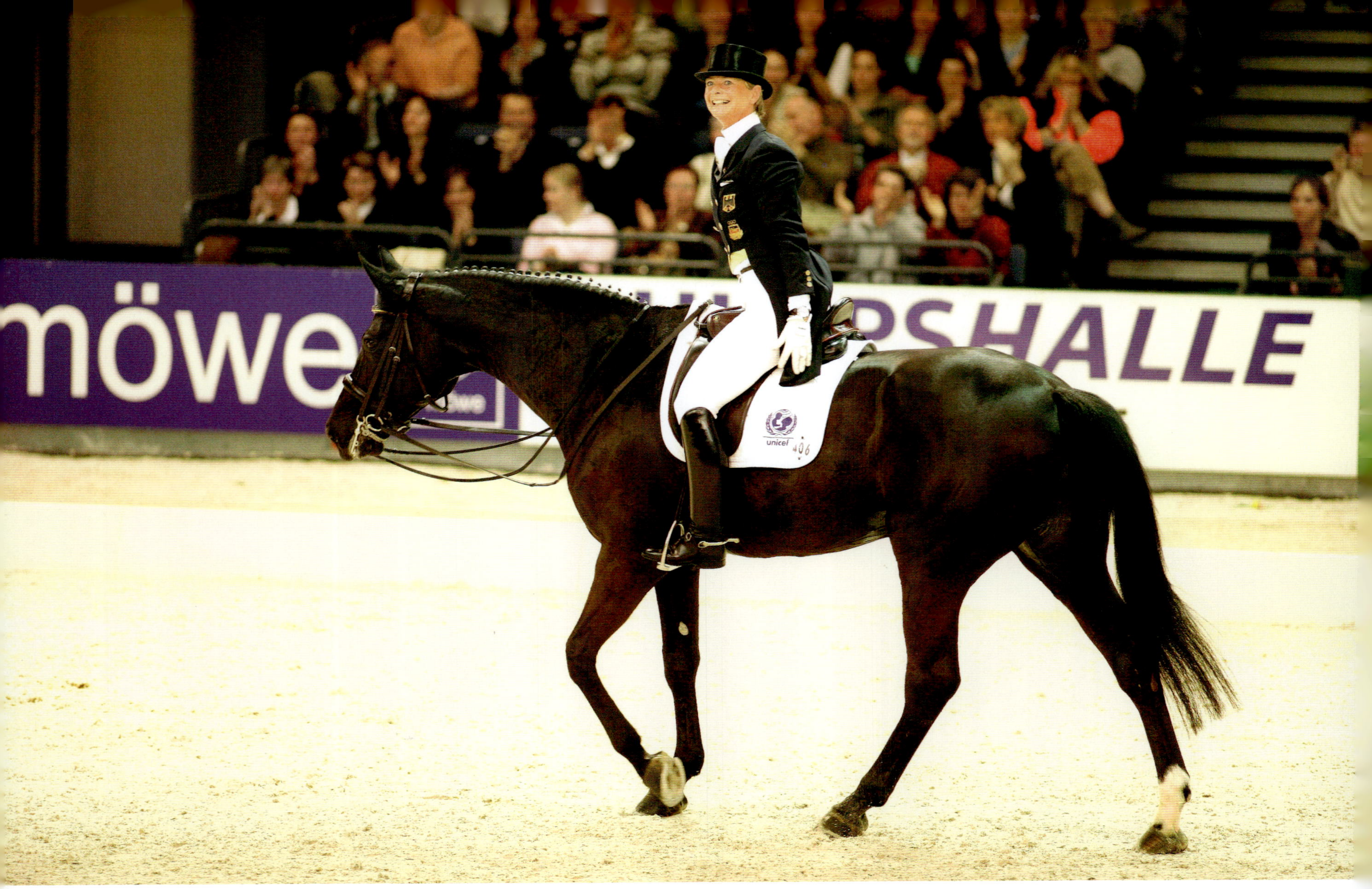

Nach der Anspannung und Versammlung im Dressurviereck folgt die Entspannung, die man im Falle des Pferdes daran erkennen kann, dass es sich streckt.

... immer taktvoll

Ob die Kinder auf dem Ponyhof reiten oder die Besten der Welt durchs Viereck schweben – von Anfang an wird allen dasselbe abverlangt: Ihre Pferde sollen losgelassen sein und taktrein gehen.

Jede Gangart hat ihren eigenen Takt. Der Schritt ist die langsamste Grundgangart, für die das Pferd am wenigsten Kraft braucht. Er ist ein Viertakt, d. h. alle vier Hufe fußen nacheinander ab. Der Trab ist ein Zweitakt. In diesem Ablauf bewegen sich die Beine diagonal nach vorne, gefolgt von einer Schwebephase, in der alle vier Hufe vom Boden abgehoben sind. Der Trab ermöglicht ein zügiges Tempo über längere Strecken, ohne das Pferd zu sehr zu ermüden. Die schnellste und anstrengendste Gangart ist der Galopp, der von den Vorfahren unserer heutigen Reitpferde vorwiegend auf der Flucht eingesetzt wurde. Er ist ein Dreitakt: Drei Beine sind erst am Boden, dann in der Luft und schließlich folgt die Schwebephase mit allen vier Beinen.

Im Dressursport werden Lektionen in allen Grundgangarten gefordert. Die natürlichen Bewegungen sollen zur Perfektion gebracht und harmonisch vorgeführt werden. Pferde sind Bewegungskünstler, aber unterschiedlich begabt. Der Reiter muss sein Pferd seinen Fähigkeiten entsprechend einsetzen. Durch optimale Hilfengebung wird ein Pferd so gymnastiziert, dass es sich körperlich gut entwickelt und fit bleibt. Fordern ist dabei im Sinne des Pferdes, denn sonst langweilt es sich. Überfordern allerdings schadet ihm nur.

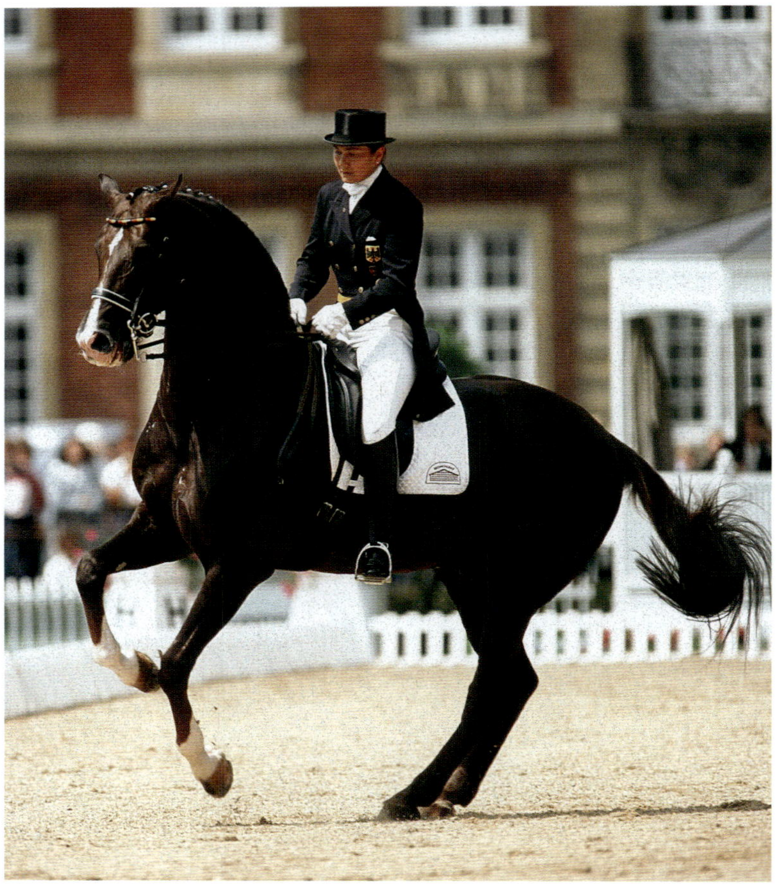

In der Pirouette darf der Schwung nicht verloren gehen. Hier dreht sich der legendäre Donnerhall im Galopp um die eigene Achse, die Hinterhand trägt die gesamte Last.

Die Kür der Dessur

Der letzte Tag eines großen Dressur-Championats steht unter dem Motto: mit Pferden tanzen. Zwei Tage lang haben die Zuschauer die Wettbewerbe Grand Prix und Grand Prix Special aufmerksam verfolgt. Im Hintergrund plätscherte dabei ein beliebiger Musikteppich wie im Supermarkt. Es fehlten nur noch die Durchsagen mit den Sonderangeboten von der Käsetheke.

Aber am Schlusstag, da werden alle entschädigt. Denn dann ist die Dressur nicht mehr allein ein Augen-, sondern auch ein Ohrenschmaus. Monatelang haben die Reiterinnen und Reiter ebensoviel Zeit in der Trainingshalle wie im Tonstudio verbracht, um die passende Musik zu ihrer Kür zu finden. Zuallererst muss die Choreografie zusammengestellt werden. Die Dressurreiter dürfen in Eigenregie die Reihenfolge der Pflichtlektionen und der Schwierigkeitsgrade auswählen und die Raumaufteilung frei gestalten.

Mit dem Ritt auf Video festgehalten, setzen sie sich anschließend mit einem Musikfachmann zusammen, um gemeinsam zu überlegen, was die Kür gut untermalen kann und wie Höhepunkte akustisch noch unterstützt und Schwächen gleichzeitig dezent überspielt werden können.

Ob Klassik oder Pop, das kommt ganz auf den persönlichen Geschmack an. Da die Reiter ihre Musik ja zahllose Male im Training und im Wettkampf hören müssen, ist es besser, wenn ihnen das, was sie da auswählen, auch gefällt. Natürlich sollte das ganze Arrangement auch gut zum Pferd passen – und im Idealfall sogar zu seinem Namen. Es wäre undenkbar gewesen, dass Isabell Werth die Kürmusik zu den Auftritten mit ihrem Modellathleten Gigolo je geändert hätte. Zumindest ein Lied im Rahmen des Gesamtarrangements war unerlässlich: „Just a Gigolo". Nadine Capellmann ritt mit dem Westfalen Farbenfroh zu ihrem größten Erfolg, dem WM-Titel 2002, nach einem Udo-Jürgens-Medley, und die Queen des Kürreitens, Anky van Grunsven, ließ für ihren Olympiasieger Salinero Chansons von Edith Piaf zusammenstellen. Beim Refrain ist die Reiterin selbst als Hintergrundsängerin zu hören.

Im Spitzensport werden die einzelnen Musikpassagen nicht von vorgefertigten CDs zusammengestückelt, sondern durchgehend arrangiert und manchmal sogar eigens von einem Orchester eingespielt. Dieses Musikvergnügen kann bis zu 10 000 Euro kosten. Amateur- und Freizeitreiter finden die kostengünstigen Alternativen auf den Verkaufsplatten großer Philharmonieorchester.

Das bislang beste Kürergebnis aller Zeiten erzielte die Niederländerin Anky van Grunsven. Ihren ersten Weltrekord ritt sie mit Bonfire bei den Olympischen Spielen von Sydney. Das Paar erhielt von den Richtern 86,05 % der Höchstnoten und sicherte sich damit die Goldmedaille vor Isabell Werth. Mit Salinero, Bonfires Nachfolger als Olympiasieger von Athen, steigerte sie 2005 beim Weltcup-Finale in Las Vegas die Bestmarke auf 87,725 %.

Die wunderlichste Kür aller Zeiten ritt dagegen Ulla Salzgeber bei den Olympischen Spielen von Sydney. Drei Minuten nach Beginn ihres Auftritts herrschte plötzlich totale Funkstille. Da der Wallach Rusty und seine Reiterin die Musik in- und auswendig kannten, ritten sie trotzdem taktsicher weiter – bis sie abgeläutet wurden. Der Grund für die Tonstörung: Die Reiterin hatte eine CD abgegeben, die zwar am Abend vorher beim Soundcheck noch einwandfrei war, tags drauf unerklärlicherweise mittendrin streikte. Nach langem Beratschlagen ordnete der Chefrichter Eric Lette an, dass Ulla Salzgeber am Ende des Wettbewerbs noch einmal reiten durfte, aber nur den Teil, den die Richter wegen der Panne noch nicht hatten werten können. Die für ihre Nervenstärke bekannte Ulla Salzgeber gewann trotz der unfreiwilligen Zigarettenpause noch Bronze.

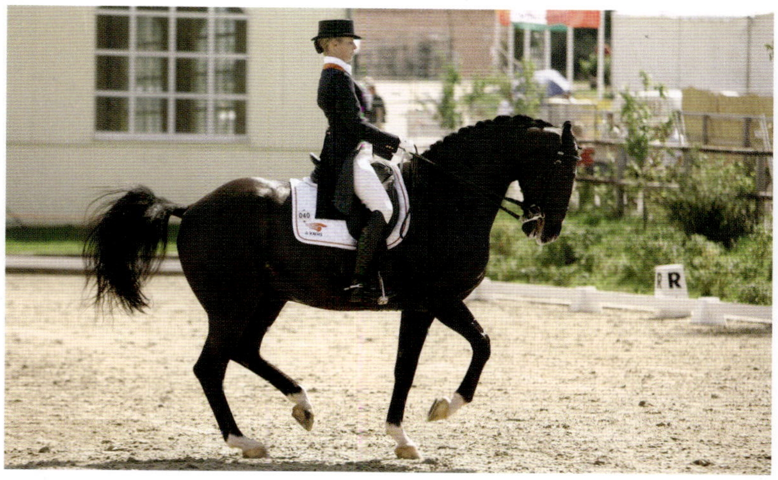

Die Piaffe, das diagonale Abfußen im Trab auf der Stelle, vollführt von Anky van Grunsven und Salinero, den Olympiasiegern von Athen.

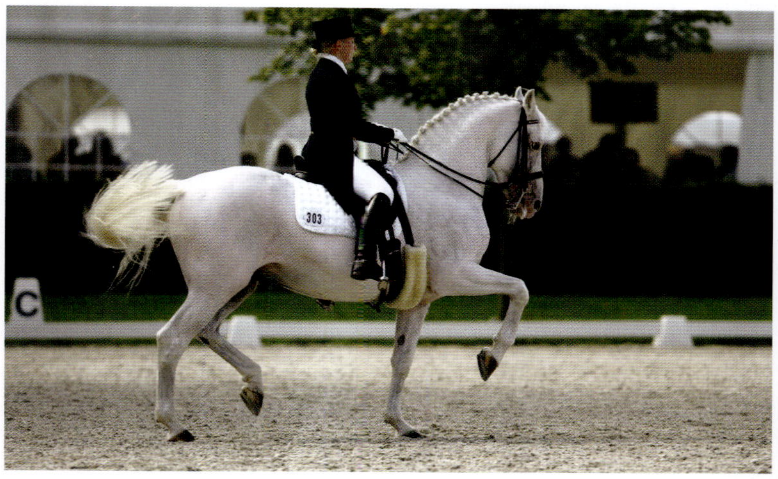

Perfektion in Vollendung: Die Passage, der erhabene Trab, bei dem das Pferd höchste Versammlung zeigt.

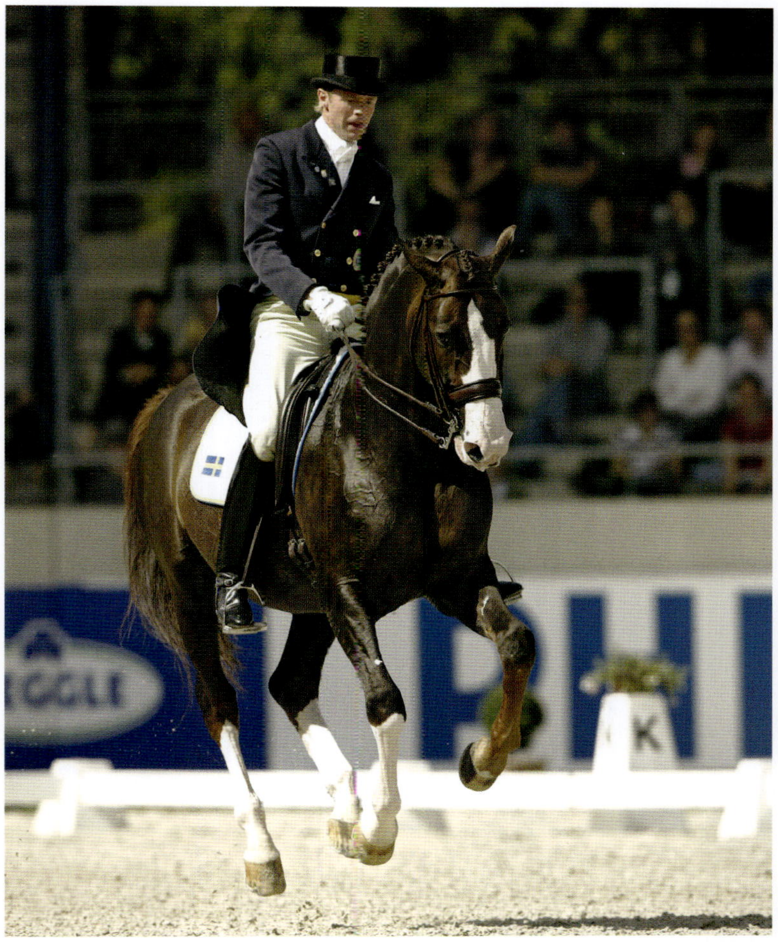

Fliegende Galoppwechsel gehören zu den Lektionen eines Grand Prix – der schwersten Prüfung. Das Pferd wechselt im Sprung von der linken auf die rechte Hand.

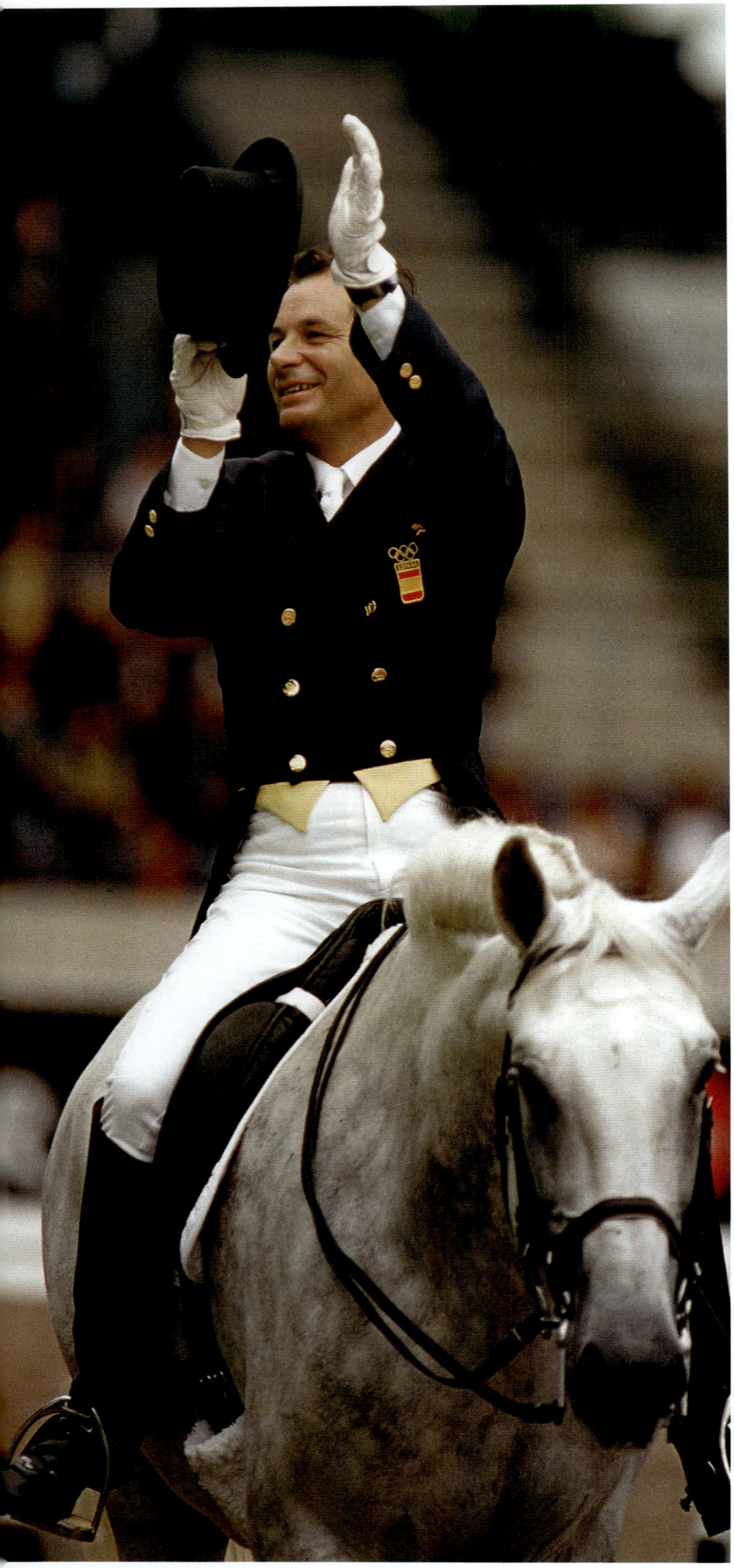

In Frack und Zylinder

Ein sonnengelbes Polohemd, dazu braune Reithose und Stiefel, auf dem Kopf eine Baseballkappe – das kann für eine Dressurreiterin oder einen Dressurreiter nur Freizeit- oder Trainingskleidung sein.

Im offiziellen Wettbewerb darf niemand ins Viereck einreiten, der nicht den Dresscode einhält. Tennisspieler müssen inzwischen nur noch in Wimbledon weiß tragen, das Dressurreglement dagegen verlangt von den Aktiven immer noch, überall klassisch in schwarz-weißer Kleidung an zu treten. In Leistungsprüfungen ab Sankt Georg ist ein schwarzer Frack vorgeschrieben, dazu eine weiße Reithose, schwarzer Zylinder und schwarze Stiefel. In den unteren Leistungsklassen sind dunkles Jackett und Zylinder Pflicht. Als alternative Kopfbedeckung darf allerdings auch Melone getragen werden.

An dieser Tradition wurde schon oft gerüttelt, aber alles, was dabei herauskam, ist, dass nun auch dunkelblaue Fräcke geduldet werden. Klassische Reitkunst und klassische Kleiderordnung gehören dann wohl doch zusammen – und das hat auch sein Gutes. Man denke nur an die bunt gekleideten Tennisspieler außerhalb Wimbledons ...

DER HUTMACHER

Ursprünglich ging es bei Kopfbedeckungen aller Art um Schutz und nicht um Schmuck. Doch schon die alten Griechen kannten den Hutmacher, denn wer wollte auf Dauer immer die schweren Helme aufsetzen? Vor allem im Mittelalter dann entwickelte sich die Kopfbedeckung zum Zeichen der Stände. Ab diesem Zeitpunkt wurden die Hutmacher immer kreativer und entdeckten unzählige Arten von Federn, um Hüte entsprechend zu dekorieren. Hüte wurden zu amtlichen Hoheitszeichen. Herzöge und Fürsten schmückten sich entsprechend sowie die Akademiker mit dem Doktorhut. Selbst der Papst weihte Hüte: hohe Hüte mit Goldschnüren und Seidenfutter für die Glaubenskrieger.

Im Zuge dieser Entwicklung kam es dann auch zur Kreation des Zylinders, der in Amerika entworfen und zunächst ausschließlich dort gefertigt wurde, bevor er schließlich seinen Weg über den großen Teich fand und auch in England und in Frankreich erschien. Der Legende nach wurde der erste Zylinderträger in England wegen Erregung öffentlichen Ärgernisses zu einer Geldstrafe verurteilt.

Trotzdem verbreitete sich die neue Kopfbedeckung weiter, z. B. nach Deutschland. Dort fanden die Großbürger gleich Gefallen an der Kopfbedeckung. Im 19. Jh. wurde es geradezu Mode für die Besserverdienenden, einen steifen Zylinder zu tragen, den Studenten und Arbeiter als „Angströhre“ verspotteten.

Gleichwohl errang der Zylinder in allen Ländern einen beträchtlich hohen gesellschaftlichen Rang: Ob Hochzeit oder Taufe, ob Empfang oder Beerdigung, der hohe schwarze Hut war quasi ungeschriebenes Gesetz. In vielen Fällen war er sogar ausdrücklich vorgeschrieben.

Dass die Reiter – egal ob Mann oder Frau – heute noch beim Dressurreiten einen flachen Zylinder tragen, soll das ganz Besondere an diesem Sport sichtbar machen.

An der Kleidung erkennt man den Könner! Nur wer das Dressurreiten mindestens auf Sankt-Georg-Niveau beherrscht, genießt das Privileg, im Wettbewerb den traditionellen Frack tragen zu dürfen

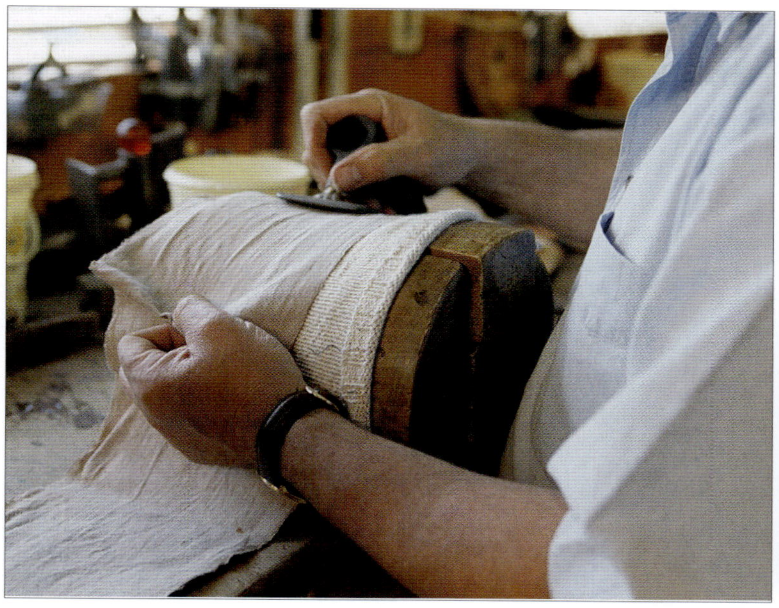

Die de Winters aus den Niederlanden sind die letzten Zylindermacher der Welt, die nach altem Verfahren Zylinder herstellen, und Dressurreiter aus aller Welt sind ihre Kunden. Am Anfang der Produktion wird imprägnierter Flanell auf eine Holzform aufgebügelt.

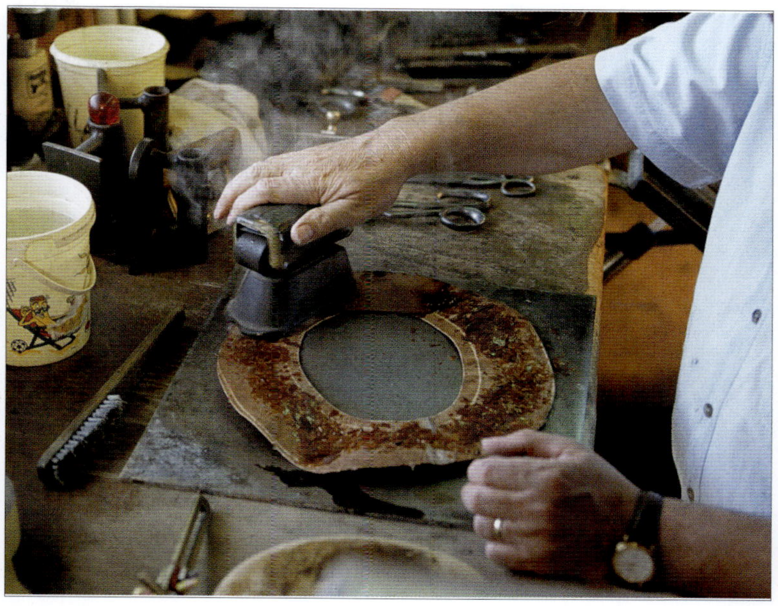

Da ein Zylinder verschiedenste Witterungsbedingungen aushalten muss, ist ein sorgfältiger Aufbau unerlässlich. Alle Teile werden mit purem Schellack bearbeitet, einer harzigen, aus Gummi gewonnen Lösung – hier die Krempe.

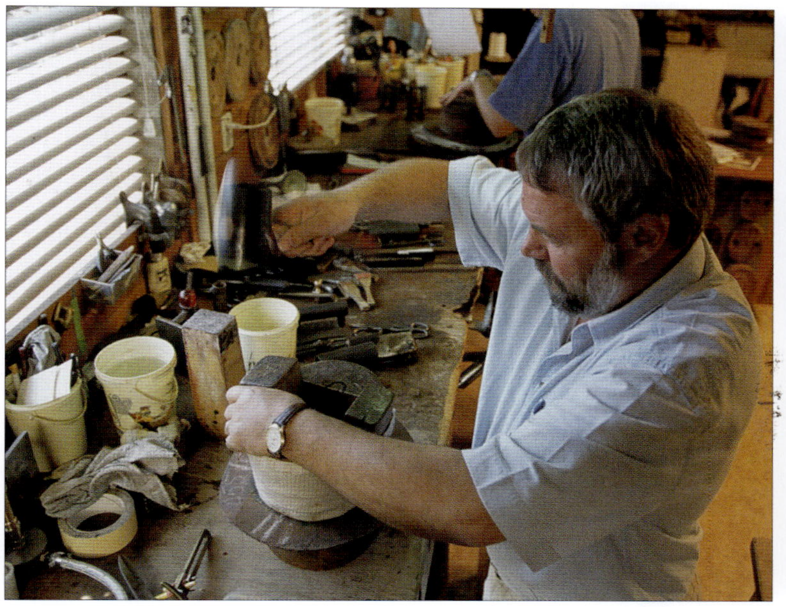

Nachdem die Krempe an den Unterbau montiert wurde, wird eine weitere Holzform in den Unterbau geschlagen. Das gibt die Stabilität, die zur Weiterverarbeitung unbedingt notwendig ist.

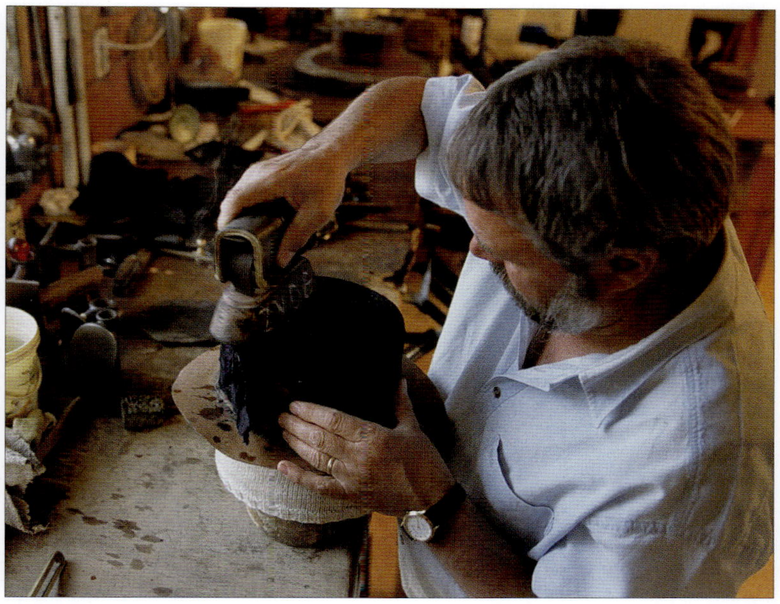

Anschließend wird zunächst der Unterbau des Zylinders bearbeitet: Der Hutmacher bügelt reine Naturseide auf.

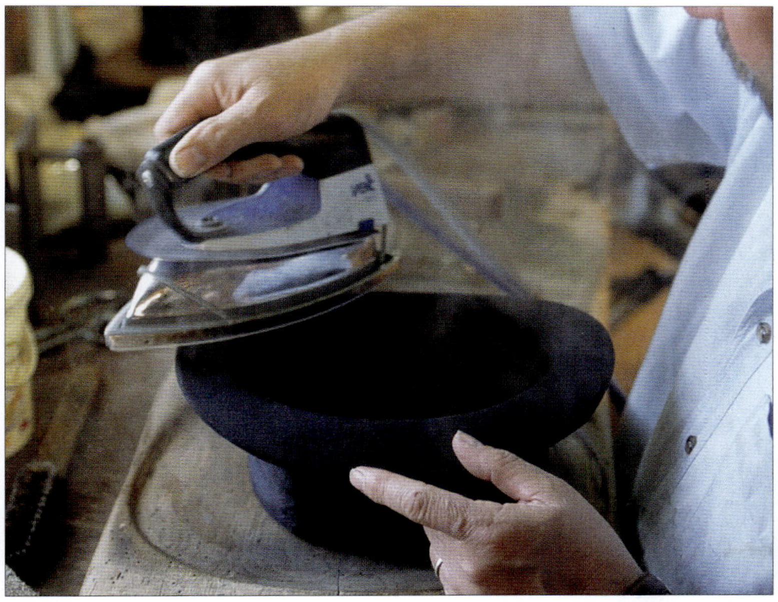

Dann wird der Seidenstoff mit großer Vorsicht und Sorgfalt auch auf die Krempe gebügelt. Dabei wird die Krempe gleichzeitig in Form gebracht.

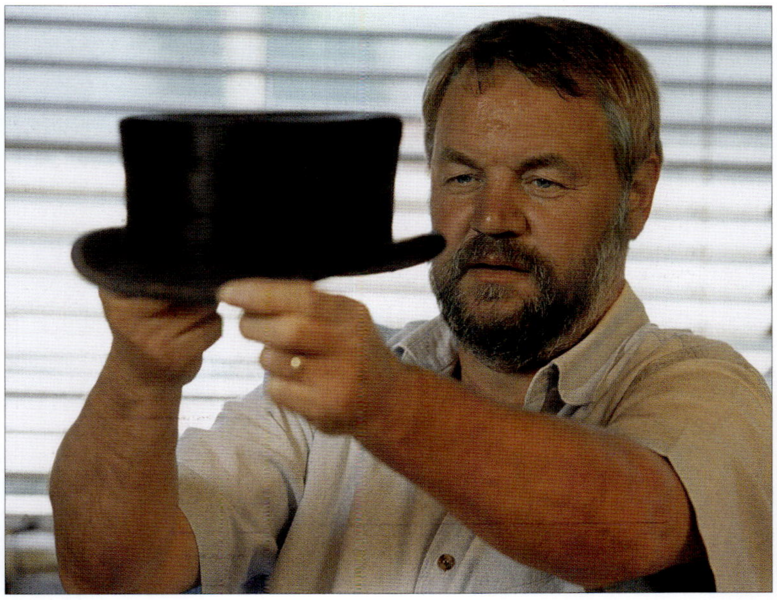

Der Meister prüft den fertigen Zylinder, der nach vierwöchiger Trocknung fertig ist – exakt abgestimmt auf die Maße des Auftraggebers. Der stolze Besitzer erwirbt mit seinem neuen Hut lebenslange Garantie und kostenlosen Reparaturservice.

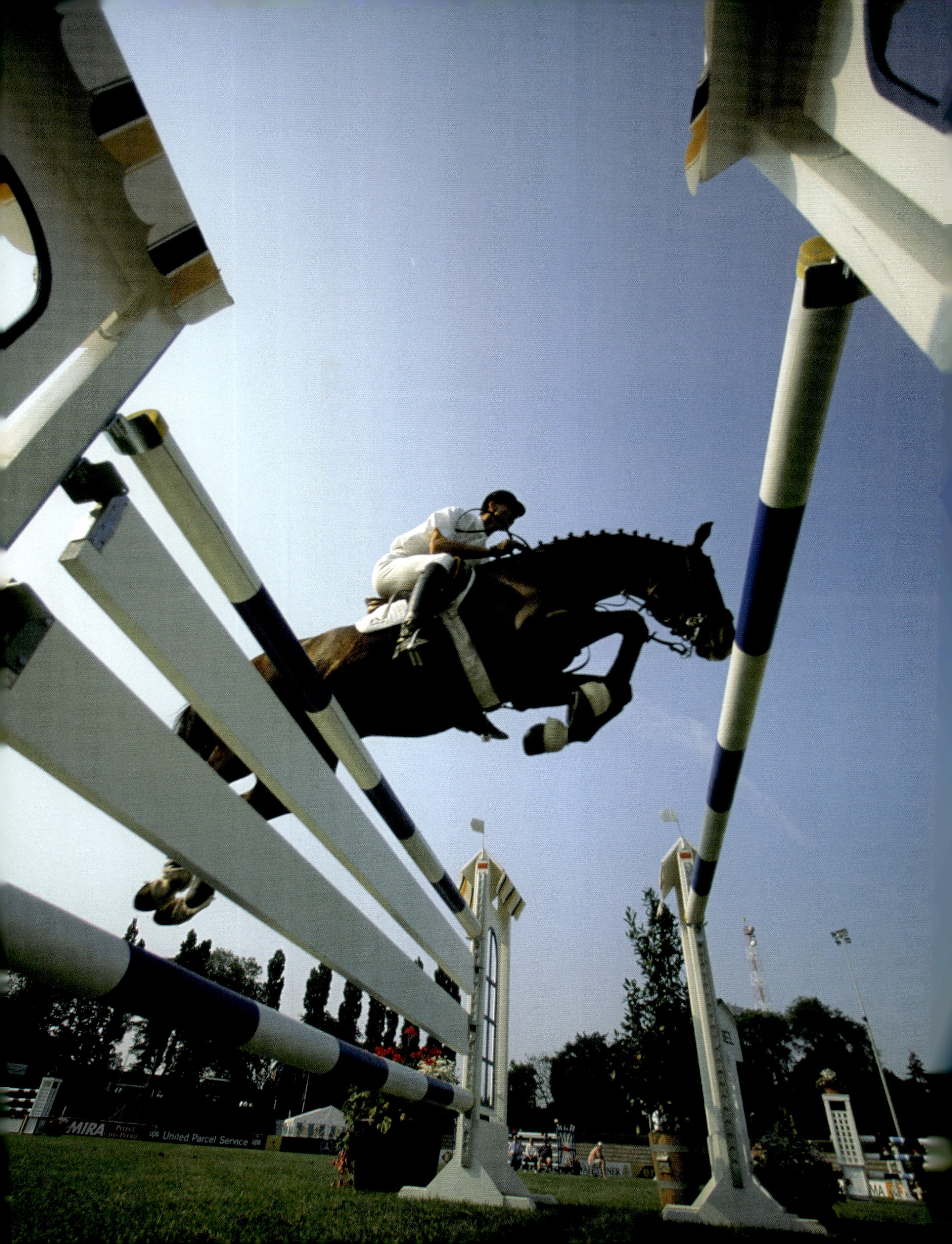
MIRA
United Parcel Service

Steil, hoch, weit

Großbritannien ist das Mutterland vieler Sportarten, z. B. von Fußball oder dem Galopprennsport, und auch der Springsport kam von der Insel. Der erste organisierte Wettbewerb über Oxer und andere Hindernisse wurde 1864 in Dublin ausgetragen. Die Jahreszahl zeigt, dass Springen im Vergleich zur Dressur noch eine relativ junges Genre im Pferdesport ist; in puncto Preisgeld hat es aber von allen die größte Entwicklung durchgemacht. In Dublin erhielt damals der Sieger im Springen über eine Steinmauer – Qualifikationshöhe 1,35 m – einen Pokal und eine Peitsche, zusammen gerade mal 15 Pfund wert. Heute konkurriert die Weltelite um Prämien von 250 000 Euro oder um einen Sportwagen als Sachpreis.

Von England aus sprang der Funke im wahrsten Sinne des Wortes über, und der Springsport entwickelte sich weltweit zur beliebtesten Disziplin des Pferdesports. Nicht nur die Gewinnsummen, sondern auch die hohen Besucherzahlen der großen Turniere sprechen dafür.

Zu Beginn beschränkten sich die Anforderungen auf wenige Sprünge, die entweder hoch oder weit waren. Das Ganze war mehr ein Test bezüglich der Tauglichkeit des Pferdes für die Jagd oder das Militär.

Ungelenker als die Pferde stellten sich zu Beginn die Reiter an. So wurde lange Zeit ein Sitz praktiziert, der überhaupt nicht zum Bewegungsablauf des Pferdes passte: Die Reiter lehnten sich mit geradem Oberkörper nach hinten und streckten die Beine nach vorne. Dadurch wurde das Pferd beim Sprung und bei der Landung gestört. Der italienische Rittmeister Federico Caprilli kam als Erster auf die Idee, den Rücken der Vierbeiner zu entlasten. Er hob sich über dem Sprung geschmeidig aus dem Sattel und verlagerte seinen Schwerpunkt nach vorn. Zusätzlich gewährte er durch feinfühlige Zügelführung dem Pferd mehr Halsfreiheit, dadurch konnte es sich selbst besser ausbalancieren. Caprilli war es dann auch, der 1902 den ersten überlieferten Weltrekord im Hochsprung mit 2,02 m aufstellte. Schon bald siegten auch andere Reiter, die seinen Stil übernahmen. Nur die Deutschen ließen sich zunächst nicht überzeugen, zogen aber später nach, weil der Erfolg ausblieb.

Ein Oxer stellt das Pferd gleich vor zwei Schwierigkeiten: Es muss hoch und weit springen. Der Abstand zwischen der vorderen und der hinteren Stange kann bis zu 2 m betragen.

Olympiasieger am grünen Tisch

Wenn Chroniken zu früh geschrieben werden, kann dies bedeuten, dass sie schon kurz nach dem Erscheinen überholt sind. Die Geschichte der Olympischen Reiterspiele von Athen 2004 ist leider ein treffendes Beispiel dafür. Erst im darauf folgenden Jahr standen die Olympiasieger im Springreiten endgültig fest. Der irische Goldmedaillengewinner Cian O'Connor war des Dopings an seinem Pferd Waterford Cristal überführt worden und akzeptierte schließlich die Disqualifikation durch den Weltverband. Somit rückte der Brasilianer Rodrigo Pessoa an seine Stelle und der Deutsche Marco Kutscher, der sich bis dato über seinen Zeitfehler im Finale hatte ärgern müssen, kam so doch noch in den Genuss einer Bronzemedaille.

Die endgültige Platzierung der Mannschaften wurde erst vor dem internationalen Sportgerichtshof (CAS) entschieden. Deutschland war in Athen Olympiasieger geworden, aber bei Goldfever, dem Hengst von Ludger Beerbaum, wurde ein unerlaubtes Medikament festgestellt. Obwohl es kein Dopingfall war, wurde es als Regelverstoß mit der Disqualifikation von Beerbaum geahndet, weshalb Deutschland auf den 3. Rang abrutschte. Gold ging damit an die Vereinigten Staaten von Amerika.

Am grünen Tisch verloren auch Bettina Hoy ihr Einzelgold und die deutsche Vielseitigkeitsreiter ihre Mannschaftsgoldmedaillen. Bettina Hoy hatte beim Abschlussspringen die Startlinie zu früh überquert, was zunächst nicht geahndet wurde, aber nach vielen juristischen Winkelzügen dazu führte, dass alle vier Reiter ihre eigentlich verdienten Medaillen per Post ans Internationale Olympische Komitee zurückschicken mussten.

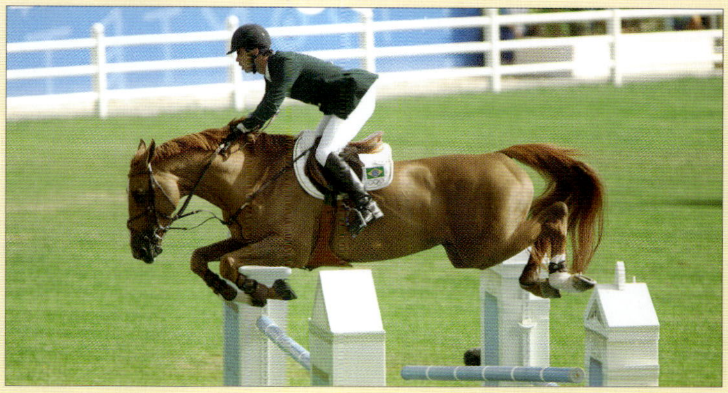

Rodrigo Pessoa war der lachende Dritte – oder besser Zweite bei den Olympischen Spielen in Athen. Er bekam am grünen Tisch Einzelgold zugesprochen.

Mächtigkeitsspringen

1900 bei den Olympischen Spielen in Paris wurden für den Hoch- und Weitsprung zu Pferde erst- und einmalig olympische Medaillen vergeben. Gold gab es für eine übersprungene Höhe von 1,85 m und eine Weite von 6,10 m.

Wie hoch oder weit kann ein Pferd mit Reiter überhaupt springen? Diese Frage beschäftigte in den darauf folgenden 50 Jahren viele Springreiter, und manch einer fand die Antwort im Selbstversuch. Der Franzose Capitaine Crousse überwand auf Conspirateur 1906 ebenfalls in Paris eine Höhe von 2,35 m. Osoppo und der italienische Rittmeister Antonio Gutierrez überflogen 1938 in Rom 2,44 m. 9 Jahre später setzte der Chilene Capitano Alberto Larraguibel Morales in Viña del Mar scheinbar endgültig Maßstäbe, als er 2,47 m auf seinem 15-jährigen Vollblüter Huaso überwand. Dieser Rekord steht bis heute und das wird wohl auch in Zukunft so bleiben, weil inzwischen längst nicht mehr über rampenartige Hochsprunghindernisse gesprungen wird.

Die Mauer wurde zur neuen Herausforderung, sie ragt steil empor und ist dadurch weitaus schwieriger zu überwinden, auch weil der Absprung genau taxiert werden muss. Willibert Mehlkopf hält hier den Weltrekord mit 2,30 m. 1985, beim Weltfest des Pferdesports, dem CHIO Aachen, gelang ihm mit seinem Pferd Wabbs dieser spektakuläre Sprung.

Mächtigkeitsspringen begeistern das Publikum, nicht zuletzt, weil die selten gewordenen Prüfungen viel Spannung und einen hohen Unterhaltungswert bieten. V. a. großrahmige Pferde, denen ein enger Springparcours nicht liegt, entwickeln sich dabei zu wahren Spezialisten.

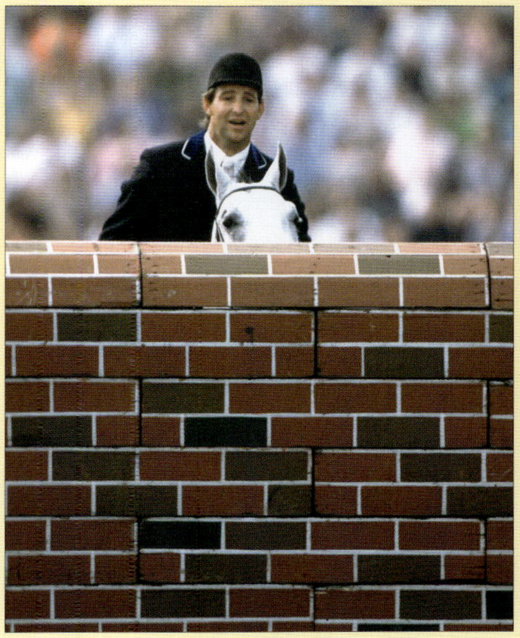

Den Absprung nicht verpassen

So wie der Dressursport wurde auch der Springsport 1912 in Stockholm olympisch. Der erste olympische Parcours hatte insgesamt 29 Sprünge, die maximal 1,40 m hoch und 4 m breit waren. Um in der vorgegebenen Zeit das Ziel zu erreichen, musste ein Tempo von mindestens 400 m/min eingehalten werden.

Das geforderte Grundtempo ist bis heute nicht höher geworden, dafür aber die Hindernisse – bis zu 20 Zentimeter. Außerdem mussten die Pferde früher feste, starre Hürden überwinden, die sich wie Häuser vor ihnen auftürmten. Die Auflagen waren fest und brachten ein höheres Sturz- und Verletzungsrisiko mit sich. Die Stangen liegen heute nur sehr leicht in der Halterung und lösen sich im Ernstfall schnell genug, falls ein Pferd damit kollidiert. Im Parcours des Einzelfinals von Athen 2004 standen im 2. Umlauf insgesamt 13 Sprünge, die fast schon zu leicht gebaut waren für die dortigen Windverhältnisse. Hindernis Nummer 11, das Gatter, konnte der Schwede Rolf-Göran Bengtsson mit Mac Kinley erst im dritten Versuch überspringen, weil es zuvor zweimal vor den Augen des Paars umgeweht wurde.

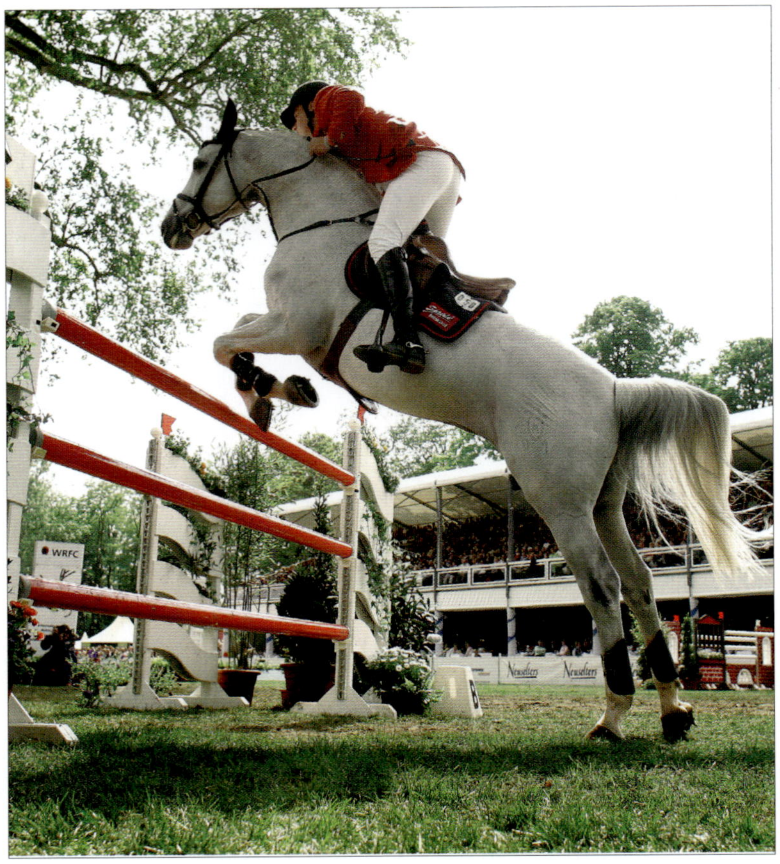

Akrobatik am Steilsprung. Cöster katapultiert sich fast senkrecht in die Höhe, um die Höhe von 1,60 m zu überwinden. Christian Ahlmann passt sich der Bewegung optimal an.

Bild unten: Ein Hingucker für Pferde - der Wassergraben! Damit die Hufe trocken bleiben, muss der Sprung das Paar mindestens 4 Meter weit tragen.

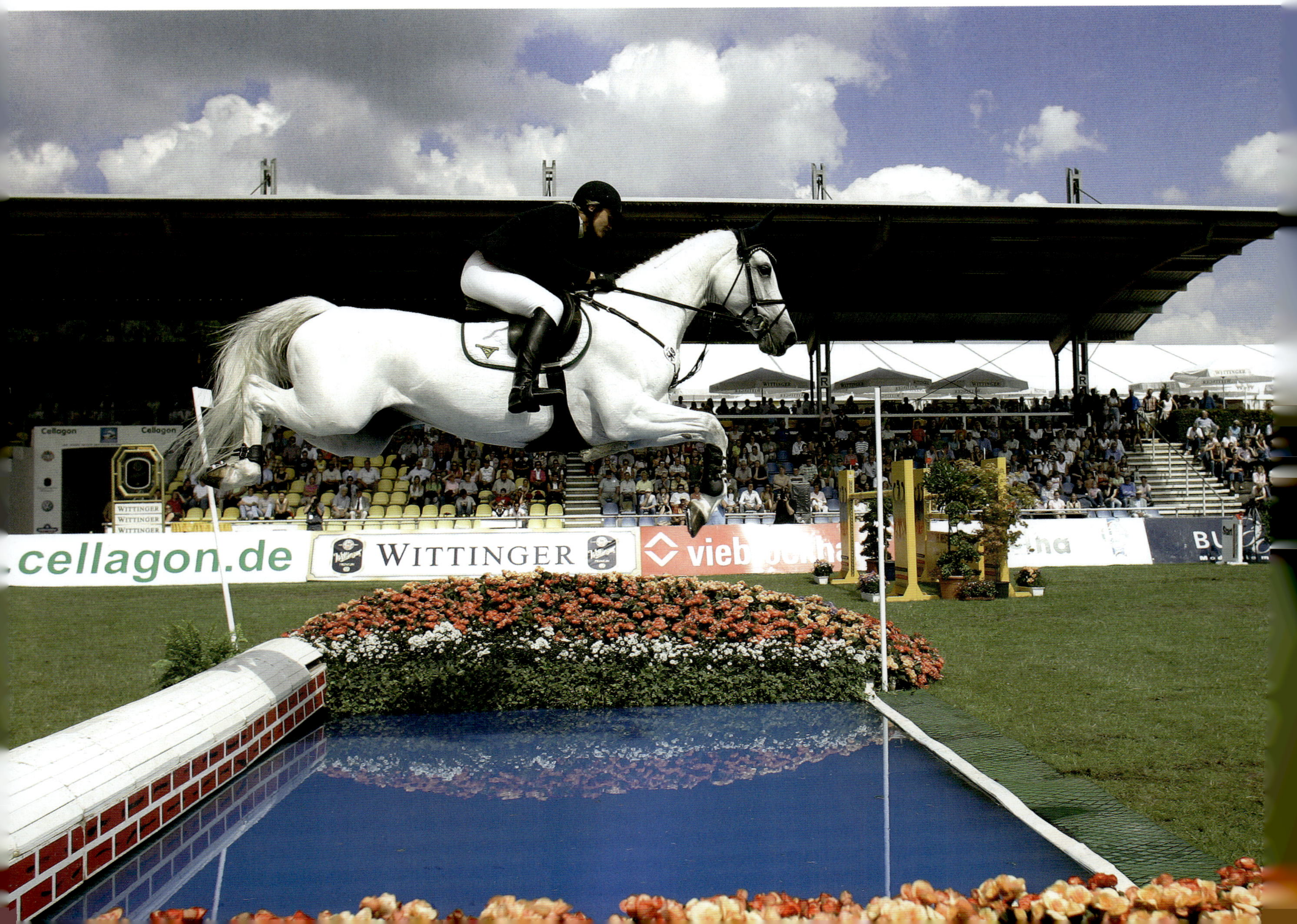

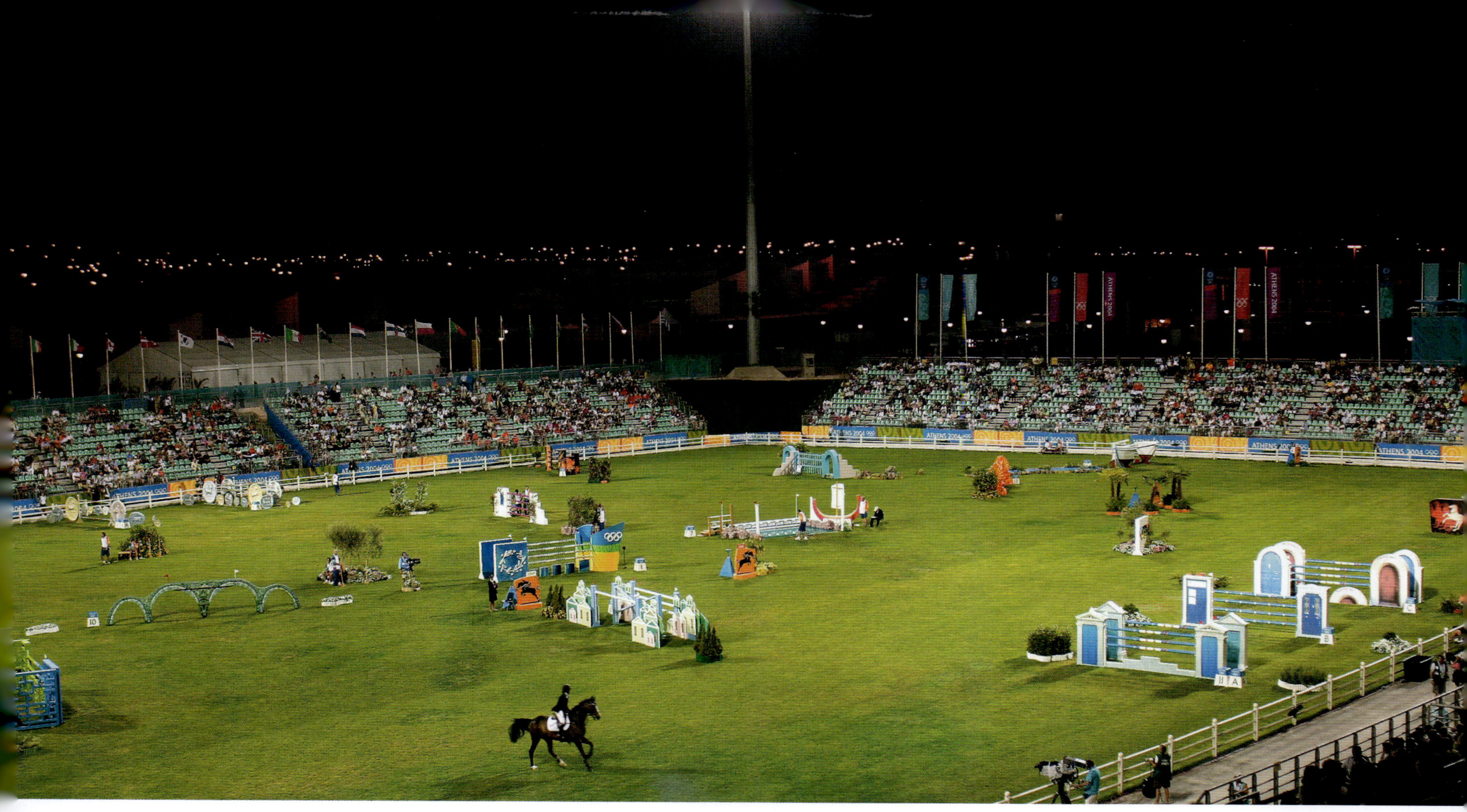

Der Parcours von Athen 2004 war gespickt mit 13 schweren Hindernissen. Sie wurden eigens für das Olympische Spektakel gebaut und zeigten typische griechische Motive.

Bild unten: Bestandene Mutprobe für Ludger Beerbaum und Champion de Lys. Den 3 m hohen Wall beim Hamburg Derby zu bezwingen, gelingt nicht vielen. Diese beiden konnten die traditionsreiche Prüfung bereits zweimal für sich entscheiden.

Der Charakter der Hindernisse ist in all den Jahren gleich geblieben. Es handelt sich noch immer um Gatter oder Planken als Steilsprünge, Oxer als Hochweitsprünge oder den Wassergraben als einfachen Weitsprung. Im modernen Parcours wird aber nicht nur das Sprungvermögen getestet, sondern auch die Rittigkeit der Pferde. So werden immer wieder Passagen eingebaut, bei denen die Pferde mit der normalen Galoppsprunglänge nicht hinkommen. Das sind dann die so genannten unpassenden Distanzen. Der Reiter muss seinem Pferd signalisieren, den Galoppsprung entweder zu verlängern oder zu verkürzen, um den richtigen Absprungpunkt vor dem Hindernis zu erwischen. Außerdem gibt es kaum noch gerade Wege zum Anreiten der Hindernisse. Meist kommen die Reiter nur auf gebogener Linie von einem Sprung zum nächsten.

Eine Dressur-Ausbildung ist für all das unerlässlich. Die Abstimmung zwischen Pferd und Reiter muss feinfühlig und präzise sein. Der Reiter handelt vorausschauend, denn er hat den ganzen Parcours im Kopf und denkt schon während eines Sprungs an den nächsten. Einfach ein schnelles Pferd zu haben, reicht nicht. Es muss wendig sein und mitdenken.

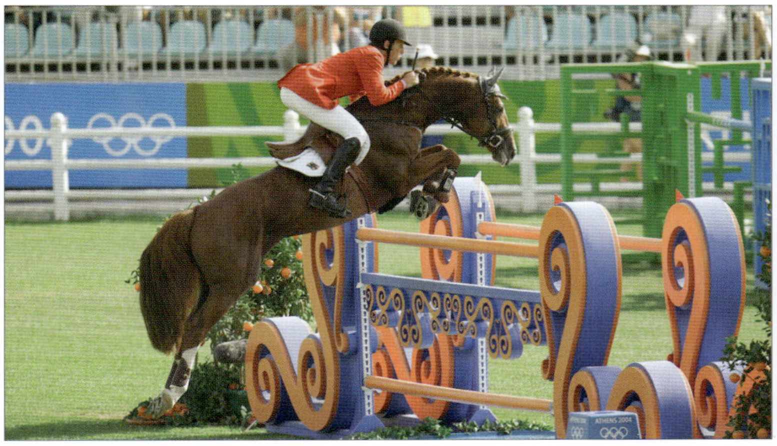

Ludger Beerbaum hat den Oxer mit erhöhtem Tempo angeritten, damit Goldfever genug Schwung entwickelt, um fehlerfrei über das breite Hindernis zu kommen.

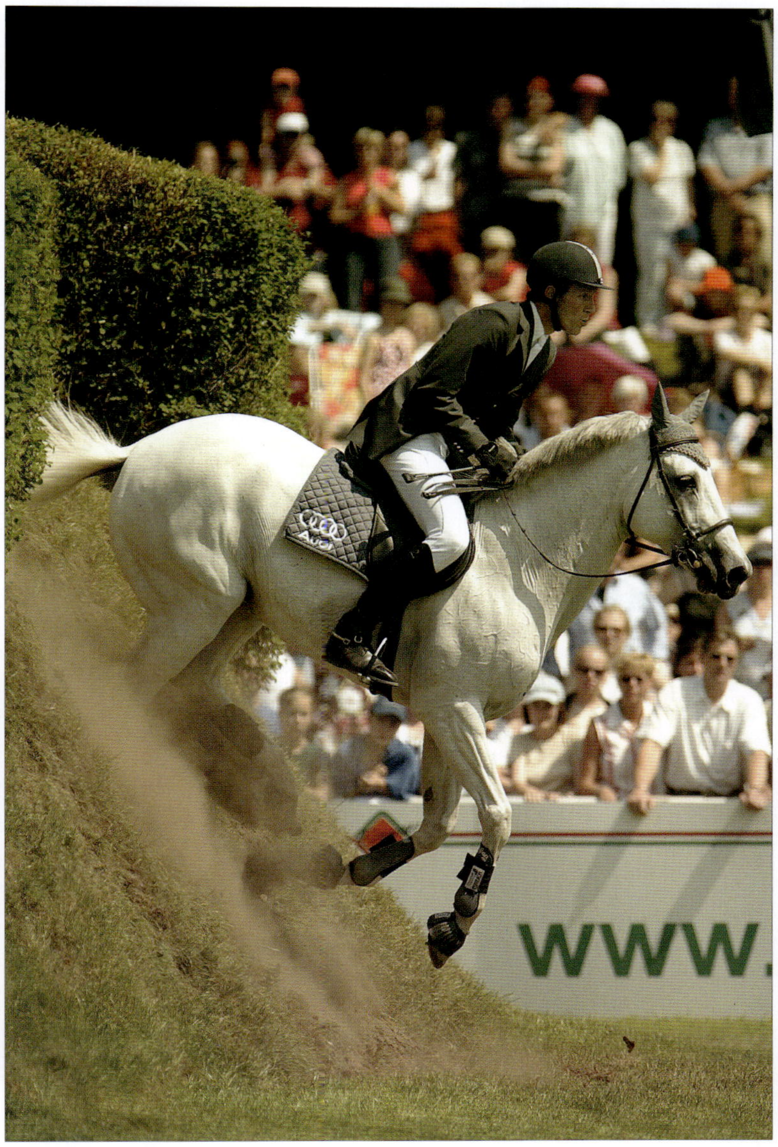

Die Überflieger

Wie heißt es so schön: Ein Reiter ohne Pferd ist nur ein Mensch, ein Pferd ohne Reiter ist immer noch ein Pferd. Keiner der Helden aus Vergangenheit oder Gegenwart wäre ohne seinen kongenialen Partner je zum Helden geworden, denn den vierbeinigen Mitstreitern sind mindestens 50 % des Erfolges zuzuschreiben. Bis sich ein wirklich ideales Paar findet, vergeht viel Zeit – und manche schaffen es nie. Überflieger werden jedenfalls nur die, bei denen alles stimmt.

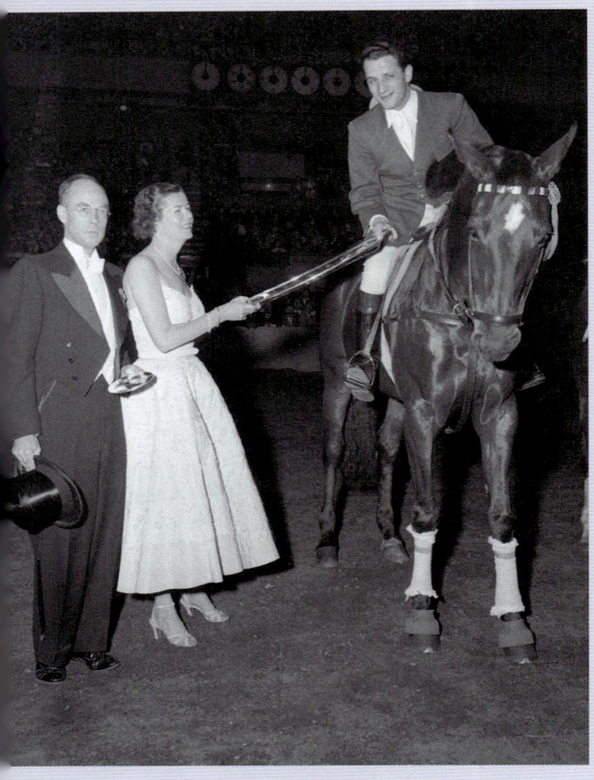

Die Helden der Nachkriegszeit: Hans Günter Winkler mit seiner berühmten Wunderstute Halla.

Hans Günter Winkler und Halla

Sie bekommt noch heute Fanpost: Halla, die Stute, die Hans Günter Winkler zu zwei Olympiasiegen und zwei Weltmeistertiteln trug. Diesem Paar ist es im Wesentlichen zu verdanken, dass es nach dem Krieg mit dem Springsport so schnell wieder aufwärts ging.

Halla stammte von einem Traber ab und war wahrlich keine Schönheit. Ihr Reiter nannte sie sogar „die Ziege" – was sich allerdings mehr auf ihren Charakter bezog, denn sanftmütig war sie nicht gerade. Dafür aber eine große Kämpferin, die geradezu intelligent ihre Aufgaben zu lösen wusste. Im Parcours war sie eine Spätberufene. Ihre Karriere begann als erfolgloses Rennpferd, das schließlich zum Hindernispferd umgeschult wurde. Auf Umwegen kam sie dann zu Hans Günter Winkler, der sich mit ihr erst zusammenraufen musste. Zitat: „Halla hatte nach eineinhalb Jahren intensiver Ausbildung begriffen, dass man nicht nur weit, sondern auch hoch springen kann."

Die Herzen aller Pferdefreunde eroberte Halla 1956 durch ihre Leistung bei den olympischen Reiterspielen in Stockholm. Hans Günter Winkler hatte sich im ersten Umlauf eine Leistenverletzung zugezogen. Vor dem zweiten und entscheidenden Durchgang musste er starke Schmerzmittel nehmen, um überhaupt noch starten zu können. Für Winkler stand die Einzelgoldmedaille und für Deutschland der Mannschaftssieg auf dem Spiel. Die sprunggewaltige Stute wurde von ihrem Reiter wie immer präzise und sicher zu den einzelnen Hindernissen im Parcours gesteuert, den Rest erledigte Halla aber quasi von selbst und rettete somit den Sieg.

Ob die Stute wirklich den Ernst der Lage erkannt hat, bleibt natürlich ungewiss, schmälert aber keinesfalls ihre Beliebtheit. Dieser Ritt machte sie unsterblich, und die Deutsche Reiterliche Vereinigung beschloss, dass der Name Halla nicht mehr verwendet werden darf.

Fritz Thiedemann und Meteor

Fritz Thiedemann und Meteor kannte früher jedes Kind, als die beiden 1956 und 1960 Mannschaftsolympiasieger wurden. „Der Dicke", wie Thiedemann den 13 Zentner schweren Wallach liebevoll nannte, war eine imposante Erscheinung, dem 40 Kilo weniger auch nicht geschadet hätten. Er starb 1966 im Alter von 23 – nicht an Übergewicht, sondern an Altersschwäche. „Verglichen mit den heutigen Sportpferden war mein Meteor ein Traktor ...", sagte Thiedemann 35 Jahre nach Meteors Tod. „Aber er ist immer angesprungen!"

Alwin Schockemöhle und Warwick Rex

Die gemeinsame Karriere der beiden war verhältnismäßig kurz, aber dafür intensiv und höchst erfolgreich. Der wahrlich große Braune – er hatte ein Stockmaß von 184 cm – kam 1974 zu Alwin Schockemöhle. Das Paar verstand sich von Anfang an ausgezeichnet und wurde schon im nächsten Jahr Europameister. Für Warwick Rex war kein Hindernis zu hoch, und er verfügte dazu noch über ein gutes Nervenkostüm.

Dank dieser Qualitäten wurden Pferd und Reiter 1976 Olympiasieger. Alwin Schockemöhle und Warwick Rex blieben als einzige von 49 Startern fehlerfrei in beiden Umläufen. Das war besonders beeindruckend, weil der Parcours äußerst schwer war. Es galt es u. a., einen fünf Meter breiten Wassergraben und fünf Oxer von 2 m Breite zu überwinden. Zu einer besonderen Herausforderung gestalteten sich überdies die Wetterbedingungen: Als die beiden als letzte Starter in das Stadion von Bromont einritten, zog ein Gewitter auf. Doch Blitz und Donner waren nur Begleiterscheinungen des furiosen und genialen Rittes.

Nur ein knappes Jahr später verabschiedete sich Alwin Schockemöhle, dessen Rückenbeschwerden unerträglich geworden waren, mit seinem Star von der Bühne des Sports.

Conrad Homfeld und Abdullah

Er war der smarte US-Boy, der mit einem deutschen Pferd Karriere machte. Conrad Homfelds größte Erfolge sind untrennbar mit dem großrahmigen, makellos weißen Trakehner-Hengst Abdullah verbunden.

Der Schimmel war schon 14 Jahre alt, als er zu Homfeld kam, und am Anfang erlebte der Reiter mit dem Trakehner so manches Desaster. Als er 1984 in Los Angeles überraschend

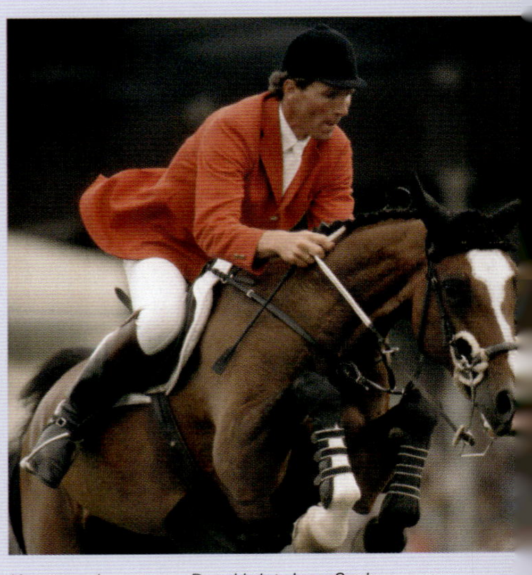

Kaum zu bremsen: Das Holsteiner Springwunder Classic Touch und ihr Reiter Ludger Beerbaum.

Olympisches Silber im Einzelwettbewerb und darüber hinaus Mannschaftsgold mit Abdullah gewann, erklärte Homfeld lakonisch: „Wir sind Freunde geworden."

Es folgten weitere Titel: Weltcup-Sieger 1985 sowie Mannschaftsweltmeister 1986 und Zweiter im Einzelspringen. Danach war die gemeinsame Zeit aber auch schon vorbei, und Abdullah wurde nur noch in der Zucht eingesetzt.

Mit keinem anderen Pferd kam Homfeld je wieder in die Nähe solcher Erfolge. Er ist schließlich Parcoursbauer geworden.

Ein Star auch ohne olympische Medaille: Milton unter seinem englischen Reiter John Whitaker.

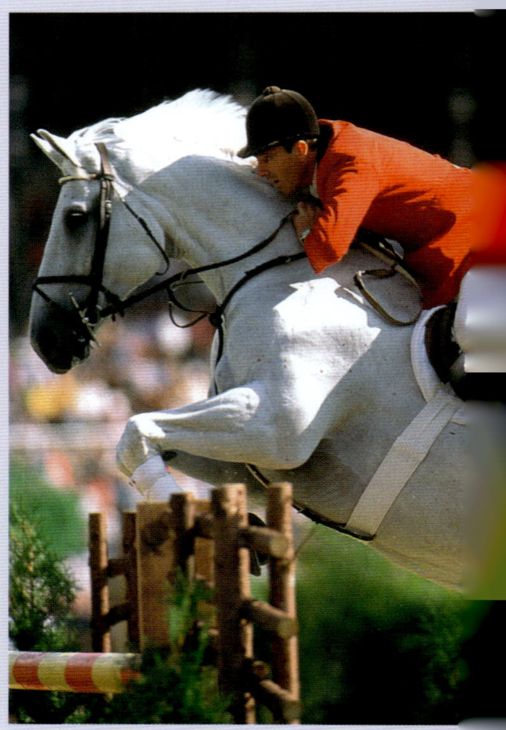

John Whitaker und Milton

John Whitaker und Milton – selten hat es ein schöneres Paar gegeben. Leider war diese glückliche zugleich auch eine tragische Verbindung: 1984 übernahm John Whitaker den Schimmel von der Familie Bradley, deren Tochter Caroline das Sprunggenie bis zu ihrem frühen Tod geritten hatte. Alles schien perfekt zu sein, denn John und Milton siegten, wann immer sie wollten.

1988 gab es folgerichtig nur einen Olympiafavoriten, den blütenweißen Milton. Aber seine Besitzer brachten es nicht über das Herz, ihn für die Spiele in Seoul zu melden, weil ihre Tochter Caroline einst vom englischen Verband zum Profi erklärt worden war und ihr ein Olympiastart untersagt geblieben war. Erst bei den Spielen in Barcelona 1992 konnten sich die Bradleys überwinden, Milton mit Whitaker starten zu lassen, doch da hatte der Wallach seinen sportlichen Zenit schon überschritten.

Franke Sloothaak und Weihaiwej

An diesem Paar kam 1994 bei der Weltmeisterschaft in Den Haag niemand vorbei: Erst sicherten sich Franke Sloothaak und Weihaiwej den Titel mit der Mannschaft und dann wurden sie – ganz selbstverständlich – auch noch Einzelweltmeister. Dabei war die bunte Fuchsstute mit den ungewöhnlichen blauen Augen nicht gerade einfach zu reiten, sie ließ sich gerne mal vom Umfeld ablenken. Manchmal fühlten sich Menschen sogar regelrecht von ihr beobachtet, wenn sie in der Halle an den unteren Rängen ganz nah vorbeigaloppierte und ihren Blick schweifen ließ.

Mit ihrer enormen Sprungbegabung machte sie aber so manchen Konzentrationsfehler wieder wett, und sie ging als Ausnahmepferd in die Geschichte ein.

Ludger Beerbaum und Classic Touch

Wenn Classic Touch jemals etwas Gravierendes im Wege gestanden hat, dann waren es nicht die Hindernisse, sondern ihr eigener Ehrgeiz. Die extrem temperamentvolle Stute brauchte in ihrem Sattel eher einen Bremser als einen Antreiber, der zudem sehr sensibel sein musste. Wer mit ihr auf einen Nenner kam, der konnte auf sie zählen; die anderen wurden regelrecht sitzen gelassen.

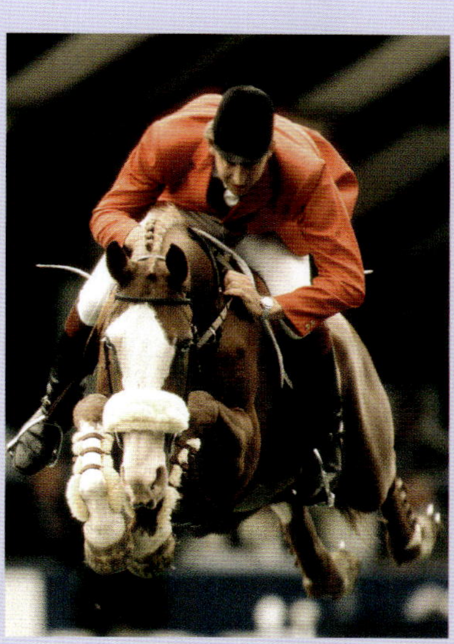

Eine blauäugige Weltmeisterin, die den Menschen im Gedächtnis bleiben wird: Weihaiwej mit Franke Sloothaak.

Am allerbesten verstand sich Ludger Beerbaum mit dem Springwunder aus der Holsteiner Zucht. Bei den Olympischen Spielen in Barcelona 1992 waren die beiden zwar verantwortlich für die relativ schlechte Platzierung der deutschen Mannschaft, es traf sie aber keine Schuld: Mitten im Parcours riss ein Riemen vom Zaumzeug, und Ludger Beerbaum musste bei voller Fahrt abspringen. Er wurde disqualifiziert, und Deutschland belegte nur den elften Rang. Doch das Einzelfinale wurde dann zu ihrem größten Tag: Als letztes Starterpaar sicherten sie sich die Goldmedaille, und auf der spontanen Ehrenrunde schien es so, als genössen alle beide ihren Triumph in vollen Zügen. Gleichzeitig war das der letzte große Erfolg für die beiden, denn schon vor den Olympischen Spielen hatte der Besitzer von Classic Touch verfügt, dass sie künftig von seinem Sohn geritten werden sollte.

Hugo Simon und E. T.

Dass Hugo Simon auf einem Außerirdischen unterwegs war, glaubt jeder, der das Paar schon mal in einem Stechparcours um den Sieg kämpfen sah. Volles Risiko, hohes Tempo und enge Wendungen, sprichwörtlich auf dem Bierdeckel gedreht und dabei noch Hochhäuser übersprungen – das waren die unnachahmlichen Stärken dieses Paares. 1998 siegten sie im Großen Preis von Aachen und heimsten die Rekordprämie von 1,5 Mio. Dollar ein.

E. T., das gewinnreichste Springpferd aller Zeiten, hatte eine besondere Vorliebe für Gummibärchen und Bananen, die er vorzugsweise aus der Hand seiner Pflegerin Margit in Empfang nahm. Weil ihre besondere Fürsorge nicht unerheblich zum Erfolg der beiden beigetragen hatte, schenkte ihr Hugo Simon E. T. nach seiner Verabschiedung aus dem Sport.

Meredith Michaels-Beerbaum und Shutterfly

Meredith Michaels-Beerbaum ist für ihren unerschrockenen, rasanten Reitstil bekannt – und das, obwohl die nur 1,63 m große Reiterin schon so manchen bösen Sturz erleben musste. Mit ihrem Hang zu außergewöhnlichen Pferden wurde sie nach ihrer Heirat mit Springreiter Markus Beerbaum deutsche Staatsbürgerin und Publikumsliebling auf allen Plätzen.

Zum ganz großen Höhenflug setzte die Amazone nach der Jahrtausendwende an. Mit dem temperamentvollen Braunen Shutterfly wurde sie Nummer 1 der Weltrangliste, Weltcupsiegerin, gewann zwei Mal die Riders Tour, die höchstdotierte Serie im Springsport, und 2005 den Großen Preis von Aachen.

Paul Schockemöhle hatte den Hannoveraner als großes Talent erkannt und an Meredith Michaels-Beerbaum vermittelt. Obwohl seine Mähne eigentlich immer ordentlich zur Seite fiel, hieß der Wallach damals noch Struwwelpeter; er wurde erst von Meredith Michaels-Beerbaum umbenannt, damit auch seine amerikanischen Besitzer eine Chance hatten, ihn beim Namen zu rufen. So wurde aus dem Nachwuchspferd Struwwelpeter der Weltklasseathlet Shutterfly.

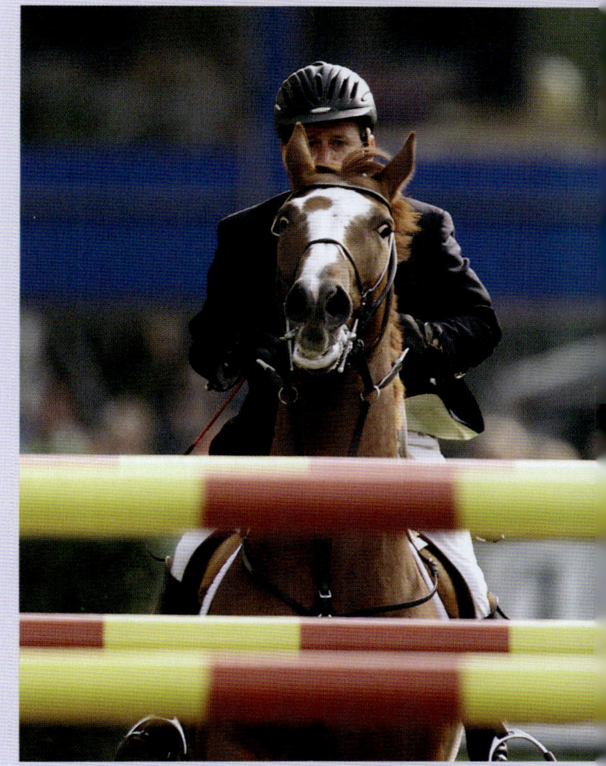

Bild oben: Der Pferdemillionär vom andern Stern, der noch dazu wild auf Gummibärchen war: E. T. unter Hugo Simon.

Bild unten: Neuer Name – neues Glück: Meredith Michaels-Beerbaum mit Shutterfly, ehemals Struwwelpeter.

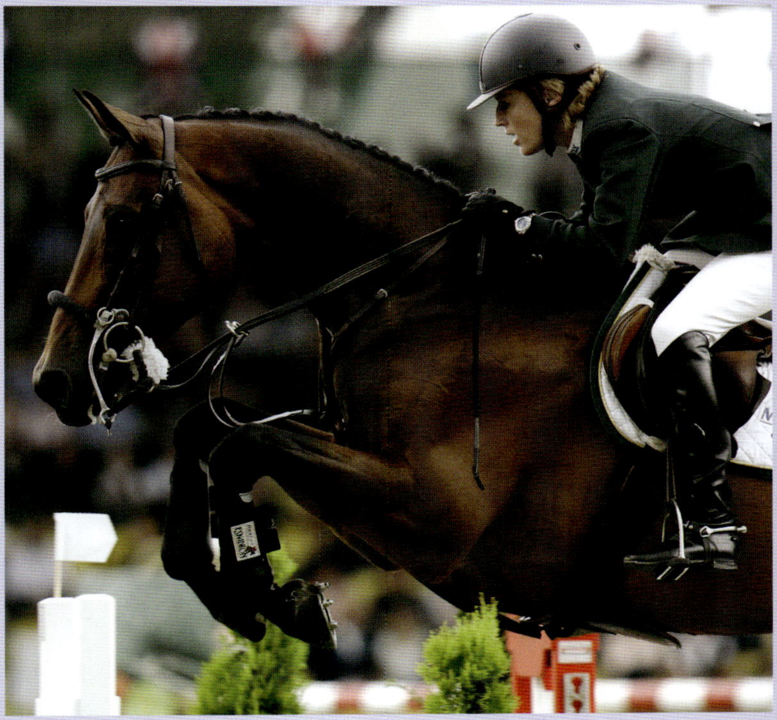

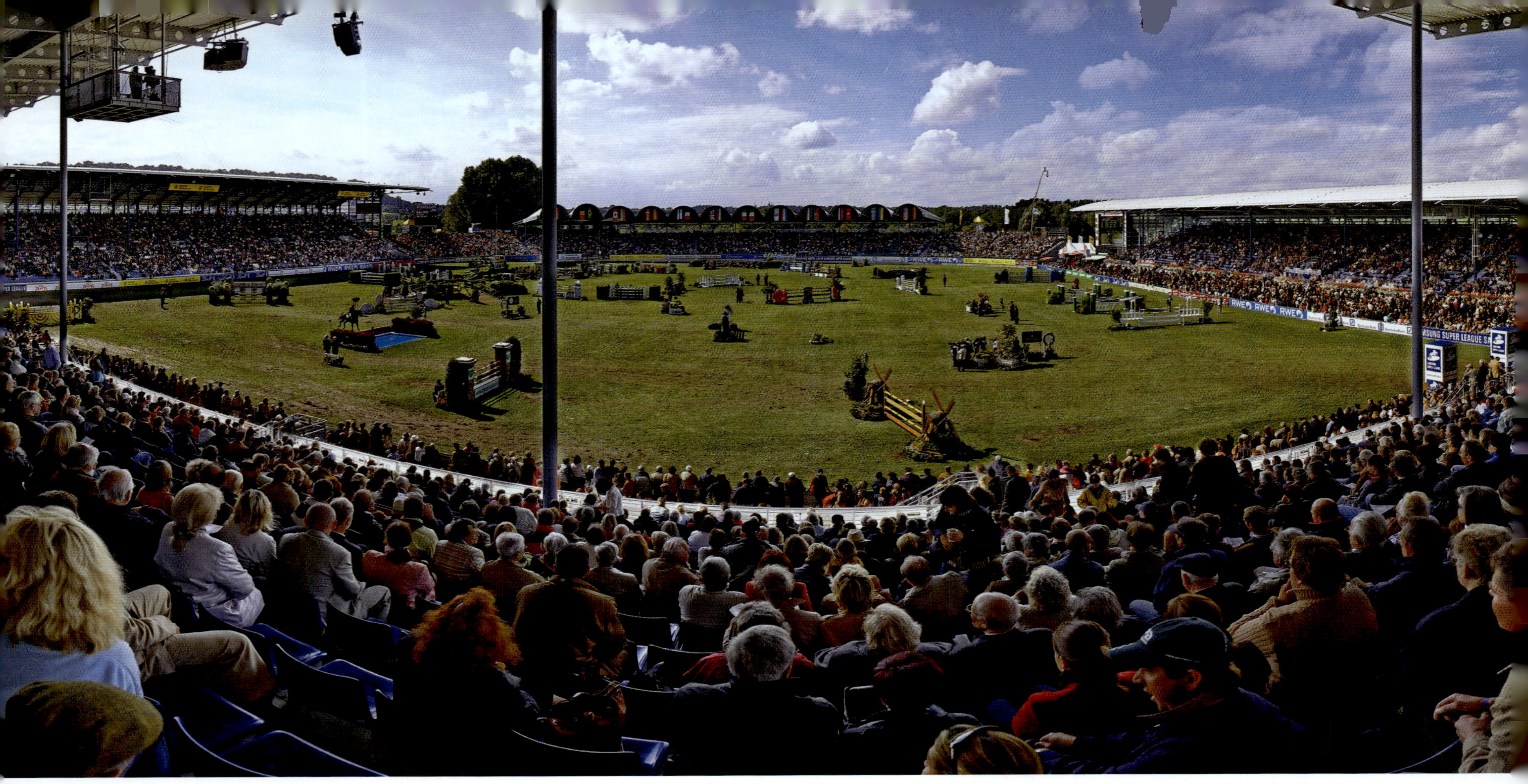

In Aachen präsentiert sich die modernste Reitsportarena der Welt, die jedes Jahr mehr als 300 000 Zuschauer anlockt. Reiter und Fahrer wählen den CHIO Aachen seit Jahren zum besten Turnier der Welt.

Das Weltfest des Pferdesports

Für die Reiter ist es das Wimbledon des Reitsports – nicht nur, weil hier auf Rasen geritten wird, sondern vielmehr, weil ein Sieg beim CHIO im Großen Preis von Aachen genauso bedeutend ist wie der Gewinn eines Tennis Grand Slam Turniers. CHIO steht für *Concours Hippique International Officiel* und damit für das weltweit einzige Turnier, bei dem in den drei Disziplinen Fahren, Springreiten und Dressur ein Nationenpreis ausgetragen wird. Der sportliche Stellenwert steht dem einer Weltmeisterschaft in nichts nach, denn wer in Aachen startet, der gehört zur Elite. Rund 400 Pferde von 150 Reitern und Fahrern aus über 24 Nationen kämpfen um das Preisgeld von 1,4 Mio. Euro. Damit ist der CHIO Aachen auch das höchstdotierte Reitturnier der Welt.

Die sechs Turniertage auf die Beine zu stellen, erfordert neben dem Gesamtbudget von 9,2 Mio. Euro die Mitarbeit von rund 900 ehrenamtlichen Mitarbeitern. Der Aachen-Laurensberger Rennverein e. V. als Ausrichter des CHIO ist stolz auf seine über 100-jährige Tradition: Bereits 1924 organisierten die Gründerväter das erste Reit- und Fahrturnier. Ein Jahr später, am 1. August, wurde es auf dem jetzigen Gelände etabliert, das damals schon so großzügig angelegt wurde, wie es sich noch heute präsentiert: Allein das Springstadion ist so groß wie zwei Fußballfelder. Die erste Tribüne fasste ursprünglich 1000 Zuschauer sowie Fernsprechanlagen für die Journalisten, und obwohl es beim ersten Turnier in Strömen goss, ließen sich 20 000 neugierige Besucher nicht davon abhalten, die damals besten deutschen Reiter zu feiern.

Heute finden insgesamt 52 000 Besucher Platz auf der modernsten Reitsportanlage der Welt, die genau wie Wimbledon nur einmal im Jahr genutzt wird. Aber gerade das macht die Exklusivität des Turniers aus, das alljährlich auch von Prominenten aus Adel, Wirtschaft, Politik und Kultur besucht wird – manche davon inkognito. So schlich sich 2005 US-Regisseur Steven Spielberg heimlich auf die Tribüne des Dressurstadions, um die Kür zu verfolgen.

Die Begeisterung des Aachener Publikums ist seit Anbeginn ungebrochen, egal wie das Wetter ist, und um bei diesem Volksfest hautnah dabei zu seien, werden auch Opfer gebracht. Zum Beispiel von den Hindernisrichtern, die sich zum Verein „Die Pferdeschwänze" zusammengeschlossen haben und selbstverständlich für die Tage in Aachen Urlaub nehmen. Der Schlusstag mit den Abschied der Nationen ist grundsätzlich schon ein Jahr im Voraus komplett ausverkauft, und die heiß begehrten Tribünenkarten werden sogar von Generation zu Generation weiter vererbt.

Der jährlich stattfindende CHIO, das Weltfest des Pferdesports, konnte nur durch eines übertroffen werden: Durch eine Weltmeisterschaft in Aachen – die im August 2006 stattfinden wird. Insgesamt gab es hier schon vier Weltmeisterschaften im Springen und eine in der Dressur, dabei wurde Hans Günter Winkler 1955 Weltmeister im eigenen Lande, ebenso Gerd Wiltfang 1978. Die Titelkämpfe 2006 eröffnen aber eine neue Dimension, denn sie findet in sieben verschiedenen Disziplinen statt. Zwei Wochen wird das Ereignis dauern und es werden eine halbe Million Besucher erwartet.

Karl der Große

Ihm verdankt Aachen den Beinamen Kaiser- und Badestadt – und vielleicht auch die besondere Beziehung zum Pferd.

Die Geschichtsschreiber können sicher belegen, dass Karl I. am 24. Dezember 800 von Papst Leo III. in Rom zum Kaiser gekrönt wurde. Die Geschichte hingegen, sein Pferd habe bei der Jagd die verschütteten heißen Quellen mit dem Huf frei gescharrt und somit den Anlass für die Gründung der Stadt Aachen herbeigeführt, entspringt wohl eher einer Legende. Denn den Badeort Aachen *(Aquis)* mit seinen heißen Quellen wussten schon römische Legionen im 8. Jh. sehr zu schätzen.

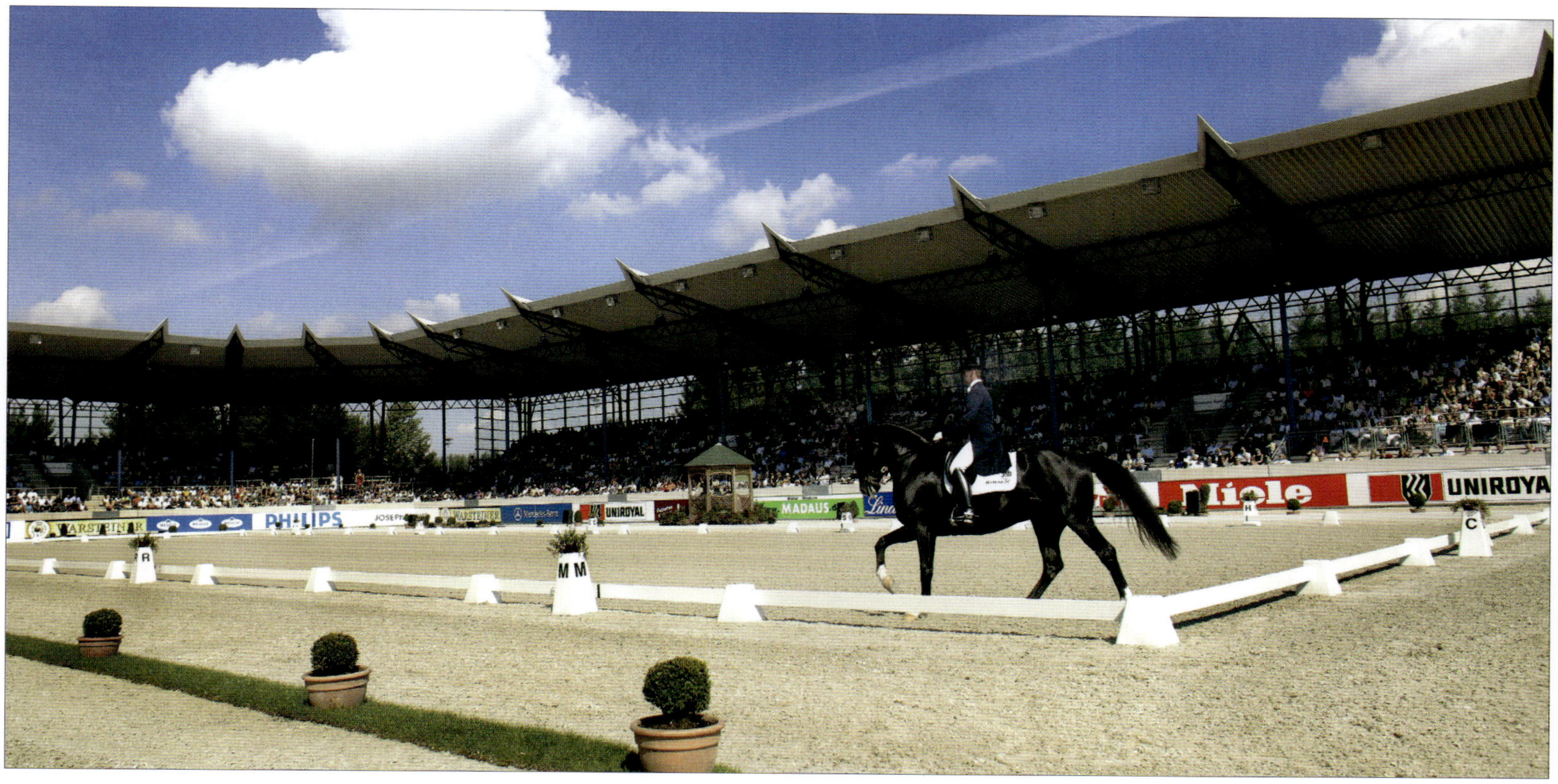

Bild oben: Oft wird die Dressur etwas stiefmütterlich behandelt. Nicht so in Aachen, dort ist das Dressurstadion ähnlich imposant wie das Springstadion. Die überdachten Tribünen bieten Platz für 5100 Zuschauer.

Bild unten: Kollektives Winken mit einem Meer von weißen Taschentüchern beim Abschied der Nationen, dem traditionellen Schlusspunkt einer erlebnisreichen Turnierwoche in Aachen.

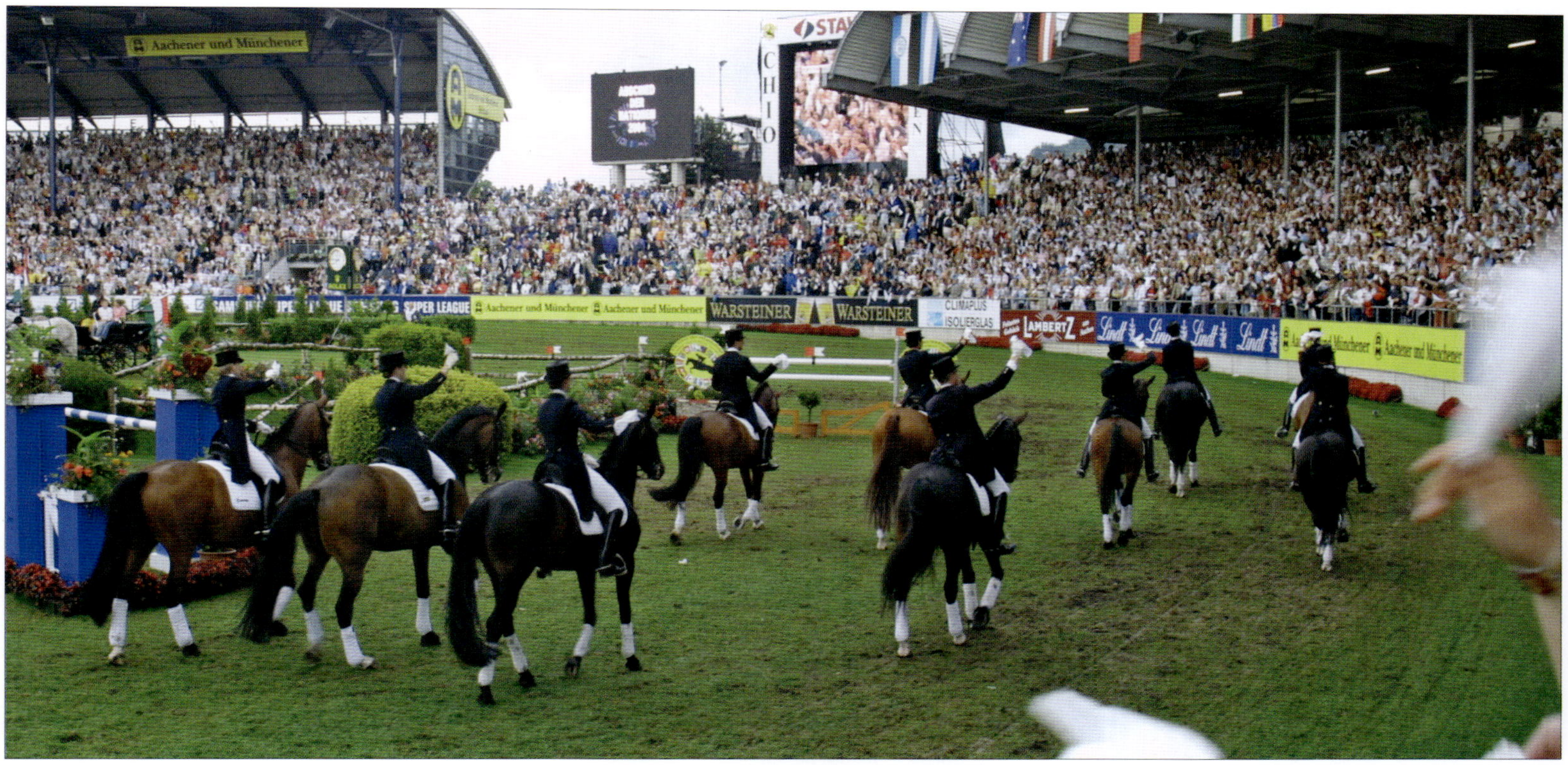

Abschied der Nationen

Was auf den ersten Blick aussieht wie ein groß angelegtes Treffen von verschnupften Hausstauballergikern, entpuppt sich bei genauerer Betrachtung als eine feierliche Zeremonie, bei der Taktsicherheit und Ausdauer gefragt sind. Und nicht zu vergessen: Ein weißes Taschentuch, mit dem den einreitenden Athleten kräftig gewunken wird – und die winken zurück.

Der so genannte Abschied der Nationen ist der traditionelle Schlusspunkt der Aachener Turnierwoche, den weder Reiter noch Zuschauer verpassen wollen.

Dieser schöne Brauch war 1953 auf Anregung des Rechtsanwalts Dr. Kurt Sonani entstanden und hat sich über die Jahre zu einem Wechselspiel zwischen Publikum und Aktiven entwickelt. Die Zuschauer bedanken sich für eine Woche großartigen Sport, der ihnen von Reitern und Pferden aller Nationen geboten wurde, und die Reiter danken ihrerseits den Zuschauern für die überwältigende Unterstützung, die sie während des Turniers bekommen haben.

Für jede Nation wird beim Einreiten kurz die Hymne angespielt. Nachdem die Deutschen – als Gastgeber zuletzt – eingeritten sind, erklingt das alte Volkslied „Muss i denn", und das weite Rund des Stadions verwandelt sich in ein Meer von weißen Taschentüchern. Da das Lied in einer Endlosschleife so lange gespielt wird, bis alle Reiter den heiligen Rasen wieder verlassen haben, sind am Ende alle Arme lahm, und heimlich ist so manches Tränchen geflossen. Und wer einmal dabei gewesen ist, der wird alles daran setzen, auch im nächsten Jahr wieder dabei zu sein.

Die Alleskönner

Nicht ganz zu Unrecht wird sie die „Krone der Reiterei“ genannt – die Vielseitigkeit. Gleichzeitig ist diese Disziplin aber auch der Zankapfel der Reiterei. Die Kritik der Tierschützer an diesem harten Sport ist nie ganz verstummt, auch wenn schon vieles für die Pferde und für faire Anforderungen getan wurde.

Früher wurde die Vielseitigkeit nur „Military“ genannt und verrät damit ihren Ursprung. Noch stärker als Springen und Dressur wurde diese Disziplin von der Kavallerie beeinflusst, ursprünglich handelte es sich dabei schlicht um eine Leistungsprüfung für Armeepferde. Leider bedurfte es aber vieler Jahrzehnte und etlicher toter Pferde, um eine akzeptable Wettkampfform zu finden. So führte man 1892 einen der ersten überlieferten Militarywettkämpfe als Distanzritt über sage und schreibe 600 km durch. Das Siegerpferd und das Zweitplatzierte starben später an Erschöpfung.

Früher als zu vermuten wäre, fassten auch Frauen in diesem Offiziersport Fuß. Irmgard von Opel gewann bereits 1932 eine internationale Military in Wien. Aus Deutschland kamen und kommen noch immer starke Reiterinnen, so die Europameisterin Bettina Hoy oder Ingrid Klimke. In Großbritannien hatte sich Princess Anne an der Seite ihres damaligen Mannes in die Weltspitze vorgearbeitet und wurde 1971 Europameisterin. Ihre Tochter schaffte es 2005.

Die meisten Vielseitigkeitsreiter bevorzugen einen ganz bestimmten Pferdetypus: den Vollblüter. Er ist schnell, mutig, zäh und ausdauernd genug für den dreitägigen Wettbewerb. Dank derselben Eigenschaften sind auch die Trakehner stark gefragt.

3-DAY-EVENT

Der erste Prüfungstag beginnt mit einer Dressur auf M-Niveau. Im Viereck werden Lektionen in den Grundgangarten mit vielen Tempowechseln und u. a. Trabtraversalen verlangt.

Am zweiten Tag geht es dann aufs Ganze, und wer nicht hundertprozentig fit ist, läuft Gefahr, das Ziel nicht zu erreichen. Nach vielen schlimmen Jahren mit Todesfällen und katastrophalen Stürzen ist auf Druck des Internationalen Olympischen Komitees der Wettbewerb so entschärft worden, dass auch schwächere Reiter und Pferde heil durchkommen können. In Athen 2004 fielen erstmals die Rennbahn und die Wegestrecken weg, die früher zu absolvieren war, bevor die Pferde auf die Querfeldeinetappe starteten. Diesmal gingen also alle Teilnehmer mit frischen und vollen Kräften auf den 5,7 km langen Abschnitt (früher 7 km), auf dem sich trotz der entschärften Bedingungen ein Pferd so schwer verletzte, dass es nicht mehr zu retten war.

Der große Reiz, die besondere Schwierigkeit, aber auch die Tücke der Querfeldeinstrecke liegt darin, dass die Hindernisse fest sind, d. h., sie fallen auf Druck nicht aus einer Halterung oder Auflage. Verschätzen sich Pferd oder Reiter, kann es zu schmerzhaften Rumplern kommen oder im schlimmsten Fall zu Stürzen.

Besonders spektakulär sehen die Wasserhindernisse aus, sie sind aber meistens nicht die gefährlichsten. Bei besonders schwierigen Hindernissen wird mittlerweile eine Alternative angeboten; sie zu

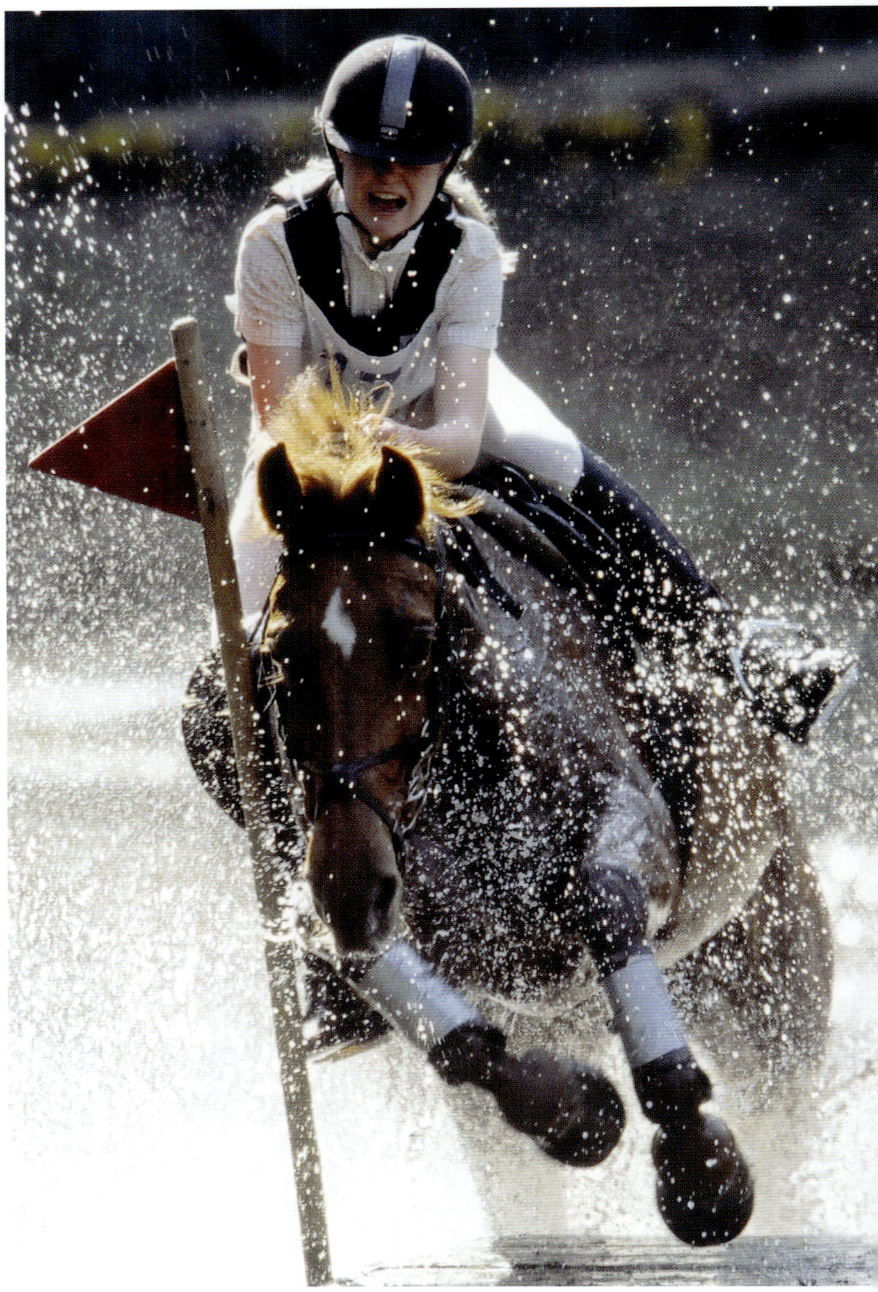

Maßarbeit? Das Pferd hat wohl nur an sich gedacht und dabei nicht berücksichtigt, dass die Reiterin, die ihr „Glück“ schon kommen sieht, die Kurve nicht kriegen wird.

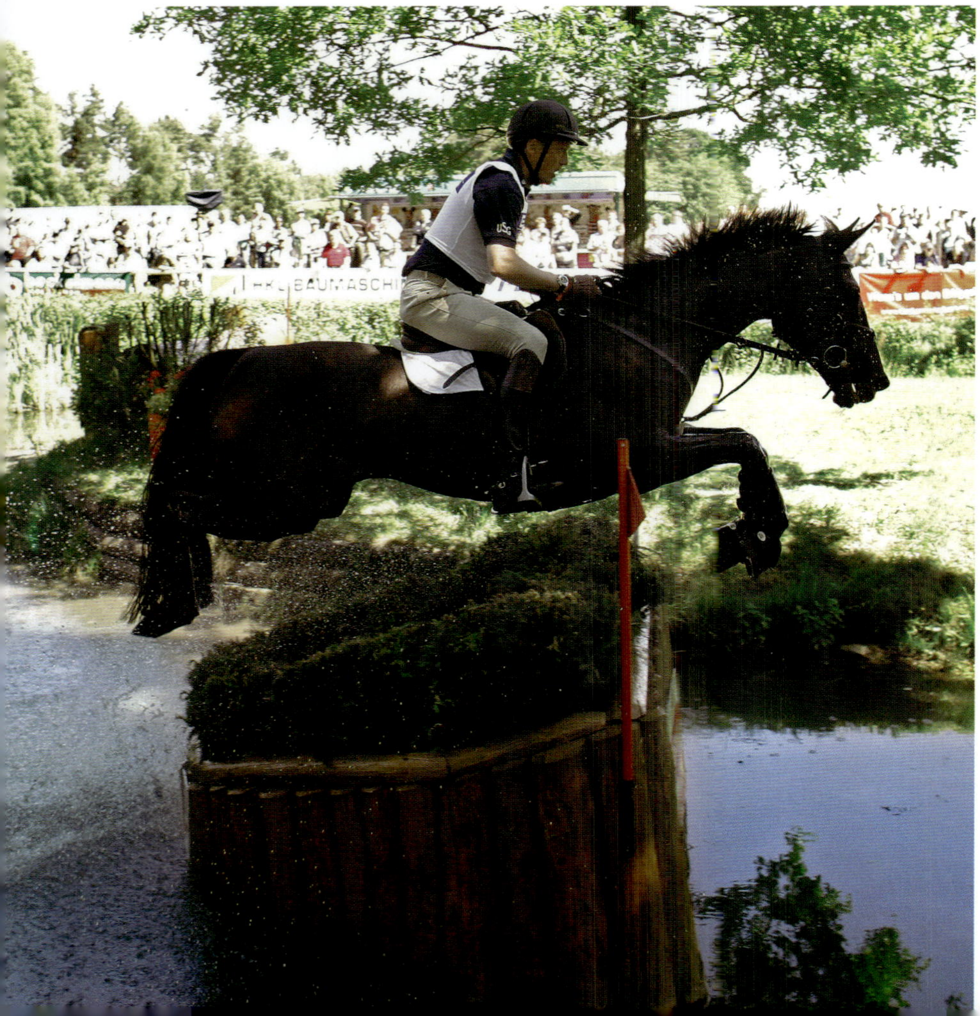

Oft springen die Pferde, ohne zu wissen, was sie danach erwartet. Sie haben blindes Vertrauen zu ihrem Reiter.

reiten kostet zwar Zeit, ist dafür aber weniger riskant. Bleibt das Pferd stehen, gilt dies als Verweigerung; ein Sturz führt zum Ausschluss. Gegen Verletzungen ist der Reiter durch einen Helm und eine Sicherheitsweste gepolstert. Das Pferd selbst kann nur an den Gelenken durch Springglocken geschützt werden, seine Brust und seine Beine werden mit Vaseline eingerieben, damit es besser über das Holz rutschen kann.

Jeder, der heil das Ziel erreicht, kann sich glücklich schätzen und hat wahrlich viel geleistet. Doch damit ist der Wettbewerb noch nicht beendet. Nach Erreichen des Ziels beginnt ein aufwändiges Pflegeprogramm für den Sportpartner Pferd: Der Tierarzt schaut nach ihm, die Beine werden gekühlt, es wird ein wenig massiert und im Schritt geführt, damit der Muskelkater am nächsten Morgen nicht so schlimm ist. Denn am nächsten Tag steht die letzte Bewährungsprobe auf dem Programm, das Jagdspringen: Nach einer erneuten tierärztlichen Kontrolle geht es durch den Parcours mit 12 Hindernissen, die maximal 1,20 m hoch sind.

Die Krone der Reiterei kann am Ende nur gewinnen, wer die Kräfte seines Pferdes im Gesamtwettbewerb geschickt einteilt.

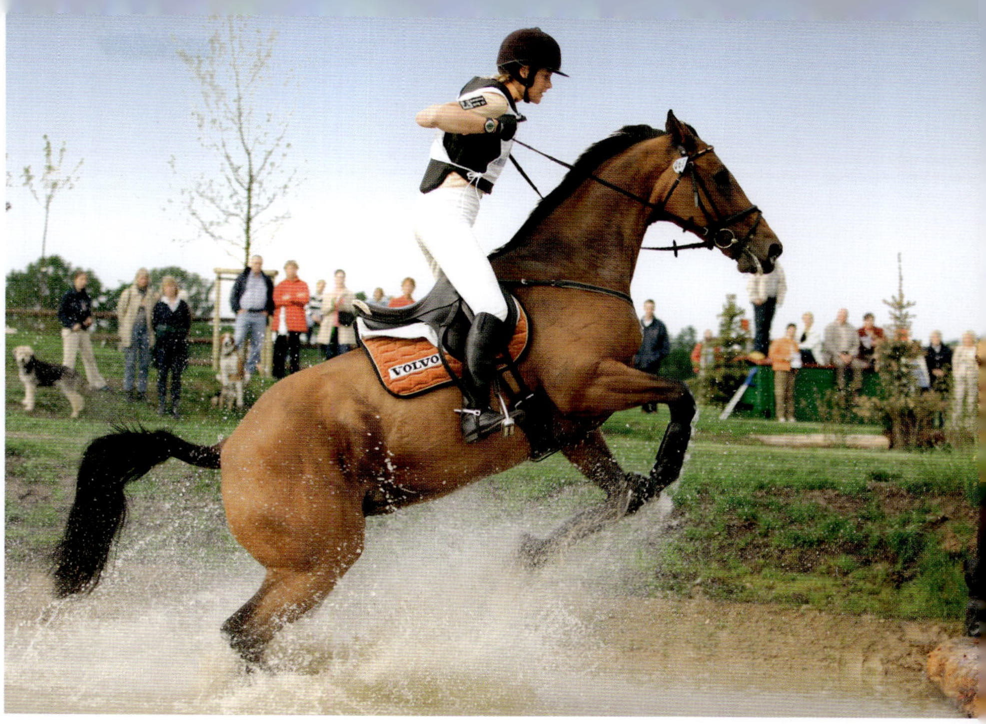

Aufgrund solcher akrobatischer Sprünge werden sie als Alleskönner bezeichnet: Vielseitigkeitspferde kommen mit fast jeder Aufgabe zurecht.

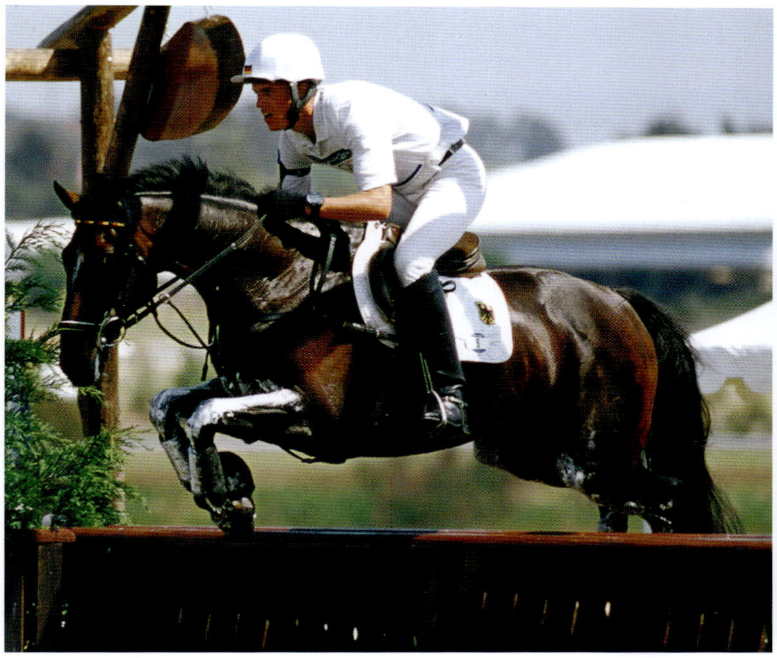

Die Vorderbeine des Pferdes sind mit Vaseline eingerieben, damit sie über die festen Hindernisse rutschen können.

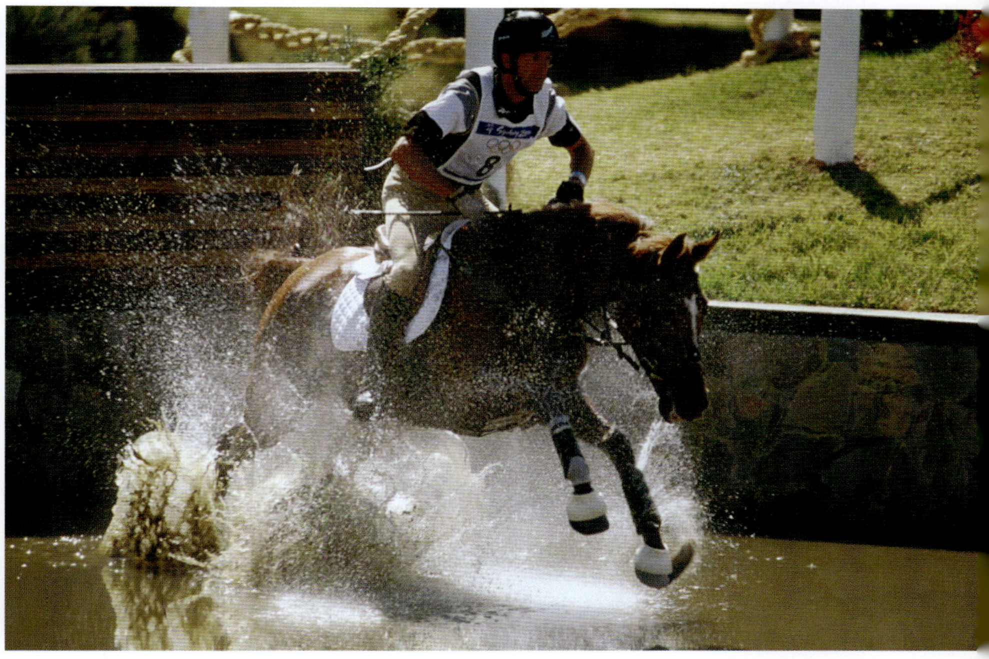

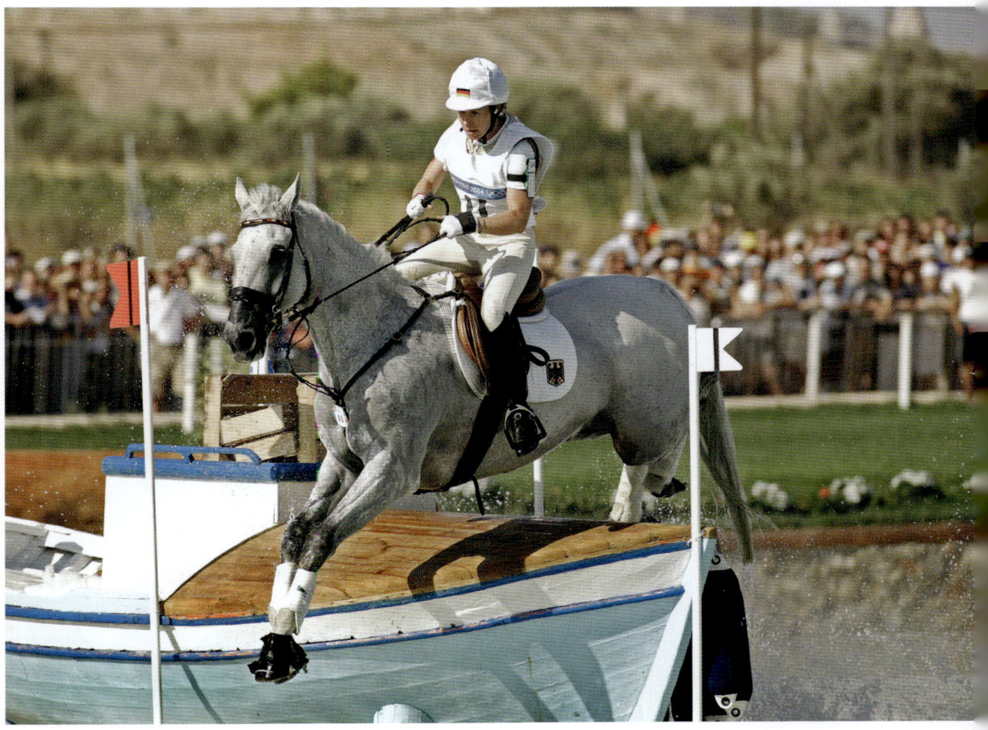

Spektakulär und gekonnt: Einer der besten Vielseitigkeitsreiter des letzten Jahrhunderts, Mark Todd (oben) und Bettina Hoy mit Ringwood Cockatoo (unten).

GPS-System im Helm

Die Unterstützung durch technische Hilfsmittel macht heute auch vor der Reiterei nicht mehr halt. Minicomputersysteme sind in der Lage, aktuelle Informationen über das Pferd, den Ritt und die geografische Position zu geben. Mit dem Global Positioning System (GPS) wird durch Positionsbestimmung die zurückgelegte Wegstrecke, Geschwindigkeit, Zeit und Position des Reiters überwacht, der die Daten über seinen Helm abrufen kann. Während des Rittes kann aber auch das physiologische Leistungsvermögen des Pferdes anhand der Temperatur- und Pulswerte kontrolliert werden. Dem Vielseitigkeits- oder Distanzreiter soll es bei einer effektiveren Trainingsgestaltung ebenso helfen wie dem Freizeit- oder Wanderreiter als informativer Begleiter bei seinen Ausflügen in die Natur. Das Gerät in der Größe eines Handys speichert die Daten und der Reiter kann später am PC das Training auswerten und kontrollieren.

Der künstliche Pferdepilot funktioniert, indem er mit Satelliten in Kontakt steht, die permanent die Erde umkreisen und Zeitsignale aussenden. Dem Empfänger im Helm werden diese Zeitsignale übermittelt. Er berechnet anhand der Laufzeitunterschiede und in Kenntnis der Satellitenbahnen seine exakte Position mit einer Genauigkeit von 2 m.

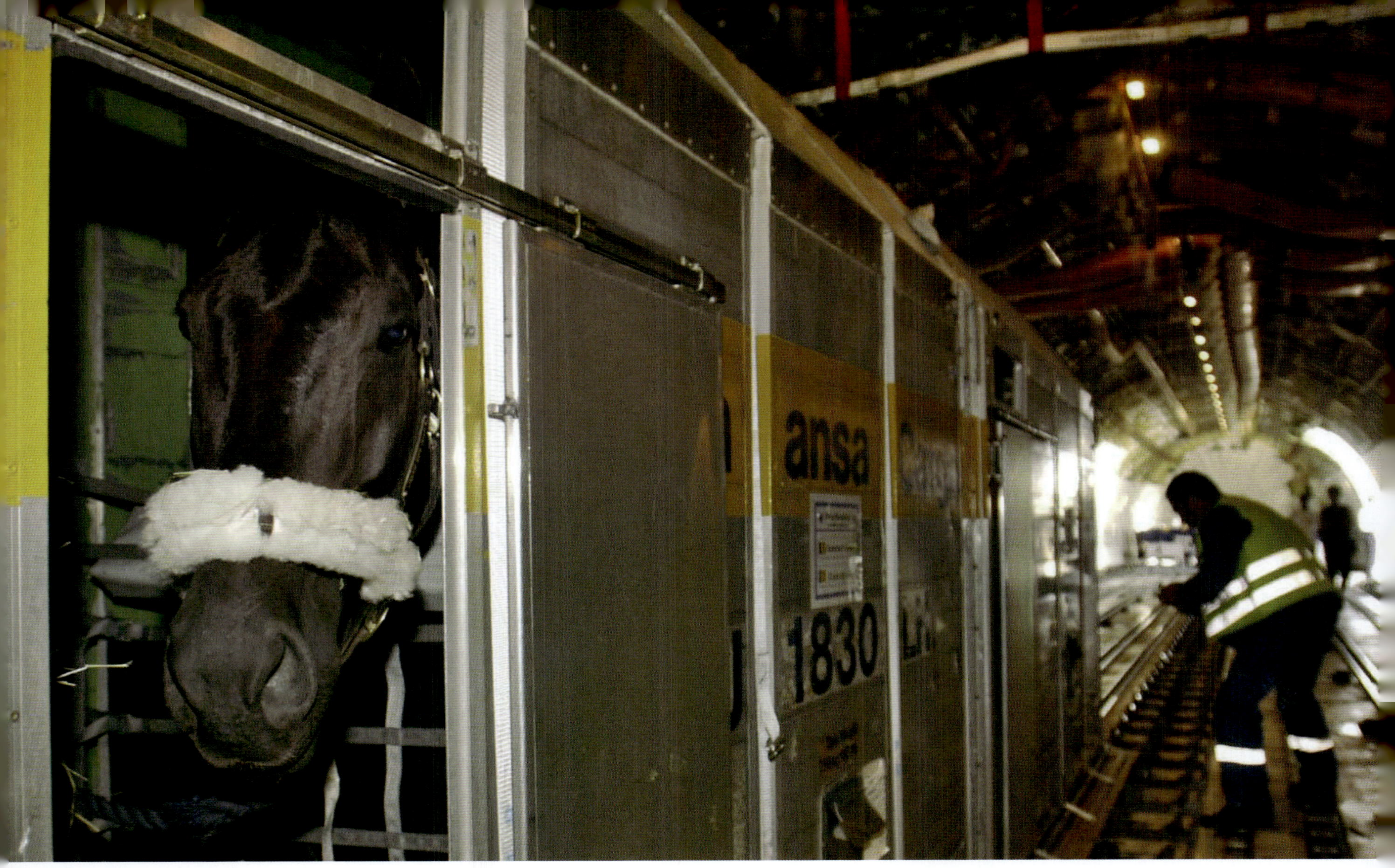

Gut gepolstert geht es auf die Reise im riesigen Frachtraum des speziell für den Pferdetransport ausgestatteten Flugzeugs. Jedes Pferd sollte optimal vor Transportverletzungen geschützt sein.

Gute Reise!

Wenn Pferde reisen, dann tun sie das heute weitaus bequemer als noch vor 50 Jahren. Die Industrie hat sich längst darauf eingestellt, den Vierbeiner ähnlich komfortabel zu chauffieren wie den Zweibeiner. Luxus-Pferdetransporter sind keine Prototypen mehr, und wer sich und seine Pferde in einem Rutsch bequem transportieren möchte, für den sind die rollenden Eigenheime eine kostspielige, aber gute Investition. Für den Erwerb eines normalen Pferdeanhängers zum alltäglichen Gebrauch hingegen dürfte ein einfacher Bausparvertrag noch genügen.

Grundsätzlich haben Pferde nichts gegen einen Ausflug. Zuweilen ziert sich so manch einer, auf den Hänger zu gehen, vielleicht, weil er ungern alleine reist. Anderen wiederum gefällt es im Transporter so gut, dass sie gar nicht mehr aussteigen wollen.

International startende Turnierpferde, die von Berufs wegen viel unterwegs sind, hätten bestimmt schon etliche Bonusmeilen erflogen, wenn es „Miles & More" für Pferde gäbe. Doch trotz aller Routine fürchten auch Profis an Bord zwei Situationen: Platzangst und Koliken. Gegen Verstopfungen hat sich heiße, nasse Kleie bewährt, die den Pferden vor dem Abflug zur raschen Darmentleerung verabreicht wird. Viel Trinken während des Fluges ist ebenfalls wichtig. Und wenn sie bei Start und Landung einen vertrauten Menschen an ihrer Seite haben, der signalisiert, dass es überhaupt nicht schlimm ist, wenn plötzlich der Boden unter ihren Beinen bebt, dann sind die Reisestrapazen allemal geringer als bei einem tagelangen Schiffs- oder LKW-Transport.

Alles im Lot auf dem Boot?

Reiselust? Nicht immer! Stundenlange Überfahrten auf schwankendem Boden, das weckt auch bei guter Seeluft keine Freuden. Da ergeht es dem Pferd wie dem Menschen – es kann seekrank werden. So einfach wie der Mensch, der unter widrigen Umständen – salopp gesagt – „die Fische füttert", kann sich das Pferd seiner Übelkeit nicht entledigen, denn Pferde können nicht erbrechen. Grund dafür ist der Magenpförtner, ein Schließmuskel, der sich nur auf den Reiz der Speiseröhre öffnet, um Nahrung und Flüssigkeit in den Pferdemagen zu lassen. Drückt nun aus umgekehrter Richtung der Mageninhalt gegen den Magenpförtner, wird dieser Reflex nicht ausgelöst. Seekrankheit bei Pferden kann sich stattdessen durch erhöhte Körpertemperatur, durch Fieber oder schlimmstenfalls durch Koliken äußern.

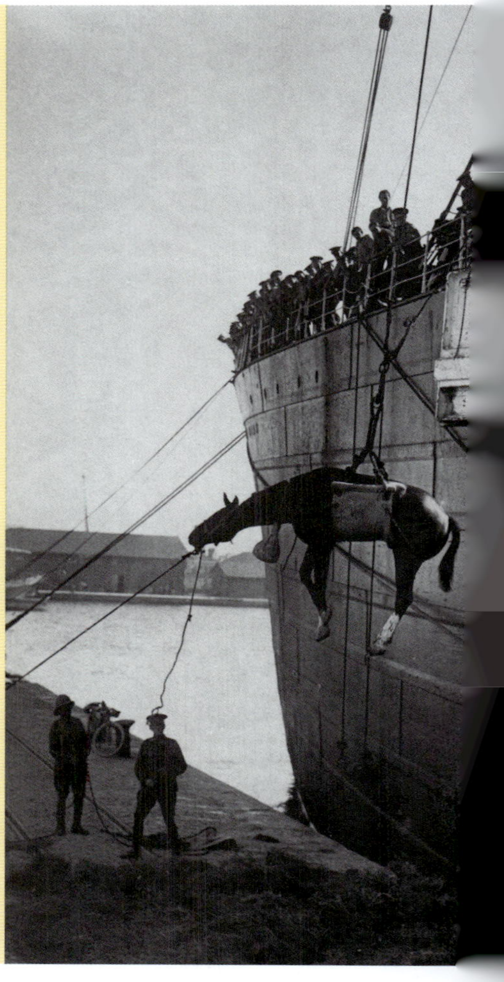

Operation Olympia

Die Anreise zu den Olympischen Spielen in Sydney stellte alles bisher Dagewesene in den Schatten. Bereits elf Monate vor Beginn der Spiele war die Reise von 250 Pferden schon minutiös geplant und berechnet, denn nie zuvor mussten so viele Pferde in kürzester Zeit um die halbe Welt geflogen werden.

Die australischen Quarantänebestimmungen forderten die Anreise aller Pferde innerhalb von 5 Tagen. Vorausgegangen war bereits eine 14-tägige Quarantäne in 31 Quartieren europaweit, die nach der Ankunft in Australien nochmals für zwei Wochen aufrecht erhalten wurde. Quarantäne bedeutete in diesem Fall: Die Pferde durften keinen Kontakt zu anderen Tieren haben, und nur der engste Kreis von Reitern und Pflegern hatte überhaupt Zutritt zu den hochkarätigen Vierbeinern hinter dem doppelt gezogenen Zaun. Die Desinfektion von Ställen und Schuhsohlen, aber auch das Umziehen in einer Schleuse gehörten zum täglichen Pflicht-Prozedere, um überhaupt an die Hochleistungssportler heranzukommen. Warum all dieser Aufwand? Weil es viele Tierkrankheiten, gefährliche Viren und Erreger auf dem 5. Kontinent nicht gibt.

Dazu ein Ausschnitt aus der Reportage von Susanne Sgrazzutti vom 24. August 2000, dem Tag des Abflugs der Pferde, die sie für den Radiosender EinsLive/WDR produziert hat:

„Originalton Thomas Hartwig, Pressesprecher der Deutschen Reiterlichen Vereinigung: ‚Ein Beispiel: Selbst die Pferdeinfluenza, also die Pferdegrippe, die hier in Europa im Laufe seines Lebens eigentlich jedes Pferd einmal bekommt, fast eine normale Angelegenheit wie bei uns Menschen auch. Selbst diese Krankheit ist in Australien nicht bekannt. Sie hätte, würde sie dort eingeschleppt, sicherlich ganz verheerende Folgen.‘

Bei ihren unangemeldeten Besuchen überprüfen die australischen Kontrolleure die strikte Einhaltung der Quarantänebestimmungen. Ganz oben auf der Liste der Fahnder steht der gemeine Holzwurm, den es in Australien auch nicht gibt. Jeder Sattel ist verdächtig, weil er Holz enthält. Dem Parasit auf die Spur zu kommen, ist nicht einfach, denn selbst so ein erfahrener Reiter wie Olympiasieger Ludger Beerbaum weiß nicht, wie ein Holzwurm aussieht. Originalton Ludger Beerbaum: ‚Keine Ahnung, ich weiß auch nicht so richtig, was das soll, ob der Holzwurm nun in Sattelbäumen oder womöglich in Schuhsohlen da eingeführt werden soll oder kann, das ist alles schon sehr abenteuerlich, und auch irgendwo eine Farce.‘

Heute früh wurden 52 Pferde unter Quarantänebedingungen in den Bauch einer Boing 747-C verladen. Eine 26-stündige Reise um die halbe Welt liegt vor ihnen, wenn die 370 Tonnen schwere Maschine in einem besonders flachen Winkel in die Luft geht. Obwohl die Vierbeiner nicht First Class fliegen, sondern die Reise stehend im Container verbringen, kostet ein Ticket 50 000 Euro, dafür ist etwas mehr Handgepäck erlaubt, 350 kg pro Pferd. Zum wichtigsten Service an Bord gehört das Getränkeangebot. 2000 Liter Wasser reichen aber nicht für die ganze Strecke. In Dubai und Singapur müssen Zwischenstopps eingelegt werden, damit in doppeltem Sinne nachgetankt werden kann."

Am 7. Oktober 2000 konnte der Transportunternehmer Martin Atoc die „Operation Olympia" glücklich beenden. Vom Olympiasieger bis zum Pechvogel – alle Pferde kehrten an diesem Tag heil und gesund zurück und fußten am Frankfurter Rhein-Main-Flughafen wieder auf heimatlichem Boden.

Hochklassige Sportpferde sind Vielflieger. In speziellen Transportcontainern überstehen sie unbeschadet stundenlange Flüge. In jeder Box stehen maximal zwei Pferde. Komfortabler, aber auch teuer, wird es bei alleiniger Nutzung.

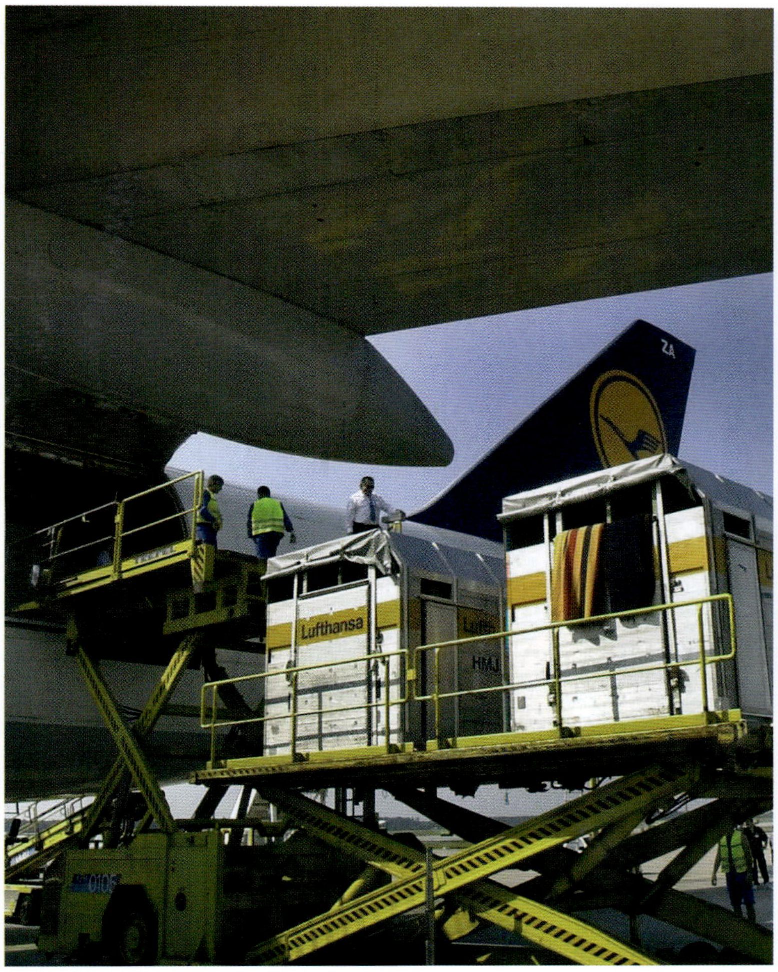

Der Gang auf den Pferdehänger gehört für Turnierpferde eigentlich zur Routine. Einige gehen anstandslos die Rampe hoch, andere aber zaudern jedes Mal aufs Neue. Auf dem Turnier dient der Hänger auch als mobiles Zuhause.

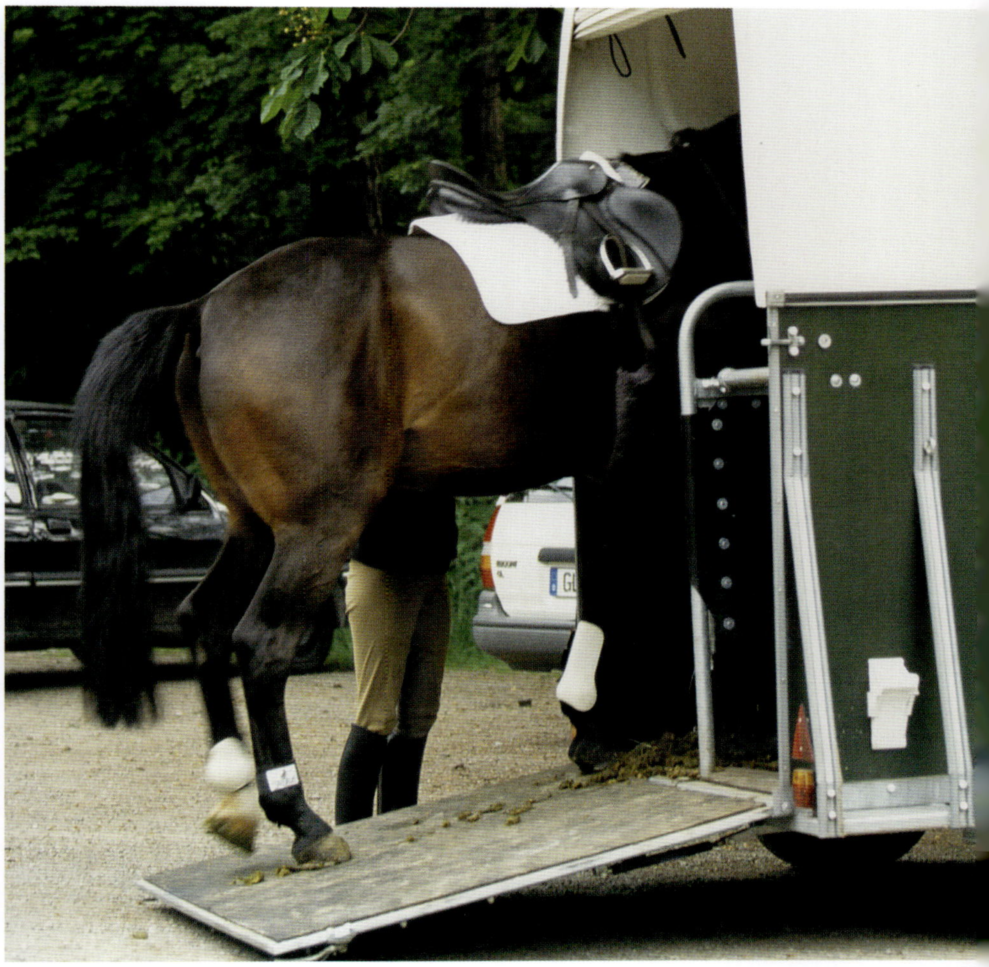

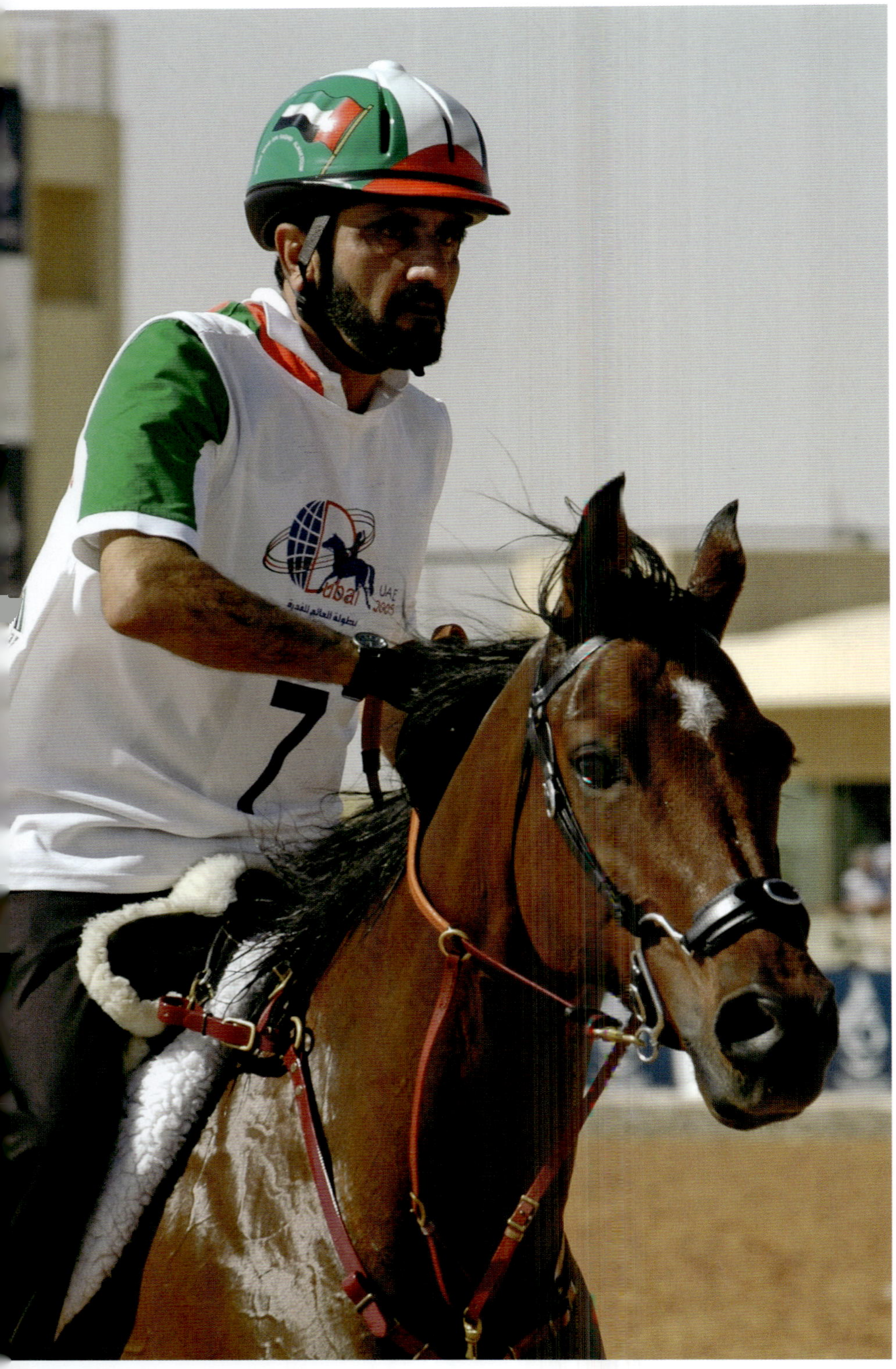

Einer der mächtigsten Männer der Vereinigten Arabischen Emirate und des internationalen Pferdesports: Scheich Mohammed bin Rashid al Maktoum. Er nimmt an jeder Weltmeisterschaft im Distanzreiten teil.

So weit die Hufe tragen

Beim Distanzreiten geht es gegen die Uhr und bis an die Grenzen der Schnelligkeit und Ausdauer eines gesunden Pferdes. Der Ritt über viele Kilometer spiegelt dabei das Geschick des Reiters wider, sein Pferd so zu managen, dass es auch die strengen tierärztlichen Untersuchungen vor, während und nach der Prüfung besteht. Nicht selten werden Distanzritte erst beim letzten tierärztlichen Check entschieden.

Die Idee, große Entfernungen schnellstmöglich zu Pferde zurückzulegen, ist natürlich nicht neu. Schon die Reitervölker der Antike und die tollkühnen Männer des Ponyexpress im Wilden Westen füllten sie mit Leben, angespornt vom Wettlauf mit der Uhr. Bei Armeewettkämpfen avancierte der Langstreckenritt alsbald zur sportlichen Herausforderung und stand gerade um die Jahrhundertwende bei den Kavalleristen hoch im Kurs.

Berühmt-berüchtigt bleibt der Ritt deutscher Offiziere von Berlin nach Wien im Jahre 1892. Es galt, das 600 Kilometer entfernte Ziel schneller zu erreichen als die zeitgleich startenden österreichisch-ungarischen Offiziere auf der umgekehrten Wegstrecke. Der Österreicher

Die Pferde für die extra weiten Wege

Charakterfest, genügsam und lauffreudig, zäh und schnell sollen sie sein, außerdem 145–155 cm groß und 8–9 Zentner schwer. Diese Attribute und Idealmaße vereinigen überwiegend Pferde der arabischen Rassen auf sich. Vollblut-Araber und Araber-Kreuzungen gehören international zu den erfolgreichsten Distanzpferden. Aber auch Warmblüter, Islandponys oder Norweger sind keine schlechten Langstreckler. Auf besonders großen Touren macht sogar das Muli eine überraschend gute Figur.

Grundsätzlich gilt: Wer seinem Pferd hohe Ausdauerleistungen abverlangt, kommt um ein mehrjähriges individuelles Aufbautraining nicht umhin; ein untrainierter Mensch würde ja auch keinen Marathon laufen. Kurzstrecken bis 40 km sind für ein gesundes und normal konditioniertes Pferd eigentlich kein Problem, vorausgesetzt die Geschwindigkeit ist angepasst.

Generell gilt für Pferde ein Mindestalter von 5 Jahren für Einführungsritte bis 40 km und 6 Jahre für mittlere Strecken bis 80 km. Erst für 7-Jährige sind lange Distanzen ab 80 km erlaubt.

Kühlen Kopf bewahren – das gilt besonders für die Pferde, die bei einem Distanzritt an ihre Leistungsgrenze gehen. Deswegen werden Zwangspausen verordnet, in denen alles für eine schnelle Regeneration getan wird.

Der Hundertmeiler

100 Meilen zu Pferde gelten als Königsdisziplin und sind in Amerika eine gern gerittene Distanz. Doch kein Ritt bedeutet für Pferd und Reiter eine größere Herausforderung als der „Tevis Cup", er ist der härteste Distanzritt der Welt. Wer die mehr als 160 Kilometer in einem Tagesritt hinter sich gelassen hat, wird das bestätigen. Bekannt für seine unerbittliche Streckenführung auf dem Weg von Squaw Valley nach Buburn in Kalifornien geht es bei großer Hitze durch tiefe Canyons und über steile Felsenklippen. Bestehen Pferd und Reiter den Härtetest und die zehn Gesundheitschecks in weniger als 20 Stunden, entlohnt die begehrte „Tevis-Cup-Gürtelschnalle" zumindest die Mühen des Reiters. Der bislang schnellste Ritt dauerte 11 Stunden 33 Minuten.

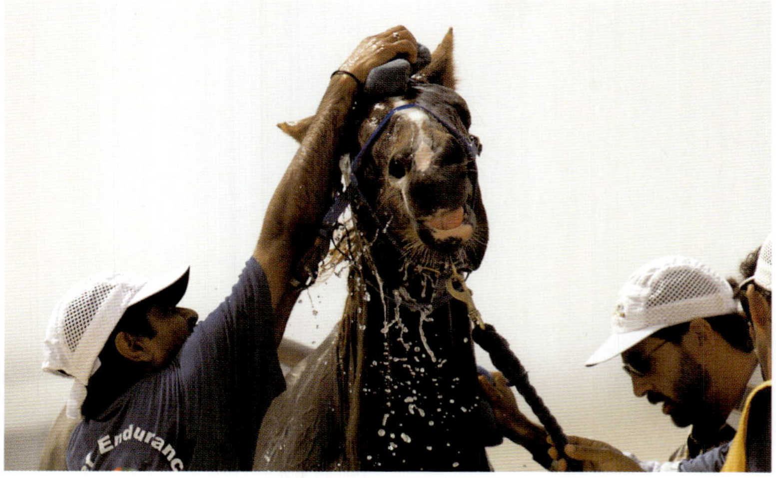

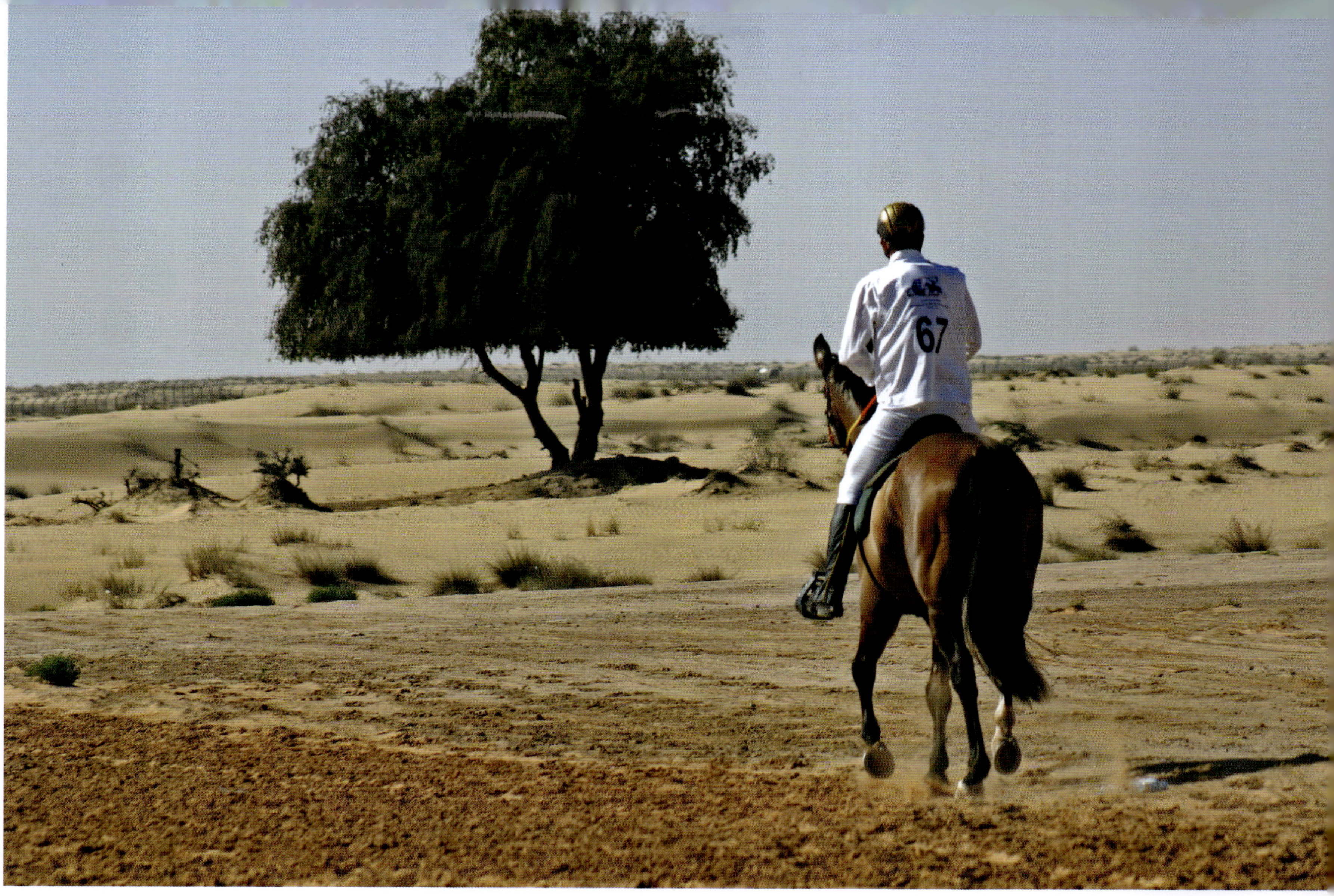

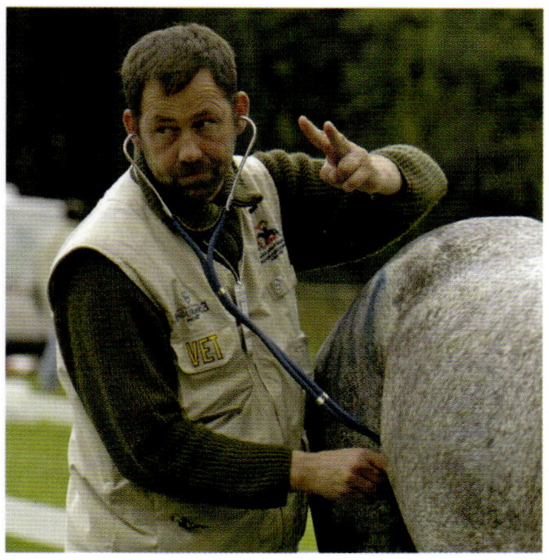

Bild oben: Wer sein Pferd im Wettkampf nicht überfordern will, darf trotzdem das durchschnittliche Tempo von 13 km/h nicht unterschreiten. Auch ein Mindestgewicht von 75 kg ist obligatorisch.

Bild links: In den Zwangspausen kontrolliert der Tierarzt u. a. den Puls, der nicht höher als 64 Schläge pro Minute sein darf.

Graf Starhemberg siegte in 71 Stunden und 26 Minuten. Sein Pferd Athos starb zwei Tage nach dem Ritt.

Verantwortungsvolle Langstreckenreiter distanzieren sich klar von solchen aberwitzigen Herausforderungen auf Kosten des Pferdes. Heute gilt: Wer die langen Strecken liebt, darf auch das aufwändige Training mit dem vierbeinigen Sportpartner nicht scheuen, egal über welche Strecken man sich mit der Konkurrenz messen will.

Alle Varianten haben die tierärztlichen Kontrollen gemein. In den Zwangspausen werden nebst Gang und Allgemeinzustand auch die Kreislauf- und Stoffwechselwerte der vierbeinigen Athleten überprüft.

Distanzreiten erfreut sich international unter dem Namen Endurance („Ausdauer") gerade in Frankreich, Spanien, USA und in den Vereinigten Arabischen Emiraten wachsender Beliebtheit. Die pferdebegeisterten Ölscheichs pumpen etliche Millionen Dollar in diesen Sport, um ihm internationale Bedeutung zu geben. Regelmäßig richten sie internationale Championate mit großem Rahmenprogramm aus, um ihrem Fernziel – als Pferdesportdisziplin olympisch zu werden – näher zu kommen.

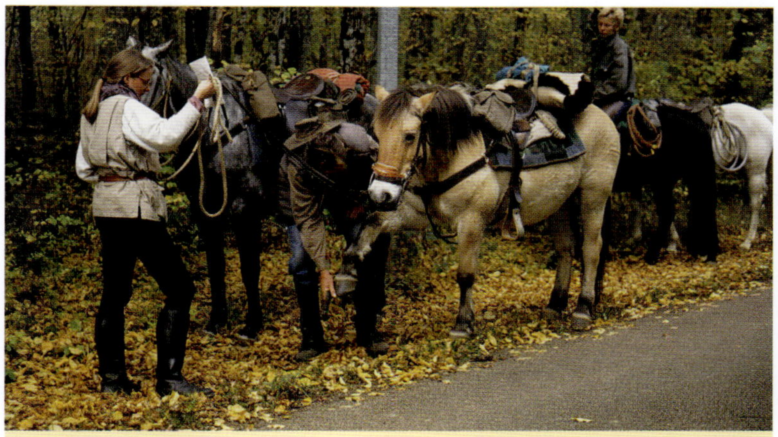

Der Weg ist das Ziel – Das Wanderreiten

Die Seele baumeln lassen, eins werden mit der Natur, dem Pferd und sich selbst – so beschreiben Wanderreiter die Vorzüge ihres Hobbys. Um das zu erreichen, muss sich der Mensch aber von jeglichen sportlichen Ambitionen losgesagt haben, sonst wird nichts aus dem romantischen Erlebnis.

Wanderreiter überwinden große Distanzen und verfolgen konsequent ihren Weg, sie stehen aber unter keinem Leistungsdruck. Die Zeit spielt keine Rolle. Das einzige Regelwerk, das beherzt werden soll, ist die biologische Uhr von Mensch und Tier. Der versierte Wanderreiter steht früh auf und legt sich früh wieder schlafen. Und mittags, wenn die Formkurve nach unten zeigt, wird eine ausgiebige Pause gemacht. Bei einem Marschtempo von 6 km/h summieren sich im Schnitt etwa 30 km am Tag, und dank des Pferdes können auch beschwerlichere Wege zurückgelegt werden. Dabei sollten unbedingt die Reitwege eingehalten werden, um den Waldboden nicht zu zertrampeln. Außerdem wird ein rücksichtsvoller Wanderreiter nie über einen bestellten Acker galoppieren, sondern im Schritt vorsichtig am Rand entlang gehen.

Die Rotröcke

Schon die Griechen veranstalteten Hetzjagden zu Pferde in Begleitung von Hunden. Erfolgreiche Jäger standen in ihrer Popularität den Siegern olympischer Wettkämpfe nicht nach und wurden ebenso verehrt. Noch heute reiten Jäger mit Hundemeuten auf lebendes Wild. Aufgrund heftiger Proteste der Tierschützer wird die Hetzjagd aber in mehr und mehr Ländern verboten, jüngst in England. In Deutschland ist die Jagd auf lebendes Wild schon lange verboten.

Fuchsjagd in Deutschland

In Deutschland wurde 1934 mit Erlass des Reichsjagdgesetzes die berittene Hetzjagd auf lebendes Wild verboten. Der Fuchs als bevorzugtes Jagdwild bleibt seitdem verschont.

Wenn hierzulande immer noch Fuchsjagden veranstaltet werden, dann handelt es sich dabei nur um harmlose Reiterspiele, bei denen ein Reiter den Fuchs mimt, indem er sich einen Fuchsschwanz an der linken Schulter befestigt. Das übrige Feld verfolgt ihn und versucht von der rechten Seite her den Fuchsschwanz abzureißen. Alternativ wird der Fuchsschwanz in greifbarer Höhe an einer Schnur befestigt. Ertönt das Startsignal, gilt es, die Trophäe vom Sattel aus zu erobern.

DIE SCHLEPPJAGD

Die Hetzjagd ist tot, doch die Jagdreiterei lebt. Bei der moralisch unbedenklichen Schleppjagd folgt das Reiterfeld der künstlichen Fährte des Schleppenlegers. An dessen Sattel befindet sich ein Kanister, aus dem Duftstoffe wie Fenchel, Anis, Heringslake oder Fuchslösung tröpfchenweise zu Boden fallen und so die Fährte für die Hunde markieren. Früher schleppte der Fährtenleger eine Drahtkugel mit einem getränkten Schwamm hinter sich her, daher der Name Schleppjagd. Eine gut gelegte Fährte, die dem natürlichen Verlauf einer Wildspur ähnlich ist, macht die Jagd erst interessant.

Wie sie letztendlich für den Reiter verläuft, ist maßgeblich vom Pferd abhängig: Es sollte gelassen sein und sich weder von den bellenden Hunden, den vielen Menschen, noch von den Jagdbläsern beeindrucken lassen. Ein leichtfüßiger Galopp, Geschicklichkeit bei kurzen Wendungen, Trittsicherheit und Gehorsam zeichnen es aus.

Bei einem Pferd, das diese Eigenschaften auf sich vereint, spielen Rasse oder Zuchtgebiet keine Rolle. So ist das typische Jagdpferd im englischen Sprachraum der so genannte Hunter. Er wird in England und Irland aus schweren Stuten und Vollblütern gezogen und ist keine eigene Rasse.

DIE REGELN DER JAGD

„Vorbereiten zur Jagd!“, ertönt es aus den Parforcehörnern der Bläser, und beim Anblick der Reiter, Pferde und Hunde bleibt selbst dem ahnungslosen Betrachter nicht verborgen, dass noch immer viel Wert auf die Pflege der alten Bräuche gelegt wird. Besondere Aufmerksamkeit wird der Kleidung zuteil. Wer was anzuziehen hat, ist eigens in einer Kleiderordnung festgelegt. Den Rock, wie das Reitjackett auch genannt wird, trägt der Jagdreiter traditionell in Rot; die Signalfarbe dürfte wohl hilfreich sein, um den heruntergefallenen Reiter im Gelände leichter auszumachen. Warum allerdings Frauen nur blaue oder schwarze Jacketts tragen dürfen, lässt Fragen offen. Unverzichtbar für alle ist der Plastron, eine Krawatte, die so lang ist, dass man sie gleich mehrmals um den Hals wickeln muss. Ein weißes Hemd, weiße Handschuhe, eine weiße oder hellbeige Reithose, schwarze Stiefel und eine bruchsichere Kappe komplettieren das Erscheinungsbild des schneidigen Reiters.

Zurück an den Ort des Geschehens: Bevor das Signal „Aufsitzen“ ertönt, sammeln sich die Reiter beim Stelldichein und suchen sich das

Erwartungsfroh formiert sich das erste Feld mit den Jagdführern und der Meute um den Jagdherren. Auch wenn die Fuchsjagd längst verboten ist, wird die Tradition beibehalten.

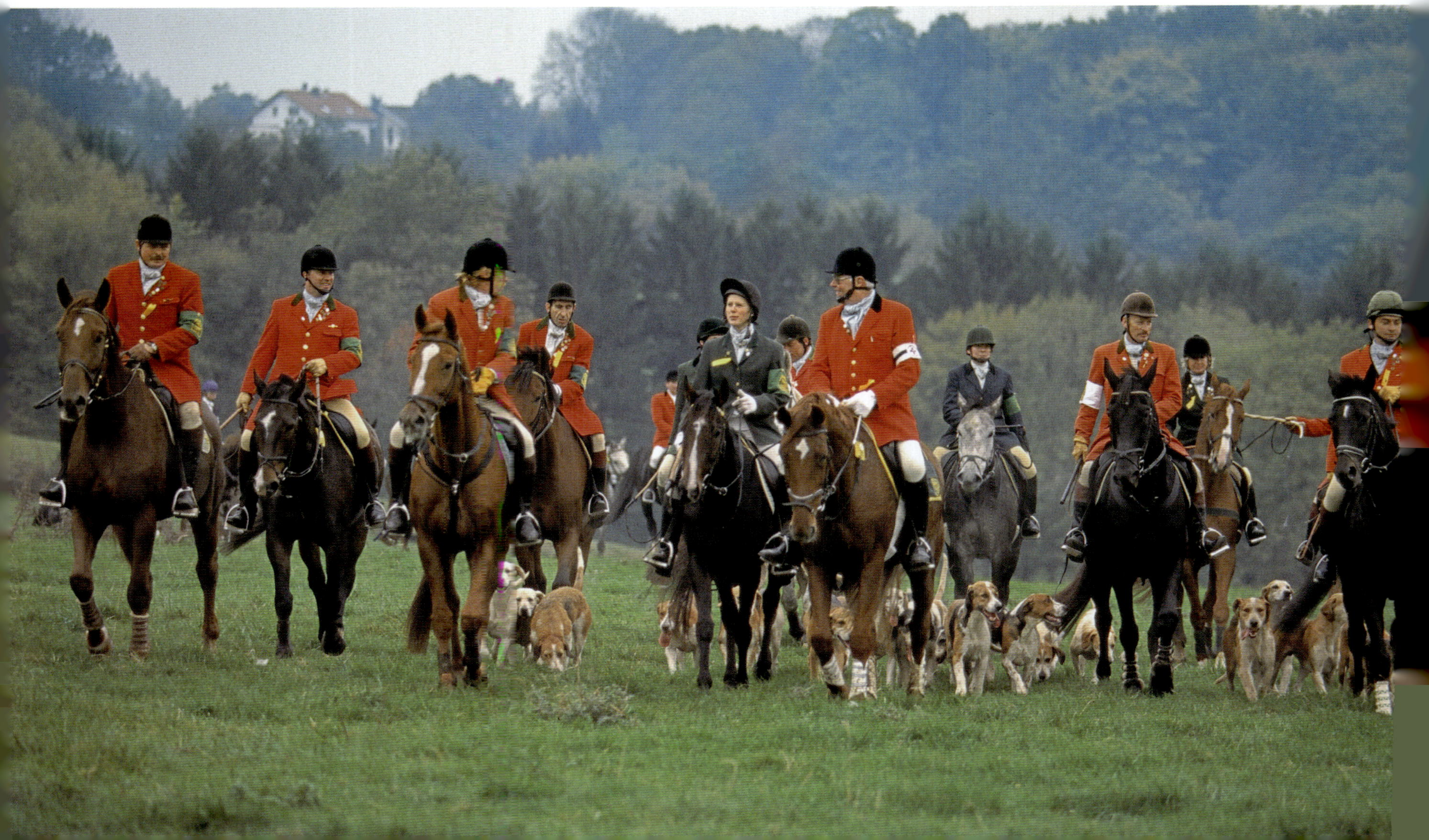

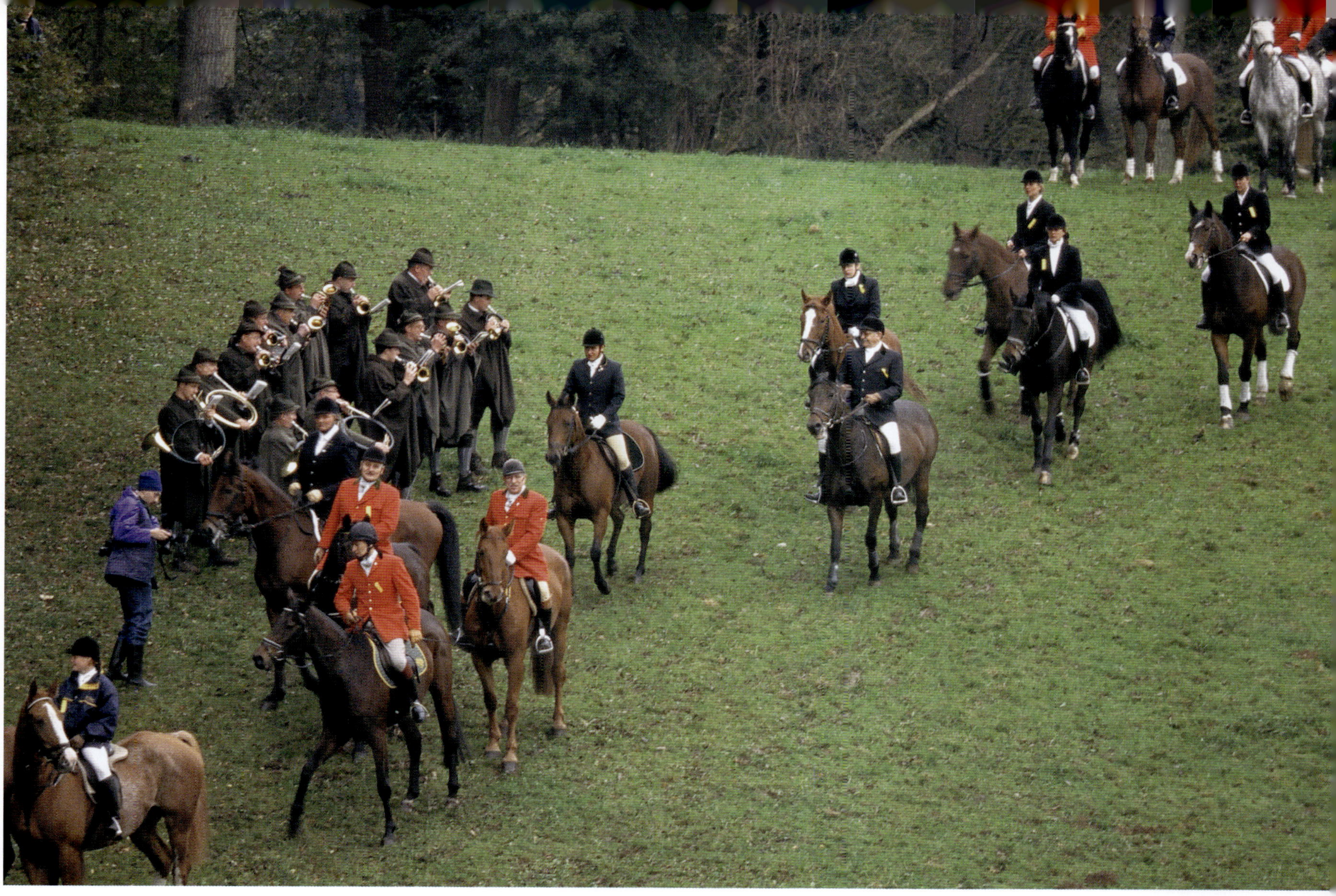

Jagdfeld, in dem sie ihrem Können entsprechend mitreiten möchten. Wer im ersten Feld reitet, geht damit die Verpflichtung ein, jedes Hindernis auf der Strecke zu springen. Im zweiten Feld bleibt es dem Reiter selbst überlassen zu springen oder nicht, und im dritten Feld mit den jungen Pferden und Anfängern wird grundsätzlich nicht gesprungen.

Auf das Signal „Die Hunde" ziehen die Rotröcke ihre Kappe zum Gruß, bevor die Hörner zur „Begrüßung" blasen. Der Jagdherr begrüßt ebenfalls die Equipage und informiert über die Besonderheiten der Strecke und des Geläufes. Der Schleppenleger legt die Fährte für die Meute, die darauf vom Master of the Hounds, dem Hundeführer, präsentiert wird. Wenn dann endlich „Aufbruch zur Jagd" erklingt, laufen die Hunde vor dem ersten Jagdfeld. Haben die Spürnasen die Fährte aufgenommen, gibt der Jagdleiter das Signal „Gute Jagd".

Als Todsünde gilt, die Feldführer, den im ersten Feld reitenden Jagdherrn und die Meute zu überholen. Jeder Reiter sollte am besten seine Position beibehalten und besonders vor den Hindernissen Abstand zum Vordermann halten. Verschnaufpausen werden durch die Befehle „Das ganze halt" und „Absitzen" angekündigt, gegebenenfalls wird noch „zum Essen" geblasen. Dann werden Pferde und Hunde getränkt, bevor die Hörner wieder zum „Aufsitzen" und „Aufbruch zur Jagd" rufen.

Am Ende einer ereignisreichen Jagd wird der rechte Handschuh hochgehalten und noch im Galopp – bevor die Hörner tönen – ruft der Reiter „Halali". Zu den tradierten Gesten zählt dann das Verteilen kleiner Eichenzweige und den Gruß des Jagdherrn „Waidmannsheil" mit einem herzlichen „Waidmannsdank" zu erwidern. Dankesworte an den Jagdherrn sollte ein Reiter mit einem dreifachen „Horrido" abschließen, dem sich die ganze Gesellschaft mit einem „Joho" anschließt. Zum Schluss ertönt aus den Parforcehörnern der Bläser ein letztes „Jagd vorbei" und „Jägers Abschied" und dann endlich: Schweigen im Walde.

Am Ende der Jagd sind nicht nur die Rotröcke aus der Puste. Die Parforcebläser stimmen an zum letzten Signal.

Halali

Liegt die Betonung nun auf dem zweiten A oder auf dem I? Dies ist eine grundsätzliche und immer wiederkehrende Frage im Zusammenhang mit dem Jägergruß.

Und wer ganz kess danach fragt, wo Halali liegt, beabsichtigt keineswegs, die Traditionalisten zu veralbern. Halali ist ein Übernachtungscamp im Etoscha-Nationalpark in Namibia.

Zurück zur Aussprache: Die Ausspracheregelung orientiert sich am phonetischen Ursprung des Wortes. Es soll aus dem Französischen kommen und wird deshalb auf dem I betont. Was heute das Ende der Jagd bedeutet, war im 17. Jh. ein Anfeuerungsruf für die Hunde.

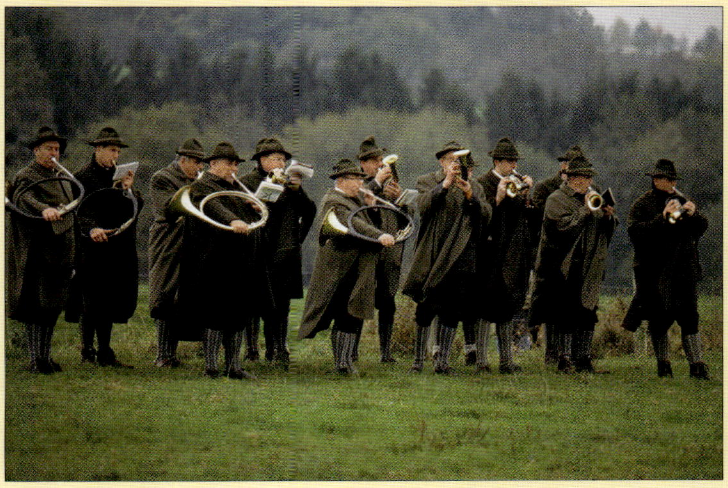

König der Spiele – Spiel der Könige

Dynamisch und spektakulär, dabei immer die Sicherheit von Pferd und Reiter im Visier – so versteht sich das Spiel der Könige, das als eines der ältesten Mannschaftswettbewerbe auch heute noch die Grünflächen in über 50 Ländern belebt.

Die Perser auf ihren wendigen Pferden waren im 3. Jh. v. Chr. zwar die ersten Treibballspieler, aber erst die Inder brachten den Namen ins Spiel: „Pulu", die tibetanische Bezeichnung für das Bambusholz, aus dem lange Zeit der Ball gepresst wurde. Polo war bereits in ganz Asien verbreitet, als britische Husarenoffiziere die Bambuskugel 1860 endlich nach Europa brachten. Der neue Sport genoss hohes gesellschaftliches Ansehen, Poloclubs schossen in England wie Pilze aus dem Boden. In Hamburg wurde 1898 der erste deutsche Club gegründet. Das Polospiel wurde dem Publikum zu Fuß mit Papppferden demonstriert, damit sie sich einen ersten Eindruck vom Spiel machen konnten. Zwei Jahre später waren immerhin schon 24 Spieler und 20 Poloponys im Club aktiv.

Unabhängig von den Clubbeiträgen ist der Polosport kostenintensiv – in doppelter Hinsicht, denn jeder Spieler benötigt mindestens zwei Pferde, da nach jedem Spielabschnitt – das ist Vorschrift – das Pferd gewechselt werden muss. Frisch von der argentinischen Koppel gibt es ein gutes Polopony nicht unter 3500 Euro. Zuzüglich Unterkunft, Verpflegung, Versicherung, Hufschmied- und Tierarztkosten kommt da schon Einiges zusammen.

Leider nur für kurze Zeit sonnten sich die Polospieler im olympischen Glanz. Von 1908 bis letztmalig 1936 in Berlin war das Torballspiel zugelassen. Ein gepflegtes gesellschaftliches Umfeld verleiht dem Polospiel heute wie damals einen Hauch von Exklusivität. Klassenunterschiede werden dabei nur auf dem Rasen gemacht. Ähnlich wie beim Golf hat jeder Spieler ein individuelles Handicap, das von – 2 bei einem Anfänger bis auf das Spitzenniveau von +10 verbessert werden kann. Die Summe der vier Einzelhandicaps der Spieler ergibt das Mannschaftshandicap, das einer der vier Spielklassen Low-Goal, Inter-Medium-Goal, Medium-Goal und High-Goal-Team zugeteilt wird. Je nach Turnierausschreibung erhält das Team mit dem schlechteren Handicap eine Torvorgabe.

Ein Handicap der speziellen Art haben Linkshänder, denn der Poloschläger darf nur in der rechten Hand geführt werden. Die einheitliche Regelung soll die Sicherheit dieser temporeichen und nicht ganz ungefährlichen Sportart erhöhen. Geschickte Polospieler verstehen es aber, sich von allen Seiten durchzuschlagen.

Prominenter Poloplayer: Prinz Charles

Das Englische Königshaus sorgt auch heute noch für die nötige Popularität des Polosports auf der Insel. Prinz Charles eifert dabei als begeisterter Polospieler seinem Vater Prinz Philipp nach – und folgt damit einer langen Tradition: Schon im alten Persien diente das Polospiel der Prinzenerziehung, und nur gute Polospieler konnten damals in die höchsten Positionen am Hofe aufsteigen.

Der englische Thronfolger wurde oft mit den harten Seiten des Sports konfrontiert. Etliche Male küsste er in aller Öffentlichkeit unsanft den Boden und landete anschließend im Krankenhaus. Zwischenzeitlich hatte er den Poloschläger schon an den Nagel gehängt, doch dann stürzte er sich doch wieder ins Getümmel. Erst im gesetzten Alter hörte er ganz auf und überließ die Wahrung der Tradition seinen beiden Söhnen Prinz William und Prinz Harry.

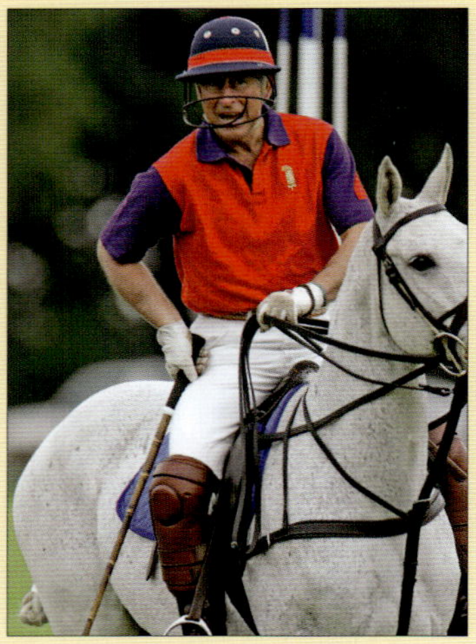

Bild rechts: Ein gutes Augenmaß und viel Geschicklichkeit sind beim Polospiel unerlässlich. Beim ständigen Hin und Her ist es gar nicht so einfach, im Auge zu behalten, wo sich der Ball gerade befindet.

Das Objekt der Begierde: Der 130 Gramm schwere Poloball wird von zwei Mannschaften à vier Spielern gejagt.

1 PS auf Schnee

Polo auf Schnee, das sind die jüngsten Auswüchse des rasanten Treibballspieles. Den Polopferden werden Spikes untergeschraubt, damit die Jet-Set-Gesellschaft in St. Moritz, die sich dort jedes Jahr im Januar und Februar herumtreibt, eine Abwechslung hat zum „White Turf", den Trab- und Galopprennen auf Schnee, sowie dem keinesfalls ungefährlichen Skijöring, bei dem die Pferde einen Skifahrer hinter sich herziehen. Inmitten der atemberaubenden Bergkulisse fertigt sich die Natur die Rennbahn selbst – auf einem zugefrorenen See, dessen 35–40 cm dickes Eis eine Tragkraft von 2300 Tonnen hat. Für Tribünen und eine komplette Zeltstadt sorgt die White Turf Racing Association, um allen Zuschauern ein exklusives Spektakel zu bieten.

Im Promi-Zelt wird selbstverständlich geheizt, sonst würden die VIPs der Veranstaltung wohl fern bleiben, wenn sie dabei kalte Füße bekämen.

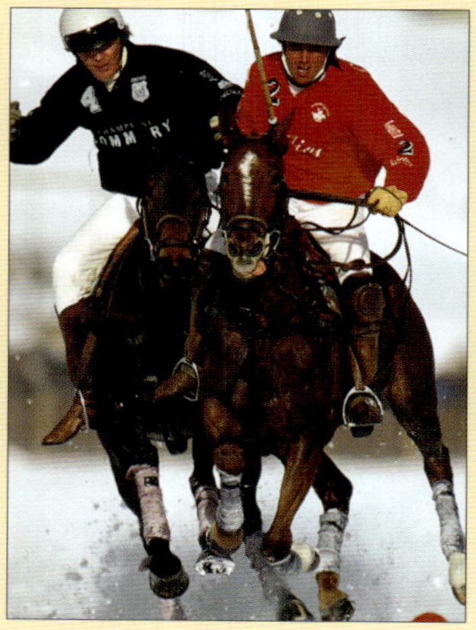

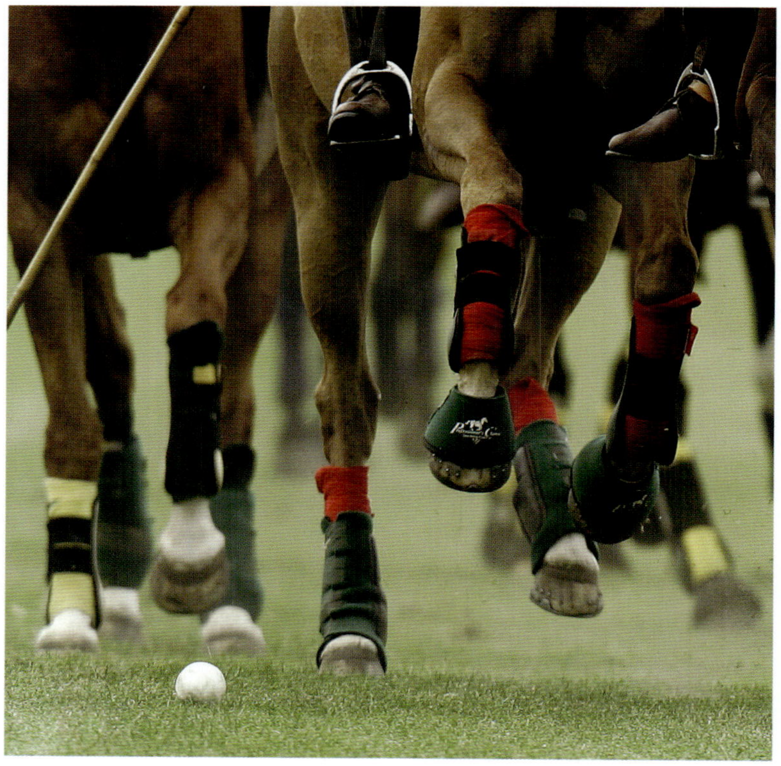

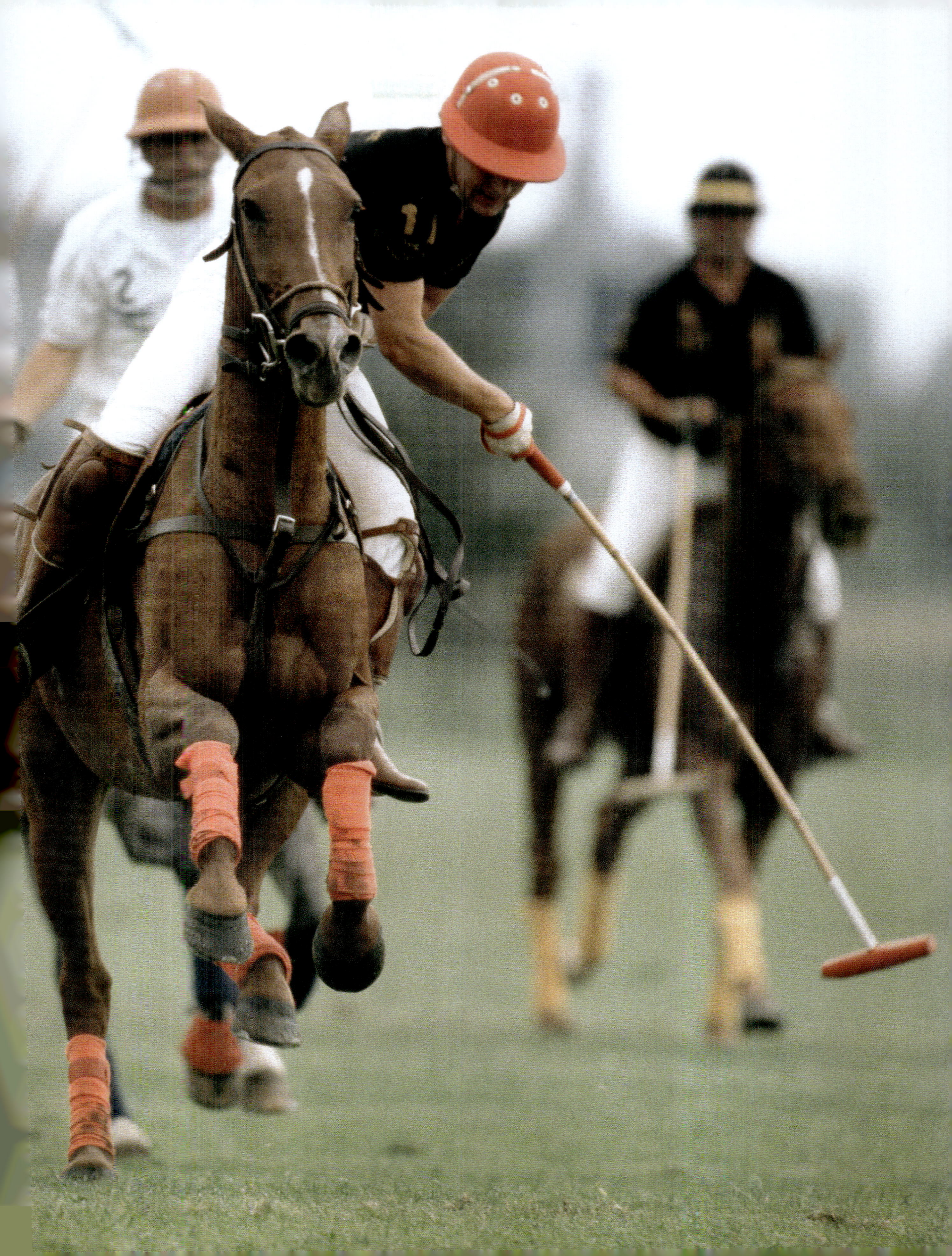

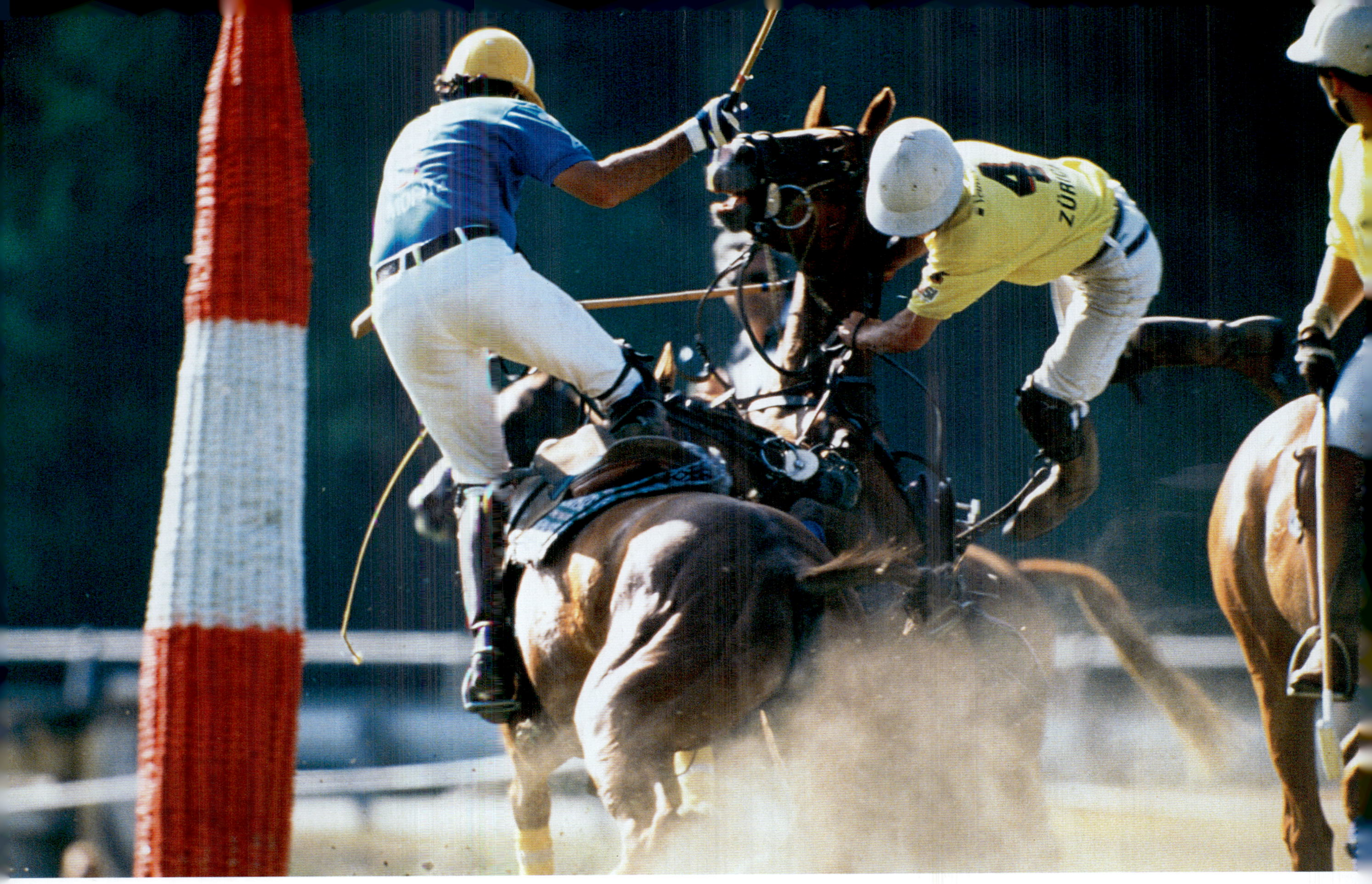

Sattelakrobatik oder doch nur Machogerangel? Pferde und Spieler geraten beim Kampf um den kleinen Ball hin und wieder außer Kontrolle. Es kommt nicht selten zu Stürzen, die aber meist glimpflich abgehen.

Kleines Einmaleins des Polo

Rasse-Steckbrief: Polopony

Stockmaß: 152–155 cm
Farben: alle Grundfarben
Beschreibung: Kreuzung aus Criollo und Vollblut, ausgezeichnete Geschicklichkeit und Geschwindigkeit
Herkunft: Argentinien

DIE SPIELREGELN

Wer zum ersten Mal einem Polospiel beiwohnt, der wird sicherlich höchst beeindruckt von der Action sein, die ihm geboten wird. Was da aber eigentlich vor sich geht, das wird sich ihm sehr wahrscheinlich nicht auf Anhieb erschließen.

Vereinfacht gesagt versuchen beim Polo zwei berittene Mannschaften à vier Spieler in 4–8 Spielabschnitten auf einem 274 m langen und 183 m breiten Feld möglichst oft den Ball mit dem Schläger durch die gegnerischen Torstangen zu schlagen. Dass die Praxis nicht ganz so simpel ist, lässt das 100 Seiten starke Regelwerk schon ahnen.

Spielgrundlage ist das Wegerecht. Es gibt demjenigen Vorfahrt, der dem geschlagenen Ball auf gerader Linie folgt oder als erster, ohne andere zu behindern, auf die Linie des Balls einschwenkt. Andere Spieler dürfen ihn weder von vorn noch von hinten behindern, ihn aber seitlich abdrängen und mit dem Stock am Schlag hindern.

Zwei berittene Schiedsrichter leiten das Spiel durch die Spielabschnitte, die Chukker, die jeweils 7,5 Minuten dauern. In den 5-minütigen Pausen zwischen den Chukkern müssen die Pferde gewechselt werden. Hengste sind aus Sicherheitsgründen grundsätzlich nicht zugelassen. Stürzt ein Pferd, wird das Spiel sofort unterbrochen. Stürzt ein Reiter, geht es weiter, sofern er sich nicht verletzt hat.

DIE AUSRÜSTUNG

Sicherheit ist beim Polo oberstes Gebot, deshalb sind Helm und Knieschoner Vorschrift. Die Pferdebeine müssen mit weichen Bandagen geschützt, der Schweif eingebunden und die Mähne geschoren sein. So kann sich der ca. 1,50 Meter lange Stick, wie der Poloschläger genannt wird, bei Schlägen unter dem Pferdehals oder hinter dem Pferd nicht verfangen. Der Ball wiegt ca. 130 Gramm und wird inzwischen überwiegend aus gepresstem Kunststoff und nicht mehr aus Holz gefertigt.

Nebst Reithose und Stiefeln trägt der Spieler ein Hemd, das mittlerweile überall auf der Welt anzutreffen ist, das Polo-Shirt. Diese praktische Textilie verdankt ihren Siegeszug der Baumwolle, die zuerst in

Indien entdeckt wurde, bevor sie schließlich auch die Amerikaner, Russen und Chinesen pflückten. Ob Reitersmann oder Tennisfrau, ob jung oder alt, es gibt kaum jemanden, dessen Oberkörper nicht schon mal in ein Polohemd gehüllt war. Die ursprüngliche Qualität des Polo-Shirts hat gelitten, nachdem die Chemiefaser auf den Weltmarkt kam. Die Reiter bevorzugen indes immer noch die reine Baumwolle, denn sie besänftigt gewissermaßen den schwitzenden Körper: Das war schon in Indien so, als zu Beginn des letzten Jahrhunderts die dort noch herrschenden Engländer ihre Polospiele pflegten.

DAS PFERD

Ein talentiertes, gut ausgebildetes Polopferd ist schnell und wendig, es spielt fast selbstständig mit und lässt sich problemlos von den einhändigen Zügelhilfen des Reiters dirigieren. Ein Angsthase ist es mit Sicherheit auch nicht, denn sonst würde es angesichts der Gefahren durch Schläger, Bälle und andere Reiter vermutlich die Beine in den Boden rammen und sich nicht mehr von der Stelle rühren oder auf Nimmerwiedersehen die Flucht ergreifen.

Die besten Polopferde kommen aus Argentinien, der führenden Polo-Nation vor den USA, Mexiko, Großbritannien, Australien und Neuseeland. Ihre Vorfahren wurden von den spanischen Eroberern Cortés und Pizzaro mit nach Südamerika gebracht. Gekreuzt mit englischem Vollblut wurde das argentinische Polopferd zum Exportschlager.

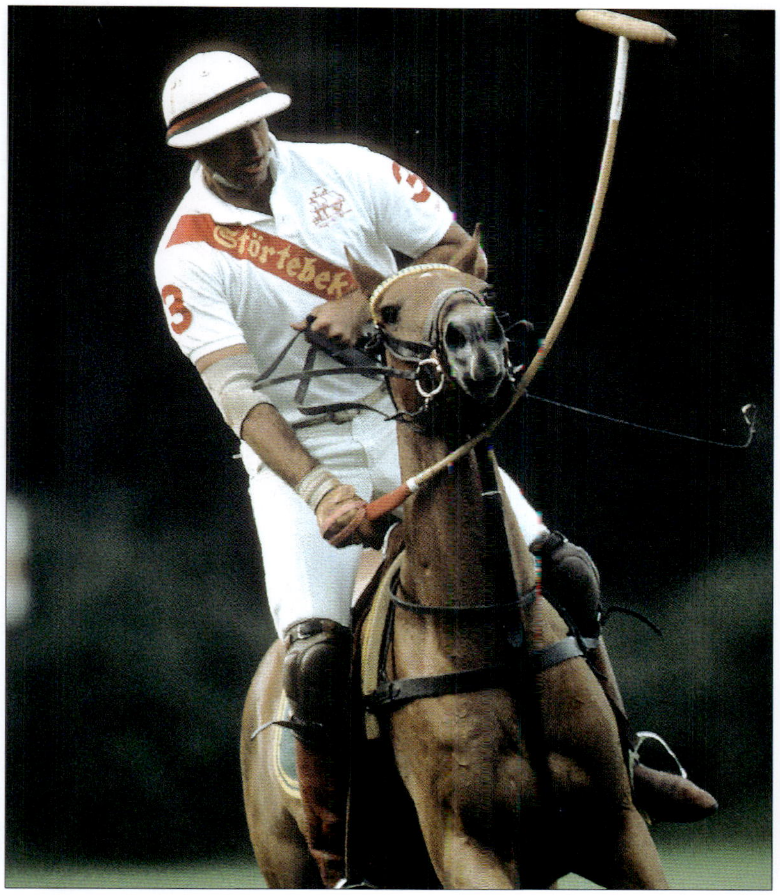

Spektakuläre Schläge unter dem Pferdhals hindurch gehören zum Standardrepertoire eines guten Polospielers.

Vorfahrt hat derjenige, der dem Ball auf gerader Linie folgt. Er darf nicht behindert, aber seitlich abgedrängt werden.

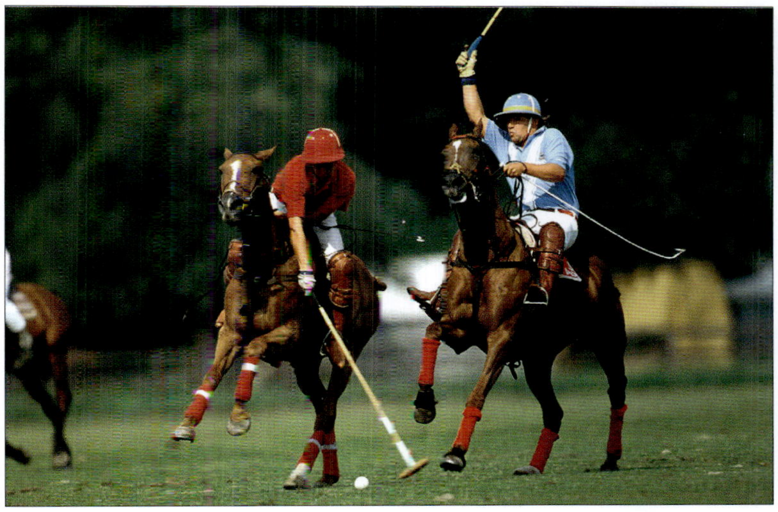

Ein hochklassiges Polomatch zieht viele Zuschauer an, die mit Begeisterung verfolgen, wie die Spieler mit vollem Risiko den Ball Richtung Tor treiben.

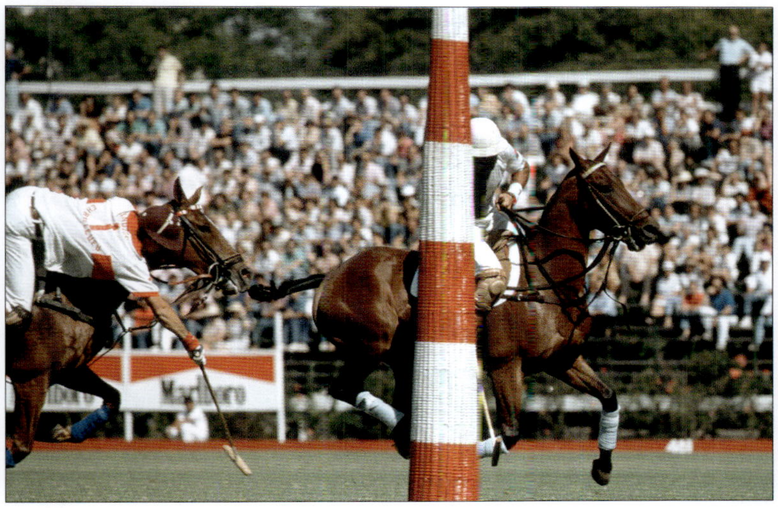

Flugabwehr! Um die Richtung des Balles zu ändern, wird gern schon mal tief in die Trickkiste gegriffen.

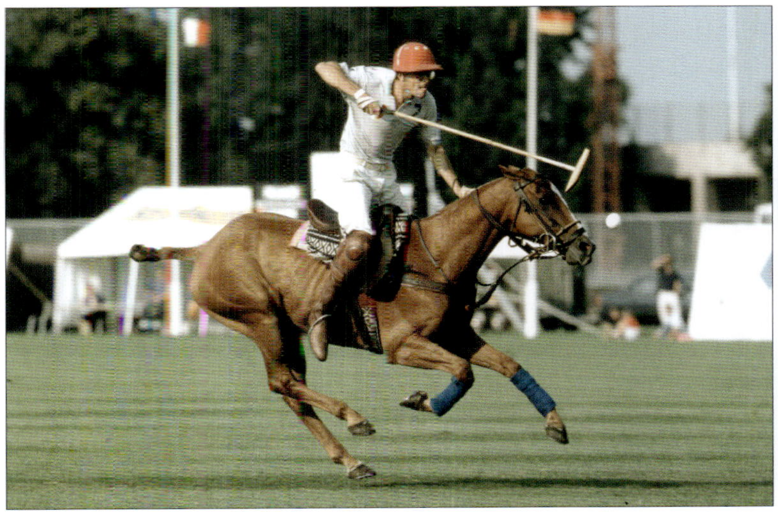

Polopferde sind kraftvolle Sprinter, die auf kurze Entfernung die maximale Geschwindigkeit entwickeln können.

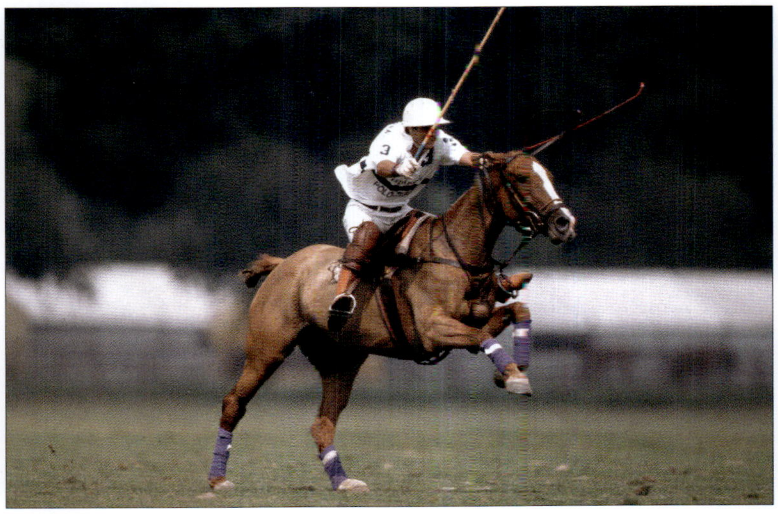

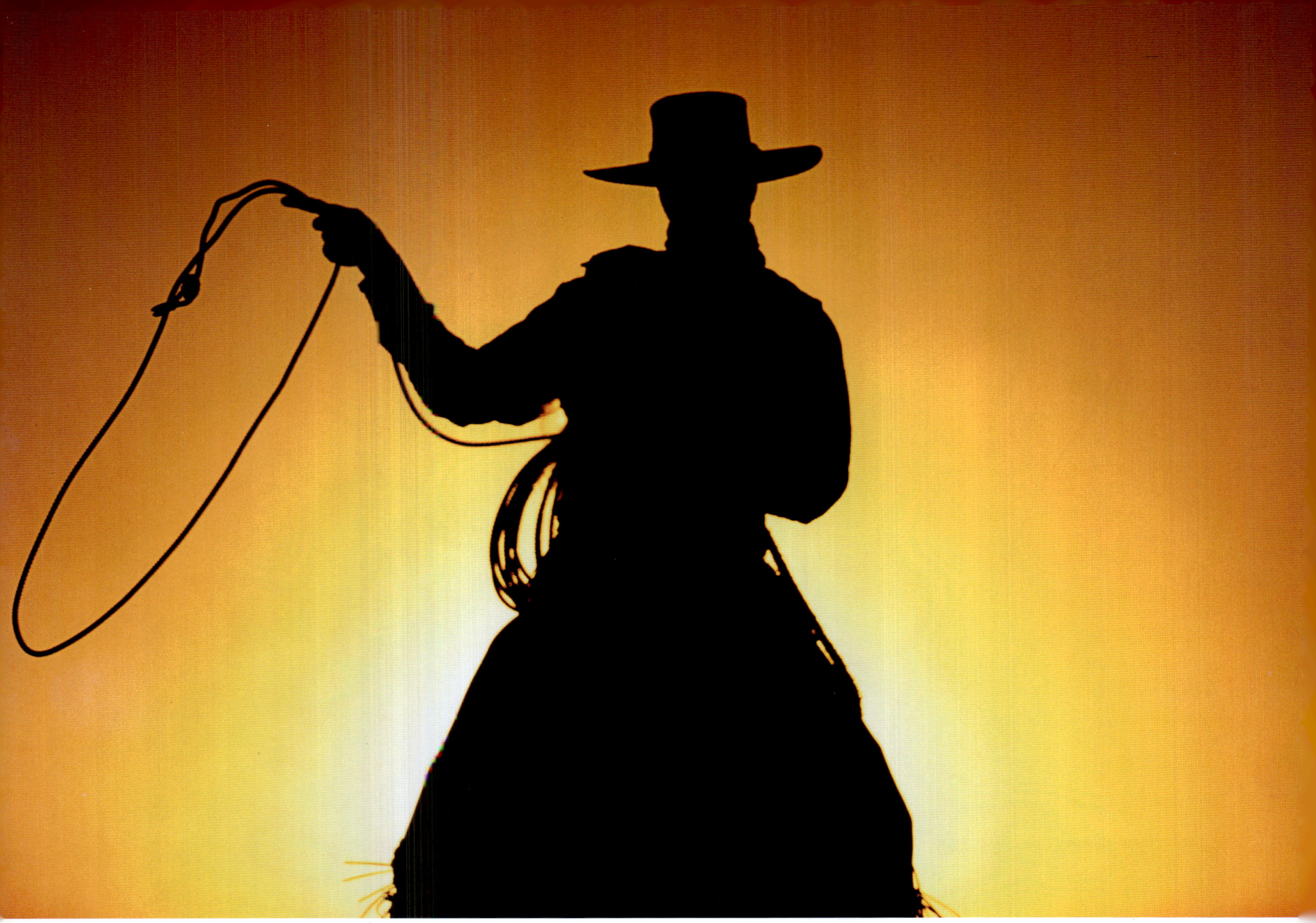

Cowboys werden bis heute häufig mit verklärtem Blick betrachtet. Diese Westernromantik hat aber nichts mit dem Lebensalltag gemein: In Wahrheit ist ihr Job harte und äußerst anspruchsvolle Arbeit.

Auf den Spuren der Cowboys

Das Geheimnis der Westernreiterei liegt in der Verständigung zwischen Pferd und Reiter, die möglichst einfach und kräftesparend sein soll, weil sie sich an der Arbeit der Rinderhirten orientiert. Cowboys sind auch heute noch im Einsatz, und je nach Saison müssen sie mehr als 12 Stunden im Sattel sitzen, Herden zusammentreiben oder einzelne Tiere isolieren.

Das Zusammenspiel der beiden Partner erfolgt blitzschnell und funktioniert nur bei gegenseitigem Vertrauen. Der Cowboy verlässt sich beim Viehtreiben meist blind auf den Cow-sense seines vierbeinigen Untersatzes, denn das clevere Pferd ist schlauer als die Kuh und reagiert automatisch richtig. Fortgeschrittene reiten immer einhändig, damit sie eine Hand frei haben, um ein Tor zu öffnen oder das Lasso zu schwingen. Weitere Unterschiede zur klassischen Reitweise sind Einwirkung und Versammlung. Der Dressurreiter arbeitet auf raumgreifende Bewegungen des Pferdes hin, wofür er stetig durch Gewichts- und Schenkelhilfen auf das Pferd einwirkt. Der Westernreiter dagegen gibt nur ein Signal, wenn er etwas ändern will. Ist er zum Beispiel im Trab, soll sein Pferd das Tempo und den Kurs solange gleichmäßig beibehalten, bis es einen neuen Befehl erhält. Die Zügel sind dabei nicht straff in der Reiterhand, sondern hängen leicht durch und das Pferd balanciert Kopf und Hals in deutlich abwärtsgerichteter Haltung aus. Bei beiden Reitweisen sind die Pferde versammelt und treten unter den Schwerpunkt ihres Körpers. Das Westernteam ist bei der Arbeit gelassen und

Westernturniere

Der normale Westernreiter würde sich nie auf ein ländliches Turnier für Springen und Dressur verlaufen, denn dort käme er sich völlig verloren vor. Früher war Westernreiten in Europa ein reines Hobby von wenigen Leuten, die mit Cowboyhüten auf einem Reiterhof herumliefen und im Auto Countrymusik von der Kassette hörten. Mittlerweile existieren in allen Ländern Dachverbände, die eine Turnierszene aufgebaut haben. Nationale und internationale Meisterschaften, auf denen sich die immer größer werdende Familie der Westernreiter trifft, sind deshalb keine Seltenheit mehr.

Zum schmucken Erscheinungsbild zählen dabei unbedingt der Cowboyhut, das Jeanshemd mit Verzierungen sowie allerlei Verschnörkelungen an Sattel und Zaumzeug. Alles das ist aber nicht nur eine Frage der persönlichen Eitelkeit, sondern wird von den Richtern mit in die Note einbezogen. Auch Cowboys dürfen sich schön machen!

Woher stammt das Westernreiten?
Das Westernreiten stammt natürlich von den Cowboys, denkt sich jedes Kind. Im Prinzip ja, aber die amerikanischen Rinderhirten haben die Reitweise nur perfektioniert, nicht erfunden. Die Grundlagen haben sie von den spanischen Eroberern gelernt, als die im 16. Jh. ihre Pferde und Rinder mitbrachten. In der alten Welt hatten sich die Vaqueros schon längst darauf spezialisiert, das Vieh vom Pferd aus zu treiben. In Mexiko und im Südwesten der heutigen USA entstanden Haziendas und Ranches mit riesigen Rinderherden. Als Erstes erlernten die Indianer den klassischen Stil der Vaqueros. Später wurde diese Reitweise durch Cowboys und Gauchos noch genauer auf die Arbeit eines Rinderhirten abgestimmt.

Die Hilfen werden vorwiegend durch Gewichtsverlagerung gegeben, aber auch stimmliche Kommandos können viel erreichen. In der Praxis müssen die scharfen Gebisse gar nicht mit voller Wirkung eingesetzt werden, da schon das Gewicht der Zügel ausreicht, um eine Verbindung zum Pferdemaul herzustellen. Für eine Richtungsänderung reagiert das gut ausgebildete Pferd auf den Zügel, der gegen seinen Hals gelegt wird.

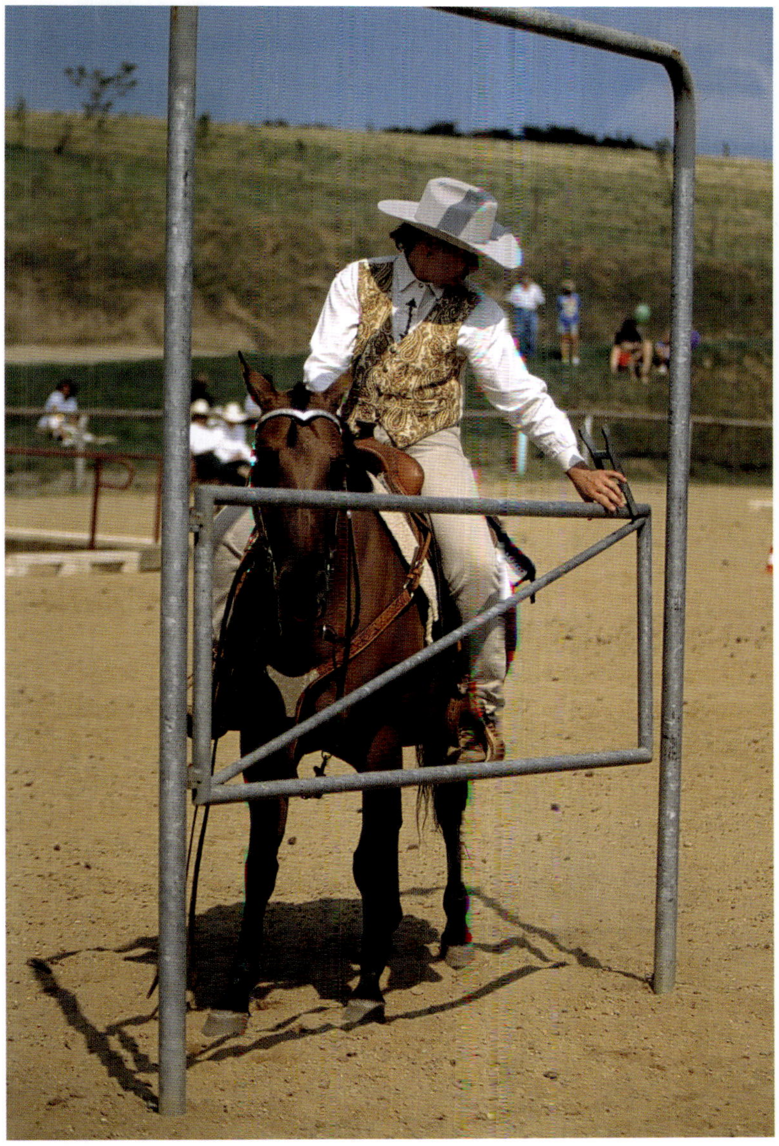

Das Gatter ist eine von mehreren Trail-Lektionen. Ziel ist es, das Gatter zu öffnen und wieder zu schließen, ohne abzusteigen.

entspannt und zockelt im gemütlichen Tempo durch die Gegend. Es kann aber jederzeit zur Höchstform auflaufen, wenn in der Herde etwas passiert. Auf diesen Anforderungen basieren die wichtigsten Lektionen der täglichen Arbeit und auch die des Showgeschäfts.

DIE LEKTIONEN DER WESTERNREITEREI

Bei der *Pleasure*-Vorführung beurteilen die Richter die drei Grundgangarten *Walk*, *Jog* und *Lope* (Schritt, Trab und Galopp), die Losgelassenheit und die korrekte Haltung der Westernpferde.

Für das *Reining*, eine Art Dressurprüfung, werden der fliegende Galoppwechsel verlangt, extrem schnelle Pirouetten – *Spins* – und das Stoppen aus vollem Galopp. Das Pferd kann dabei nicht den ganzen Schwung abfangen, sondern rutscht auf der Hinterhand noch weiter, weshalb diese Lektion *sliding stop* heißt. Außerdem werden beim *Reining* eine korrekte Hinterhandwendung und einwandfreies Rückwärtsrichten gefordert.

Einen Geschicklichkeitstest in Form eines kleinen Hindernisparcours absolvieren die Prüflinge beim *Trail*. Dabei sind Schwierigkeiten, wie sie im Gelände vorkommen, zu bewältigen: etwa ein geschlossenes Tor passieren, eine Brücke überqueren oder sicher über einen schwankenden Boden in Form einer Wippe gehen.

Beim *Roping* wird das Lasso geschwungen, denn es soll ein Rind gefangen werden, und zwar auf Zeit. *Roping* gibt es auch als Teamwettbewerb: Der *Header* – der vordere Reiter – wirft die Schlinge um dem Kopf des Tieres, der *Healer* muss die Hinterbeine erwischen. Soll ein Rind von der Herde isoliert werden, so heißt die Disziplin *Cutting*.

Das alles lässt sich am leichtesten erlernen, wenn man als Anfänger zur Westernreiterei kommt. Ein Umsteiger, der klassisch englisch ausgebildet wurde, sollte am besten alles vergessen, was er vorher gelernt hat.

Beim Seitwärtstreten geht es darum, im so genannten Sidepass über die Stangen zwischen den Vorder- und Hinterbeinen zu treten, ohne sie zu berühren.

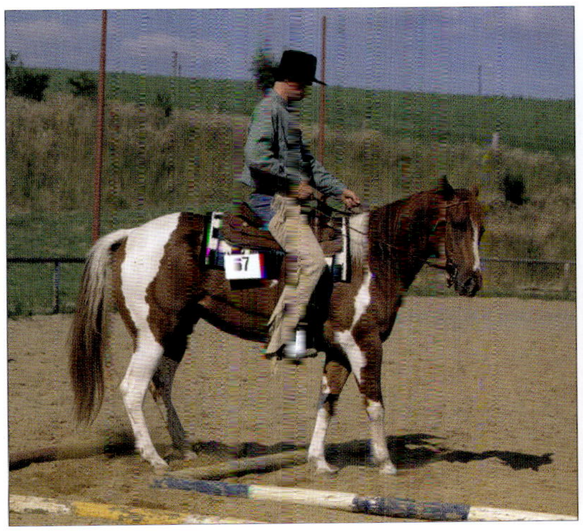

Jedes gut ausgebildete Westernpferd geht anstandslos über die kippende Wippe, die manch ein anderes Pferd – und seinen Reiter – den letzten Nerv kosten würde.

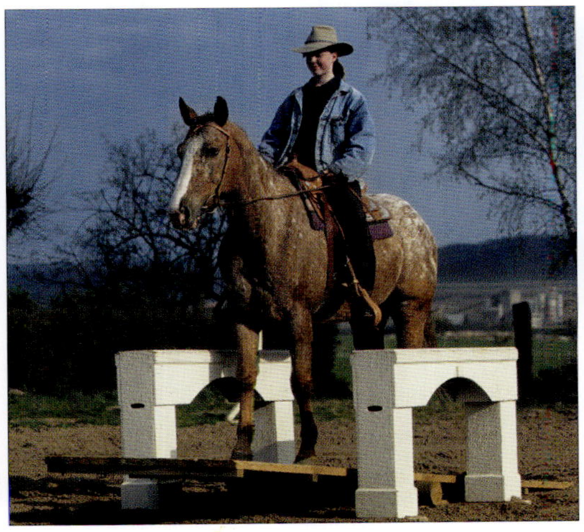

Das Stoppen aus vollem Galopp ist Teil des Reinings und zweifellos eine der spektakulärsten Lektionen der Westernreiterei.

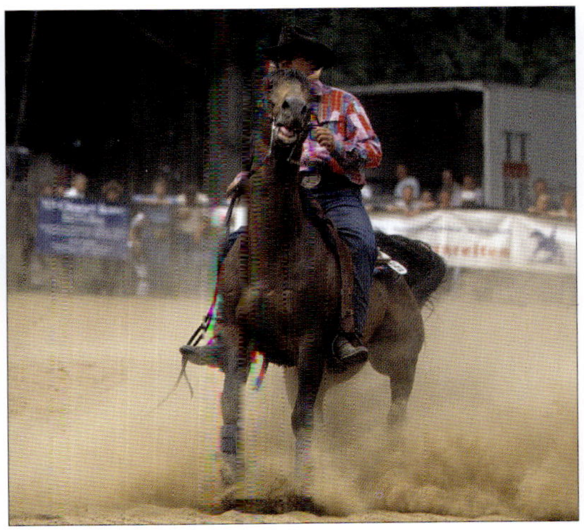

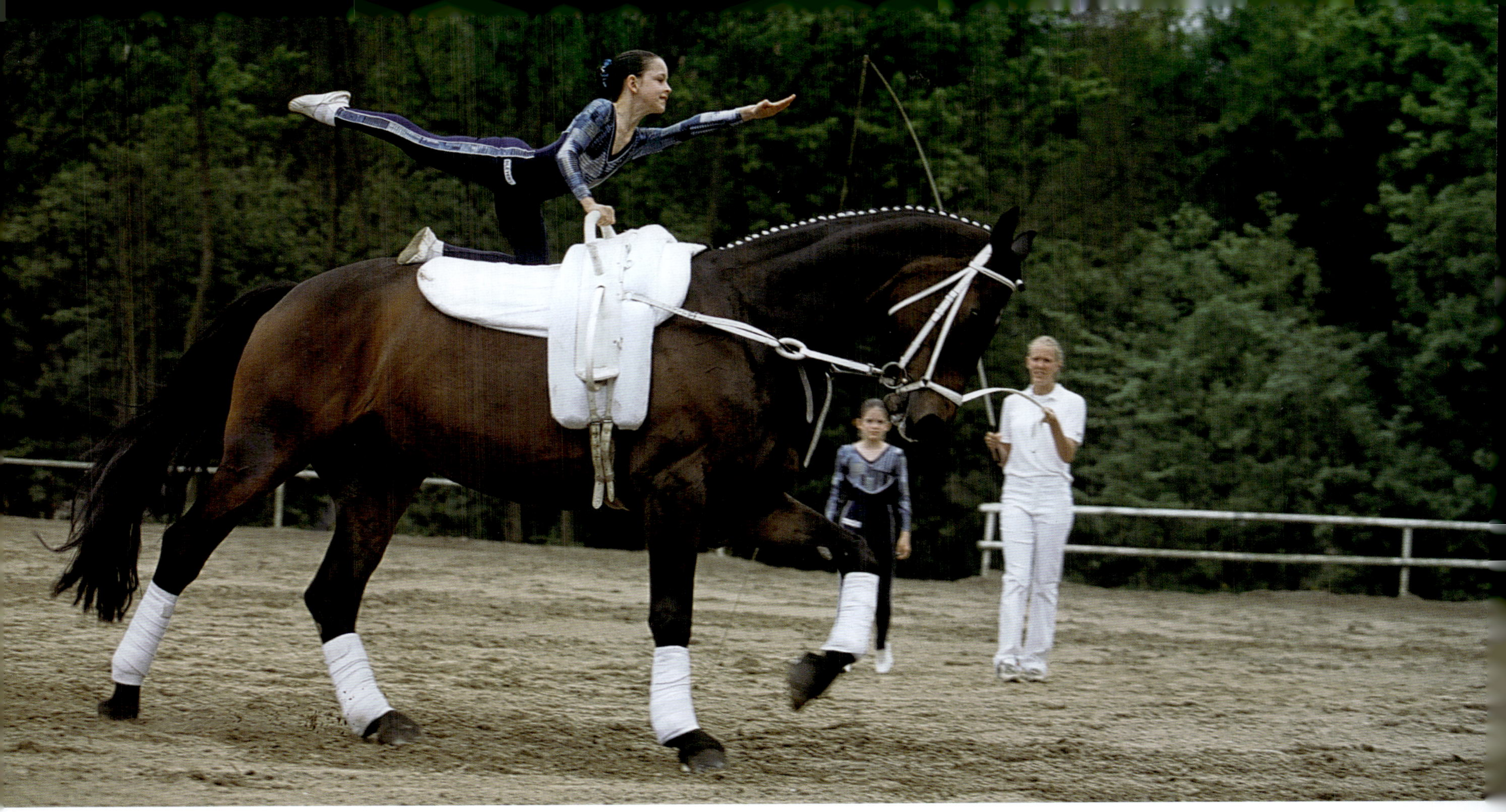

Voltigieren ist für viele Kinder der Einstieg in den Pferdesport. Die Übungen schulen das Gleichgewicht, und die Grundlagen wie die „Fahne" sind schnell gelernt.

Freund und Helfer

Dass der Umgang mit dem Pferd neben seiner wohltuenden auch eine heilende Wirkung auf den Menschen hat, spiegelt sich besonders im Therapeutischen Reiten wieder, zu dem die Hippotherapie, das Heilpädagogisches Voltigieren bzw. Reiten und der Behindertenreitsport gehören.

Bei der Hippotherapie sitzt der Behinderte unmittelbar auf dem warmen Pferderücken und muss stetig aktiv auf die Bewegungen reagieren. Das wirkt positiv auf seinen Muskeltonus – und vor allem auf seine Psyche, denn es versetzt ihn in die Lage, sich in aufrechter Haltung auf fremden Beinen fortzubewegen.

Dass Pferde ausgezeichnete Therapeuten sind, zeigt sich schon daran, dass es für die meisten sinnesgeschädigten, körperlich wie auch geistig behinderten Menschen keine allzu schwierige Aufgabe ist, das Reiten oder Voltigieren zu erlernen – und sie ihnen sogar große Freude bereitet.

Mit speziellen Hilfsmitteln und besonders ausgebildeten Pferden sind Behinderte längst ein Bestandteil der Paralympischen Wettbewerbe. Die Deutschen Dressurreiter gewannen bei den Paralympics in Athen viermal Silber.

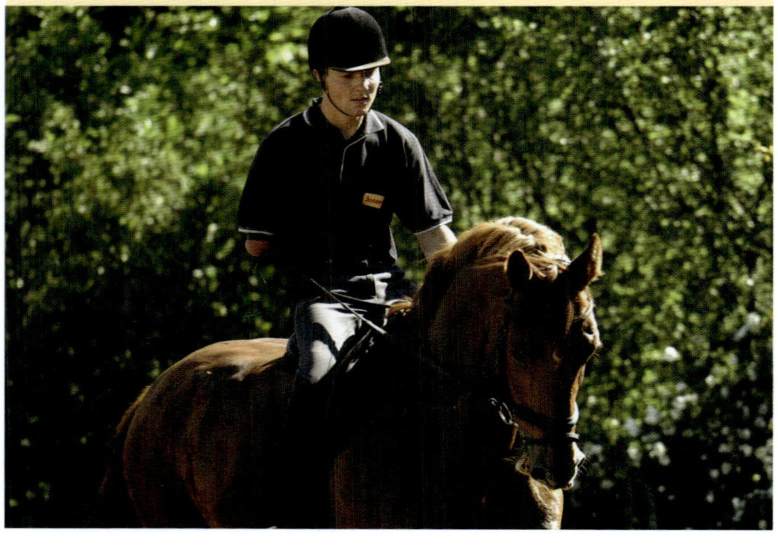

Besondere Beweggründe

Turnen im Galopp, das klingt fast etwas bieder. Wie anspruchsvoll die Übungen auf dem Pferderücken wirklich sind, ahnt jeder, der an den Übungen selbst mit festen Boden unter den Füßen scheitert. Salti mit Schraube, Handstand vorwärts gegrätscht und dann auch noch Sprünge auf und über das Pferd – das grenzt schon an Akrobatik.

Was so zirzensisch anmutet, ist ein gestandener Wettkampfsport: Einzeln, zu zweit oder als achtköpfige Mannschaft geht es um Höchstnoten. Grundsitz, Stehen, Fahne, Flanke, Mühle und Schere heißen die Pflichtlektionen. Verbunden mit weiteren Elementen sollen sie in einem frei gestalteten Kürprogramm nicht nur die Wertungsrichter begeistern.

Der moderne Voltigiersport hat nur noch wenig gemein mit seinen Anfängen. Abgeleitet von La Voltige (franz. „Über das Pferd springen"), bekam das Voltigieren seinen Namen, fand doch gerade der französische Adel zur Zeit der Renaissance besonders großen Gefallen daran, ästhetisch und kunstvoll auf dem Pferd zu posieren. In den Kavallerieschulen gehörte Voltigieren alsbald zur körperlichen Ertüchtigung, um so die Gewandtheit der Soldaten im Sattel zu fördern. 1920 in Antwerpen wurde dafür sogar erst- und einmalig olympisches

Das Seitpferd als Turngerät

Am Anfang war das Pferd. Leibhaftig – und nicht hölzern, soviel ist überliefert, ging es in den ersten Pferdeturnstunden zu. Erst später rückten die zweibeinigen Bewegungskünstler einer Holzattrappe zu Leibe. Eine eigene Disziplin, die bis heute Teil des olympischen Geräte-Turnprogramms ist, entstand. Das Seitpferd im Männerturnen unterscheidet sich dabei durch zusätzliche Pauschen vom Seitpferd, das Frauen in ihrem Turnprogramm ausschließlich für den Pferdesprung nutzen.

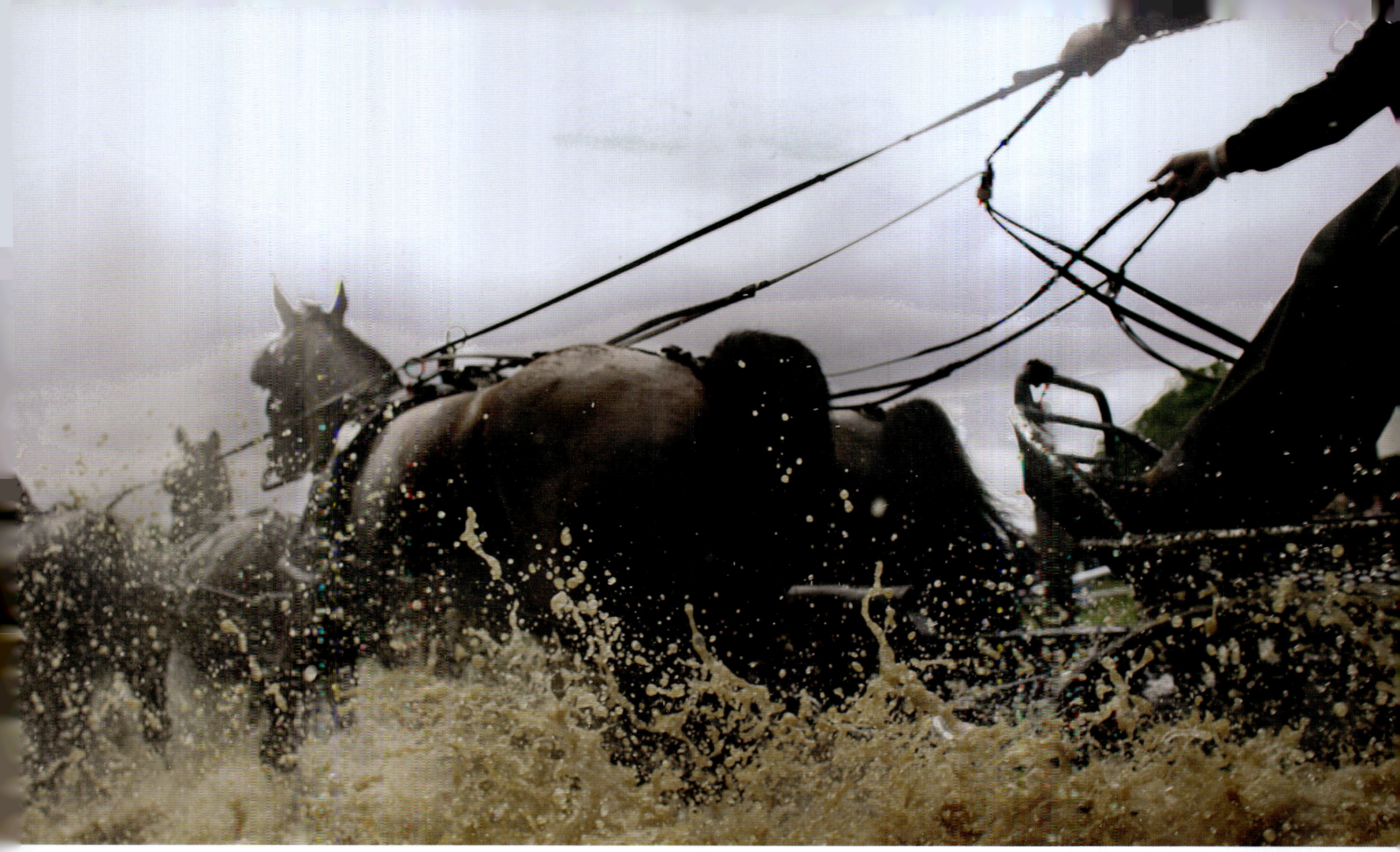

spänner oder als Einhorn ein Pferd vorn und zwei dahinter. Der bekannteste Dreierzug jedoch ist die russische Troika. Die Pferde werden nebeneinander angespannt und gehen in unterschiedlichen Gangarten: das mittlere Pferd im Trab, die äußeren Pferde im Galopp. Der Vierspänner ist mit seiner Zwei-mal-zwei-Kombination gerade noch beweglich genug für den Fahrsport. Vier Pferde nebeneinander hingegen als imposante Quadriga gab es bei den Wagenrennen der Römer. Die ungerade Zahl fünf wurde von den Ungarn mit der Formel drei vorn, zwei dahinter gelöst. Im Sechser- und Achterzug laufen die Pferde paarweise hintereinander. Im Elferzug geht ein einzelnes Pferd vorweg.

Der sportliche Fahrstil wurde in seinen Anfängen stark von den Engländern geprägt, ausgefeilt wurde das englische Fahrsystem von Benno von Achenbach, einem Deutschen. Er vermittelte zu Beginn des 20. Jhs. den Fahrschülern, dass Wagenpferde auf derselben Grundlage gearbeitet werden müssen wie Reitpferde, das heißt, dass Durchlässigkeit, Versammlung, Gymnastizierung und Gehorsam demnach bei beiden von großer Wichtigkeit sind. Die Aufgabe des Wagenlenkers besteht dabei darin, es dem Pferd so leicht wie möglich zu machen. Dies zu erreichen, obwohl er vom Kutschbock aus nur mit seiner Stimme, Peitsche und den Leinen einwirken kann, ist das hoch gesteckte Ziel seiner Arbeit. Von Achenbach entwickelte sozusagen als der Lehrmeister aller modernen Fahrer auch ein logisches Leinensystem, das es ermöglicht, auf jedes Pferd individuell einzuwirken. Doch was dem Könner einfach erscheint, wirkt auf den Laien so übersichtlich wie ein Teller Spaghetti. Nicht umsonst spricht man von der Kunst des Fahrens. Doch wer sie einmal beherrscht, der kommt davon nicht mehr los. Insider sprechen sogar vom „Virus Fahren".

Wer den Fahrsport ausüben will, muss noch größere Opfer bringen als Spring- oder Dressurreiter, weil der Aufwand viel höher ist. Allein das Fetten der ledernen Leinen und Geschirre, das Polieren der Metallbeschläge und das Instandhalten der Kutschen kostet enorm viel Zeit – und Geld. Auch die Anschaffungskosten sind nicht von Pappe. Ein Marathonwagen, eine geländetaugliche Kutsche, kostet etwa 10 000 Euro.

Eine actionreiche Fahrt mit dem Marathonwagen durch knietiefes Wasser hat wenig mit einer beschaulichen Kutschfahrt gemein.

Ein Championat im Fahren besteht aus drei Teilprüfungen. Für die Dressur am ersten Tag macht sich das Team piekfein. Der Fahrer gleicht einem vornehmen Besucher eines Renntags in Ascot, mit Frack und grauem Zylinder, die Beifahrer tragen Livree. Am zweiten Wettkampftag folgt die Geländestrecke. Zweckmäßige Kleidung wird empfohlen, denn es geht durch Wasserhindernisse und je nach Wetterlage über schlammige Waldwege. Wegen des Sturzrisikos ist für die Crew das Tragen eines Sturzhelms vorgeschrieben. Der Sieger der Gesamtwertung wird am Schlusstag wieder auf dem Fahrplatz ermittelt. Das Hindernisfahren um Kegel herum auf Fehler und Zeit gibt letztendlich den Ausschlag. Und dazu präsentieren sich die Teams wieder in ihrem Feiertags-Outfit.

Alles im Griff: Es gibt vielfältige Anspannungsarten, vom Einspänner bis zum Elferzug, bei dem der Fahrer allerdings schon alle Hände voll zu tun hat.

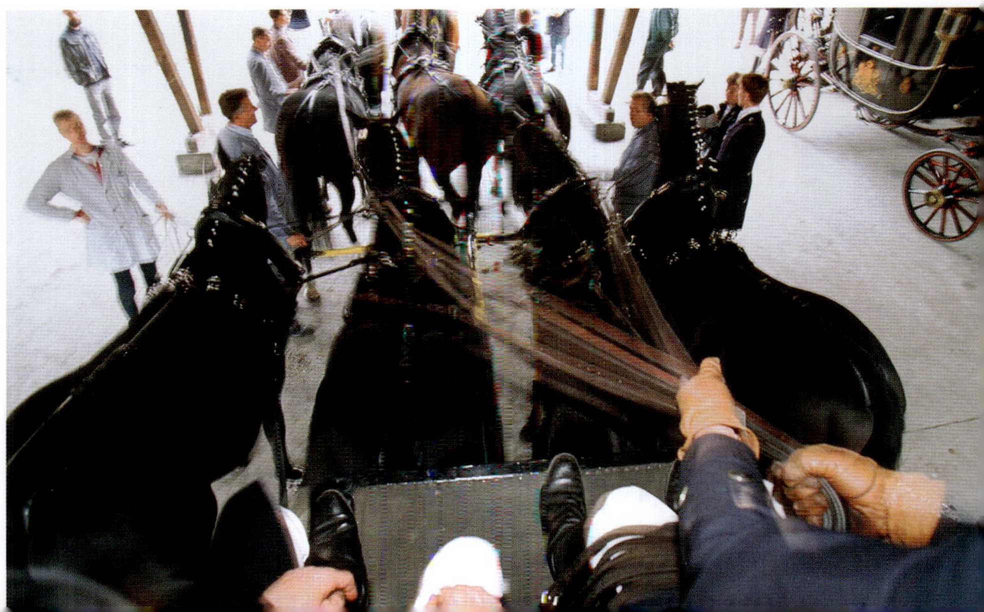

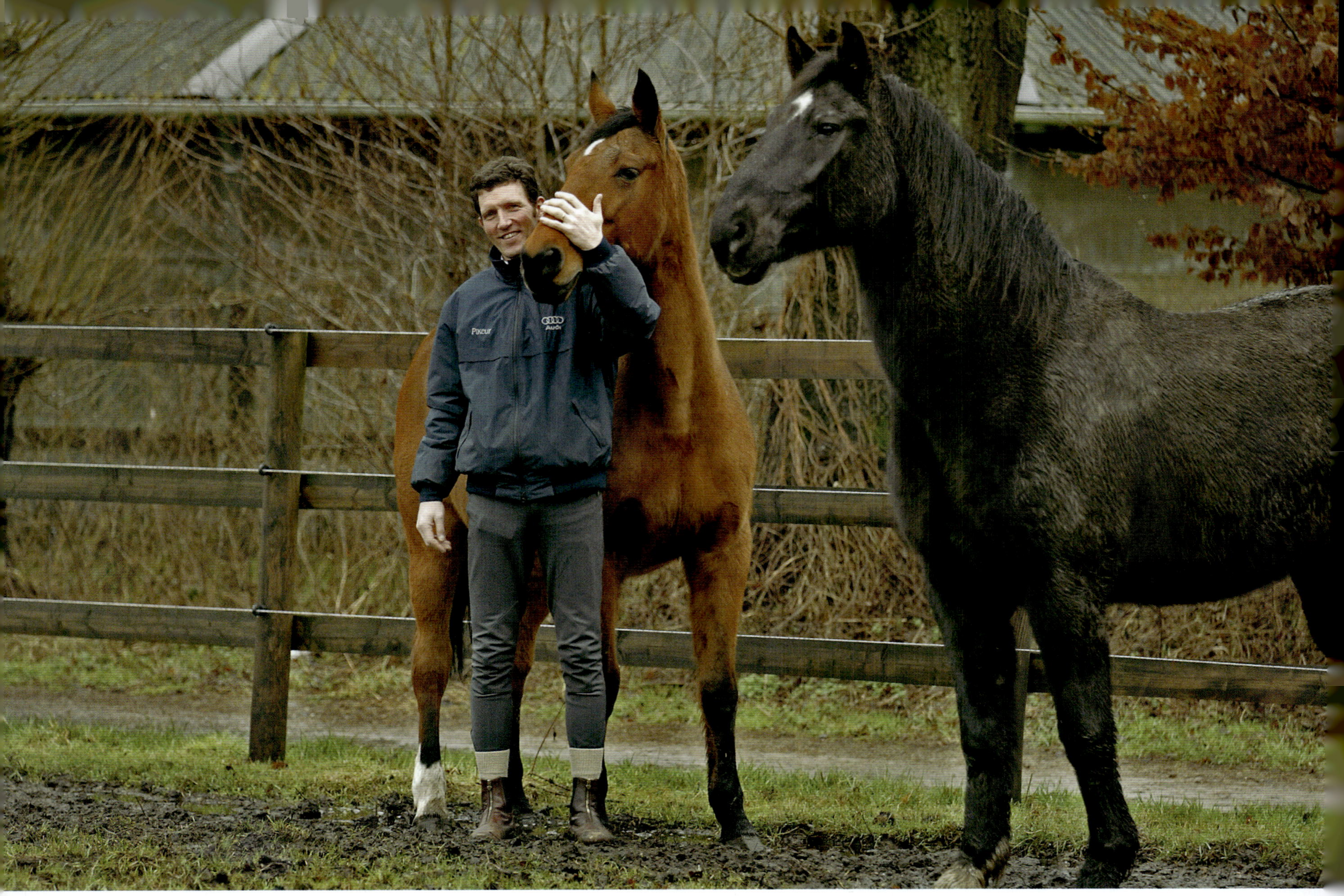

Nach der Karriere kann man es sich gehen lassen. Die Rentnerband von Ludger Beerbaum mit Ratina Z (links) und Rush on genießt das arbeitsfreie Leben und freut sich, wenn der ehemalige Chef mal vorbei schaut.

Und nach der Karriere?

Ein Pferd, das dem Sport adieu sagt, muss nicht alt sein. Und ein altes Pferd ist nicht automatisch gebrechlich. Bei manchen erkennt man das hohe Alter nur an den Zähnen. Die Kauflächen haben sich durch den jahrelangen Abrieb deutlich abgenutzt, manchmal fehlt auch ein Zahn. Das ein oder andere graue Haar lässt sich ebenfalls entdecken, entweder in der Mähne, im Schweif oder sogar im Gesicht. Aber das ist nicht weiter tragisch. Ob Pferde nun eitel sind oder nicht, darüber streitet sich die Fachwelt sowieso. Besitzerinnen gehen übrigens fest davon aus, dass ihr Liebling großen Wert auf seine Außenwirkung legt. Zum Glück gibt es bis heute kein hippologisches Facelifting. Dennoch: Wer auf die 20 zugeht, bei dem schlaffen die Konturen langsam ab. Es gibt erste Falten um die Nüstern herum, und über den Augen bilden sich Höhlen, liebevoll „Eierbecher“ genannt. Auch Alterssehschwäche muss in Kauf genommen werden.

Doch all das sagt nichts über die physische und psychische Fitness aus. Viel Bewegung in frischer Luft, angenehme Gesellschaft von Artgenossen und liebevolle Pflege erhalten die Rüstigkeit. Früher, als die Pferde noch robuster gehalten wurden und ihr Leben lang fast nur draußen waren, konnten sie ohne weiteres 40 Jahre alt werden. Heute ist ein 30-Jähriger schon alt wie Methusalem.

Wie lange ein Pferd geritten werden kann, muss sein Reiter selbst erkennen. Grundsätzlich ist es gut, auch ein älteres Pferd noch unter dem Sattel zu bewegen. Von schweißtreibenden Lektionen ist freilich abzusehen. Leichtes Gymnastizieren sollte aber auf der Tagesordnung stehen, denn das hilft, die Muskulatur in Schuss zu halten.

Wenn sich eines Tages dann der Rücken zu stark gesenkt hat, dann muss der Sattel endgültig in der Kammer bleiben. Doch der Sportkamerad möchte nicht aufs Altenteil abgeschoben werden. Der Mensch sollte seine Dankbarkeit dafür zeigen, dass er so viele Jahre sicher getragen wurde. Gemeinsam kann man jetzt zu Fuß durch den Wald spazieren. Und als Alterspräsident eingesetzt, sorgen die Rentner auf der Weide für Ordnung in der Herde.

BERÜHMTE RENTNER

Nicht jedes Pferd hat das Glück, in seinem letzten Lebensabschnitt gut versorgt zu werden. Oft wird es lieblos abgeschoben oder gleich zum Schlachthof gebracht, wenn die Knochen zu müde werden zum Springen oder Piaffieren. Spitzenreiter und -reiterinnen sind aber meist vorbildlich in der Altenbetreuung. Sie würden es nie zulassen, dass ihre einstiegen Cracks vereinsamen. Im hektischen Alltagsbetrieb eines Turnierstalls muss auch Zeit für die Rentner bleiben.

Paul Schockemöhle hielt noch so manches Zwiegespräch mit seinem Erfolgspferd Deister. Dreimal war er mit dem Hannoveraner Europa-

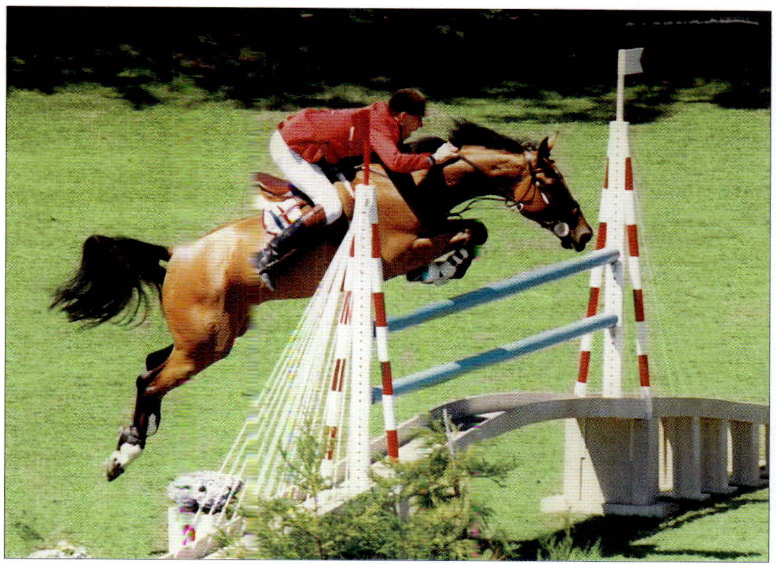

Die Sprungtechnik der erfolgreichen Stute Ratina Z war so brillant, dass ihr Züchter Leon Melchior ihr ein Denkmal setzen wollte. Dieses Foto diente als Vorlage.

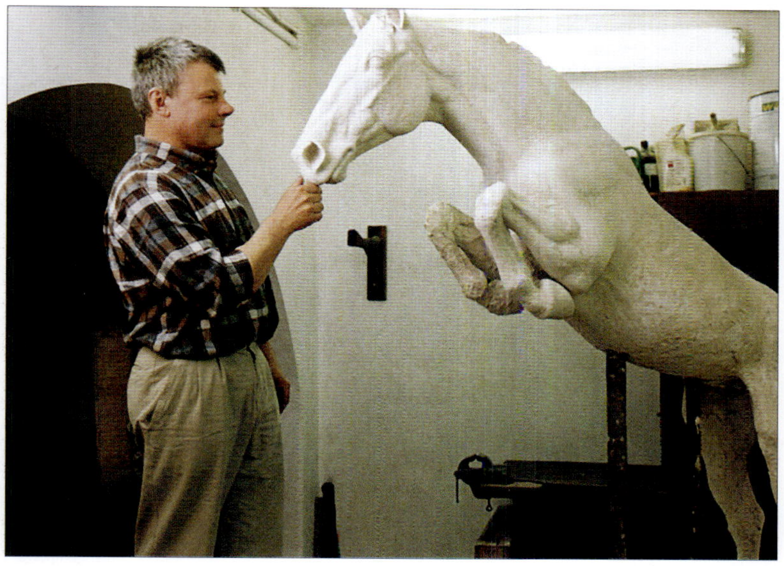

Ein Statuenbauer fertigte anhand der Fotovorlage eine Gipsstatue, aus der schließlich eine Bronzefigur entstand.

meister geworden. Als er Deister 1989 aus dem Sport verabschiedete, hatte er insgesamt 750 000 Euro mit seiner eigenwilligen Sprungtechnik zusammengebracht. In der damaligen Zeit eine beachtliche Summe. Er wurde stolze 29 Jahre alt.

Ludger Beerbaum liegen seine Oldies ganz besonders am Herzen. Er kaufte sogar die Stute, mit der er als Jugendlicher im Sport begann, zurück. Die Wetteifende, damals schon 24, bekam bei ihm das Gnadenbrot vom Feinsten. Die Diva in der Rentnerband ist Ratina Z. Sie sammelte so viele olympische Medaillen, Welt- und Europameistertitel wie kein zweites Springpferd. Der erfolgreichsten Stute aller Zeiten war es wohl keinen Tag langweilig in ihrem Ruhestand. Direkt nach ihrer tränenreichen Verabschiedung 1999 in Aachen ging sie erst einmal auf Reisen. Ziel: Mexiko. Dort wurden mittels Embryotransfers mehrere Fohlen von ihr durch Leihmütter geboren. Ende 2000 kehrte sie zu ihrem Reiter Ludger Beerbaum nach Riesenbeck in Westfalen zurück. Dort amüsiert sie sich mit einem attraktiven Millionär namens Rush on.

Condé

Als Condé im Jahre 1777 in den Besitz von Friedrich dem Großen gelangte, hatte der König zwar seine größten Feldzüge schon hinter sich, die Lust am Reiten hatte er aber noch lange nicht verloren. Es war Liebe auf den ersten Ritt, die das Pferd und den alten Fritz verband. Seine Majestät war „so amused" von Condé, dass er den Fliegenschimmel in den Stall von Sanssouci bringen ließ, wo alle seine Lieblingspferde standen. Dort, aber auch auf den Straßen Potsdams, war Condé von da an der Liebling, und zwar nicht nur, weil er wunderschön, sondern zudem talentiert und sehr anschmiegsam war. Condé durfte eigentlich alles, sogar im Schloss spazieren – was die Hallenwächter nicht immer mit so großer Freude sahen wie der Herr von Sanssouci. Vor und nach dem Ausritt fütterten Majestät Condé mit Melonen, aber auch Feigen gab es zur Belohnung.

Auf Schritt und Tritt folgte der Wallach dem alternden Monarchen, dem die Ausflüge auf dem Rücken seines Lieblings immer schwerer fielen. Am 4. Juli 1786 sollte es der Letzte sein. Der König musste in den Sattel gehoben werden, galoppierte aber dennoch bis zur völligen Erschöpfung. 74-jährig verstarb Friedrich der Große.

Condé überlebte seinen Herrn um viele Jahre – ohne Melonen und Feigen, dafür aber auf einer saftig grünen Koppel der Berliner Tierarzneischule. Dort starb er 1804 im Alter von stolzen 38 Jahren. Sein Skelett steht heute in der Veterinärmedizinischen Fakultät der Freien Universität Berlin.

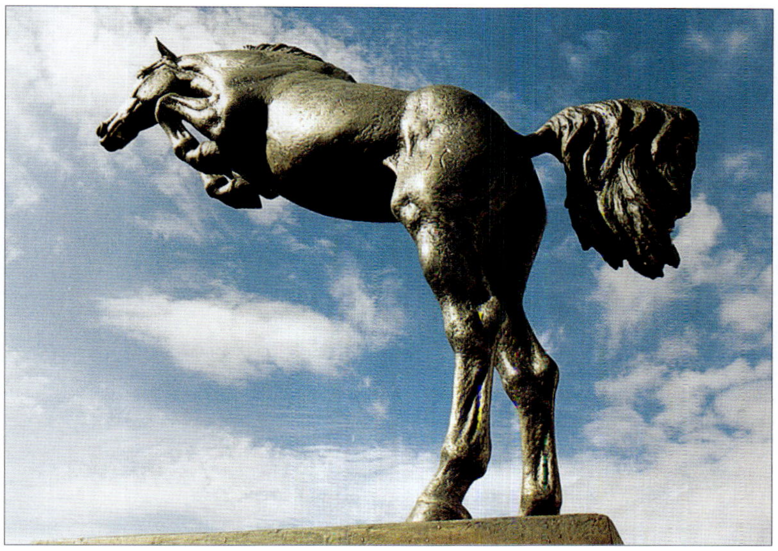

Die Statue wurde gleich zweimal angefertigt und ist für alle Ratina-Fans in Riesenbeck bei Ludger Beerbaum sowie im belgischen Zangersheide beim Züchter der Stute zu bewundern.

Der wurde zweimal Deutscher Meister und brachte Prämien in siebenstelliger Höhe heim. Aber er konnte seinen Reiter auch blamieren. Beim Deutschen Derby in Hamburg weigerte er sich einmal, vom großen Wall herunterzuspringen. Sein Reiter, dem Gewaltanwendung fern liegt, winkte mit einem weißen Taschentuch und verließ lächelnd das Stadion.

Eigensinnig war auch immer das Dressurgenie Rembrandt. Er hielt sich schon vor seinen vier olympischen Goldmedaillen für etwas Besonderes und führte sich gern als Einzelgänger auf. Nicole Uphoff berichtete, dass er sich mit 23, ein Jahr vor seinem Tod, noch in eine Pony-Stute verliebte und mit ihr den Weidegang genoss.

Deutschlands berühmtester Zuchthengst der Gegenwart war Polydor. Im Olympiajahr 1972 geboren, kam er mit zwei Jahren in das Landgestüt Nordrhein-Westfalen und wurde das Aushängeschild Warendorfs. 1998 und 1999 führte er die Weltrangliste der Zuchthengste an, weil seine Kinder im Springsport so erfolgreich waren. Im aktuellen Deckgeschäft trat er am Schluss nur noch sporadisch in Aktion. Dem eitlen Hengst gefiel es sichtlich, wenn Besuchergruppen durch den Stall geführt wurden und ihn als lebende Legende bestaunten. Im Jahr 2000, dem ersten Jahr als Vollruheständler, verstarb Polydor.

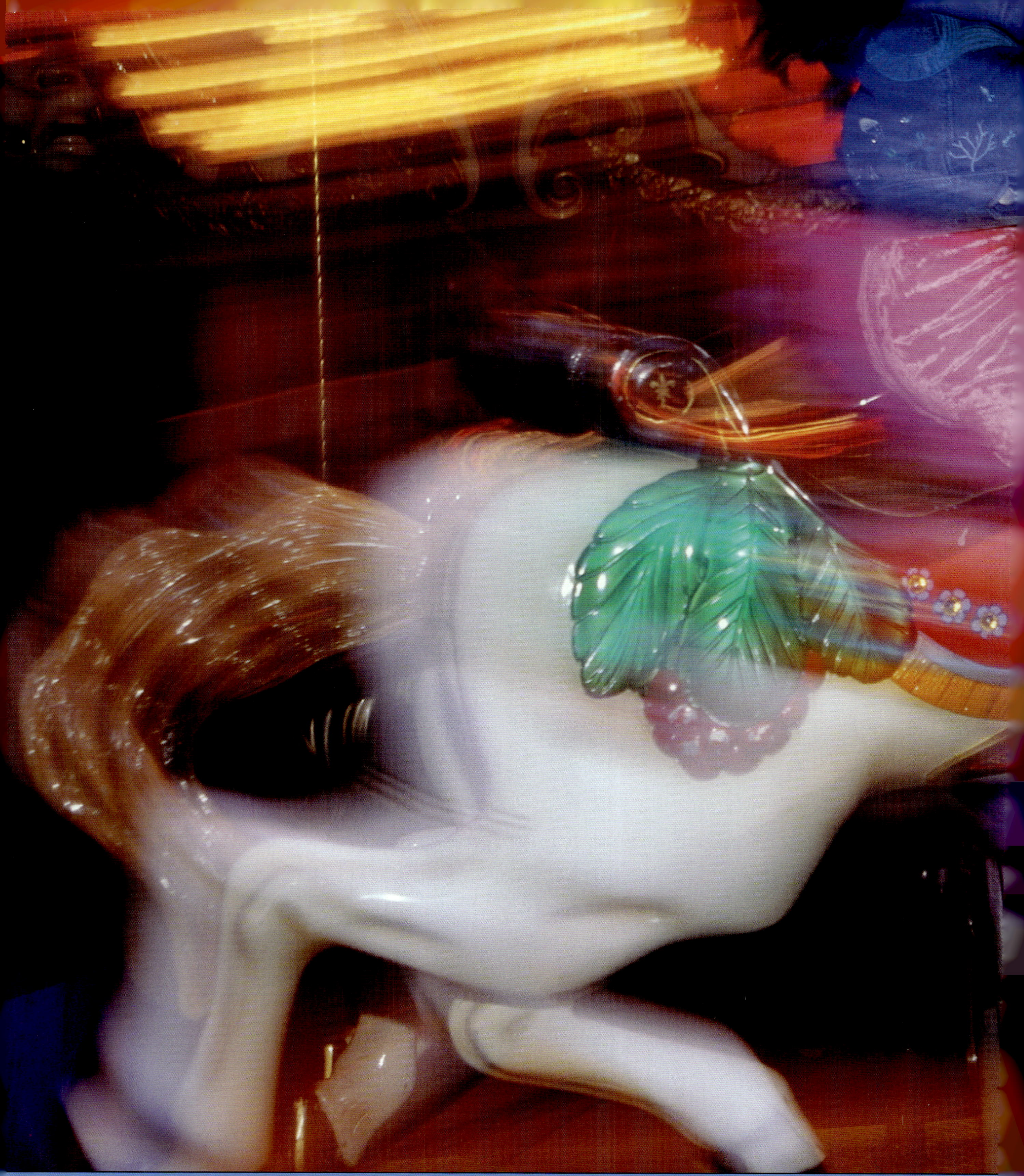

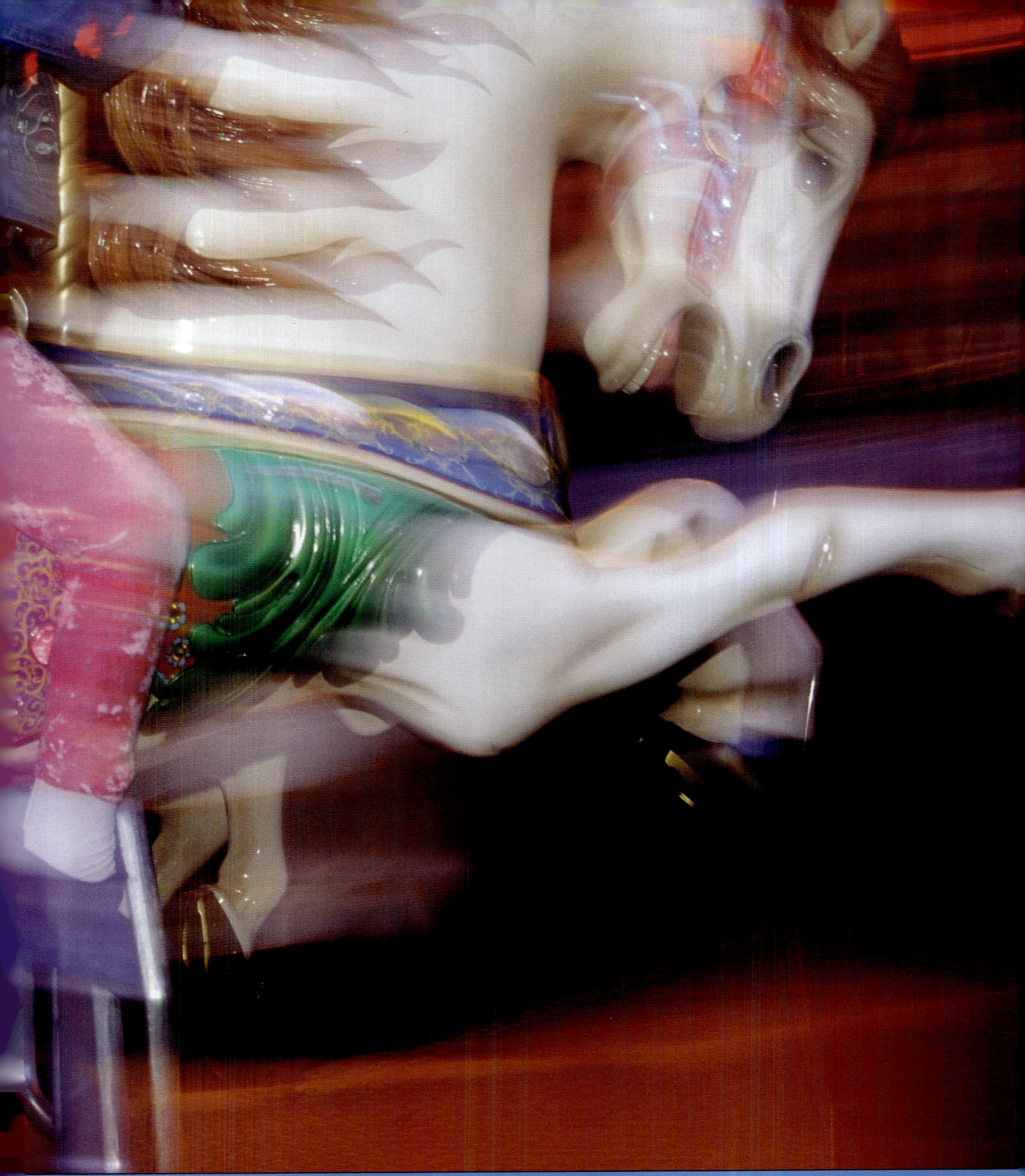

Vom Schaukelpferd zum Steckenpferd

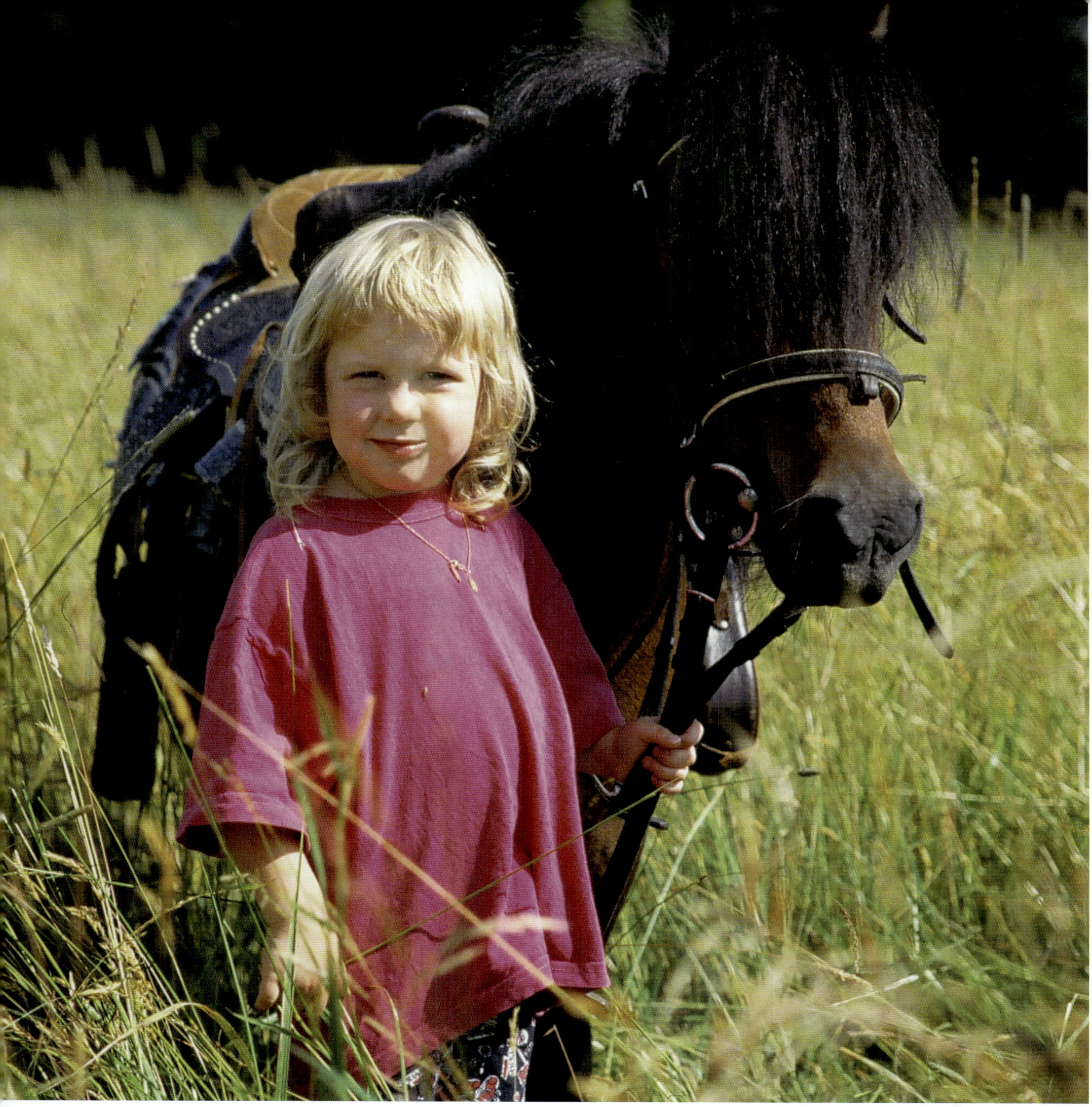

Selbst die Allerkleinsten entdecken schon ihr Herz für Pferde. Mit einem Pony an der Seite ist das Glück perfekt.

Infiziert mit dem Pferdevirus

Wo man auch hinkommt, in jedem Reitstall lässt sich ein immer gleiches Phänomen beobachten. Mädchen über Mädchen – wie die Motten zum Licht fühlen sich die jungen Damen tagtäglich zum Pferd hingezogen, und kein Gameboy kann sie vom Füttern, Striegeln, Putzen und Reiten abbringen. Natürlich gibt es auch ein paar Jungs in den Reitställen, aber die sind eindeutig in der Minderzahl und können sich getrost wie der Hahn im Korb fühlen.

Woran liegt es, dass hauptsächlich Mädchen die Pferde lieben? Die Wissenschaft ist diesem Naturschauspiel schon längst auf die Schliche gekommen. Sie macht den weiblichen Hege- und Pflegetrieb dafür verantwortlich, der den Frauen offensichtlich schon in die Wiege gelegt wird. Kaum den Windeln entschlüpft, zeigen sich bereits die ersten Symptome, denen Teddys und andere Stofftiere zum Opfer fallen, die nun stundenlang geherzt und geküsst werden. Desgleichen werden natürlich auch sämtliche Haustiere, die nicht schnell genug auf den

Hoppe hoppe Reiter,
wenn er fällt, dann schreit er.
Fällt er in den Graben,
fressen ihn die Raben.
Fällt er in die Hecken,
fressen ihn die Schnecken.
Fällt er in den Sumpf,
macht der Reiter plumps.

Bäumen sind, beschmust und gekrault, und Puppen aller Art werden gar bis zum Verlust der Haarpracht gekämmt und gestylt.

Die Hinwendung zum Pferd ist kein Grund zur Sorge, beruhigen Fachleute die verunsicherten Eltern, deren „triebgesteuerter" Nachwuchs die Puppe durch das Pferd ersetzt hat – und das nicht nur, um fortan größere Zöpfe flechten zu können. Die Vierbeiner sind oft das letzte Kuscheltier auf dem Weg ins Erwachsenenleben. Im Alter zwischen 6 und 14 Jahren befriedigen Mädchen durch den intensiven Umgang mit dem Pferd unterschiedliche emotionale Bedürfnisse: Sie finden Anlehnung bei einem starken Partner, gewinnen aber durch die Herrschaft über das große starke Tier auch das Gefühl, das Männliche und Animalische in sich selbst zu beherrschen. Das Interesse am Vierbeiner erlischt nicht selten, sobald der erste Freund in Sicht ist und die Mädchen doch lieber ihre Nächte in der Disko statt ihre Tage im Pferdestall verbringen. Das gilt natürlich nicht für alle Pferdemädchen, aber doch für eine Vielzahl von ihnen.

Das Kapitel Mädchen und Pferde ist übrigens eine moderne Geschichte, die erst Mitte der 60er-Jahre so richtig begann, denn in den Jahrhunderten zuvor war die Pferdewelt eine Männerdomäne, in der Frauen so gut wie gar nicht anzutreffen waren.

Vielleicht sind deshalb im großen Sport im Moment noch mehr Männer zu finden, doch die Anzahl der Frauen – auch im Springen und in der Vielseitigkeit – nimmt zu. Tendenz steigend.

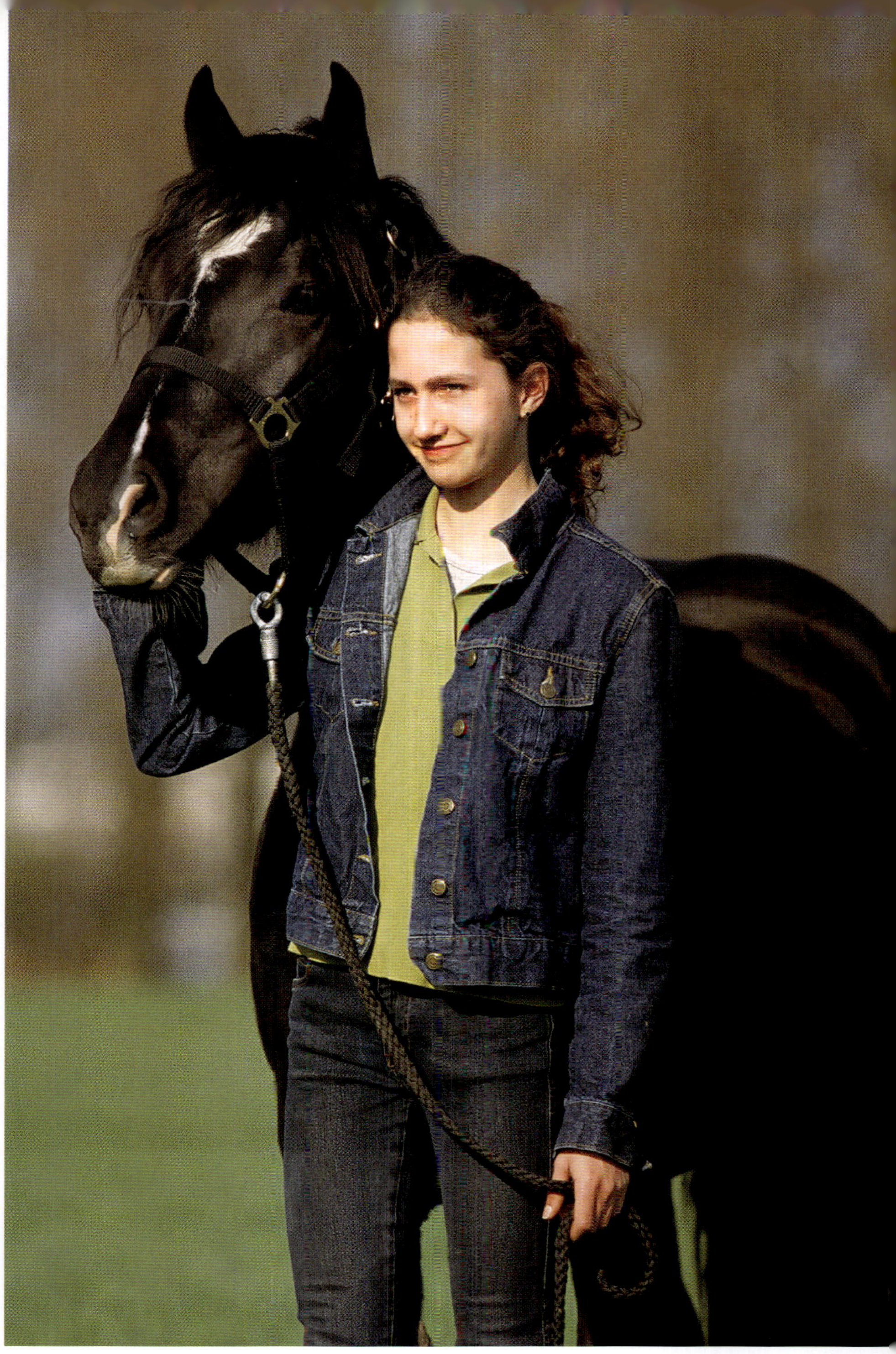

Meist sind Mädchen mit dem „Pferdevirus" infiziert – der sich mit dem Eintritt ins Teenageralter aber oft schlagartig von selbst erledigt.

Sigmund Freuds Theorien

Medizinische Forschungen und Entdeckungen befassten sich in den letzten beiden Jahrhunderten vorzugsweise mit der Heilung des Menschen in Bezug auf seinen Körper. So löste es große Verblüffung unter den Wissenschaftlern aus, als plötzlich ein bis dato unbekannter Nervenarzt aus Wien namens Sigmund Freud selbstbewusst mit neuen Theorien auftrat: Als Arzt, der die „kranken Seelen" suchte und sie zu deuten begann, hatte er Geist und Psyche analysiert.

Unter anderem beobachtete er einen fünfjährigen Knaben, der Angst vor einem Pferd hatte. Warum war gerade das Pferd zum Angsttier geworden? Sigmund Freud will in dem Pferd den Vater ausgemacht haben, den der Junge mehr oder weniger fürchtete. Der Vater war nicht so gut zu ihm wie die Mutter, und das Pferd erschien dem Jungen als gefährliches, im Grunde unbekanntes Wesen, das ihm den sicheren Platz an der Seite der Mutter nehmen könnte. Unter dem Begriff „Ödipuskomplex" ist diese Freud-Analyse bekannt und weltberühmt geworden. Natürlich machte Freud auch die Pferdeliebe der Mädchen zum Thema. Er sah Verbindungen zwischen dem Reiten und der weiblichen Sexualität, wobei die Kraft und die Größe des Pferdes als sexuelle Faktoren zu sehen seien. Freuds Tochter Anna glaubte in der Pferdeliebe der Mädchen gar einen Ausdruck von Penisneid auszumachen.

Besorgte Eltern seien beruhigt: Beide Theorien sind heute widerlegt. Doch damals weitete sich die Freud'sche Psychologie aus, und die Erklärungen vieler Vorgänge im menschlichen Wesen führten zu einer Revolution der Theorien, die sich auch in der Kunst und Literatur niederschlugen. Dichter und Denker wie Rainer Maria Rilke suchten Freud auf. Rilke spürte die seelische Verzweiflung in sich und fahndete gewissermaßen nach dem Ausweg; Thomas Mann hielt eine Festrede mit dem Titel „Freud und die Zukunft" und Albert Einstein machte sich gar auf den Weg, um mit dem scharfsinnigen Forscher zu diskutieren.

Die wohl herzlichste Anerkennung und Bewunderung erfuhr Freud durch seine Tochter Anna. 18 Bände brachte sie als gesammelte Werke des Vaters heraus und wühlte damit nochmals die hin- und hergerissene Fachwelt in Europa und Nordamerika auf. Sie selbst hat in England eine wissenschaftliche Kinderbetreuung gegründet, denn sie war zutiefst davon überzeugt, dass die Angst des Knaben, wie sie Sigmund Freud in jenem traumatischen Pferd erkannt hatte, der erste Schlüssel zu einer kompetenten Deutung war. So drehte sich alles weiter um Ödipus, einen tragischen Helden der griechischen Mythologie, der – obwohl er keine Angst vor Pferden hatte – doch seinen ihm völlig unbekannten Vater tötete und seine Mutter heiratete.

Frohes Spielen!

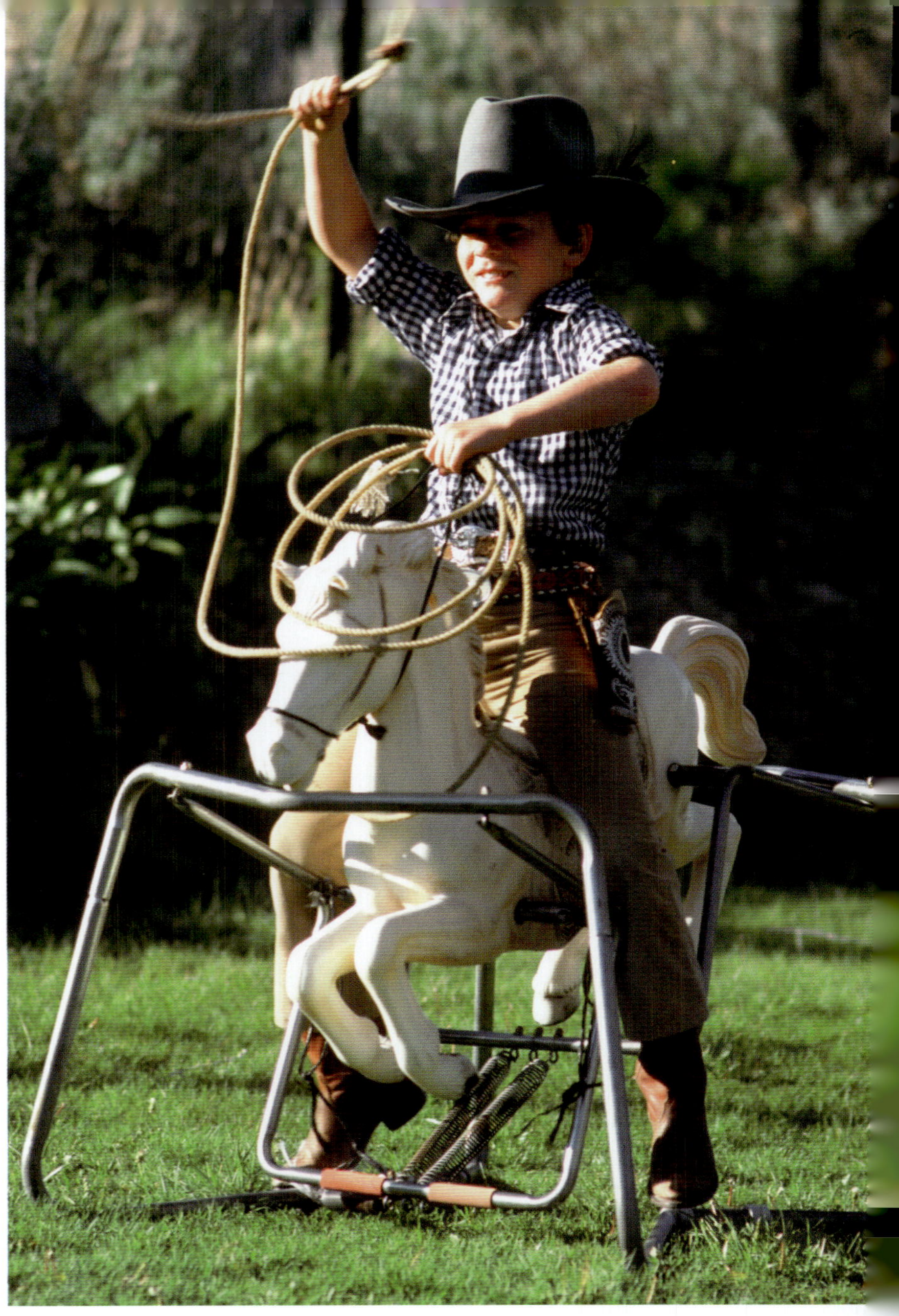

Früh übt sich, wer ein Meister werden will! Der kleine Cowboy hat auf jeden Fall das Zeug dazu.

Auf mittelalterlichen Gemälden, aber auch auf neuzeitlichen Bildern waren kleine Kinder oftmals nur an ihrem Spielzeug als Mädchen oder Junge zu erkennen. Mädchen spielten mit Puppen, während Knaben mit Vorliebe auf dem Stecken- oder Schaukelpferd anzutreffen waren. Die kindliche Vorliebe für Pferde teilten die Jungen mit ihren Idolen, den Rittern, Cowboys und Indianern, die zur Mitte des 20. Jhs. dann aber durch das Auto abgelöst wurden. Im Wandel der Zeit interessierten sich mehr und mehr junge Mädchen für Pferde, die sie bis dato nur aus der Literatur kannten.

Auf den Begeisterungssturm junger Mädchen hat längst auch die Konsumgüterindustrie mit vielerlei Spielzeug, Textilien und anderen Accessoires mit Pferdemotiven reagiert.

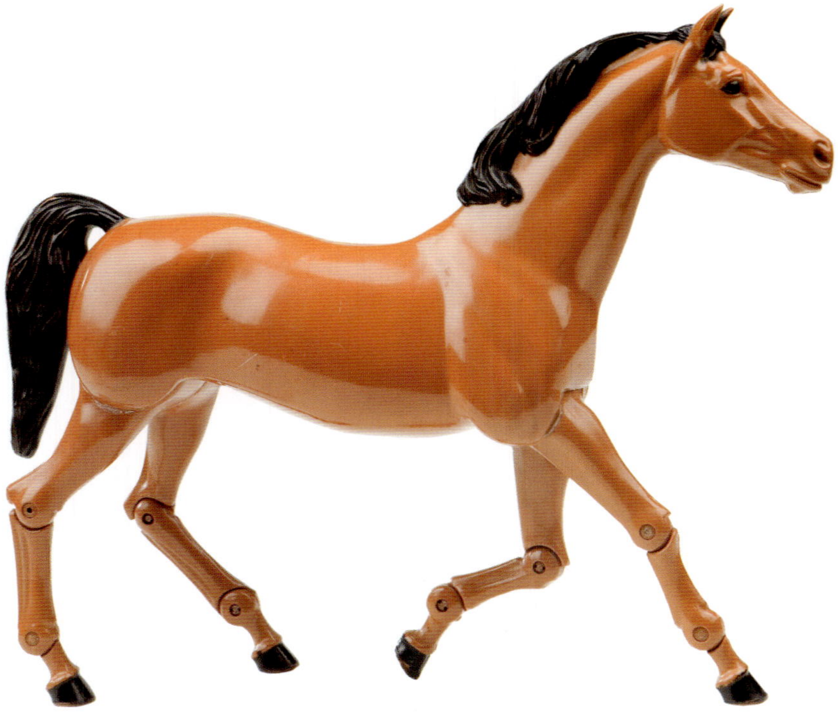

Spielzeugpferde gibt es in allen Formen, Farben und Variatonen. Es ist garantiert für jeden Geschmack etwas im Angebot.

Steckenpferde

Es gibt Pferdebesitzer, die sind gar keine, und trotzdem hegen und pflegen sie ihre Pferde – ihre Steckenpferde! Als Steckenpferd wurde in Deutschland die bevorzugte Freizeitbezeitbeschäftigung eines Menschen – vom samstäglichen Autowaschen über Sammelleidenschaften aller Art – bezeichnet, bevor sich das englische Wort „hobby" einbürgerte.

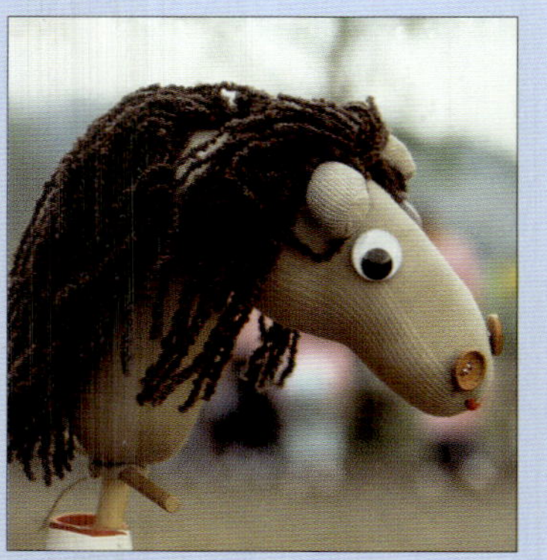

Für Kinder ist das Steckenpferd handfester. Ein Pferdekopf auf einem Stecken befestigt, ist ein uraltes Spielzeug, mit dem auf originelle und völlig ungefährliche Weise das Reiten simuliert wird, die noch dazu extrem fit hält.

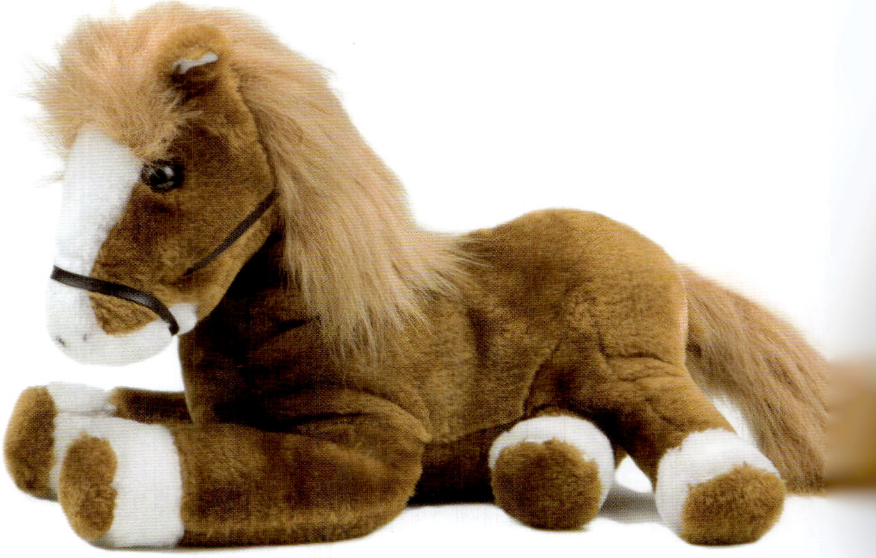

Besonderer Beliebtheit bei Kindern erfreuen sich Stoffpferde. Wenn sie schon kein Pferd aus Fleisch und Blut streicheln können, dann doch wenigstens eines aus Plüsch.

Pferdebuchklassiker und solche, die es werden wollen ...

Black Beauty

Black Beauty von Anna Sewell ist ein Klassiker der Kinder- und Jugendliteratur, der 1877 erstmals unter dem Titel „Black Beauty. The Autobiography of a Horse“ erschien. Die schwarze Pferdeschönheit Black Beauty tritt darin als Ich-Erzähler auf und lässt den Leser hautnah am Leben und Leiden ihres Pferdeschicksals teilhaben.

Fury

Die Geschichten des Autors Albert G. Miller um den Waisenjungen Joey Clark und den Rapphengst Fury haben Kultstatus. Joey erfährt aus der Zeitung, dass der Mustang Fury von Jim Newton gefangen wurde und auf der Broken Wheel Ranch zu finden ist. Voller Neugier macht er sich auf zur Ranch und findet sein Glück in doppelte Hinsicht. Der schwarze Hengst und er verstehen sich auf Anhieb und Jim Newton gewinnt den Jungen so lieb, dass er ihn adoptiert. Erst als böse Gerüchte aufkommen, Fury sei ein Killerhengst, wird die Stimmung getrübt. Joey hält zu seinem vierbeinigen Freund und versucht, dessen Unschuld zu beweisen.

Blitz

In 15 Bänden erzählen Walter und Steven Farley die Geschichten von Blitz, dem schwarzen Araberhengst, der dem jungen Alec einst das Leben rettete und dann in Amerika ein berühmtes Rennpferd wurde. Walter Farley betonte stets, dass er als Kind schon eine große Leidenschaft für Pferde hegte und bereits mit 1[illegible] Jahren an der ersten Folge von Blitz geschrieben habe. Sohn Steven führte die Legende des ungestümen Pferdes seit 1996 unter dem Titel „Blitz und seine Freunde“ fort.

Britta

Die 14-bändige Serie der schwedischen Autorin Lisbeth Pahnke zeichnet sich durch ihre Bodenständigkeit und Realitätsnähe aus. Britta ist im Gegensatz zu vielen ihrer Buchkolleginnen keine überdurchschnittliche Reiterin, sondern ein ganz normales Mädchen in einer gewöhnlichen Dorfreitschule, in der sie später auch Reitunterricht gibt. Brittas treuer Begleiter durch alle Bände ist das Welsh-Pony Silber.

Bille und Zottel

Die Geschichten von Bille und Zottel ranken sich um die Pferdenärrin Bille, die zum glücklichsten Mädchen der Welt wird, als sie das ehemalige Zirkuspony Zottel in die Finger, d. h. zur Pflege bekommt. Mit ihm erlebt sie Abenteuer und Geschichten, die 19 Buchbände füllen. Die Autorin Tina Caspari sagt: „Das rot-weiß gescheckte Pony Zottel hat es wirklich gegeben. Zottel war unglaublich verfressen und immer zu lustigen Streichen aufgelegt. Er war mein bester Freund. Ich werde das rundliche Pony nie vergessen.“

Heartland

Laureen Brookes Serie Heartland ist ein Angriff auf die Tränendrüsen pferdebegeisterter Mädchen. Das Schicksal von Amy Fleming, einer 15-jährigen Amerikanerin, die nach dem Tod ihrer Mutter ihr Leben zu ordnen versucht, lässt kein Auge trocken. Zum Glück versteht sie es, mit alternativen Heilmethoden verängstigten Pferden zu helfen, eine Begabung, die sie von ihrer Mutter geerbt hat. Der Umgang mit den Tieren hilft ihr mehr und mehr über die Ereignisse hinwegzukommen und gewährt dem Leser einen spannenden Einblick in die Psyche von Pferden.

Sattelclub

Die Liebe zu Pferden verbindet die drei Mädchen Julia, Laura und Jenny, die sich nach anfänglichen Schwierigkeiten zusammenraufen und den „Sattelclub“ gründen. Autorin Bonnie Bryant hat bereits in über 100 Bänden die aufregenden Abenteuer der drei Mädchen beschrieben, die sich durch echtes „Horsemanship“ auszeichnen. Es geht um den verantwortungsvollen Umgang mit Pferden, Fairness im Wettkampf, aber auch um Zusammengehörigkeit und Freundschaft zwischen Menschen.

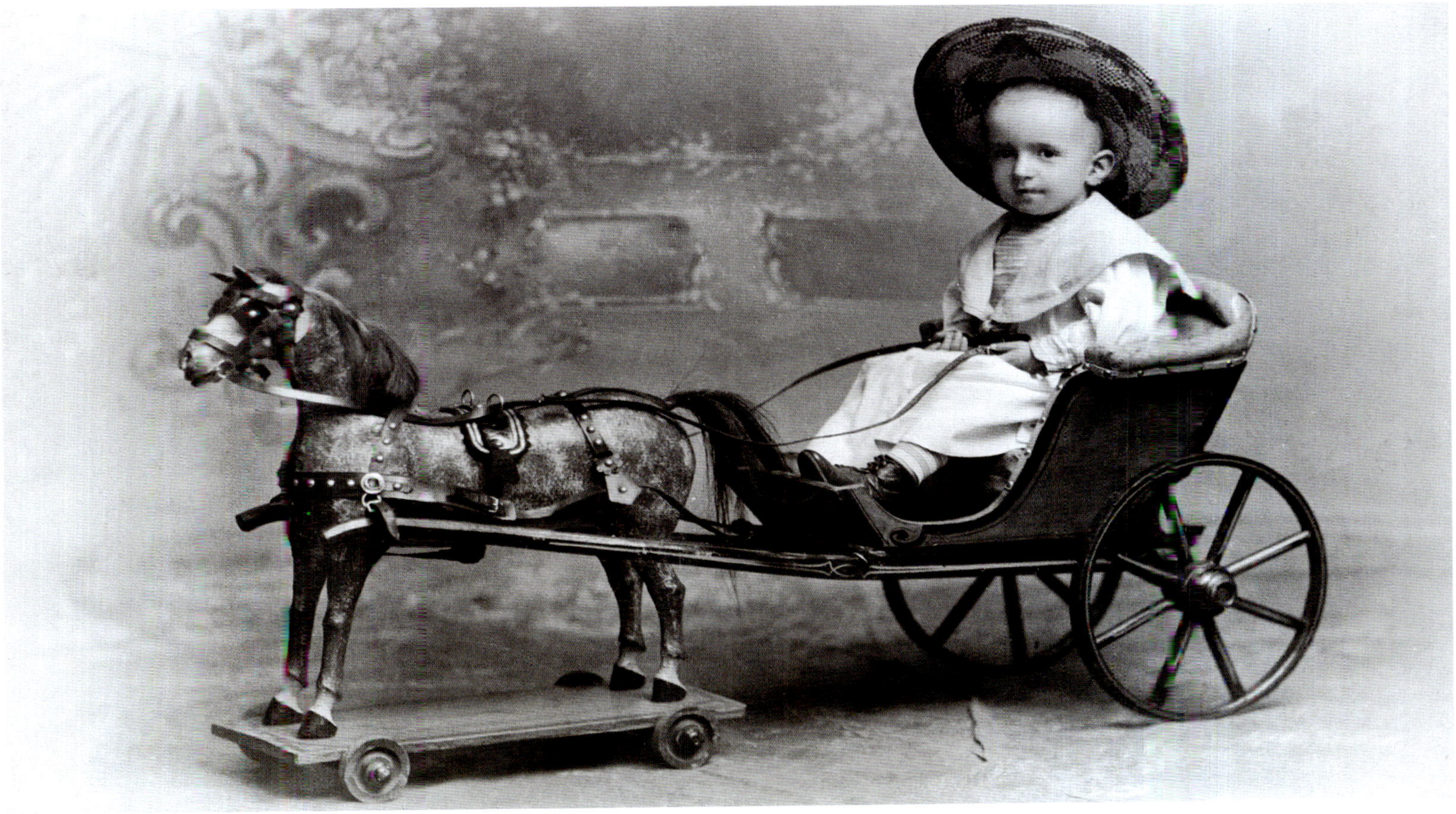

Wer sich auf dem Rücken eines Spielzeugpferds nicht so wohl fühlt, der kann sich auch als Kutscher betätigen.

Manege frei

Wenn sich der Vorhang hebt und die herausgeputzten Pferde in die Arena traben, leuchten ringsherum große runde Kinderaugen. Kreisrund wie die Manege selbst, die schon im Alten Rom – ihrer Form entsprechend – den Namen Circus bekam. Das rasante Galoppieren auf dem engen Zirkuszirkel sieht nicht nur spektakulär aus, es unterstützte auch die Reiter auf dem Pferderücken, die von der Fliehkraft in den engen Runden profitierten. Das erkannte auch der Englische Reitlehrer Philip Astley, der 1769 den ersten Zirkus in London eröffnete und – wie heute noch üblich – eine Manege von 13 Metern Durchmesser baute. Es war der Beginn einer neuen, modernen Zirkus-Epoche, die neben der Kunstreiterei alsbald auch Akrobaten, Seiltänzer, Clowns und Jongleure in das Programm aufnahm. In Paris perfektionierte der Venezianer Antonio Franconi die Pferdedarbietungen in der Manege bis zur Hohen Schule der Reitkunst und steigerte den Unterhaltungswert für das Publikum durch zusätzliche Tierdressuren.

Was schon in der Antike die Griechen und Römer von den Plätzen riss, hielt auch später niemanden mehr auf den Sitzen. Pferdedarbietungen und Freiheitsdressuren, bei denen die wahren Stars der Manege, die Pferde, weder Wasser noch Feuer scheuen, zogen das Publikum so magisch an, dass eigene Hallen für solche Vorstellungen gebaut wurden. Der Zirkus hatte damit Hochkonjunktur und ging auf Wanderschaft. Mobile Zirkusunternehmen wie Sarasani hatten dabei nicht nur Pferde im Gepäck, sondern zogen mit Elefanten, Löwen, Tigern und Kamelen umher. Die Glanzpunkte jeder Vorstellung setzten dennoch die Pferde.

Heutzutage kann sich der Zirkusbesucher ohne allzu großen Argwohn an den Nummern erfreuen und dem Dompteur Applaus spenden, weil er davon ausgehen kann, dass die Zeiten der „harten Dressur“ vorbei sind. Früher setzten sich die Tierbändiger mit roher Gewalt durch, und Respekt erwiesen ihm die Tiere nur aus Angst. In der „modernen Dressur“ studiert der Dompteur eingehend das Verhalten

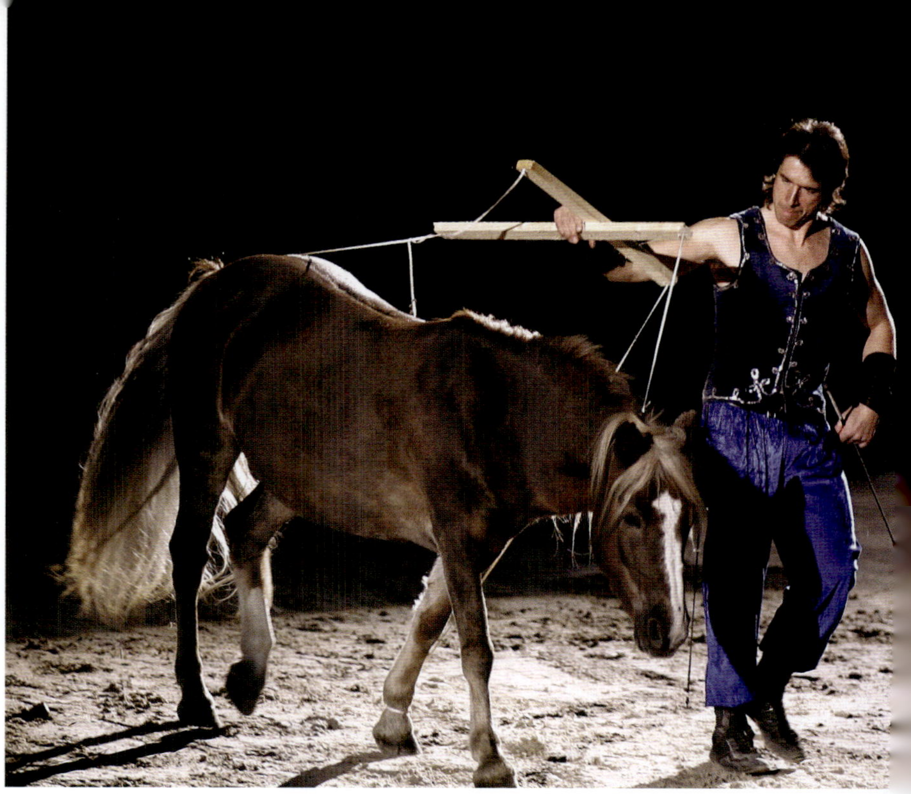

Das Pferd funktioniert nur als Marionette, weil Pignon mit seinen Pferden zusammen arbeitet, statt sie zu Kunststücken zu zwingen.

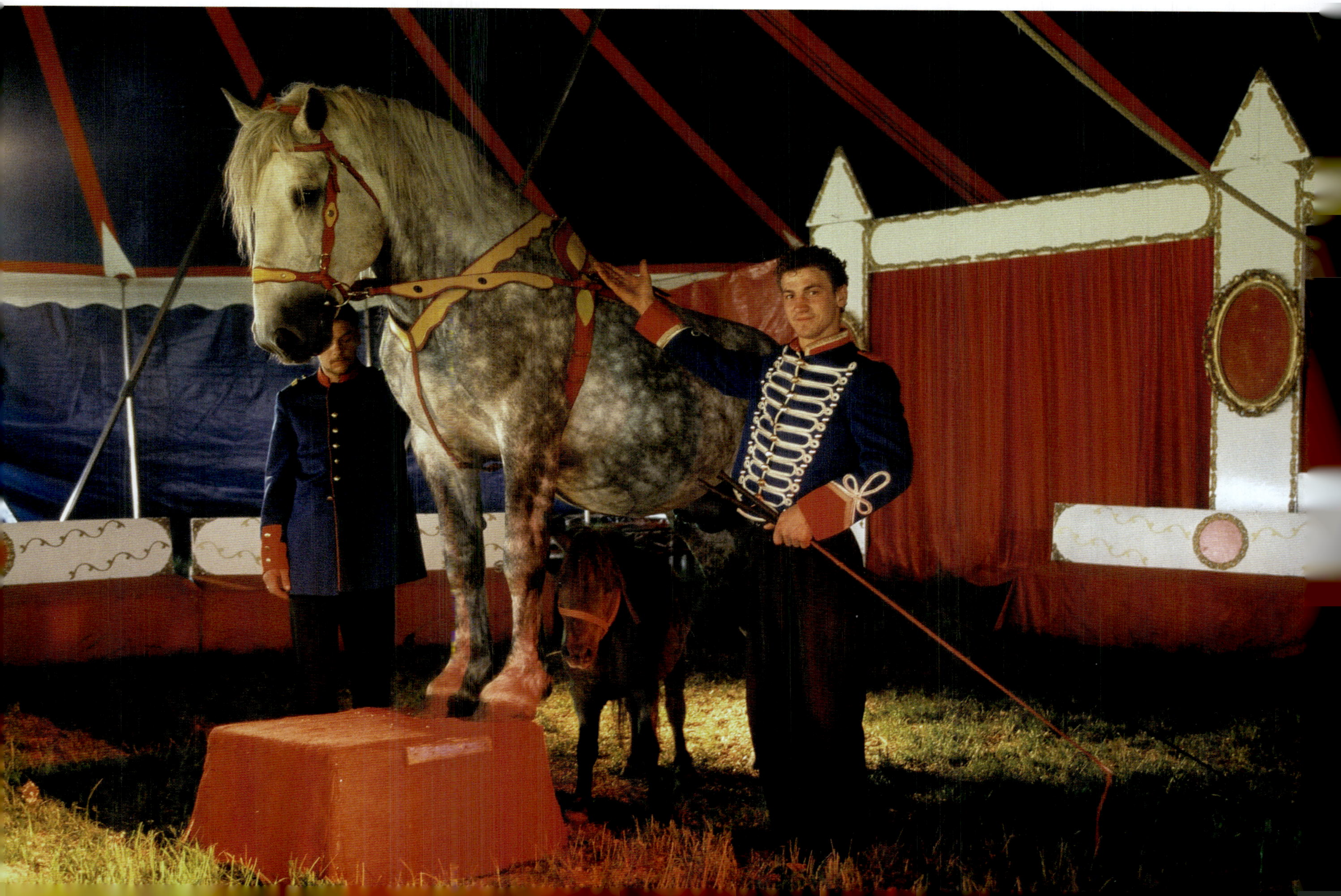

Die Pferde im Zirkus begeistern Erwachsene und Kinder gleichermaßen. Deshalb hat jeder große und kleine Zirkus mindestens eine Pferdenummer im Programm.

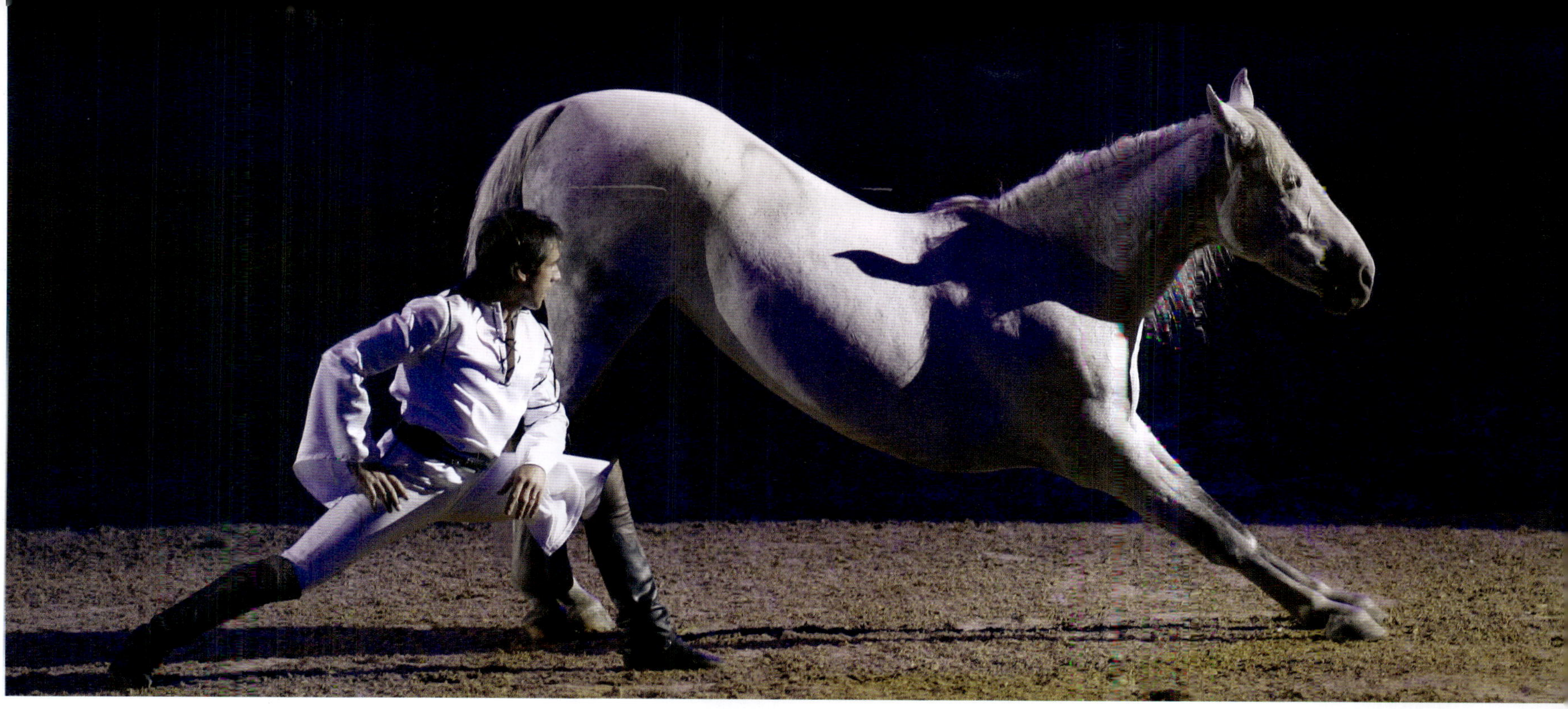

Weltweite Berühmtheit erlangte Pignon mit seinen außergewöhnlichen und völlig gewaltfreien Pferdedressuren und seinen manchmal ziemlich eigenwilligen Pferden.

seiner Herde und kennt den Charakter jedes einzelnen Tieres. Nur mit seiner Stimme und Körpersprache ist er in der Lage, eine Freiheitsdressur mit feurigen Hengsten zu zelebrieren, die das Publikum in Erstaunen versetzt. Auf sein Kommando erheben sich die Pferde auf die Hinterbeine und laufen vorwärts, danach formiert sich die Herde wieder anstandslos im Kreis und führt die nächste Lektion aus, das Hinknien wie zum Gruß. Die Tiere tragen nicht einmal ein Halfter und könnten nach Belieben aus der Reihe tanzen, aber sie tun es nicht, weil sie ihren Dirigenten als den Ranghöchsten anerkennen.

Die Kunst der Freiheitsdressur ist relativ selten, denn sie verlangt vom Menschen eine besondere Begabung im Umgang mit dem Pferd. Franz Althoff und die Schweizer Fredy Knie und dessen Sohn Fredy jr. haben diese Kunst immer weiter perfektioniert und moderne Zirkusgeschichte geschrieben. Zu den Meistern der Freiheitsdressur zählt inzwischen der Franzose Jean-François Pignon. Er genießt weltweit großes Ansehen und seine Shows sind stets ausverkauft.

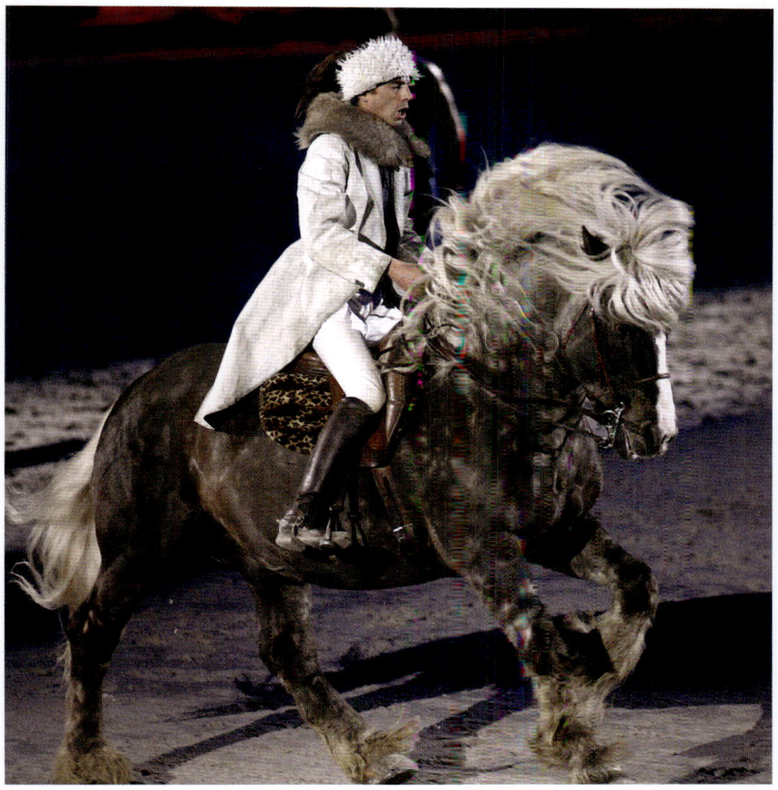

Zu Pignons Reitcomédie „Le Padron“ gehört eine Truppe von 15 Pferden, 23 Artisten und einem Dutzend Musikern. Die romantische Geschichte erzählt von Streit und Versöhnung zweier Clans.

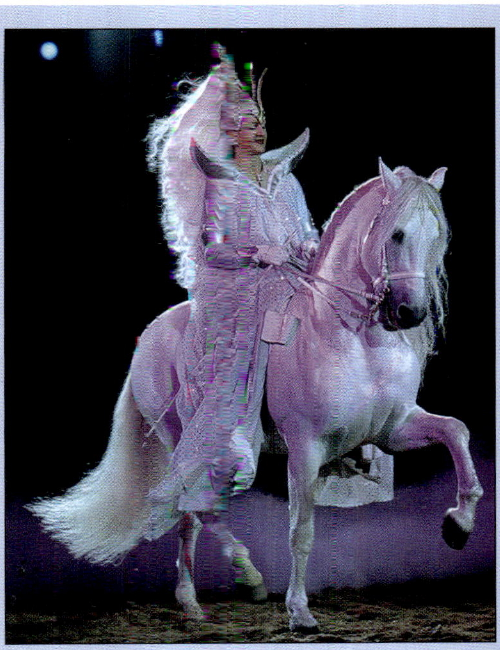

Pferdemusicals

Pferde haben mittlerweile auch das Showgeschäft erobert. Über die Bretter, die die Welt bedeuten, bewegen sie sich dabei nur im übertragenen Sinne, denn als Untergrund brauchen sie einen vertrauten, trittfesten Sandboden. Aber das Rampenlicht, die bunten Scheinwerfer, laute Musik und Geräuscheffekte scheuen sie nach einem gezielten Training nicht mehr. Und unverkennbar gilt auch für die vierbeinigen Darsteller: Der Applaus ist das Brot des Künstlers.

Die Rahmenhandlung des Musicals basiert meist auf dem Prinzip Gut gegen Böse oder spielt in Traumwelten. Zirkusmann Franz Althoff stellte zusammen mit Günther Fröhlich eines der ersten Pferdemusicals auf die Beine. Mit eigenem Zelt und aufwändiger Bühnentechnik tingelte der „Zauberwald“ mehrere Jahre durch die Städte und erzählte die Geschichte von Goa, dem Fürsten der Finsternis. Später folgte „Equi Magic“ mit der Traumreise eines kleinen Mädchens.

Pferde aller möglichen Rassen gehören zum Ensemble, am häufigsten Barockpferde wie Friesen und Andalusier. Neben vielen klassischen Dressurvorführungen sind Cowboys und Stuntreiter oder Freiheitsdressuren zu sehen. Die Reiter sprechen einige Textpassagen selbst, ab und zu gibt es sogar Live-Musik und -Gesang. Namhafte Musicals und Galaveranstaltungen wie „Apassionata“ füllen längst die großen Hallen Europas und haben außerdem zu einem regelrechten Boom in vielen Reitvereinen geführt, die nun selbst Shows veranstalten. So können Fans auch für kleines Geld in den Genuss einer Vorführung kommen.

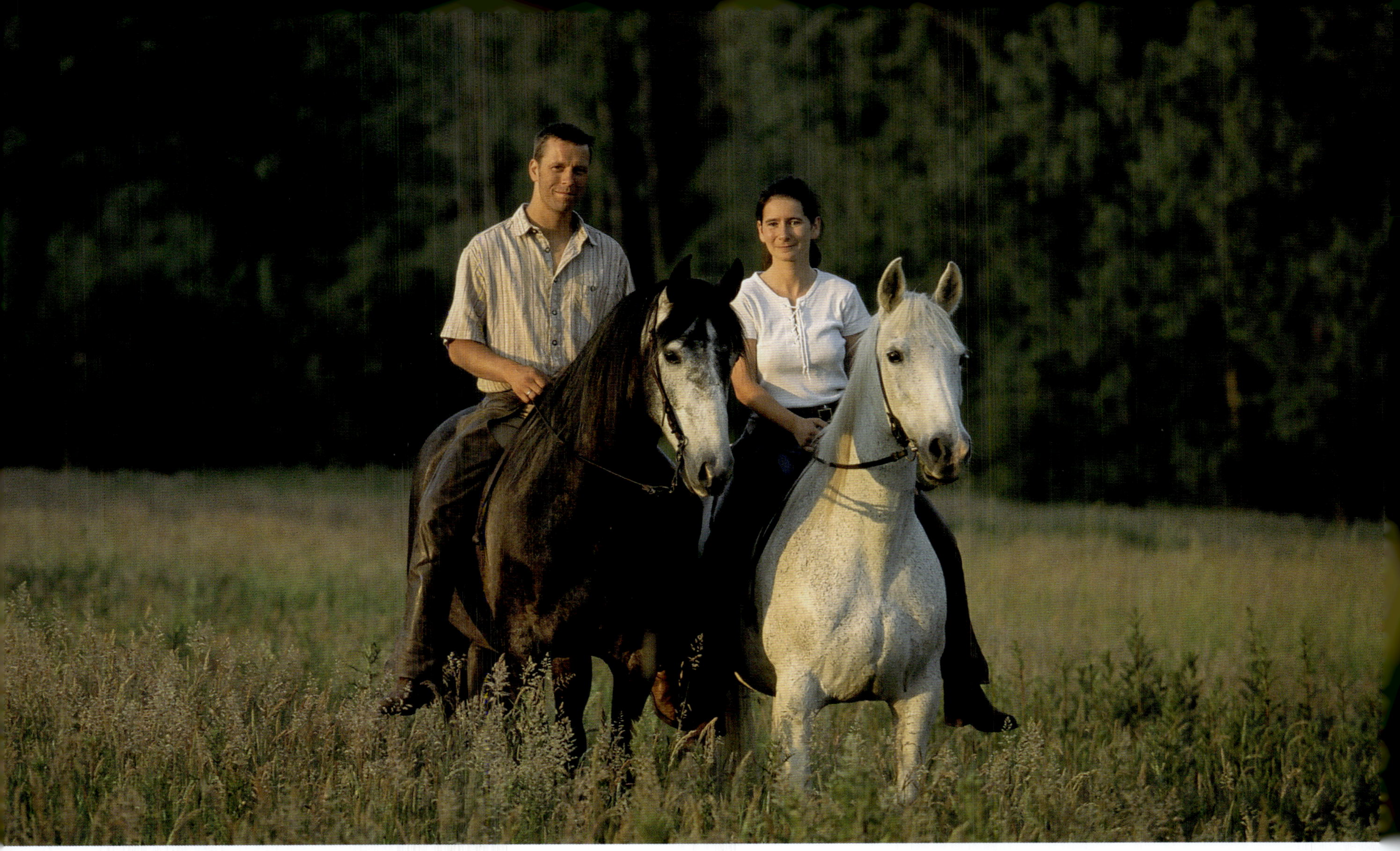

Die meisten Reiter würden das Sprichwort „Auf dem Rücken der Pferde liegt das Glück der Erde" ohne zu zögern unterschreiben. Doch noch wichtiger als das Reiten ist vielen Pferdefreunden der Umgang mit dem Pferd.

Freunde fürs Leben

Wenn es nur darum ginge, ob der Mensch nun englisch, iberisch oder Westernreiten möchte, dann könnte er sich auch gleich fürs Motorradfahren entscheiden, das wäre dann sogar besser.

„Wer auch immer sich mit dem Pferd beschäftigt, übernimmt die Verantwortung für das ihm anvertraute Wesen." So wird es in den ethischen Grundsätzen der Deutschen Reiterlichen Vereinigung (FN) formuliert. Soll heißen: Wer sich dafür entscheidet, zu reiten oder sogar ein eigenes Pferd zu besitzen, der muss wissen, dass die Zeit im Sattel nur einen Teil der Freizeitgestaltung ausmacht, einen verhältnismäßig geringen sogar. Die Reitkunst erlernen kann überhaupt nur, wer sich auf das Lebewesen einlässt, sich mit seinem Charakter und seinen Bedürfnissen beschäftigt und es angemessen versorgt.

Was weckt in den Menschen diesen Wunsch? Geht es den Männern dabei vornehmlich um die Action in der Springstunde und das Bier im Kasino, den Frauen um das Betüddeln vor und nach dem Ritt? Diese Klischees werden zwar von dem Einen oder der Anderen bedient, doch so oberflächlich ist die Beziehung zwischen Mensch und Pferd absolut nicht. Dressur-Olympiasiegerin Isabell Werth beschreibt es so: „Die Verständigung ist ein ständiger Lernprozess. Die Aufgabe und die Herausforderung liegen darin, eine gemeinsame Sprache zu entwickeln, einen Faden zu dem Individuum Pferd zu finden."

Der Mensch muss akzeptieren, dass er seinen Willen dem Pferd nicht einfach aufzwingen kann – zumal er ein körperliches Kräftemessen fraglos sowieso verlieren würde. Selbst ein Pony oder Fohlen kann einen Erwachsenen ganz schnell außer Gefecht setzen, wenn es panisch wird. Also müssen die Machtverhältnisse anderweitig geklärt werden, denn es ist absolut notwendig, dass der Mensch das Sagen hat. Das Miteinander kann sonst kompliziert und bisweilen auch ziemlich gefährlich werden: Ein Pferd, das sich seiner Kräfte bewusst wird und sie gegen den Menschen einsetzt, ist kein angenehmer Zeitgenosse. Der Zweibeiner muss durch seinen einfühlsamen Umgang das Vertrauen des Vierbeiners gewinnen und ihn sinnvoll beschäftigen, weil der sonst aus reiner Langeweile den Aufstand probt. Nur klare und eindeutige Befehle führen zum gewünschten Ergebnis, schwammiges Verhalten verwirrt und führt schließlich zu Unsicherheit. Jedes Pferd ist sensibel, möchte fair behandelt werden und lernt, Lob von Tadel zu unterscheiden. Ein unkontrollierter Wutausbruch des Reiters kann viel kaputt machen und ist daher unverzeihlich. Ein guter Sportler sucht die Ursachen für Fehler erst einmal bei sich selbst – womit er meistens auch richtig liegt. Auch erfolgreiche Reiter müssen Rückschläge hinnehmen. „Der Umgang mit Pferden ist so komplex, individuell und persönlich wie das Leben", sagt Ludger Beerbaum, mehrfacher Olympiasieger im Springreiten. Und wenn es in der Ausbildung stockt, kann es hilfreich sein, mal die Seele baumeln zu lassen: Ein gemeinsamer Ausritt ins Grüne kann Wunder bewirken, so banal das klingt.

Ob die Chemie zwischen Pferd und Mensch stimmt, kann jeder Außenstehende leicht ausmachen, wenn die Bezugsperson den Reitstall betritt. Der Vierbeiner erkennt „seinen" Menschen schon am Schritt, wiehert freudig und steht erwartungsfroh ganz nah an der Boxentür, um sofort den mitgebrachten Apfel in Empfang zu nehmen. Der Zweibeiner, nicht selten ein Stadtmensch, der gestresst aus dem Büro kommt, freut

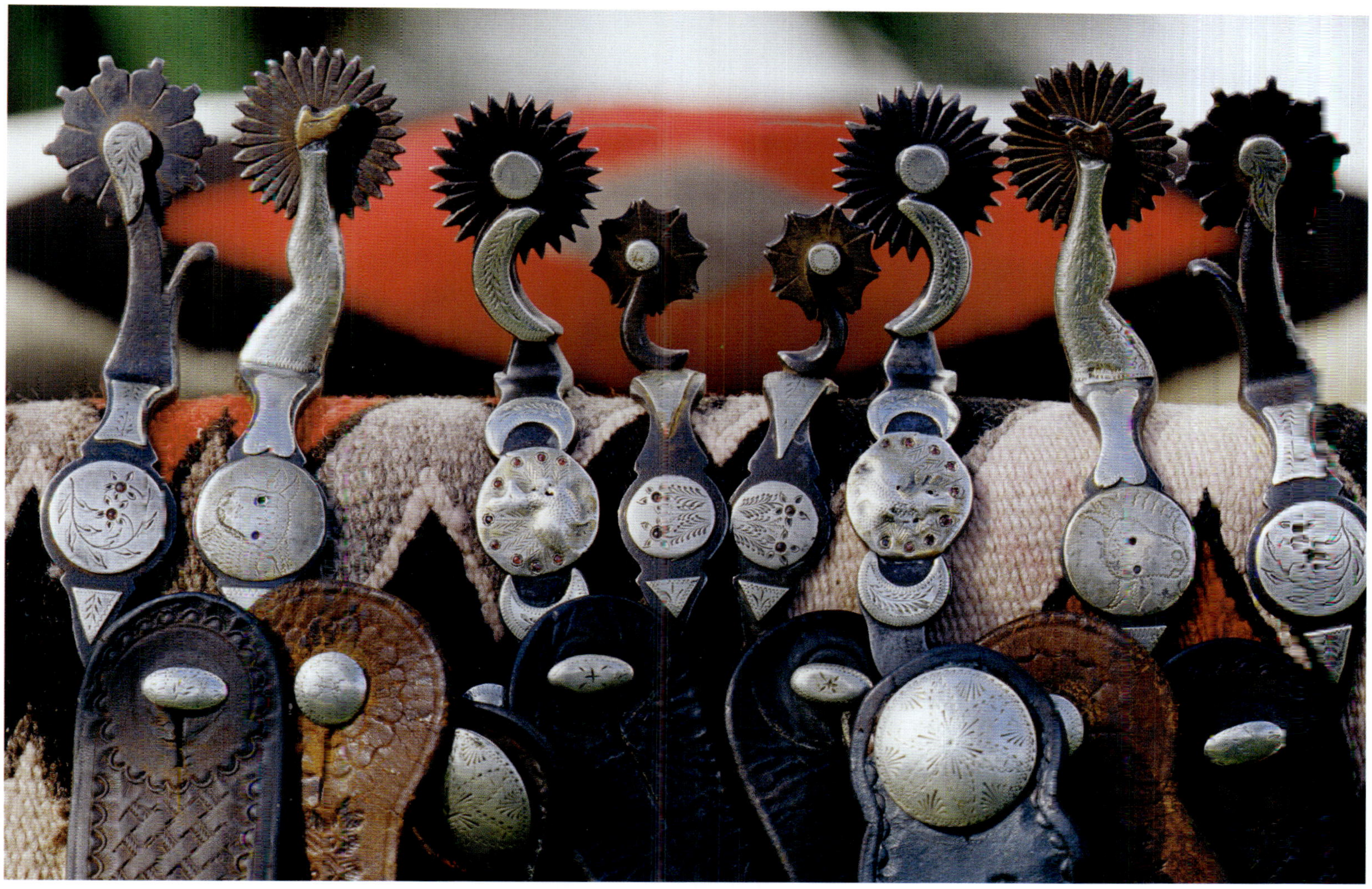

genau, was eigentlich fahrlässig ist. Selbst der beste Reiter kann fallen, und die Sicherheit kommt schließlich vor der perfekten Frisur.

Je nach Temperatur, Wetterlage und Anlass muss noch zwischen Jacke, Weste und Jackett gewählt werden. Das Jackett ist nach wie vor für Turniere vorgeschrieben, nur die Farbvorschriften haben sich etwas gelockert. Klassisch ist ein schwarzes für Dressur und ein rotes für Springen. Gerade bei den Springreitern schleichen sich immer mehr Farben ein, bei den Dressurreitern wird als Abweichung nur ein Dunkelblau toleriert. Für das Freizeitreiten bietet sich eine bequeme Jacke an, die seitlich über der Hüfte aufgeknöpft werden kann, damit sie nicht spannt. Wer viel ausreitet, sollte eine Wasser abweisendes und windundurchlässiges Modell möglichst mit Kapuze haben. Wenn es für eine Jacke zu warm ist, bietet sich eine Weste an, denn nur mit Polo-Shirt bekleidet ist es schnell zu kühl, weil der „Fahrtwind" im Galopp unterschätzt wird.

Reitbekleidung ist von den Herstellern längst als großer Markt erkannt worden, und die Angebote bieten inzwischen für jeden etwas: von praktisch und preiswert bis edel und kostspielig.

Westernsporen bieten oft einen Furcht einflößenden Anblick, sind aber – am Stiefel eines guten Reiters geschnallt – weitaus harmloser, als sie aussehen. Durch die beweglichen Rädchen rollen sie nämlich ab, statt sich in den Bauch des Pferds zu bohren.

„Jemandem die Sporen geben" und „Sich die Sporen verdienen"

Sich die Sporen zu verdienen, war im Mittelalter das höchste Glück des Reiters, denn mit dieser Auszeichnung – meist in Gold – verband sich der ehrenvolle Ruf, nunmehr „Ritter" zu sein. Die Sporen implizierten nämlich den heiß ersehnten Ritterschlag, den zu erreichen es mannigfaltiger Anstrengungen bei Turnieren und Scharmützeln bedurfte. Dass mancher Ritter dann zum Raubritter avancierte und im Falle seiner Ergreifung Kopf und Sporen verlor, gehört zum makabren Teil der Geschichte.

Der Volksmund hat sich heute die Redewendungen bewahrt zuerst müsse sich ein jemand „die Sporen verdienen". Und müden Zeitgenossen wurde – und wird noch immer – nachgerufen, man müsse ihnen wohl die Sporen geben, sie also antreiben.

Hilfsmittel: Gerte und Sporen

Wie die Ritter damals muss sich auch der Reiter von heute erst die Sporen verdienen, d. h., er sollte sie nur tragen, wenn er bereits ruhig und kontrolliert im Sattel sitzt und dem Pferd nicht pausenlos mit den Sporen in den Bauch piekt. Wann der Zeitpunkt dafür gekommen ist, entscheidet in der Regel der Reitlehrer. Sinnvoll für Sporen-Anfänger sind stumpfe Sporen (Foto), um die Gefahr, das Pferd zu verletzen, möglichst gering zu halten.

Von Beginn an kann auch der Anfänger eine Gerte von ca. 1 m Länge in der Hand haben, die v. a. bei dem einen oder anderen Reitschulpferde unerlässlich ist. Fortgeschrittene reiten in der Halle mit einer langen Dressurgerte und beim Springen oder im Gelände mit einer kurzen Springgerte.

Gerte und Sporen sollten nur Hilfsmittel sein. Sie sollen die reiterlichen Einwirkungen unterstützen, nicht ersetzen. Und sie sind schon gar nicht da, um zu foltern.

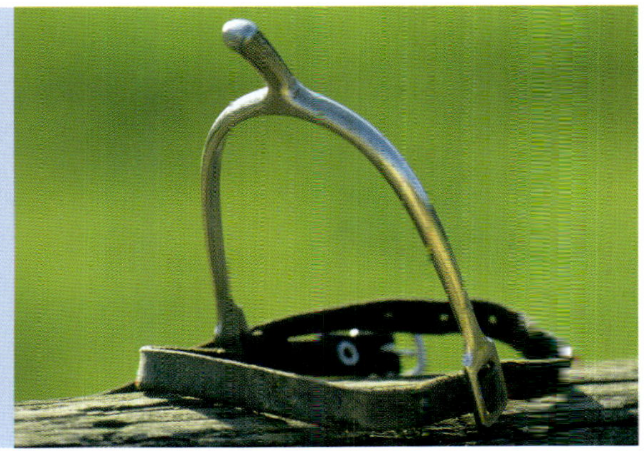

Aufgezäumt

Schon vor 2000 Jahren ritten die Römer, und seither hat sich das Prinzip der Zäumung kaum verändert; es gibt nur mehr Auswahl bei den verschiedenen Modellen. Alle funktionieren nach dem gleichen Prinzip, nämlich dem Pferd durch Signale eine Richtungs- oder Tempoveränderung anzukündigen. Diese Hinweise sind nichts anderes als körperlicher Druck, der auf das Pferd ausgeübt wird und von ihm entweder auf seinem Nasenrücken oder in seinem Maul wahrgenommen wird. Allein diese Beschreibung macht deutlich, um was für eine hoch sensible Angelegenheit es sich dabei handelt, denn die Schmerzgrenze ist schnell erreicht – und leider auch überschritten.

Das ganze Sammelsurium, das den Besucher eines Reitsportgeschäftes erwartet, lässt sich in vier Kategorien unterteilen: Trense, Kandare, Pelham und gebisslose Zäumung, auch Nasenzäumung genannt. Die Auswahl darf nie von Geschmack oder Trends beeinflusst werden, sondern muss sehr sorgfältig auf das Pferd abgestimmt sein: Die Zäumung muss anatomisch gut zu dem Pferd passen und darf durch seine Wirkung keinesfalls sein Selbstbewusstsein verletzen, denn sonst bekommt das Pferd Angst vor dem Aufzäumen und es können irreparable Schäden entstehen.

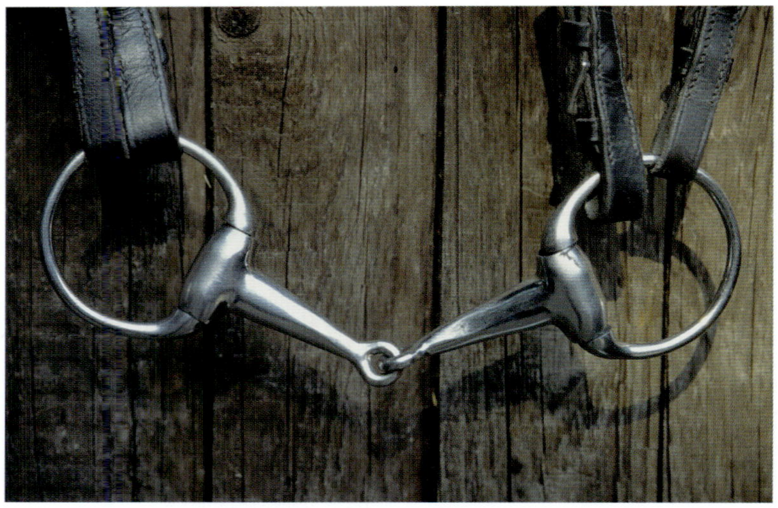

Wassertrensen zählen zu den häufigsten Gebissen. Grundsätzlich gilt: Dickere gebrochene Gebisse haben eine weichere Wirkung aufs Pferdemaul als dünne ungebrochene.

Die meisten Pferde bekommen für die Arbeit ein Gebiss verpasst. Das sind nicht etwa die dritten Zähne, sondern ist der Sammelbegriff für die Metallstücke wie Trense, Kandare oder Pelham, die das Pferd ins Maul geschoben bekommt. Wenn es die richtige Größe hat, wird das Pferd dadurch keineswegs gestört oder empfindet es von vornherein als unangenehm, weil es zwischen seinen Kauwerkzeugen nämlich Platz genug für das Gebiss gibt. Sinnvollerweise hat das Pferd im vorderen Unterkiefer auf beiden Seiten eine natürliche Zahnlücke, Laden genannt, in die das Gebiss gelegt wird und dort je nach Stärke der Zügeleinwirkung Druck auf den Kiefer ausübt. Das am meisten genutzte Gebiss, das für Anfänger wie Fortgeschrittene gleichermaßen geeignet ist, ist die

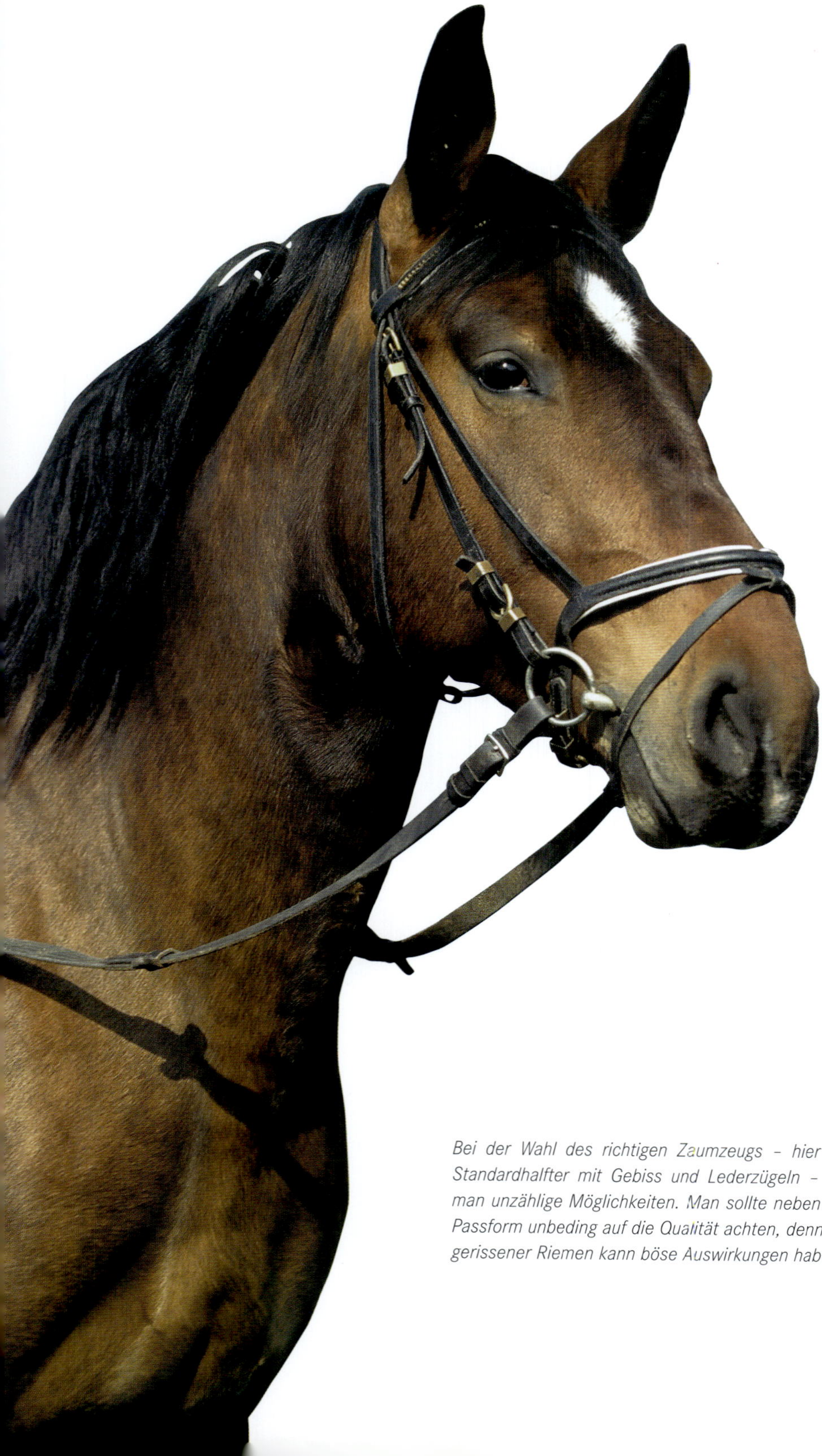

Bei der Wahl des richtigen Zaumzeugs – hier ein Standardhalfter mit Gebiss und Lederzügeln – hat man unzählige Möglichkeiten. Man sollte neben der Passform unbeding auf die Qualität achten, denn ein gerissener Riemen kann böse Auswirkungen haben.

Sprichwörtlich!

Das größte Kompliment an Pferde, das der Volksmund ausspricht, schlägt vor, den Pferden das Denken zu überlassen, weil sie einen größeren Kopf haben. Ob das der ehemalige Finanzminister Hans Apel auch so sieht? Er gab nach halb missglückter Finanzreform zum Besten: "Ich glaub, mich tritt ein Pferd!"

Über großen Lärm beklagt man sich mit dem Ruf: „Das hält ja kein Pferd aus", und wer sich mit vielen Worten vergaloppiert, dem sagt man nach: „Dem gehen die Pferde durch".

Wer dagegen am falschen Ende zu erzählen oder zu handeln beginnt, der zäumt das Pferd sprichwörtlich am Schwanz oder von hinten auf. Das wusste auch schon der deutsche Bundeskanzler a. D. Helmut Kohl, der einem besserwisserischen Gegner entgegen hielt: „Von mir aus können Sie das Pferd am Schwanz aufzäumen, aber das Pferd wird ihnen was husten..."

Zur Warnung vor überstürzter Panik gilt der Ratschlag: „Nicht die Pferde scheu machen", und kopflosem Aktionismus zügelt man mit den Worten: „Immer langsam mit den jungen Pferden."

Stattdessen sollte man lieber "aufs richtige Pferd setzen" und keinesfalls undankbar sein, denn: „Einem geschenkten Gaul schaut man nicht ins Maul!"

Gleichwohl gibt es den Pappenheimer, der auf dem „hohem Ross sitzt", sozusagen mit selbstverständlicher Arroganz, nur weil er glaubt, „das beste Pferd im Stall zu haben". Auch wenn manch anderen „keine zehn Pferde dazu bringen", seine Annahme zu teilen.

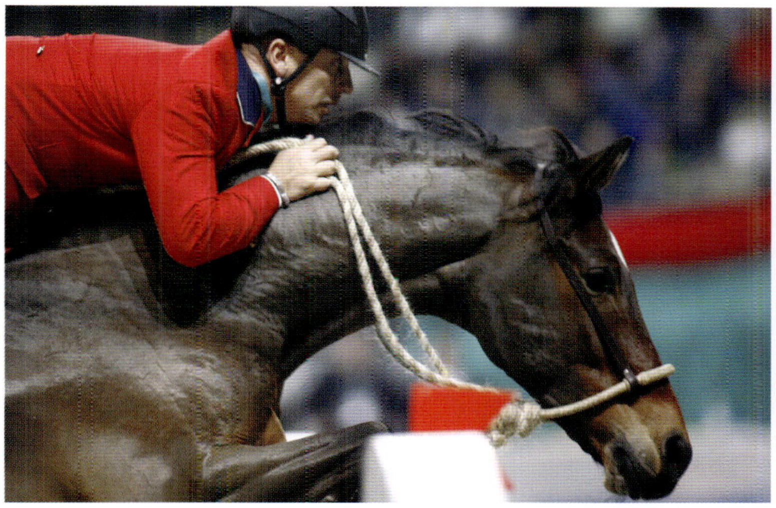

Das Bosal funktioniert ohne Gebiss. Trotzdem kann man mit dieser Zäumung beachtliche Erfolge feiern, wie der deutsche Springreiter Jürgen Krackow eindrucksvoll beweist.

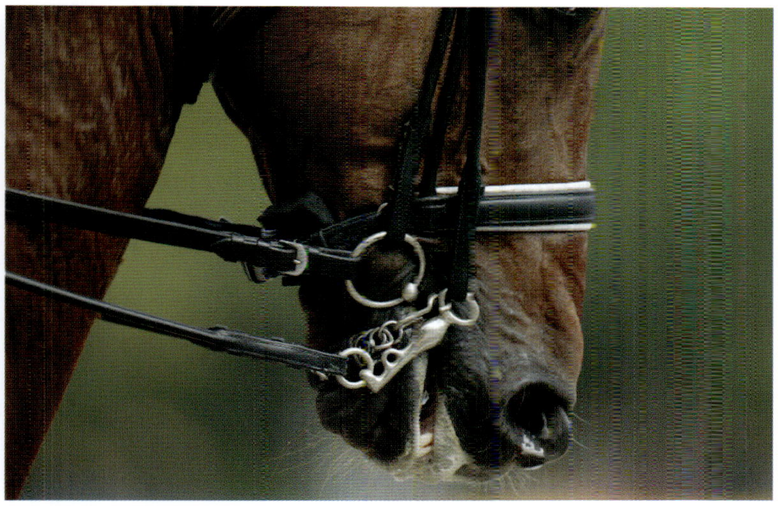

Die Kandare ist eine sehr scharfes Gebiss und gehört keinesfalls in Anfängerhände. Mit sensiblen Profis am Zügel ist sie aber unbedenklich – und gerade in der hohen Dressur unerlässlich.

Trense. Von den verschiedenen Trensenarten ist die Wassertrense das gängigste Modell. Sie besteht aus einem Metallstück, das in der Mitte durchgebrochen ist und so eine relativ sanfte Wirkung hat. Noch angenehmer für das Pferd ist die doppelt gebrochene Trense, bei der sich der Druck noch besser verteilt. Es gibt auch Trensen, die aus einer unbeweglichen Stange bestehen und entsprechend stärker wirken.

Eingeschnallt wird das Gebiss in das Zaumzeug, das es in Form von verschiedenen Reithalftern gibt. Dazu gehört immer das Genickstück, das hinter den Ohren liegt und mit der Trense verbunden ist, ebenso wie die Zügel mit Kontakt zur Reiterhand, Stirn-, Nasen- und Kehlriemen sorgen dafür, dass nichts verrutscht.

Nur in ganz erfahrene Hände gehört die Kandare, die zwar eine feine Hilfengebung ermöglicht, aber bei ungewollt falschem Einsatz oder vorsätzlichem Missbrauch dem Pferd immense Schmerzen zufügen kann. Nach dem Aufzäumen hat der Reiter vier Zügel in der Hand, ein Paar, das zur dünnen Unterlegtrense führt, das andere als Verbindung zur Kandare. Die Kandare besteht aus einer dicken Metallstange, die zusätzlich im Pferdemaul liegt, außen hat sie zwei Metallhebel, die je nach Länge und Beweglichkeit verschärft wirken, und unterhalb des Kinns wird noch eine Kette eingehängt. Mit diesem Instrument kann sowohl auf den Kiefer, das Genick und das Kinn des Pferdes Druck ausgeübt werden. Je nachdem wie hoch die Wölbung in der Metallstange für die Zungenfreiheit ausfällt, verspürt das Pferd auch noch Druck auf dem Gaumen. Das klingt sehr nach Folterwerkzeug, ist in der Dressur der hohen Schwierigkeitsgrade aber unersetzlich, weil so eine äußerst feine Abstimmung zwischen Pferd und Reiter erfolgen kann.

Nach Kandarenprinzip funktioniert auch das Pelham, das aber nur aus einer Metall- oder Gummistange besteht und keine Unterlegtrense bekommt.

Die gebisslose Zäumung wird vom Laien fälschlicherweise oft für weniger scharf eingestuft, was aber in den meisten Fällen ein Irrtum ist. Bei der bekanntesten Form, dem mechanischen Hackamore, das häufig von Western- und Springreitern genutzt wird, überträgt sich der Druck ganz massiv von den Metallanzügen (Hebeln) auf den sehr empfindlichen Nasenrücken.

„Jemanden an die Kandare nehmen“
„Jemanden im Zaum halten“

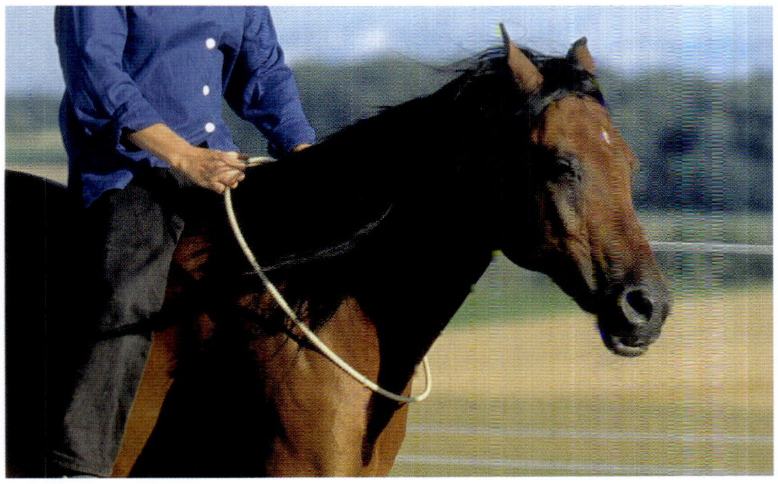

Der Halsring, der von der Kanadierin Linda Tellington-Jones entwickelt wurde, sollte nur benutzt werden, wenn Pferd und Reiter sich vertrauen und aufeinander verlassen können. Es gibt ihn in verschiedenen Größen.

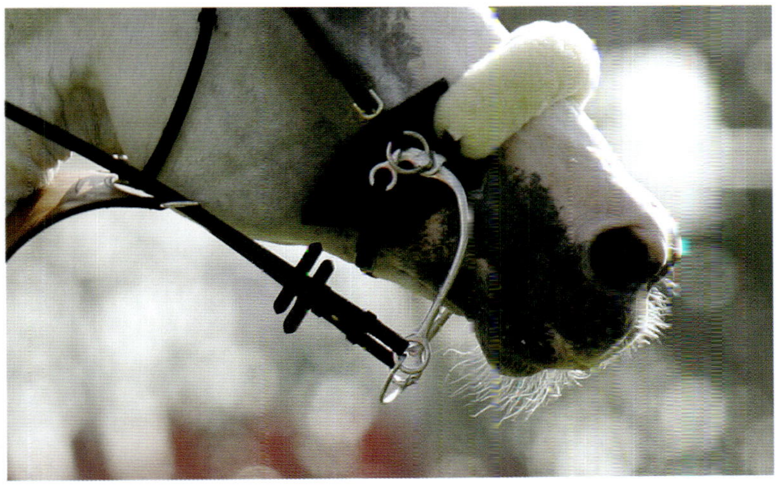

Obwohl auch das Hackamore ohne Gebiss funktioniert, zählt es zu den schärfsten Zäumungsarten überhaupt, weil damit ein extremer Druck auf den sensiblen Nasenrücken des Pferdes ausgeübt wird.

Weniger bekannt ist das echte oder auch manuelle Hackamore, das sicherlich die mildeste Form der Zäumung ist. Es hat einen geflochtenen Nasenring, Bosal genannt, der unter dem Kinn durch einen großen Knoten mit einem Seil verbunden wird. Das Seil ersetzt die Zügel und ist die Verbindung zur Reiterhand. Der Nasenring liegt sehr locker auf und wird noch mit einem Riemen, der über das Genick des Pferdes führt, befestigt. Diese Zäumung kann nur angewendet werden, wenn Pferd und Reiter dafür entsprechend ausgebildet sind, denn die Einwirkungsmöglichkeit aufs Pferd ist damit geringer.

Aufgesattelt

Der Steigbügel
Die praktischste Erfindung unter den reiterlichen Ausrüstungsgegenständen ist zweifelsfrei der Steigbügel. Er bietet dem Reiter mehr Sitzkomfort und bessere Balance, sodass er länger im Sattel sitzen kann, ohne zu ermüden und durch sein stabileres Gleichgewicht nicht so leicht zu Fall gebracht werden kann. Das war besonders für die schwere Kavallerie von Nutzen, die im Nahkampf gegen Fußtruppen eingesetzt wurde, die versuchten, die Reiter aus dem Sattel zu werfen. Die Erfindung ist wahrscheinlich schon uralt und wurde zuallererst in der Mongolei gemacht. Schon der Hunnenkönig Attila soll mit Steigbügeln geritten sein, in denen der Fuß ganz abgelegt werden konnte oder unter dem Fußballen gehalten wurde. Die Inder hatten für sich eine Art Vorläufermodell erfunden, den Zehenbügel, bei dem nur der große Zeh in eine Lederschlaufe gestellt wurde. In Indien, Malaysia und Singapur wird der Zehenbügel heute noch verwendet, erstaunlicherweise sogar bei Pferderennen.

Aus der alten Erkenntnis „wie man sich bettet, so liegt man", lässt sich auch ableiten „wie man sattelt, so sitzt man". Es gibt viele Möglichkeiten, seinen Allerwertesten auf dem Pferderücken zu parken. Sitzkomfort ist durchaus wichtig und die eigene Bequemlichkeit darf bei der Auswahl eines Sattels natürlich eine Rolle spielen, aber am allerwichtigsten ist, dass der Sattel auf den Pferderücken passt. Denn wenn er drückt und das Problem nicht beizeiten erkannt wird, gibt es schnell offene Scheuerstellen. Eine Reitpause ist dann zwingend notwendig – oder der Reiter versucht es einmal so wie unsere Vorfahren: einfach auf dem blanken Pferderücken. Eine Erfahrung, die sicher jeder mal gemacht haben sollte, aber auf Dauer nicht das reinste Vergnügen ist.

Darum haben wohl auch Reitervölker die ersten Sättel erfunden. Die Skythen schnallten Decken auf ihren Pferden fest, die Sarmaten entwickelten den ersten hölzernen Sattelbaum. Weitere Verbesserungen wurden an die jeweiligen Anforderungen der Zeit angepasst – etwa im Mittelalter für die Ritter oder noch später für die Kavalleriereiter.

Der heutige Standard wurde wesentlich vom italienischen Rittmeister Federico Caprilli geprägt, der in der Bewegung immer ein Gleichgewicht zwischen Reiter und Pferd herstellen wollte. So sollte sich der Reiter beim Sprung aus dem Sattel lösen und seinen Schwerpunkt nach vorne verlagern, um das Pferd beim Sprung zu entlasten. Um das für den Reiter leichter zu machen, wurde schließlich Mitte des 20. Jhs. der Springsattel entwickelt.

Mittlerweile gibt es für jede gängige Disziplin, also auch für Dressur und Vielseitigkeit, einen speziellen Sattel, der den Reiter bei seinem sicheren, ausbalancierten Sitz unterstützen soll. Für Rennpferde gibt es besonders leichte Sättel, und an die Kleinsten – die Ponys – hat die Sattelindustrie natürlich auch gedacht. Und wer es nostalgisch mag, bekommt auch heute noch einen Damensattel.

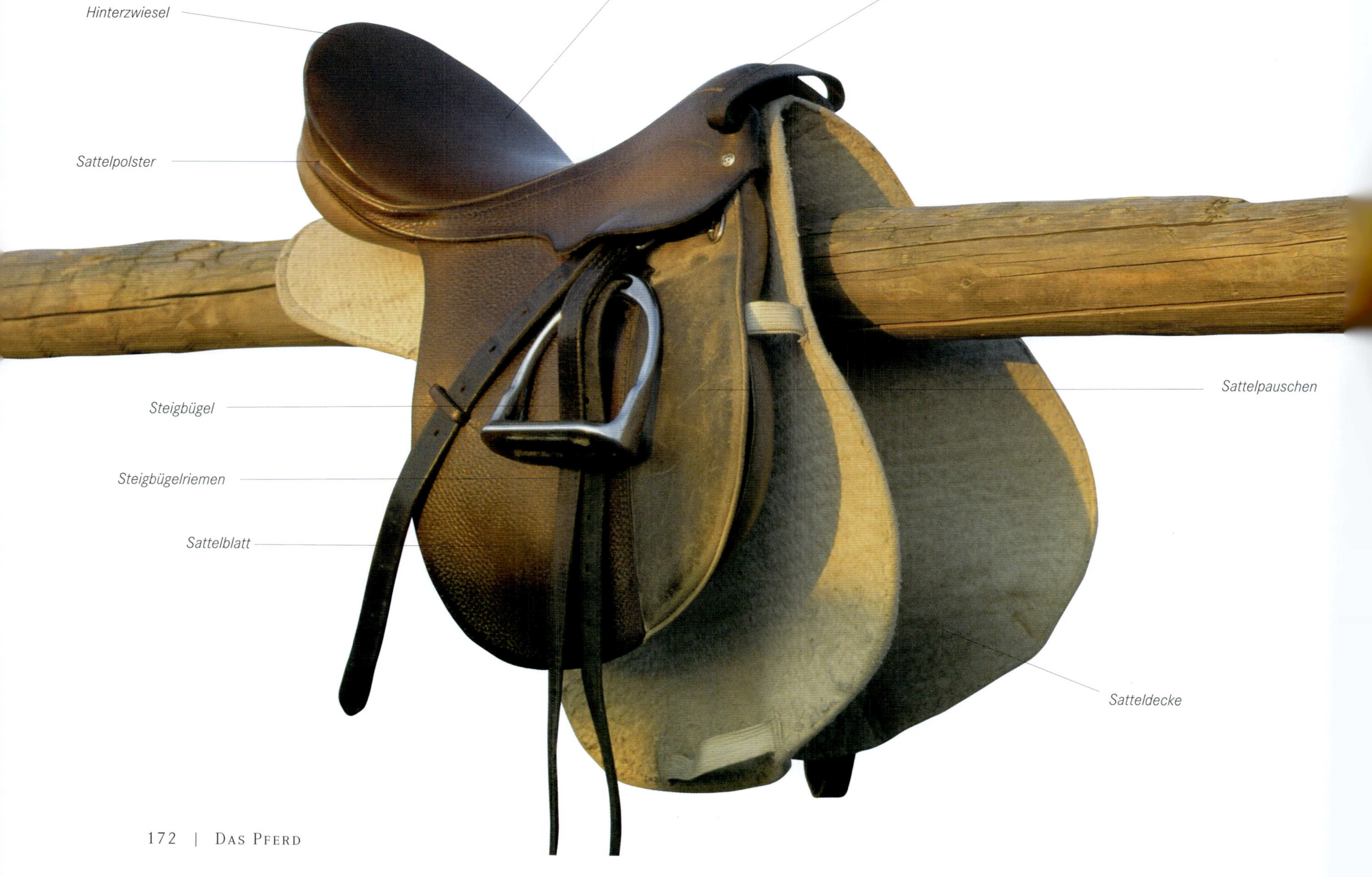

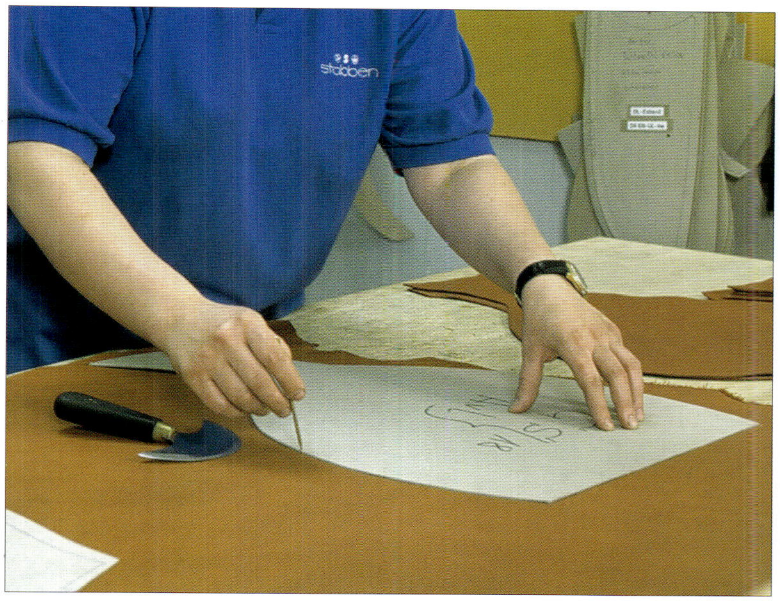

Am Anfang der Sattelherstellung steht der Zuschnitt. Dazu wird eine Schablone, die je nach Sattelart unterschiedlich ist, auf das Leder gelegt, die Form nachgezeichnet und dann mit einem scharfen Werkzeug zugeschnitten.

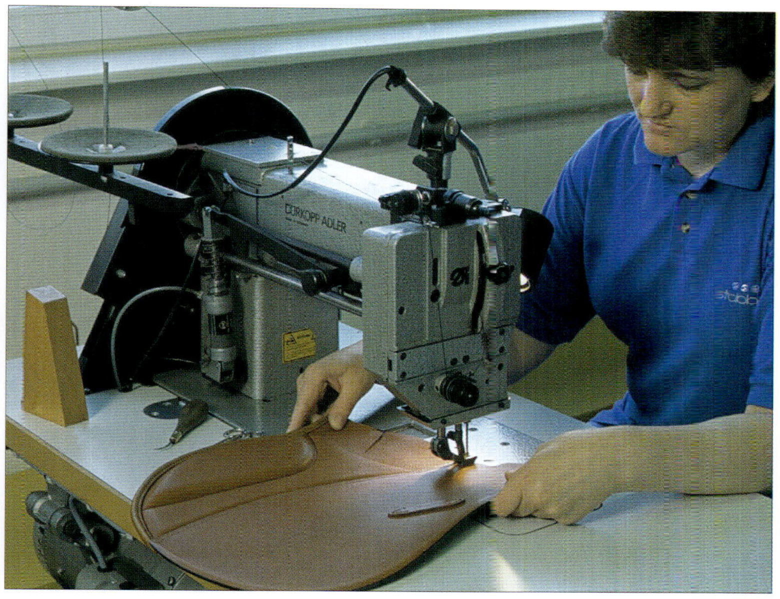

Die einzelnen Lederteile werden mit einer Nähmaschine und besonders starkem reißfesten Garn sorgfältig zusammen genäht.

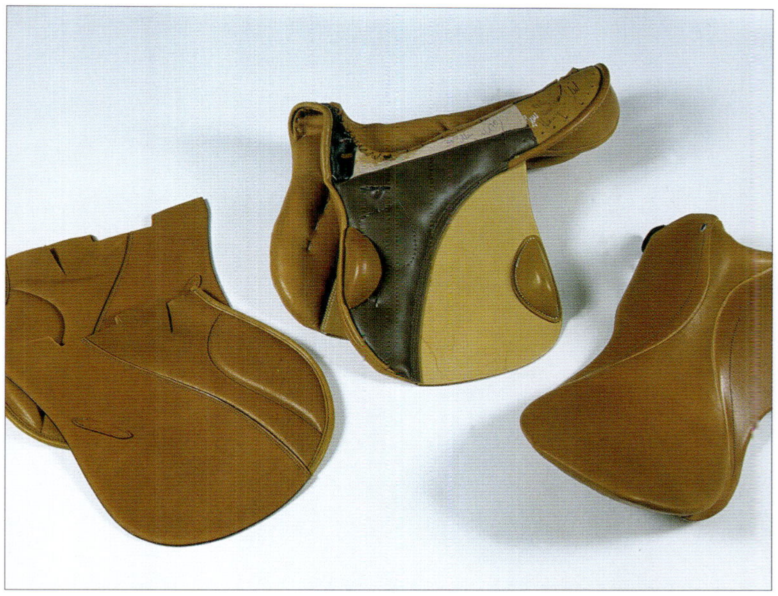

Die wichtigsten Einzelteile des Sattels sind fertig zur Montage: Seitenteile (links), Sattelbaum (Mitte) und Sitzfläche (rechts).

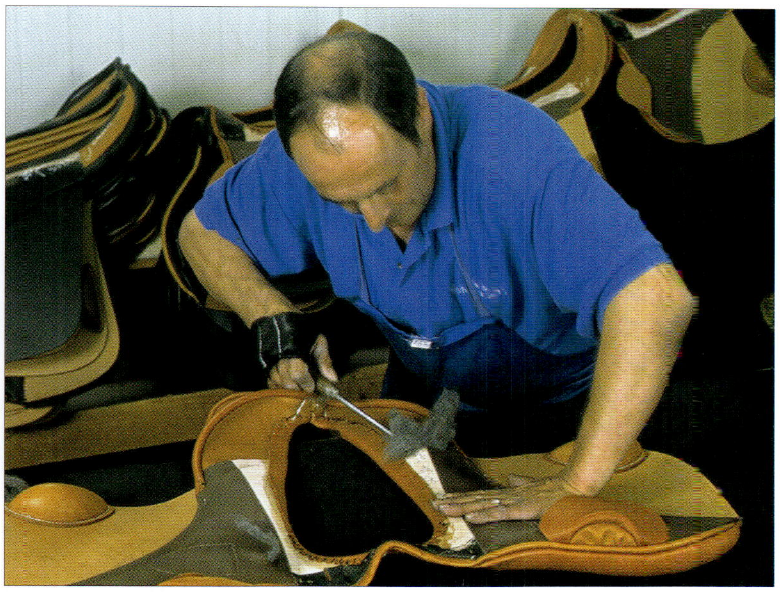

Die zusammen genähten Lederstücke werden auf den Sattelbaum montiert und aufgepolstert, damit der Sattel das Pferd nicht drückt.

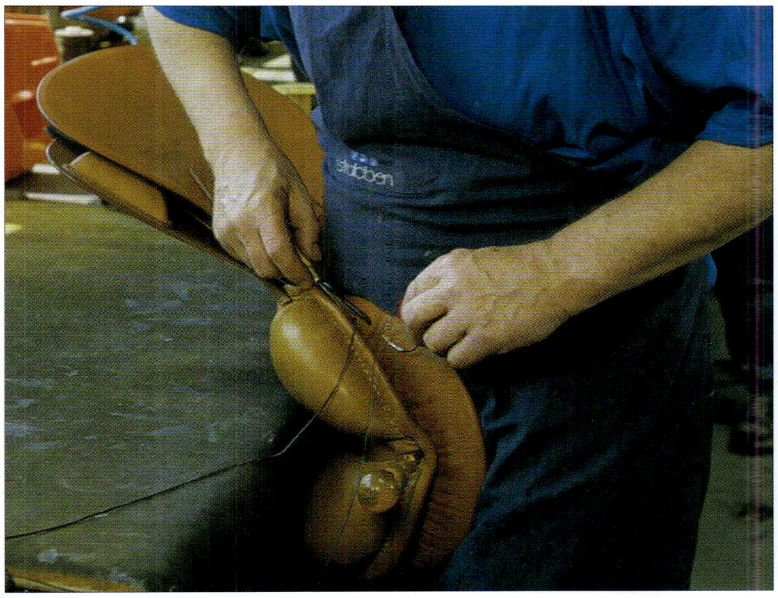

Der Sattel ist fast fertig: Die letzten Nähte müssen per Hand mit einer starken Nadel genäht werden.

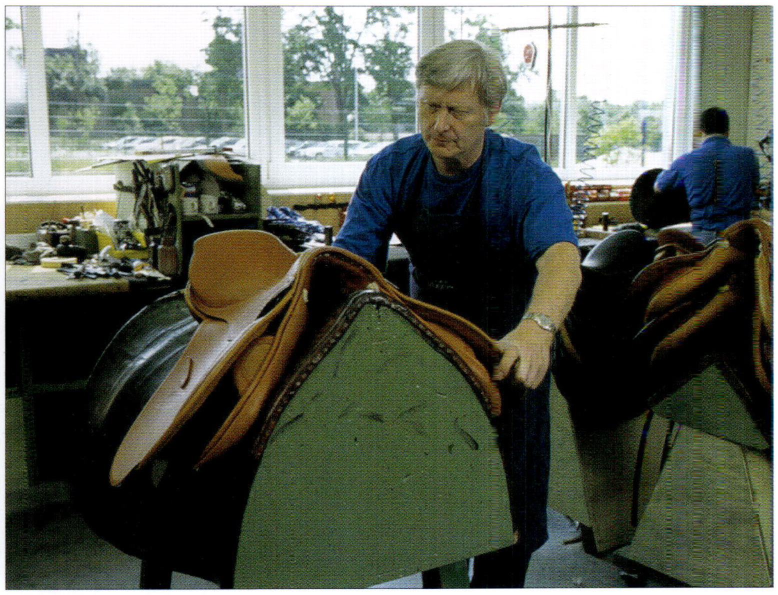

Der fertige Sattel wird auf eine Art Sattelbock gelegt und einer letzten Kontrolle unterzogen. Besteht er sie, ist er fertig für den Handel – und den Pferderücken.

Essen & Trinken

Das Sprichwort „Der hat einen Magen wie ein Pferd" bringt den Laien auf die völlig falsche Spur, denn diese Redensart wird auf Menschen gemünzt, die viel und alles durcheinander essen und trotzdem wohlauf sind. Der Pferdemagen hingegen ist in Wahrheit sehr empfindlich und im Verhältnis zum Körper mit einem Volumen von 12–14 l relativ klein. Darum sollte das Pferd, das von selbst nicht Maß halten würde, keinesfalls zu viel auf einmal fressen dürfen. Die Mahlzeiten sollten auf drei pro Tag verteilt werden, damit der Magen nicht überfordert wird.

Deswegen sollte aber niemand glauben, der kleine Magen sei ein Fehler der Natur, denn er war genau auf die Lebensart der Steppenpferde abgestimmt, die sich an friedlichen Tagen gemütlich kauend den lieben langen Tag fortbewegten und die spärlichen Halme rupften. Das hehrere Diät-Prinzip von vielen kleinen Portionen statt zwei großen wurde da schon praktiziert, und auf dieser Erkenntnis baut auch heutzutage der Ernährungsplan der Vierbeiner auf. Ideal wären fünf Mahlzeiten am Tag, in der Regel sind es an einem normalen Pensionsstall aus organisatorischen Gründen aber nur drei.

Über den Inhalt muss sich der Besitzer Gedanken machen, denn für Pferde gibt es keinen einheitlichen Speiseplan. Bei ein und derselben Menge kann ein Pferd gut genährt aussehen, ein anderes aber zu mager – abhängig davon, ob es sich um einen guten oder schlechten Futterverwerter handelt und welches Arbeitspensum absolviert wird. Ein Sportpferd braucht mehr Nahrung als ein normales Freizeitpferd, eine tragende Stute mehr als ein Wallach.

Die Futtermenge für ein Freizeitpferd, das nicht mehr als zwei Stunden pro Tag bewegt wird, lässt sich nach der Faustformel 1 kg Kraftfutter und 1 kg Rauhfutter pro 100 kg Körpergewicht des Pferdes berechnen. Durchschnittlich wiegt ein Pferd 500 kg, das macht dann also 5 kg Hafer und 5 kg Heu täglich. Wenn die Box mit Stroh eingestreut ist, wird das vom Stallbewohner auch gerne geknabbert oder gar begeistert vertilgt. Diese Menge wird zusätzlich gerechnet und sollte nicht mehr als 3 kg pro Tag betragen.

Für den Flüssigkeitshaushalt ist es wichtig, dass sich das Pferd selbst bedienen kann, denn es hat viel Durst und schluckt am Tag problemlos 20–30 l. Da ist eine automatische Tränke für alle eine Erleichterung.

Für Pferde wie für Menschen gilt: Fressen und Trinken hält Leib und Seele zusammen.

Wenn der Hafer sticht ...

Ein Pferd, das zu viel Hafer frisst, verspürt alsbald ein Kitzeln im Bauch, sogar eine Reizung des Magens, es wird unruhig und übermütig. Das Powergetreide steht nicht auf der Dopingliste, enthält aber so genannte Dopamine, die auf Tiere eine aktivitätssteigernde Wirkung ausüben. So jedenfalls erklären Ärzte die Folgen des Haferfressens in zu großen Mengen.

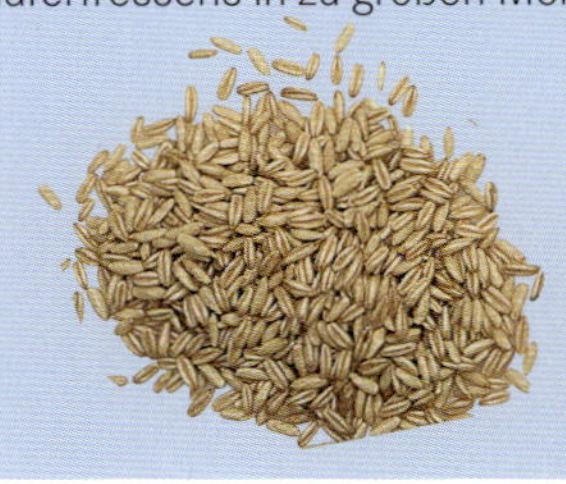

Man hat schon Pferde kotzen sehen!

Das Sprichwort „Man hat schon Pferde kotzen sehen" – manchmal vor der Apotheke, manchmal ohne Ortsangabe, weil die ohnehin nicht von Bedeutung ist – ist in aller Munde und umschreibt, dass selbst sehr unwahrscheinliche Ereignisse eintreten können. Pferde jedenfalls können sich nicht erbrechen, denn zwischen ihrem Magen und der Speiseröhre befindet sich ein Schließmuskel, der verhindert, dass die aufgenommene Nahrung den Rückwärtsgang einlegt.

Picknick auf der Pferdekoppel. Frisch vom Ballen schmeckt das Raufutter vielen Pferden am besten. Man sollte darauf achten, dass sie sich nicht vor Begeisterung überfressen.

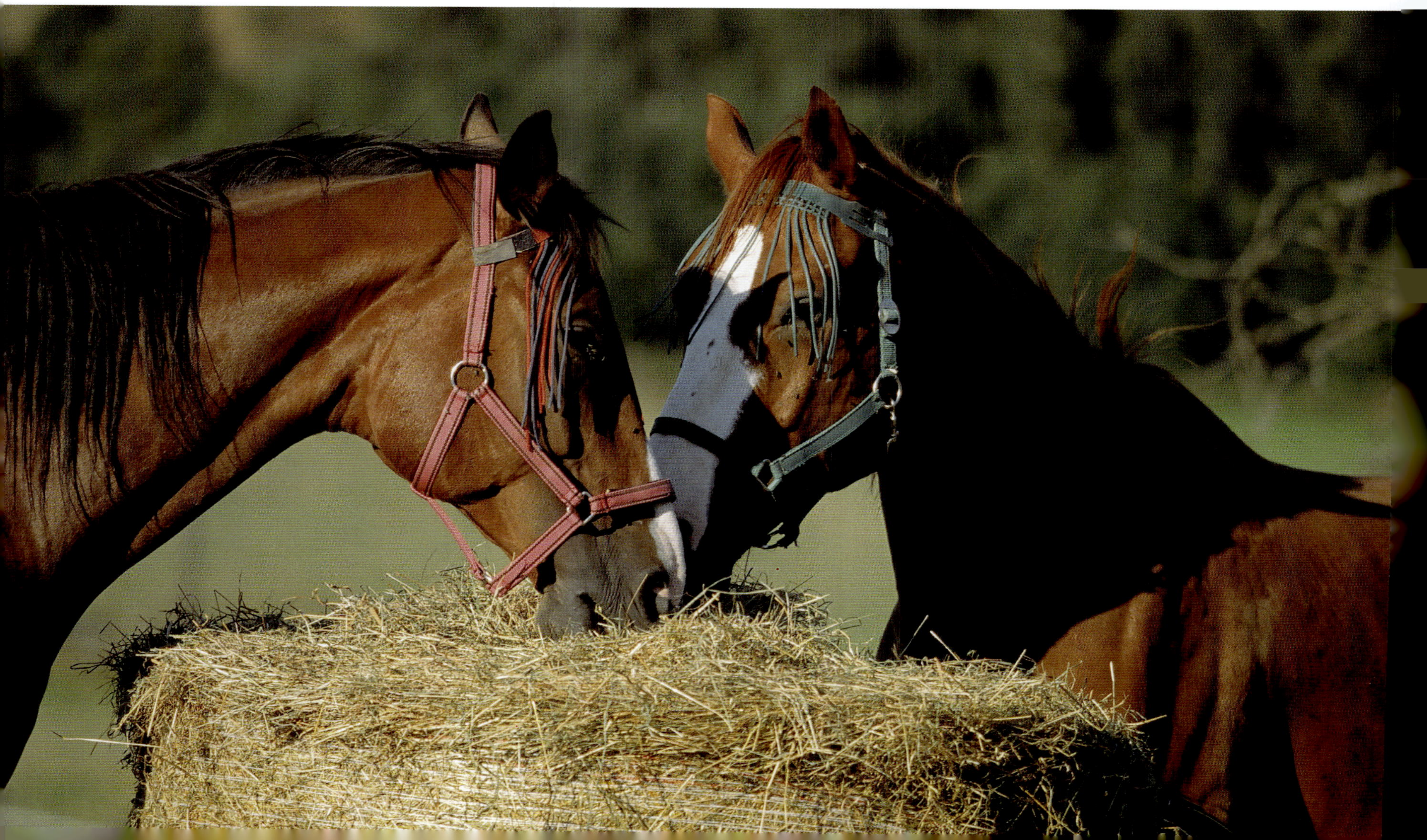

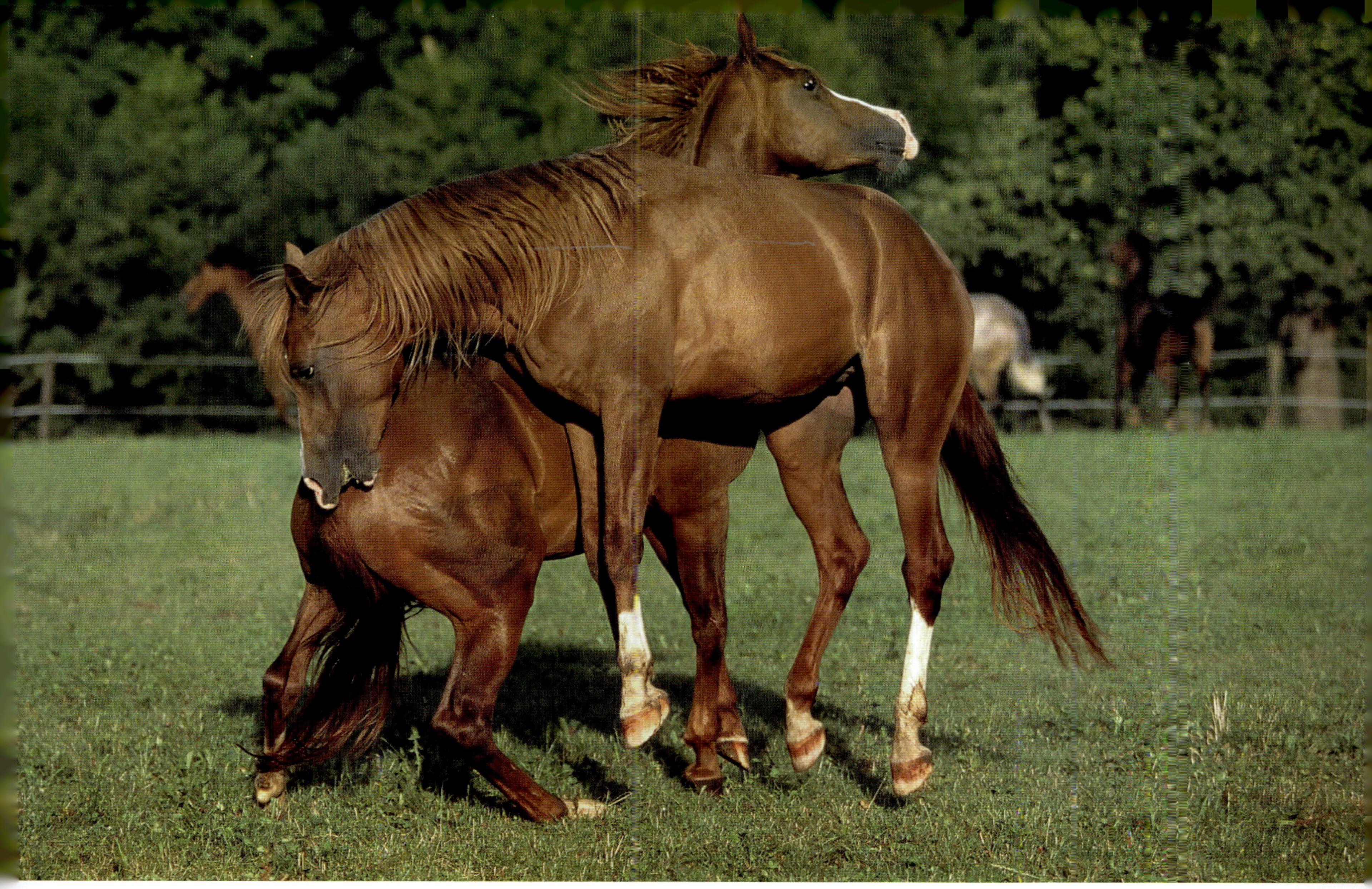

Wenn Pferde auf der Weide toben, muss das nicht zwingend mit einer Überdosis Hafer zusammenhängen. Kann es aber, denn Hafer liefert Energie.

> „Ihr könnt euer Stroh,
> euer Heu und euren Hafer behalten.
> Lang leben die Disteln auf dem Felde,
> denn dort lässt es sich nach Herzenslust Hengst sein.“
>
> (François Rabelais, französischer Schriftsteller)

Der Pferdeblinddarm

Mit 30 Litern Fassungsvermögen ist der Pferdeblinddarm so riesig, dass man sich lieber gar nicht vorstellen möchte, was für gigantische Bauchschmerzen da eine Blinddarmentzündung mit sich bringt. Dennoch hinkt der Vergleich, denn für Menschen ist der reizende Wurmfortsatz ein entbehrliches Anhängsel, für Pferde ist er lebensnotwendig und ein unverzichtbarer Bestandteil ihres Verdauungssystems. Um das Futter verwerten zu können, ist die Mitarbeit von unzähligen Kleinstlebewesen entscheidend. Sie siedeln im Blinddarm, und wenn sie sich mit großem Eifer über das Futter hermachen, spalten sie so ganz nebenbei die Zellulose, die den Großteil der Nahrung ausmacht. Die kleinen Mitesser sind willkommen, denn ohne den Blinddarm könnte das Pferd sein Futter nicht richtig verdauen und würde mit vollem Magen verhungern.

Mit dem Verfüttern von saftigen Äpfeln sollte man es nicht übertreiben. Zu viele davon können Koliken hervorrufen.

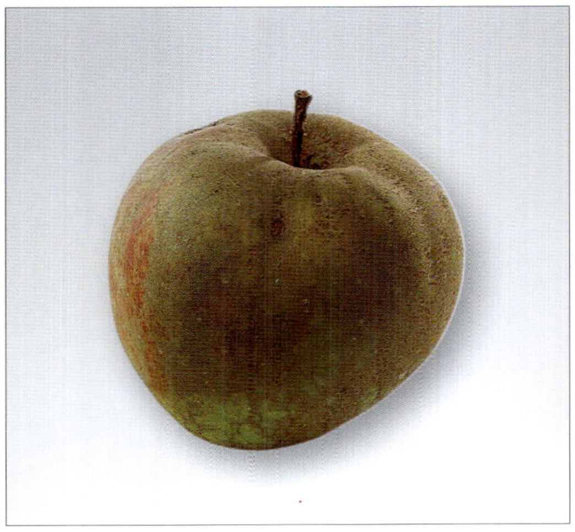

Möhren schmecken den Pferden nicht nur, sie sind auch wertvolle Beta-Karotin-Lieferanten.

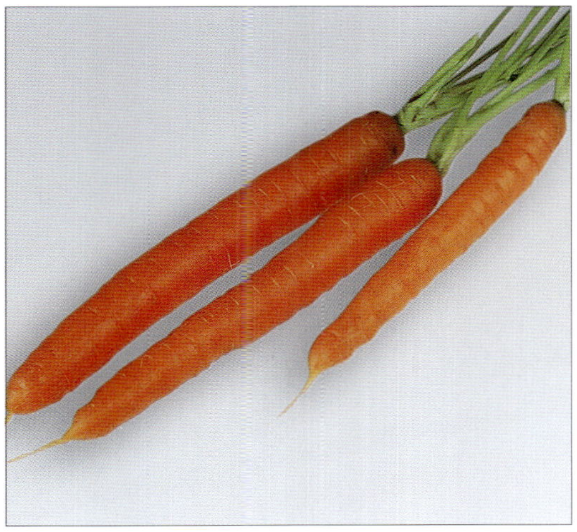

Viele Pferde lieben auch Bananen, die man ihnen natürlich ohne Schale füttern sollte.

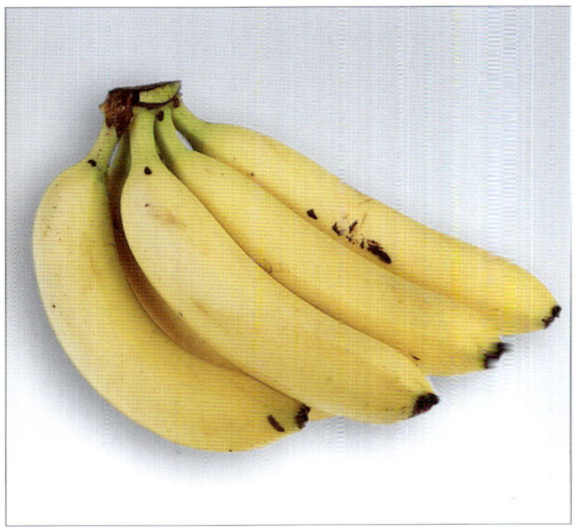

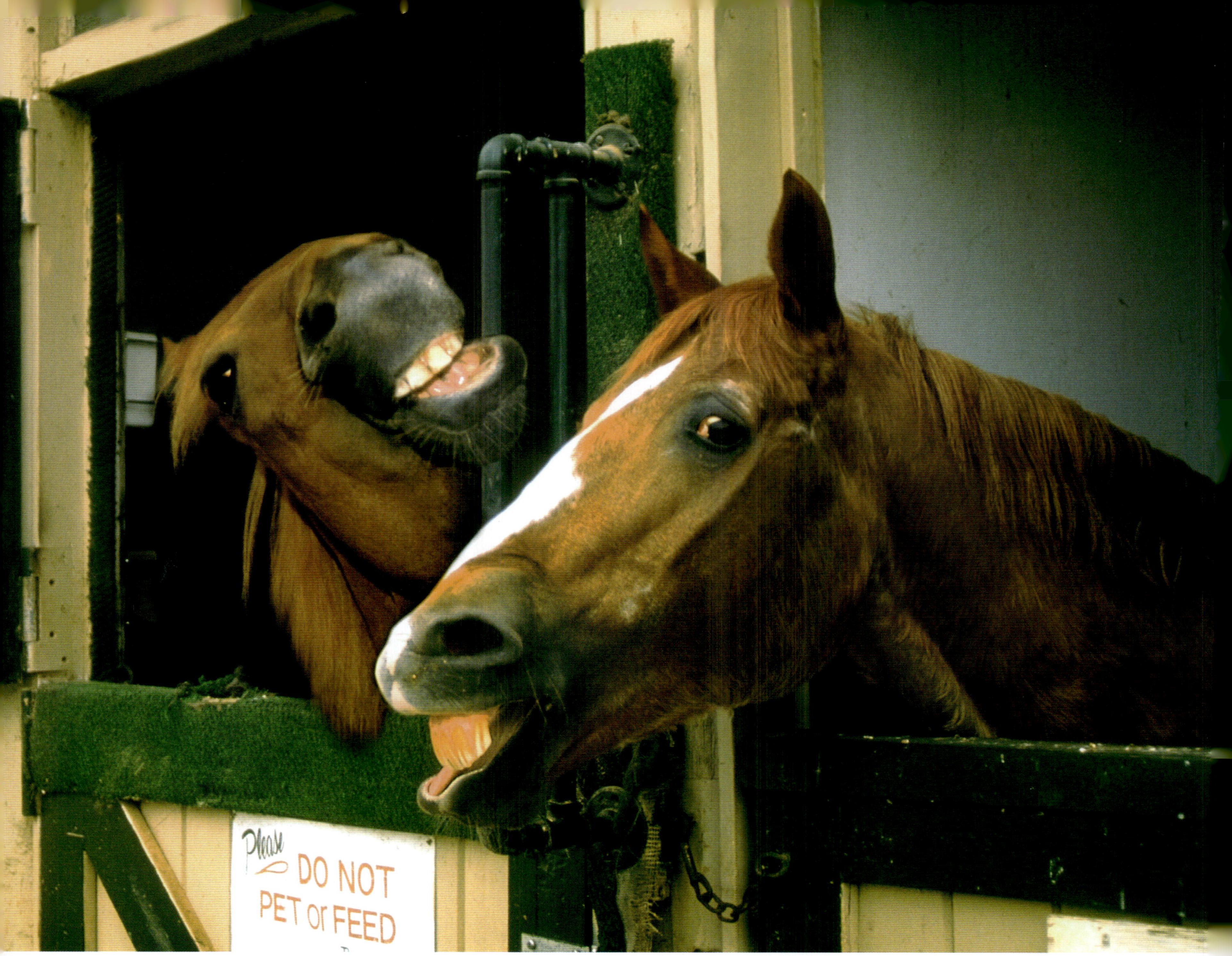

Außenboxen garantieren den Pferden frische Luft, eine gute Aussicht und unter Idealumständen auch noch Spaß mit dem Boxennachbarn.

Schöner Wohnen

Würden Sie in ein dunkles Loch ziehen, ohne Tageslicht und Frischluft? Wohl kaum. Oder was, wenn ihre Wohnung so eng wäre, dass sie raus gehen müssen, wenn die Sonne rein scheint? Das wäre doch auch nicht in Ordnung und ist wieder ein treffendes Beispiel aus der Reihe: Was du nicht willst, das man dir tu, das füg auch deinem Pferd nicht zu. Pferde sind eben auch nur Menschen, wenn es um Ansprüche an eine schöne Unterkunft geht. Extravaganzen wie Dachterrasse, Südbalkon oder Meerblick sind verzichtbar, wenn im Stall dafür ein prima Klima herrscht.

Die vollautomatische Temperaturregelung erfolgt erfreulicherweise über das Wetter, vorausgesetzt im Stall zirkuliert genügend Frischluft. 60–80 % Luftfeuchtigkeit und eine stetige Brise sind das A und O, um beispielsweise Atemwegserkrankungen vorzubeugen. Wenn dann noch regelmäßig gereinigt und die Einstreu in den Boxen gewechselt wird, verbreiten auch die Gase aus dem Pferdedung keine atmosphärischen Störungen.

Ständerhaltung

Die Ständerhaltung war bis zum Ende des 2. Weltkrieges die gängige Form der Pferdehaltung. Das war zu Zeiten, wo der Begriff „artgerechte Haltung" noch gar nicht existierte. Es ging nur um eine zweckmäßige Unterbringung des Pferdes, das quasi jederzeit verfügbar sein musste, wenn es beim Militär eingesetzt wurde. An einen langen Strick gebunden stand das Pferd auf einem maximal 3 x 2 m großen Fleck und hatte kaum Chancen, sich zu bewegen. Der Fairness halber muss man dazu sagen, dass die Pferde beim Militär oder in der Landwirtschaft den ganzen Tag im Einsatz waren und nur nachts in den Ständer kamen und daher nicht so sehr unter den schlechten Bedingungen litten. Also kein Vergleich zu den heutigen Artgenossen, die mitunter 23 Stunden am Tag in der Box stehen und darauf warten, dass ihr Reiter kommt.

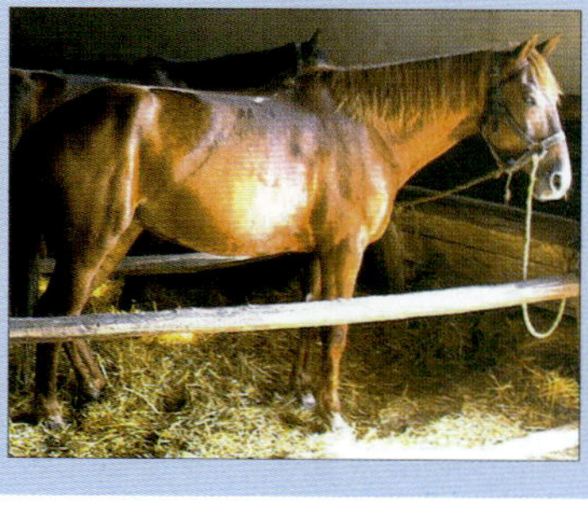

Pferde lieben eine helle und freundliche Umgebung, doch sonnendurchflutete Unterkünfte sind leider die Ausnahme. Das Mindestmaß an Tageslicht liegt bei 1 m^2 Fensterfläche pro Pferd und sollte nicht unterschritten werden. Auch die Boxengröße lässt sich mathematisch auf den Punkt bringen und wird für Pferde und Ponys durch die Faustformel: 2 x Widerristhöhe^2 ermittelt. Das Ein-Zimmer-Appartement eines 1,66 m großen Pferdes müsste also mindestens 11 m^2 groß sein. Wird dieses Mindestmaß unterschritten, besteht die große Gefahr, dass sich der Bewohner nachts festlegt, d. h. sich so unglücklich zwischen den Boxenwänden verkantet, dass er nicht mehr alleine aufstehen kann.

Der Blick zu den „lieben Nachbarn" sollte auch nicht versperrt sein. Zwar sind sich die Stallgenossen nicht immer ganz grün und giften sich heftig an, vor allem dann, wenn das Futter ausgeteilt wird, aber die sozialen Kontakte sind unersetzlich und sorgen an langen Wintertagen für ein wenig Abwechslung.

Fließendes Wasser ist heute eine Selbstverständlichkeit – nicht für die Handwäsche des Zweibeiners, sondern gegen den Durst des Vierbeiners. An der automatischen Tränke, die knapp einen Meter über dem Boden angebracht sein sollte, ist 24 Stunden Selbstbedienung möglich. Nur die Futterkrippe, ebenfalls in gleicher Höhe, muss dreimal täglich nachgefüllt werden. Was zu knabbern für zwischendurch, ein bisschen Stroh zum Beispiel, ist auch nicht verkehrt.

Der Steinboden wird durch Einstreu reichlich aufgepolstert und muss nachts als Matratze dienen, entweder aus Stroh oder bei Vielfraßen, die dazu neigen, Großteile der Auslegware aufzufressen, aus ungenießbaren Sägespänen. Grundsätzlich muss jede neu zu beziehende Box überall nach scharfen Kanten abgesucht werden, und es muss sicher gestellt werden, dass Stromleitungen und Lichtschalter außer Reichweite sind, denn wer abends als Letzter geht, macht das Licht aus – und das ist üblicherweise der Mensch.

Sehr vornehm und komfortabel geht es in diesem Stall zu, der bereit für den Einzug seiner Bewohner ist. Zwar sind die Pferde hier „hinter Gittern", dafür sind die Boxen geräumig und großzügig mit Sägespänen eingestreut.

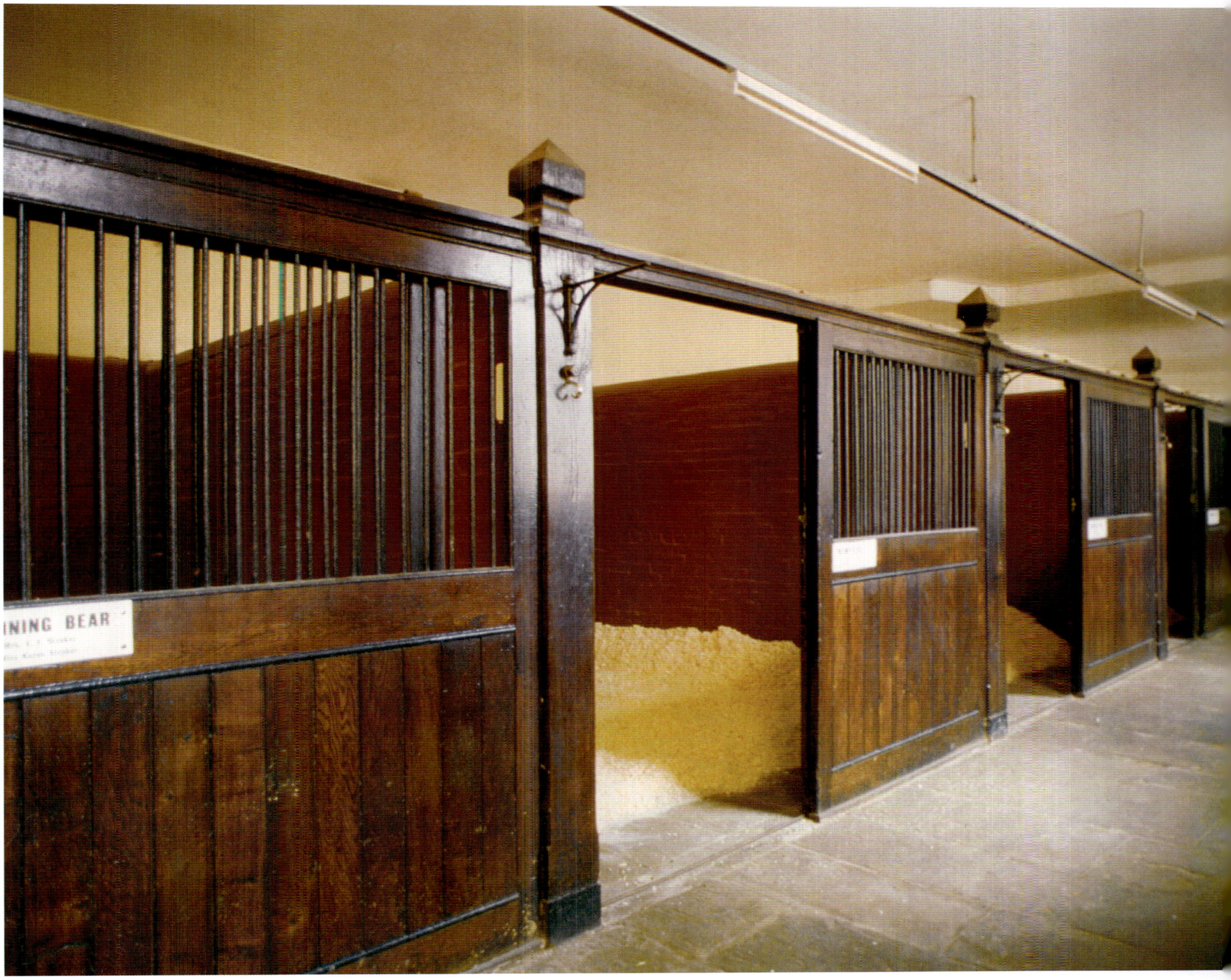

Moderner Wohnen

Feng Shui im Büro, im Wohnzimmer, im Schlafzimmer, im Garten und auf dem Balkon, demnächst vermutlich auch im Kühlschrank – doch bis dahin haben die unsichtbaren Kräfte und v.a. die Menschen, die ihnen auf die Schliche kommen, längst den Reitstall erobert und manchem bis dahin ahnungslosen Pferdefreund wundersam auf die Sprünge geholfen, denn besonders Tiere sollen auf den freien Fluss der Energien hoch sensibel reagieren.

Oberstes Ziel des Feng Shui ist, das Chi, die Lebenskraft, in weichen Bahnen fließen zu lassen und so zu verbessern. Es gilt, den unmittelbaren Lebensraum frei von geraden, spitzen oder gar scharfkantigen Konturen zu halten, weil die nämlich das Sha, also die negative Energie, fördern.

Feng Shui im Pferdestall bedeutet aber nicht, allein dieser Formschule Genüge zu tun – was für viele Stallbesitzer sowieso nicht ganz einfach wäre. Denn auch wenn der Glaube Berge versetzt, die Wände im Pferdestall versetzt er nicht. Und wer finanziert einen Umbau, nur weil der Eingang nicht nach Süden zeigt?

Feng Shui im Pferdestall verspricht, in erster Linie das Wohlgefühl der Pferde zu steigern, das durch vielerlei Einflüsse gestört sein kann und sich in Verhaltensauffälligkeiten äußert, auf die sich der Tierarzt keinen Reim machen kann, etwa ein Pferd, das aus unerklärlichen Gründen nicht in die Box gehen will oder dort nervös und angespannt steht. Ursachenforschung betreibt dann oft der Feng-Shui-Berater auf seine Art – mit der Wünschelrute. Der Verdacht, dass sich unter der Box ein starkes Energiefeld, etwa eine Wasserader, befindet, das dem Pferd keine Ruhe lässt, bestätigen ihm zwei locker in der Hand gehaltene Metallstäbe, wenn sie sich beim Durchschreiten der Box wie von magischer Hand plötzlich kreuzen.

Feng Shui
Feng Shui bedeutet wörtlich übersetzt „Wind und Wasser" und ist die 5000 Jahre alte chinesische Kunst, den Lebensraum harmonisch im Einklang mit der Natur zu gestalten.

Der Ursprung des Feng Shui findet sich im Taoismus – eine der drei großen Philosophien Chinas. Die Chinesen bauen seit Jahrhunderten im wahrsten Sinne des Wortes auf Feng Shui, wenn sie Städte und Häuser errichten.

Den Feng-Shui-Berater für die Gestaltung von Büro- und Geschäftsräumen zu konsultieren, gehört in modernen asiatischen Großstädten zum Standard und wird auch in den USA und Europa immer beliebter. Ziel ist es, das positive Chi, die Lebenskraft, frei fließen zu lassen und Energien wie das negative Sha zu vermeiden.

An der Existenz der Reizzonen und der Fähigkeit, sie aufzuspüren, scheiden sich die Geister. Radiästheten, wie sich moderne Wünschelrutengänger nennen, sehen darin – natürlich – alles andere als Hokuspokus. Für sie sind die starken und schwachen Energiefelder, die wie ein Gitter die Erde umspannen, ausschlaggebend, und sie sind zutiefst davon überzeugt, dass sich manche Lebewesen von intensiver Erdstrahlung besonders angezogen fühlen, während andere sie meiden wie der Teufel das Weihwasser. Typische Strahlensucher sind z.B. Katzen, die sich bekanntlich gern auf dem Fernseher ausruhen, aber auch Bienenstöcke oder Ameisenhügel werden von ihren Bewohnern vorzugsweise auf starken Energiefeldern platziert. Pferde, Hunde und Menschen gehören zu den Strahlenflüchtlingen und fühlen sich unwohl, wenn sich Energien ausgerechnet an ihren Ruheplätzen breit machen.

Hat die Wünschelrute die Ursache der Unwohlseins erst einmal erkannt, beginnt im menschlichen Schlafzimmer das Möbelrücken,

Wie die Wohnungen der Menschen soll auch der Feng-Shui-Stall frei von negativen Energien sein, sodass die Lebenskraft frei fließen kann und das Wohlbefinden des Pferdes gesteigert wird.

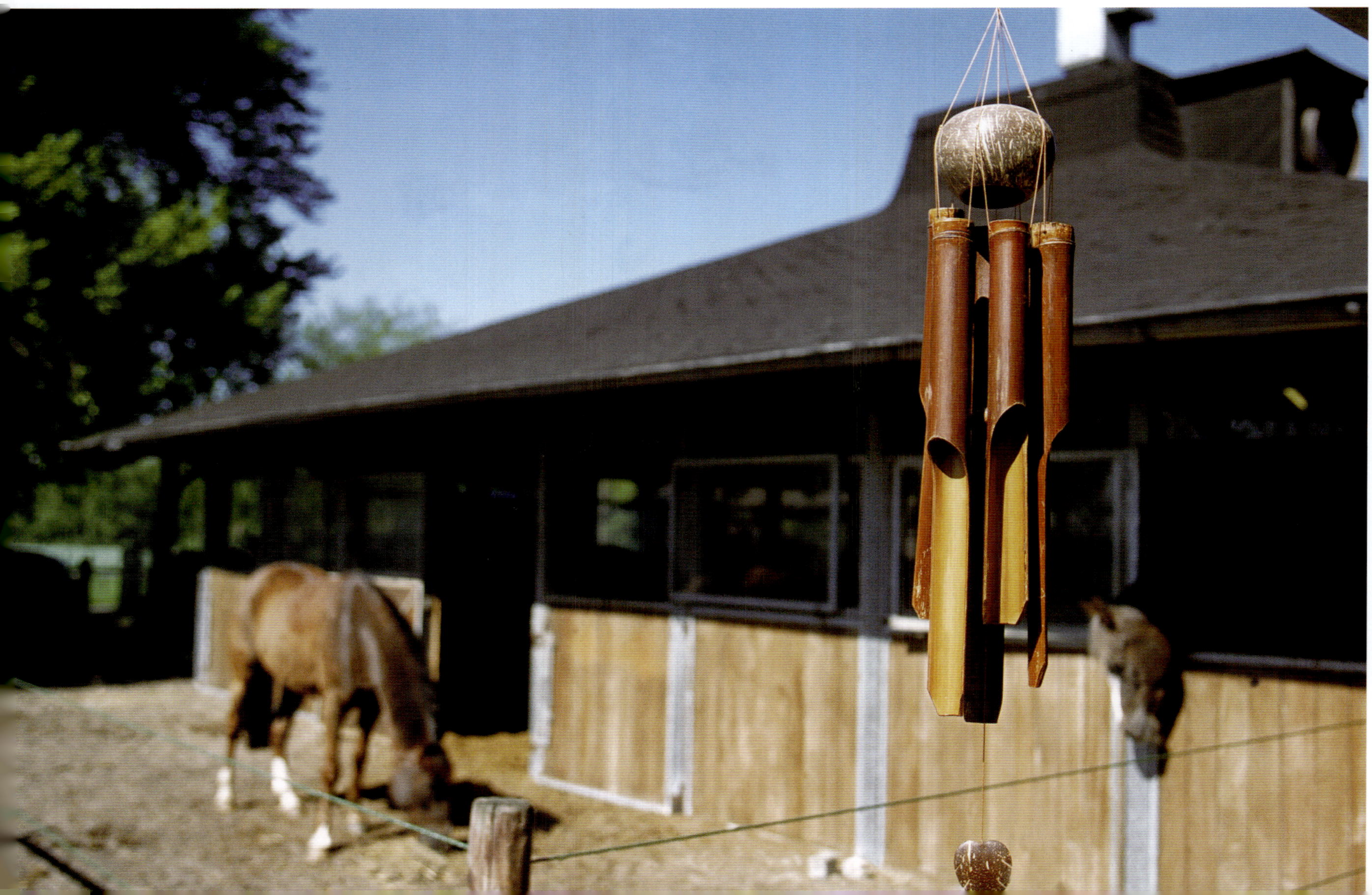

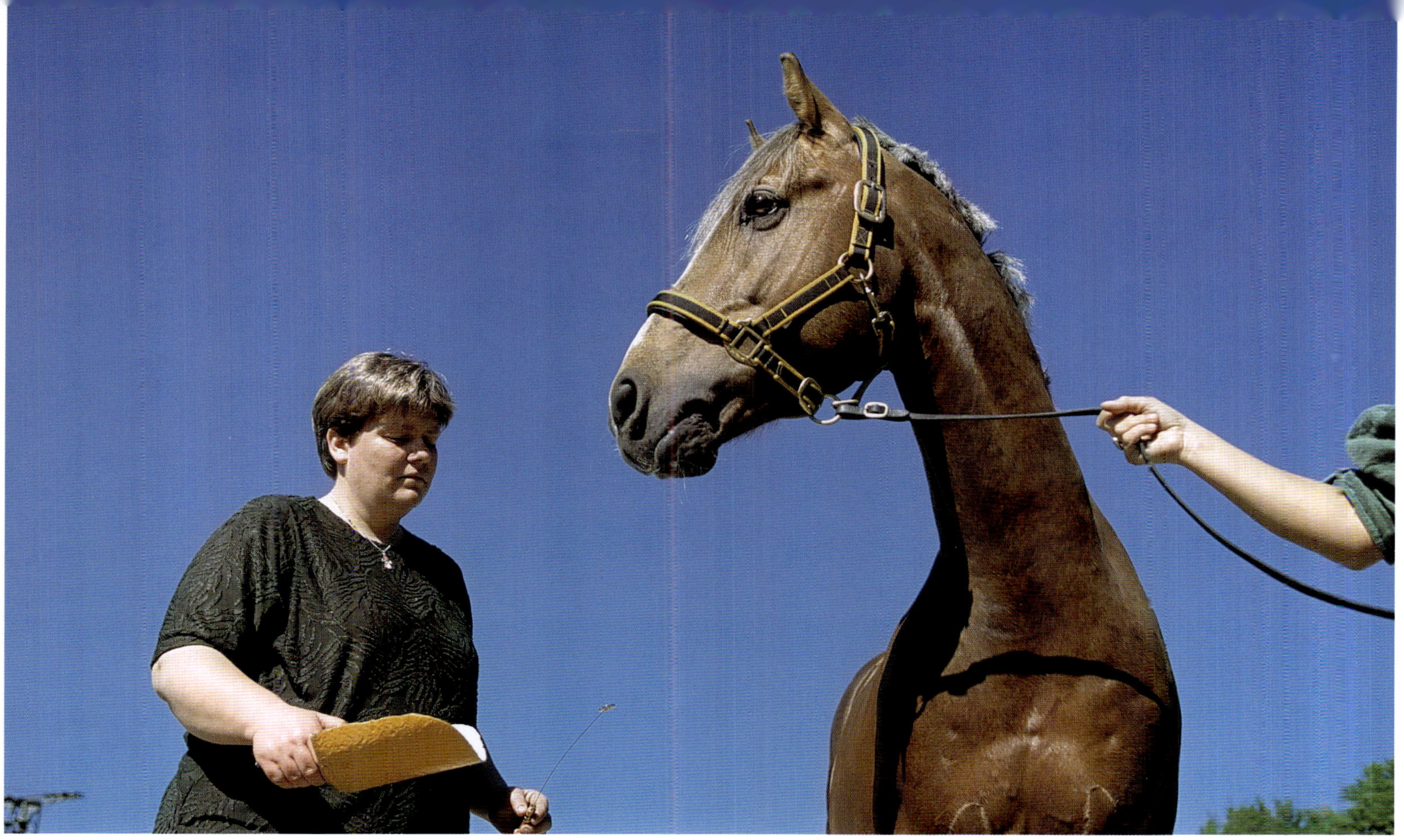

während das Pferd im Stall meist schon der Umzug in eine andere Box wieder ruhig schlafen lässt.

Der Wünschelrutenausschlag selbst ist kein Geheimnis. Kritiker behaupten, dafür sei der so genannte Carpenter-Effekt verantwortlich, der auch als ideomotorische Bewegung bezeichnet wird. Durch die unausgesprochene Wunschvorstellung werden in der Muskulatur Spannungsveränderungen ausgelöst, die unfreiwillig zum Auslösen der Bewegung führen – folgerichtig schlägt die Wünschelrute aus. Passionierte Rutengänger halten dem entgegen, dass sie sich lediglich vollständig auf einen ruhigen Punkt konzentrieren. Dieser „still point“ trägt in der asiatischen Kultur den verheißungsvollen Namen „Tor der Götter“ – das lässt hoffen.

Der Tensor leitet nicht nur überschüssige Energie ab, sondern beantwortet außerdem die Frage, welches Futter für ein Pferd gut ist. Die Frage, ob das Pferd das auch so sieht, lässt sich allerdings nicht beantworten.

Der Feng-Shui-Berater betreibt bei verhaltensauffälligen Pferden Ursachenforschung mit der Wünschelrute, um Energiefelder aufzuspüren, die die Verfassung beeinträchtigen können.

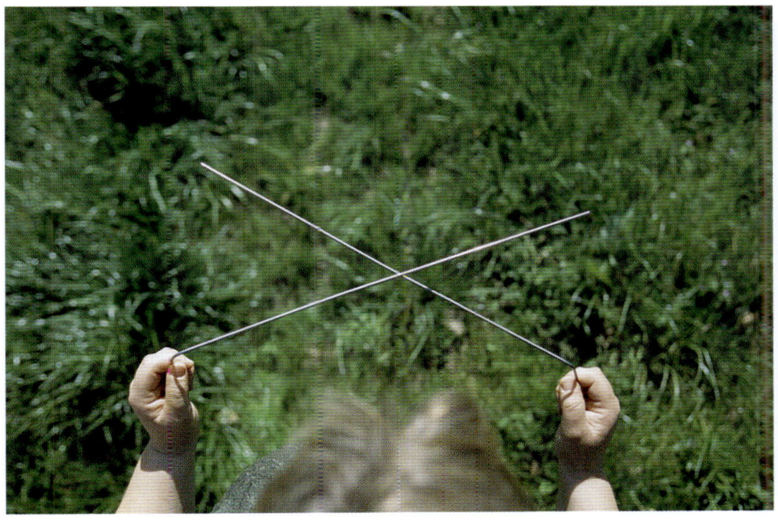

Geopathologie

Frei übersetzt beschäftigt sich die Geopathologie mit den krank machenden Strahlen der Erde. Ausgangspunkte derartiger Energien können Wasseradern, Metallvorkommen, Spalten oder Klüfte sein, die Mensch und Tier in ihrem Wohlbefinden und ihrer Gesundheit beeinflussen. Besonders an Ruhe- und Schlafplätzen können derartige Reizzonen Nervosität, Schlaflosigkeit und sogar Auswirkungen auf das Immunsystem zur Folge haben.

Den unsichtbaren Strahlen und ihren geheimnisvollen Wegen sind die Menschen seit Jahrhunderten mit Wünschelruten und Pendeln auf der Spur, deren Wahrnehmungsfähigkeiten und Ergebnisse aber nach wie vor wissenschaftlich umstritten sind.

Eine besondere Form der Wünschelrute ist der Biotensor. Mit ihm lässt sich auch bei Pferden die überschüssige Energie ableiten.

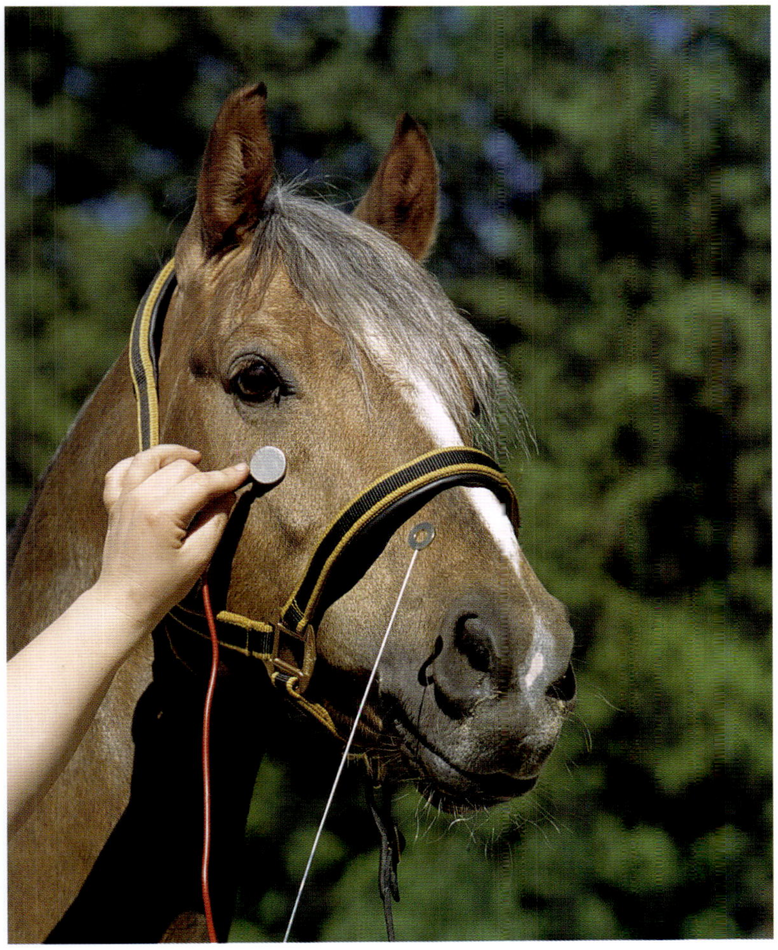

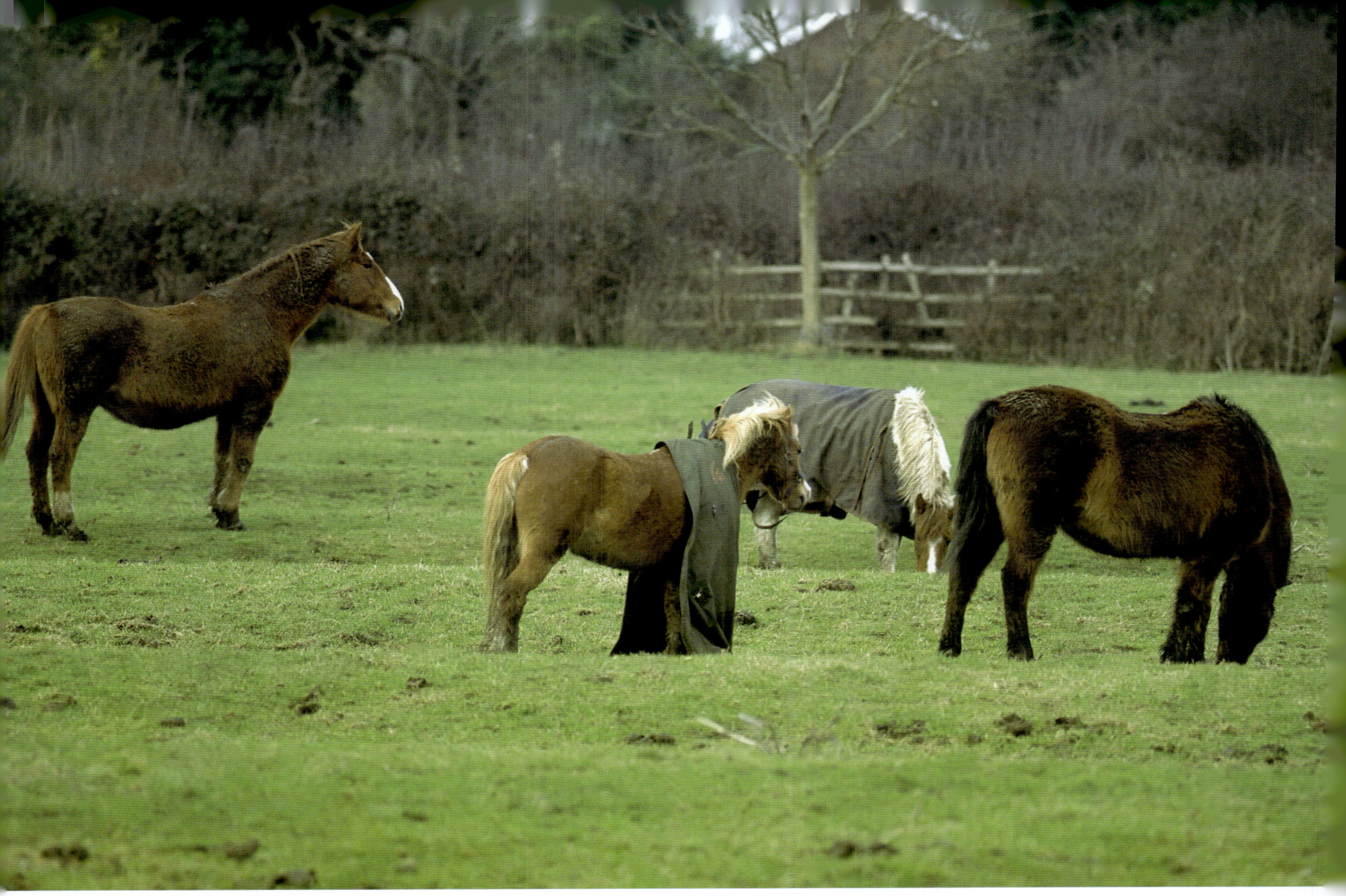

Die meisten Pferden stören weder Schmutz noch Kälte. So manch einer, der mit Decke auf die Koppel geschickt wird, entledigt sich des lästigen Anhängsels. Wer sich bewegt, braucht schließlich keine Decke!

Rustikaler Wohnen

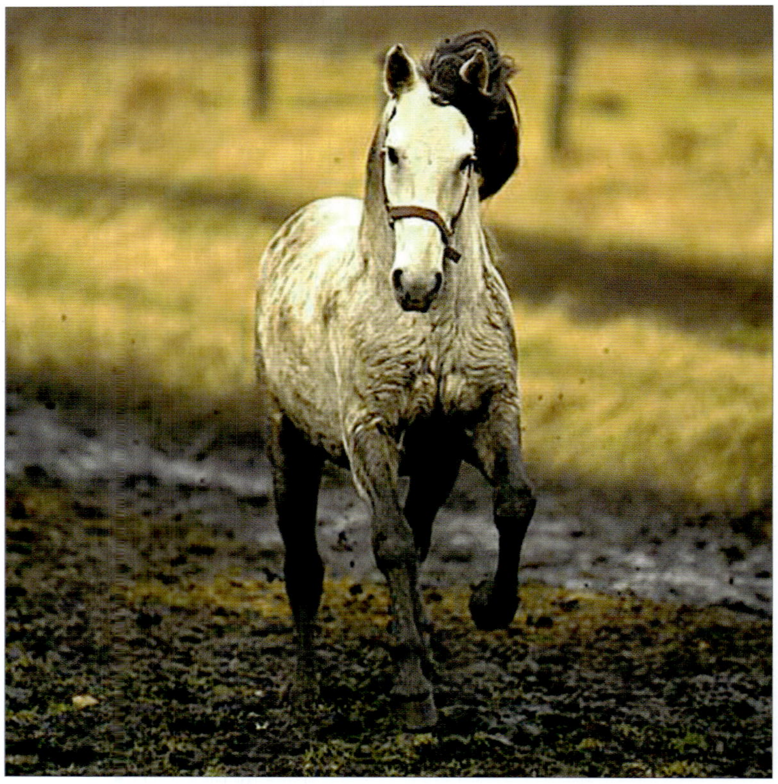

Die regelmäßigen Koppelgänger lassen sich von schlammigem Boden nicht beeindrucken – ganz im Gegensatz zu vielen Stallpferden, die schon beim Anblick einer vereinzelten Pfütze scheuen.

„Täglich Tag der offenen Tür" – ließe sich mit diesem Slogan ein Pferdebesitzer davon überzeugen, seinen kostbaren Vierbeiner gerade in dieser Pension einzuquartieren? Wer vermutet, was sich hinter diesem Slogan verbergen könnte, wird sicher Interesse zeigen. Denn Offenstallhaltung – so der Fachbegriff für dieses verlockende Angebot – ist bei den richtigen Bedingungen eine feine Sache für das Pferd. Das Leben in der Einzelbox ist nicht besonders spannend, Licht, Luft und soziale Kontakte sind sehr begrenzt und richten sich nach dem Zeitplan des Besitzers. Das Pferd wird immer gelangweilter und empfindlicher dazu, denn es hat zu wenig Bewegung und ist nicht genügend an der frischen Luft. Also soll es ein wenig mehr über seinen Tagesablauf bestimmen dürfen und sich freier bewegen können, ohne dabei auf ein Dach über dem Kopf verzichten zu müssen.

Der Offenstall bietet einen großen Unterstand, der zu drei Seiten geschlossen ist, damit die Tiere vor Wind und Wetter geschützt sind. Es kann allerdings von Nutzen sein, zwei Eingänge zu machen, denn es kommt vor, dass der Chef der Herde einen Kollegen nicht reinlässt, weil ihm dessen Nase nicht passt. Statt im Regen stehen gelassen zu werden,

> **Giftpflanzen**
> Instinktiv fressen Pferde keine Giftpflanzen. Besondere Umstände wie Raufuttermangel, Nervosität oder Verhaltensstörungen können trotzdem dazu führen, weshalb man regelmäßig die Koppel prüfen sollte. Bei Verdacht auf eine Vergiftung sollte immer sofort der Tierarzt gerufen werden, denn einige Giftpflanzen können eine tödliche Wirkung haben.

kann man sich dann zur Hintertür reinschleichen. Diese Form von Pferde-WG mit allen Höhen und Tiefen des Zusammenlebens ist genau das Richtige für die Pferde, die schon vor der Domestikation immer in großen Herden gelebt haben. Natürlich muss die Zusammensetzung vom Menschen vernünftig gesteuert werden, damit das Pferdeleben in geregelten Bahnen verläuft. Die Gruppe verbringt sowieso nur bei schlechtem Wetter den Tag zusammen, ansonsten geht jedes Mitglied ganz für sich seiner Lieblingsbeschäftigung nach. Und das bedeutet Grasrupfen und Kauen ohne Eile, bis die Stelle, auf der man gerade steht, kahl ist, dann einen Schritt nach vorne und Weitergrasen. Die Wiesen beginnen meist nicht direkt am Unterstand, weil dort der Boden so beschaffen sein soll, dass er sich bei Dauerregen nicht in ein Schlammloch verwandelt. Das würde auf Dauer das robusteste Pferd nicht vertragen, ohne krank zu werden. Außerdem müssen die Weiden groß sein, damit sie den Sommer über genug Gras zu bieten haben. Pferdemist muss regelmäßig entsorgt werden und wenn kein Bach durch das Gelände fließt, so müssen viele Wannen voll Wasser hingeschafft werden, denn ein Pferd trinkt 20–60 Liter am Tag.

Es gibt klassische Robustpferderassen wie z. B. Isländer, aber nach einer gewissen Eingewöhnungszeit fühlt sich eigentlich jedes Pferd in einem Offenstall wohl, weil das Freizeitangebot einfach stimmt.

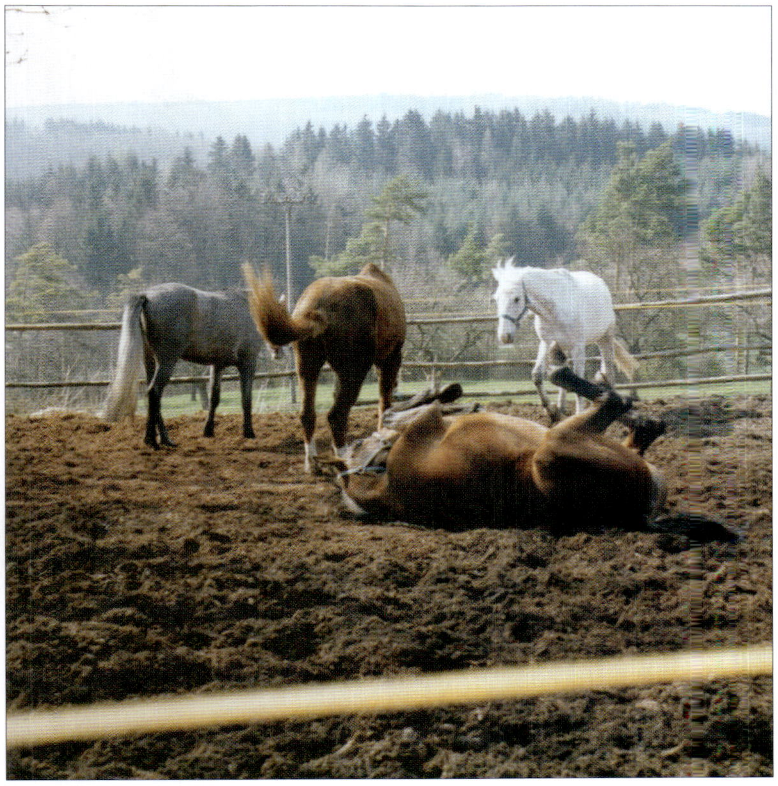

Der Paddock ist ein Auslauf vor einer Box oder in der Nähe des Stalles, meist ohne oder mit nur geringem Graswuchs. Die Pferde können sich hier mal auf die Schnelle die Beine vertreten.

Ein Pferdeparadies ist diese Koppel. Hier ist genug Platz, um miteinander zu toben oder um sich – gerne auch grüppchenweise – aus dem Weg zu gehen. Futterneid muss auch nicht aufkommen, es ist genug Gras für alle da.

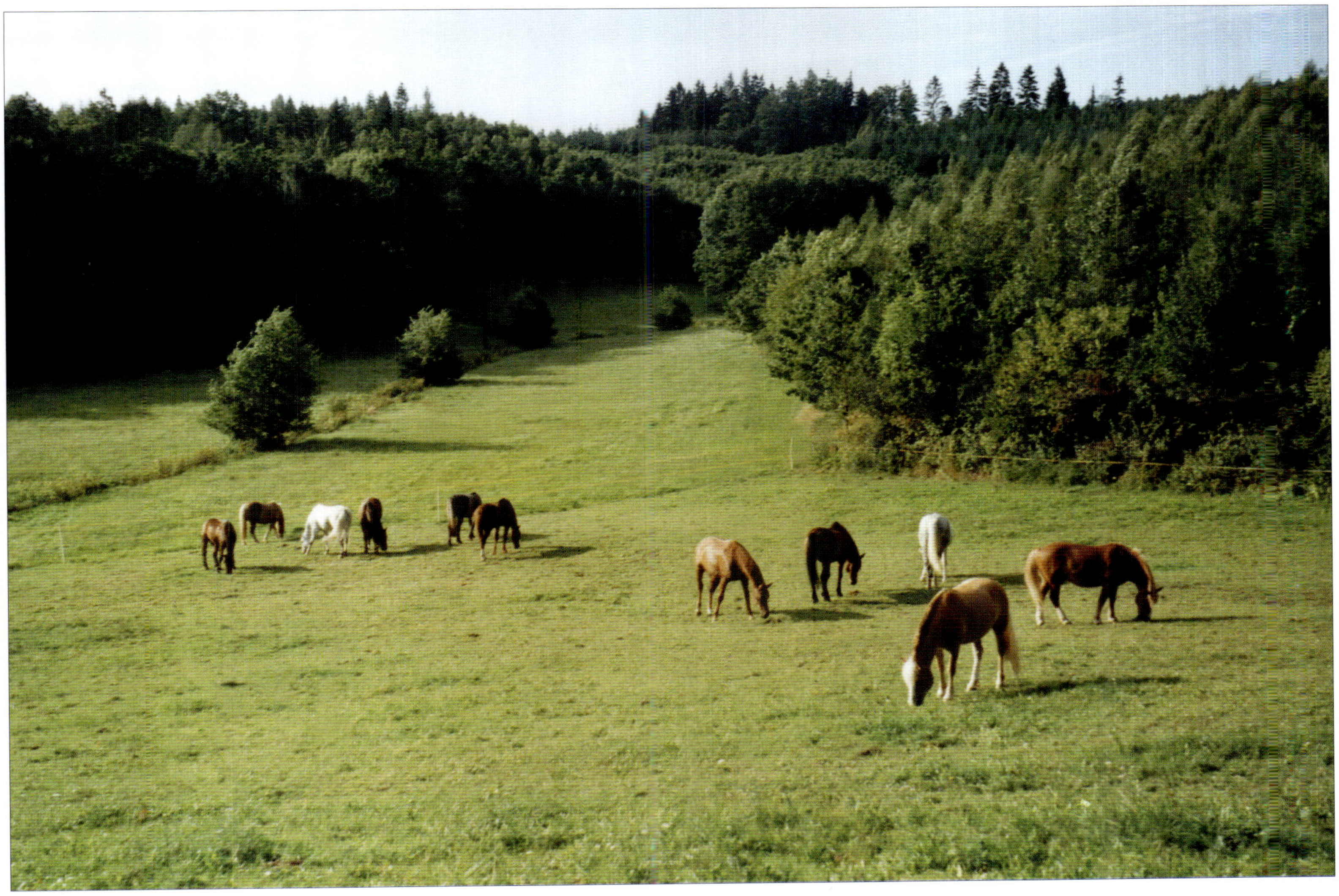

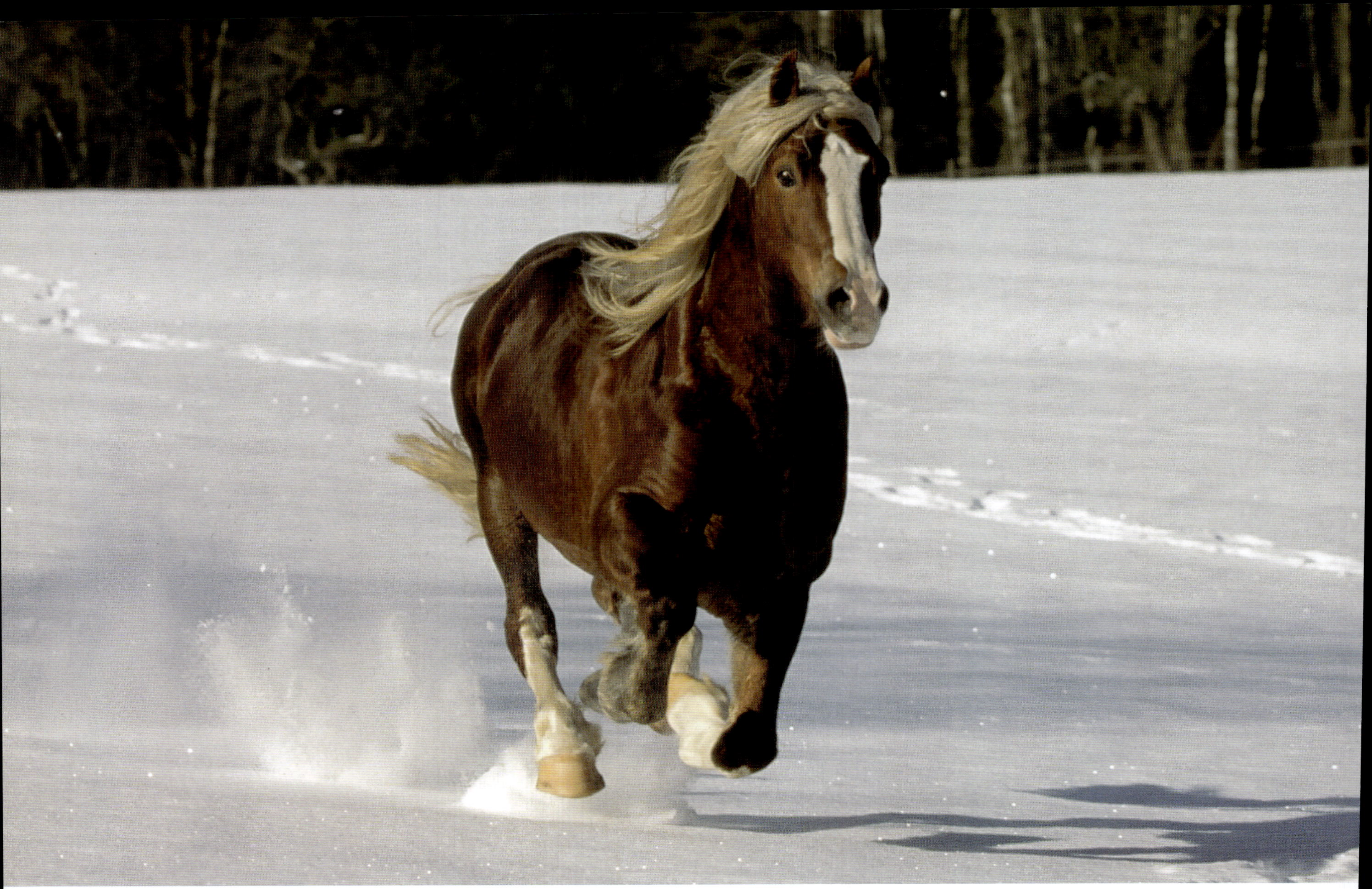

Wer möchte angesichts dieses Welsh-Cobs ernsthaft behaupten, dass Pferde und Schnee nicht zusammen passen? Der Dunkelfuchs würde vermutlich widersprechen, wenn man ihn fragen könnte.

Gesund und munter durchs ganze Jahr

Ein Pferd auf einer verschneiten Weide, das ist kein bedauernswertes Wesen, das sofort ins Warme gebracht werden muss, weil es sonst den Kältetod stirbt. Durch die gelegentliche Vermenschlichung der Tiere wird man ihnen nicht gerecht, sondern man behandelt sie möglicherweise sogar falsch. Natürlich soll ein nass geschwitztes Sportpferd im Winter nicht ihm Durchzug stehen oder ohne Decke hinaus in die Kälte verfrachtet werden. Aber in der Regel ist es so, dass in der kalten Jahreszeit vor allen anderen die „Stubenhocker“ erkältungsgefährdet sind – wie bei den Menschen auch. Pferde, die sich langsam an die sinkenden Temperaturen gewöhnt haben, weil sie jeden Tag bei Wind und Wetter für ein paar Stunden rauskommen, sind abgehärtet.

Der Mensch muss im Winter atmungsaktive, Kälte isolierende Kleidung tragen, das Pferd hat diesen Schutz von der Natur aus. Seine angeborene Anpassungsfähigkeit an extreme Wetterbedingungen macht es zu einem Klima-Spezialisten unter den Säugetieren. Die unzähligen

Fellwechsel

Abhängig von den sinkenden Temperaturen und den kürzer werdenden Tagen bereiten sich Pferde auf den Winter vor und legen sich ein besonders dickes Fell zu. Hierbei wächst das vorhandene Sommerfell einfach bis auf die doppelte Länge weiter.

Rundum funktionstüchtig wird diese winterliche Haarpracht aber erst, wenn sich besondere Wollhaare zwischen die Deckhaare schieben und die dazwischen befindliche Luft wie eine Isolierschicht wirken kann. Der eigentliche Fellwechsel ist ein Haarerneuerungsprozess, der erst im Frühjahr stattfindet. Dabei verabschieden sich zuerst die abgestorbenen Wollhaare, die gleich büschelweise vom Pferd fallen, während die langen Deckhaare langsam, aber sehr stetig herunterrieseln.

Schweif, Mähne und Tasthaare an Augen und Maul wachsen permanent und werden nicht gewechselt.

Isländer zählen zu den klassischen Robustpferderassen. Wen wunderts, nachdem ihre ursprüngliche Heimat Island nicht gerade für ein mildes Klima bekannt ist.

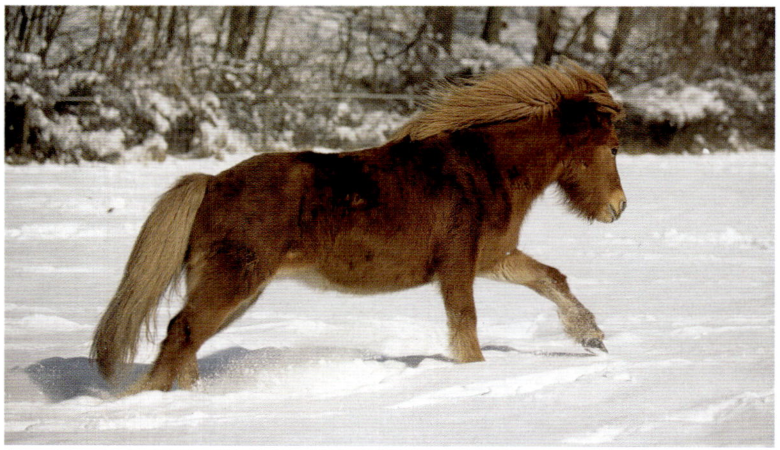

Blutgefäße sorgen für eine Thermoregulation der Haut und eine konstante Körpertemperatur von 37–38 °C. Deshalb können Pferde sogar bei minus 40 Grad überleben, da hätte jede Kuh längst kapituliert. Die letzte in Europa existierende Wildpferd-Herde in Dülmen ist der lebende Beweis dafür.

Die Durchblutung der Pferdehaut wird über den Kreislauf gesteuert: im Idealfall eher auf Sparflamme, um möglichst wenig innere Wärme abzugeben, aber falls nötig auch mit erhöhtem Einsatz, um ein Auskühlen zu verhindern. Ist das Pferd aufgrund von täglich wechselnden Bedingungen darauf trainiert, sich anzupassen, wird es sich dabei wohl fühlen. Und wenn es genügend Raufutter bekommt, kann es damit sein eigenes inneres Öfchen befeuern. Denn durch den Verdauungsprozess im Dickdarm wird neue Wärme erzeugt. So kommt jedes Pferd unbeschadet durch den Winter.

Wenn sich das Pferd erst einmal mit dem Geruch und Gefühl von Schnee vertraut gemacht hat, bewegt es sich mit und ohne Reiter durchaus gern über den weißen Untergrund. Nur das Schuhwerk kann bisweilen Schwierigkeiten bereiten, denn durch die Hufeisen tritt sich der Schnee schnell fest und das Pferd eiert unsicher auf den unebenen Stollen herum.

Für den Fall übrigens, dass auf den harten Winter ein heißer Sommer folgen sollte, ist das Pferd schon wieder bestens gewappnet. Denn dann werden seine Blutgefäße auf Hochtouren arbeiten und dafür sorgen, dass im Bedarfsfall aus den zahlreichen Drüsen schlagartig bis zu 15 l Schweiß zur Abkühlung über die Haut fließen. Pferde sind eben Anpassungskünstler, das haben sie in den Jahrmillionen ihrer Existenz und im Zusammenleben mit und ohne den Menschen bewiesen – und sie werden es weiter tun.

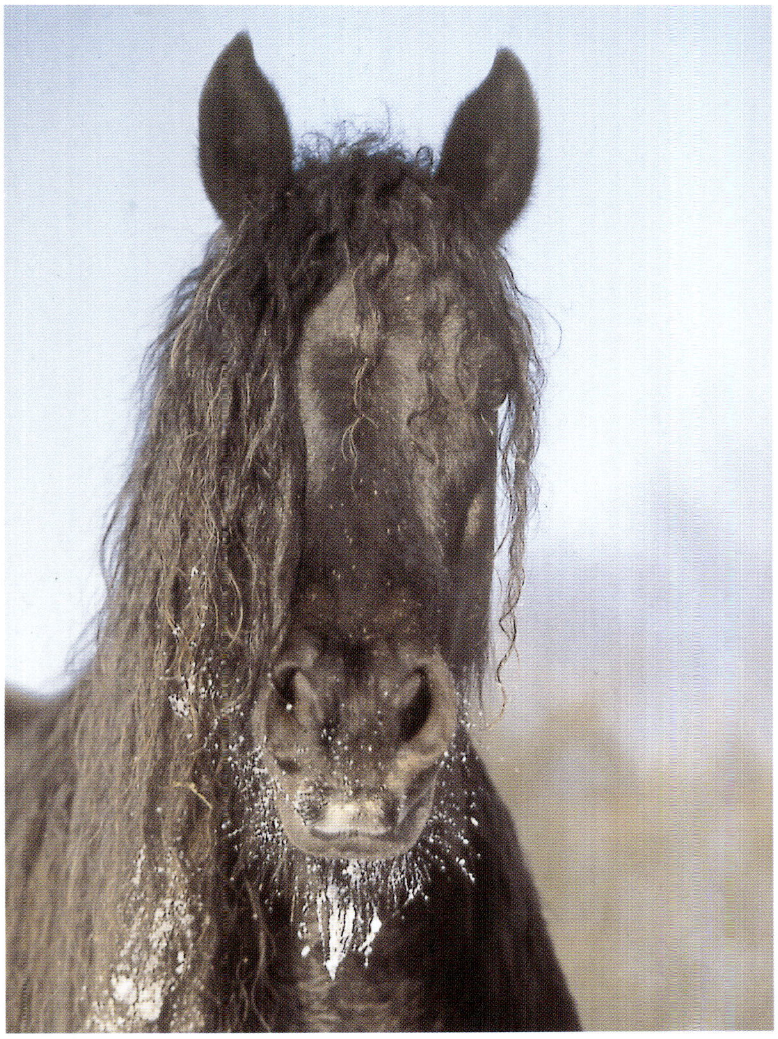

Bild oben: Beim Tollen im Schnee können auch schon mal Schneeklümpchen an den Lang- und Tasthaaren hängen bleiben. Das stört die meisten Pferde ebenso wenig wie diesen Fell-Pony-Rappen, der sichtlich zufrieden ist.

Bild unten: Pferde sind entgegen anders lautender Annahmen keine Porzellanpüppchen. Daran gewöhnt, vertragen sie kalte Temperaturen und fühlen sich auch im Schnee wohl. Wildpferde wie die Przewalskis allemal.

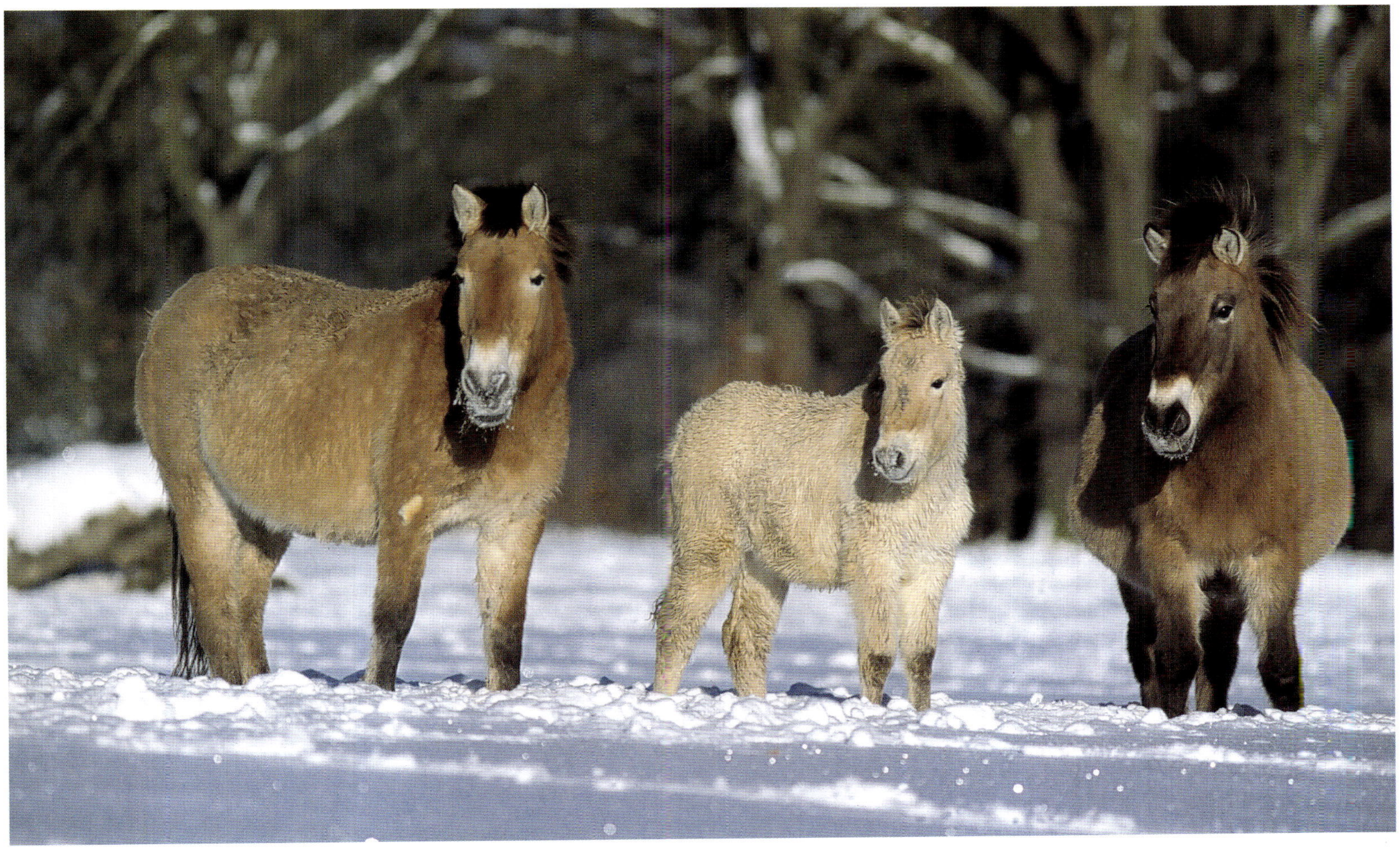

Ein Fell für alle Fälle

Rasse-Steckbrief: Curly Horses

Stockmaß: 130–170 cm

Farben: alle Farben, auch Schecken

Beschreibung: Pferde mit lockigem Fell in unterschiedlichen Typen

Herkunft: USA

Fellchaos durch Cushing

Es gibt noch andere Pferde mit außergewöhnlichem Fell. Anders als die kerngesunden Curlys leiden diese Pferde jedoch an einer Krankheit, an ECS (Equine Cushing Syndrom), kurz Cushing. Bei den erkrankten Pferden ist der Cortisolgehalt im Blut zu hoch, und sie entwickeln häufig schleichend eine Anzahl von gesundheitlichen Problemen. Gestörter Fellwechsel und ein dadurch auffällig langes, mitunter auch lockiges Haarkleid – verbunden mit starkem Schwitzen – sind nur ein Beispiel für eine Vielzahl von Symptomen.

In den meisten Fällen wird das Hormonchaos durch einen langsam wachsenden Tumor an einem Teil der Hirnanhangdrüse verursacht. Rechtzeitig erkannt, kann man dem kranken Pferd über viele Jahre mit einer einfach zu handhabenden Hormontherapie ein nahezu symptomfreies Leben verschaffen.

Noch sind sie eine Rarität, aber es gibt sie: Pferde mit Locken. Und sie verdanken ihr Styling nicht – wie man glauben möchte – einem durchgeknallten Besitzer, der ihnen eine Dauerwelle verpasst hat. Curlys sind vielmehr eine Laune der Natur. Ihre Haarfolikel sind nicht rund, sondern oval geformt, was dazu führt, dass sich das Fell zwirbelt und Wellen schlägt. Man nimmt an, dass ihr Winterfell eine Anpassung an die extreme Kälte in ihrem ursprünglichen Lebensraum ist, den Bergregionen Nordamerikas, denn gelocktes Fell wärmt nun mal besser als glattes. Der Grund: Die Luft staut sich zwischen Haut und gelocktem Fell besser, und es bildet sich eine wärmedämmende und isolierende Schicht. Das gilt für alle Curlys, auch wenn sich ihre Locken durchaus unterscheiden: Manche Pferde haben eher welliges Fell, andere haben richtig kleine Löckchen; alle haben aber eine gelockte Mähne, einen gelockten Schweif, Locken an den Fesselbehängen und Locken in den Ohren. Daneben sind lange, wie mit der Zange nach oben gebogene Wimpern typisch. Die Außenseiter unter den Curlys sind die Straight Curlys: Sie haben selbst im Winter glattes Fell und müssen sich mit ein paar Locken in Mähne und Schweif begnügen.

Obwohl die Curlys nicht allzu bekannt sind, gibt es sie schon sehr lange. Es gilt als erwiesen, dass es in Nordamerika schon zu Zeiten der Indianer erbitterte Stammeskämpfe um die gelockten Pferde gegeben hat, die wie die Mustangs lange Zeit wild im Herdenverband lebten. Erst im Jahr 1898 wurde die erste Zucht gegründet: Der Rancher Peter Damele nahm sich der gelockten Pferde an, und die meisten der heute lebenden Curlys sind auf die Damele-Zucht zurückzuführen.

Bereits Damele verpasste es, reinrassig zu züchten. Wert gelegt wurde und wird von vielen Züchtern, v. a. in den USA, ausschließlich auf die Lockenpracht. Mit allem, was Locken hatte, wurde munter unter dem Namen American Bashkir Curly Horse gezüchtet, sodass man Curlys in allen Farben, Größen und Typen findet: Bei einem Stockmaß zwischen

Während einige Curly Horses nur gewelltes Fell haben, können andere Minilöckchen aufweisen, auf die manch eine Reiterin stolz wäre.

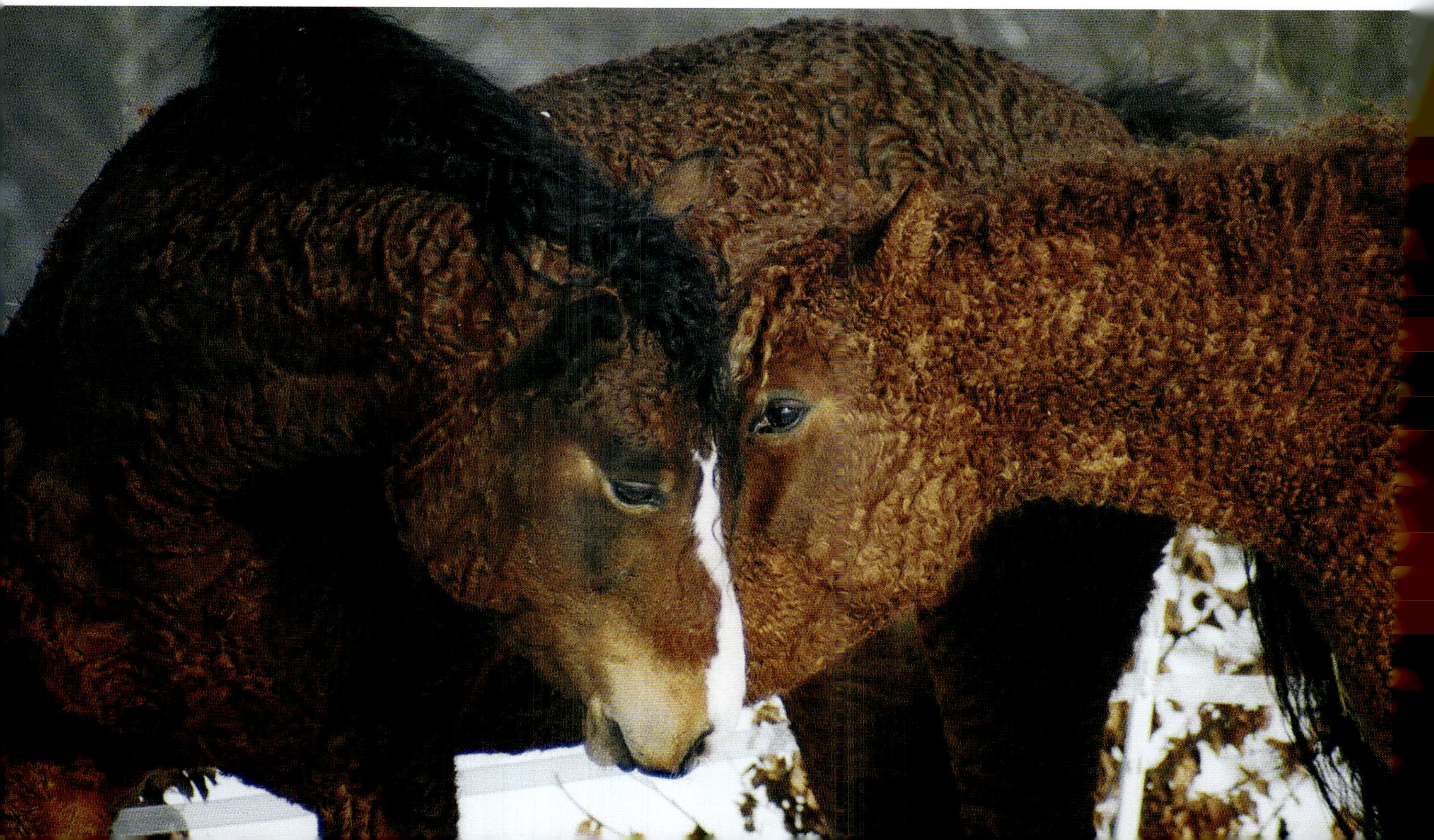

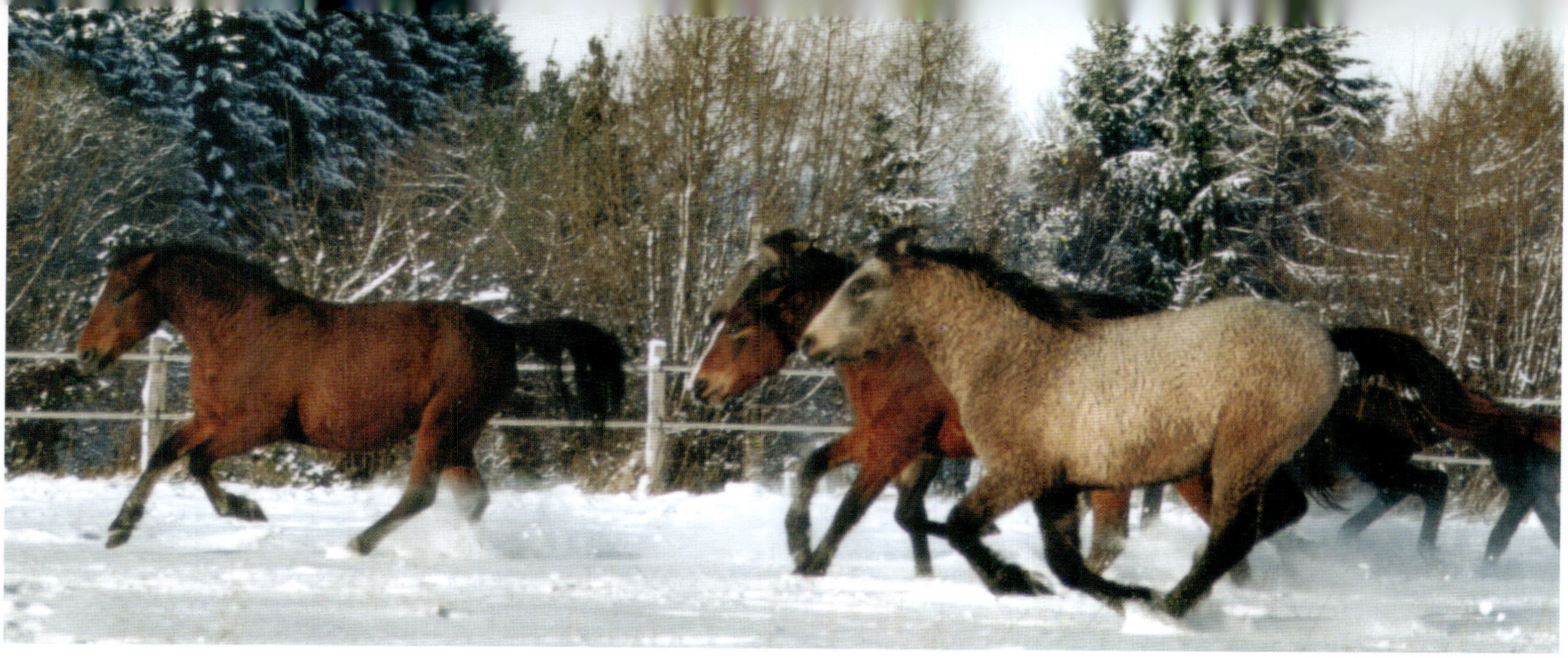

Am wohlsten fühlen sich die Curlys bei Schnee und Kälte. Geschützt durch ihr wolliges Fell toben sie über die Weide.

130 und 170 cm gibt es den Ponytyp, den Typ des eleganten Reitpferdes, den Quarter- und den Mustang- sowie den Kaltbluttyp. Wie auch andere Rassen, die besonderen Wert auf ein ganz spezielles Merkmal wie z. B. die Scheckung legen, müssen sich die Lockenpferde-Züchter vorwerfen lassen, zu wenig auf korrekten Bau und Charakter ihrer Pferde zu achten. Teilweise trifft das sicher zu, viele Züchter konzentrieren sich aber inzwischen auf die Zucht eines korrekten Pferdes in einem bestimmten Typ.

Diese Curlys sind nicht nur auf der Weide nett anzusehen mit ihren Locken, sondern auch unter dem Spring- und Dressursattel. Und weil sie nun mal echte Allround-Talente sind, beherrschen einige von ihnen sogar den Naturtölt, während andere über den Cow-sense verfügen und sich damit als Westernpferde empfehlen. Daneben sind sie bestens geeignet für Wanderritte, weil sie robust, ausdauernd, nervenstark und charakterfest sind.

Pferdeallergiker aufgepasst!

Großer Beliebtheit erfreuen sich Curlys bei Menschen, die in Gegenwart von „normalen" Pferden allergische Reaktionen wie z. B. Augenbrennen, Niessattacken oder Hautrötungen zeigen. Denn als hätten die Curlys nicht schon genug der verschiedensten Talente und Besonderheiten, sind sie auch noch die geborenen Allergikerpferde.

Wider Erwarten ist es nicht die lange Lockenpracht, die das Auftreten dieser Symptome verhindert. Der Grund liegt eine Ebene tiefer: Obwohl von vielen Menschen fälschlicherweise angenommen, sind die Auslöser für Allergien nie die Tierhaare, sondern Allergene, allergieauslösende Eiweiße oder Eiweißverbindungen, die u. a. in den Hautschuppen der Tiere vorkommen.

Bei Curly Horses sind diese Allergene kleiner als bei „normalen" Pferden und kommen in geringerer Zahl vor. Auf Curlys mit glattem Fell reagieren Pferdeallergiker ebenfalls nicht.

Curlys riechen anders als andere Pferde – nach Wolle. Ihr Fell ist extrem talghaltig. Auch das sauberste Lockenpferd verursacht beim Streicheln Talgablagerungen an den Händen.

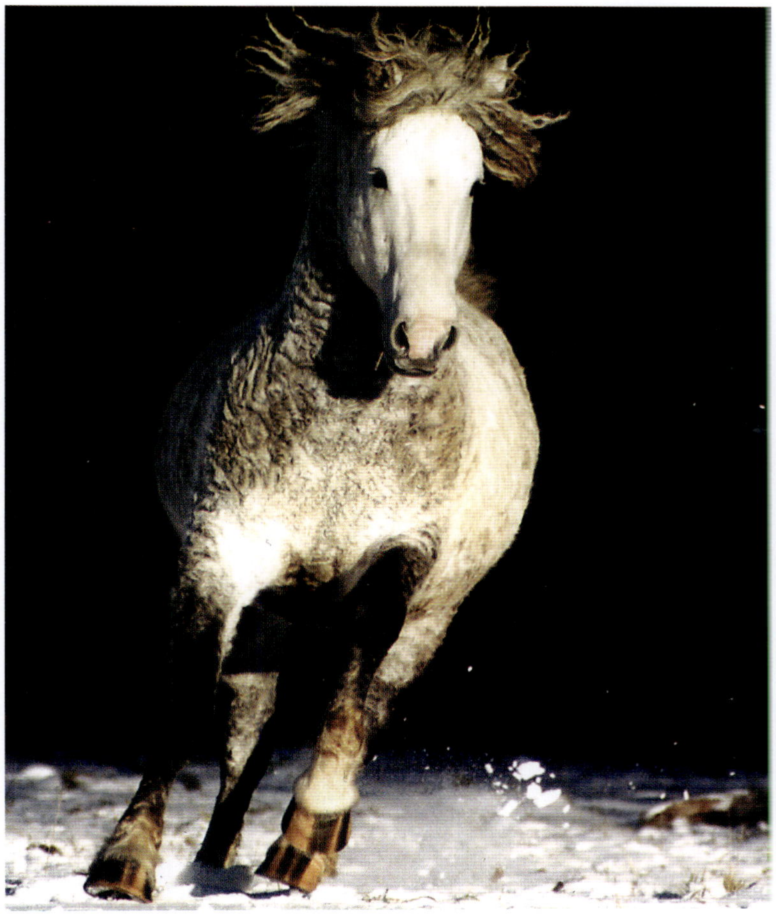

Das Winterfell der Curlys ist gelockt oder zumindest gewellt, im Sommer kann das Deckhaar auch glatt sein. Lockig ist dann nur die Langhaar.

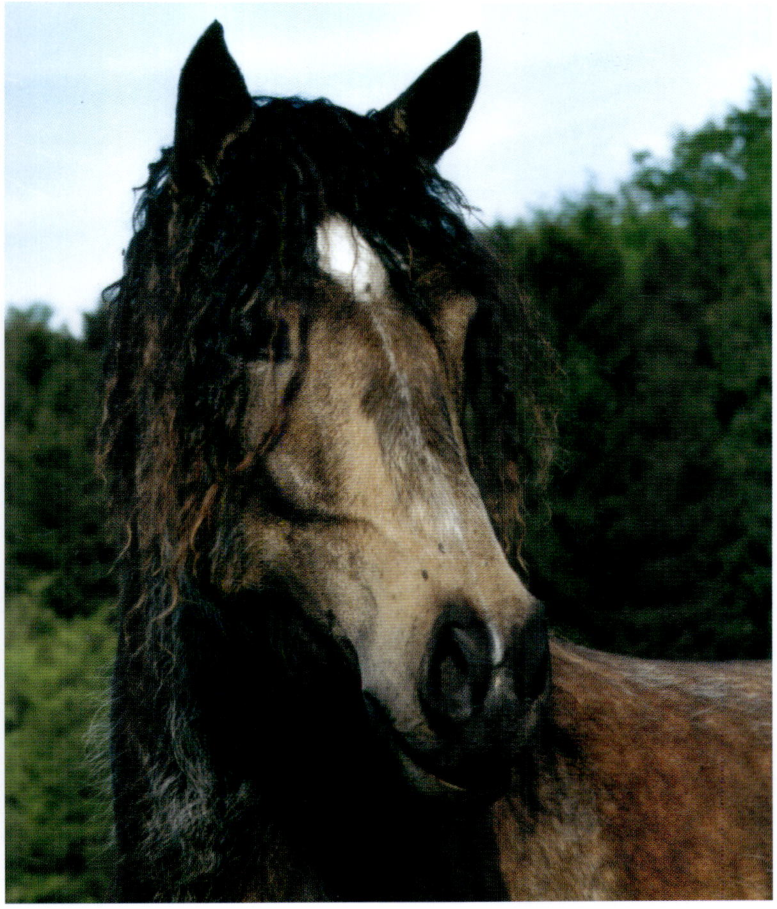

DANK

Dank der Autorin

Mit besonderem Dank an meinen Vater Horst Sgrazzutti, der mich darin bestärkt hat, das Außergewöhnliche zu tun, und an meine Mutter Liane, die mir die ersten Reitstunden auf dem Ponyhof ermöglicht hat. Danke auch an meine „Berliner", die das Buch wohlwollend begleitet haben, und nicht zuletzt an Sabine Hartelt, die mein Interesse am Pferdesport erst weckte und mich mit ihrer Power dazu angetrieben hat, dieses Buch tatsächlich zu schreiben.

Der Verlag dankt für Rat, Tat, Beistand und Fotos:

Daniela Söhnchen
Curly Horses Germany
Die Curly Horses Zucht in NRW
Scheideweg 34
42499 Hückeswagen
Tel: 0700 - 76 46 24 36 (NRW)
www.curly-horses-germany.de
Mail: curly-info@t-online.de

Fritz und Sylvia Krümmel
Ausbilder für Iberische Pferde
Lengelshof 1
40883 Ratingen
www.fritz-kruemmel.de

Minitraber-Team
Karola Döme
Wenningkamp 3
48599 Gronau
www.minitraber.de

Aachen-Laurensberger Rennverein e.V.
Albert-Servais-Allee 50
52070 Aachen
www.chioaachen.de
www.aachen2006.de

Zylindermacher L'Hiver
H. W. de Winter
5405 AR Uden / Niederlande
www.lhiver.nl

Zoo Köln
Dr. Waltraut Zimmermann
Riehler Straße 173
50735 Köln
www.zoo-koeln.de

Joh's Stübben KG
Ostwall 185
47798 Krefeld
www.stuebben.de

Reiterhof am Waldrand
Regina und Michael Fuchsberger GbR
Willmarser Str. 30
97640 Stockheim
www.reiterhof-am-waldrand.de

Rückepferd Max mit Ernst Winkelmann
47929 Grefrath

Baldssuhn Hufbeschlag
Thomas Baldssuhn
Moenicher Heck 4
52396 Heimbach

Stutenmilch-Gestüt Sickinger Höhe
Dr. Guth
Hintereckstr. 11
66506 Maßweiler

Burg Satzvey
53894 Mechernich-Satzvey

Angelika Fengels
Lanter 2
46569 Hünxe

Nationales Zinnmuseum Ommen
Markt 1
7731 DB Ommen
Niederlande

Heinz Hövelmann – Trabfotoagentur
Feldstr. 24
45661 Recklinghausen
Tel: 02361-689892
www.trabfotos.de
Mail: heinz.hövelmann@trabfotos.de

Jacques Toffi
Beselerstr. 27 a
22607 Hamburg
www.toffi-images.de

ABBILDUNGSNACHWEIS

Alle Fotos Jürgen Schulzki / Köln, außer:

Archiv Deutsches Pferdemuseum / Verden (Aller): 98

Archiv Trakehner Verband / Neumünster: 99 (M.l.; M.r.)

Braatz, Peter / Aachen (www.360pixel.de): 136

Corbis: Richard T. Nowitz 10/11, Stapleton Collection 12 (o.), Buddy Mays 12 (u.), Bettmann 15 (o.), Tedd Gipstein 15 (u.), Gianni Dagli Orti 16 (o.), Araldo de Luca 16 (u.), Archivo Iconografico, S.A. 18 (o.), Werner Forman 18 (u.), Historical Picture Archive 19 (o.), Ted Spiegel 19 (u.), Bettmann 20/21, Christie's Images 22, Swim Ink 2, LLC 23 (o.), Julian Calder 23 (u.l.), Bob Thomas (u.M.), Bettmann (u.r.), Tom Brakefield 26 (o.), Sean Sexton Collection 27 (o.), Bettmann 31 (o.l.), Bettmann 33 (o.), John Gillmoure 33 (u.), Adam Woolfitt 35 (o.), Wally McNamee 36 (o.), Bureau L.A. Collection 37, Burstein Collection 39, Kit Houghton 42 (u.), Kevin R. Morris 43 (o.), Yann Arthus-Bertrand 43 (u.), Bettmann 46 (u.), Ludovic Maisant 49, Corbis 52, Bob Krist 53 (o.), Kit Houghton 53 (u.), Tim Thompson 54 (o.), Jerry Cooke 54 (u.), 55 (M.l, M.r.), Larry Lee Photography 55 (o.), Yann Arthus-Bertrand 64 (o.), Bettmann 78, Robert Holmes 79 (o.), Archivo Iconografico, S.A. 19 (u.), Bettmann 80 (o.), Geoffrey Clements (u.), Jonathan Hession/Touchstone/Bureau L.A. Collections 81 (o.l.), Bettmann 81 (o.r.; u.), Araldo de Luca 83 (o.), Hulton-Deutsch Collection 84 (o.), Franz-Marc Frei 85 (o.), Bettmann 86 (o.), Cat's 86 (M.), Corbis 86 (u.), Bettmann 87 (o.), Carl & Ann Purcell 87 (u.), Craig Aurness 88 (u.), Carl & Ann Pucell 88 (o.), Corbis 89 (u.), Bettmann 90, Richard Cummins 91 (o.), Dave Bartruff 91 (u.), Bettmann 92, Quadrillon 93 (o.), Régis Bossu/Sygma 93 (u.), Gianni Dagli Orti 94 (u.), Archivo Iconografico, S.A. 95 (u.), Hulton-Deutsch Collection 96, 97, Kit Houghton 100 (o.), Reuters 100 (u.), Kit Houghton 101 (o.), Craig Aurness 101 (u.), Carl & Ann Purcell 102, Nik Wheeler 103 (o.), Lukas Schifres 103 (M.) Najlah Feanny 103 (u.), Reuters 107 (u.), Arnold Cedric/ Sygma 109 (u.r.), Bettmann 110 (o.), Hulton-Deutsch Collection 111 (u.), Tim Graham/Sygma 112 (o.l.; o.r.), Kit Houghton 112 (u.), Caren Firouz/ Reuters 113 (o.), Franck Prevel 113 (M.), Joe Skipper/Reuters 113 (u.), Bettmann 114, Hulton-Deutsch Collection 114 (o.), Reuters 115 (u.), Hulton-Deutsch Collection 116, Michael S. Yamashita 117 (o.), Layne Kennedy 117 (u.), Kit Hughton 118 (o.), Corbis 118 (u.), Bettmann 119 (M.), Bettmann 134 (M.), Hulton-Deutsch Collection 140 (u.), Tim Graham 146 (o.), Darrell Gulin 150 (o.), John und Lisa Merrill 158/159, Craig Aurness 162 (o.), Scheufler Collection 163, David Stoecklein 169 (o.), Ron Sanford 176 (o.), Paul Almasy 176 (u.), Kit Houghton 177

Ditter, Irina / Köln: 181

Döme, Karola / Dülmen (www.minitraber.de): 120 (u.)

Hövelmann, Heinz / Recklinghausen (www.trabfotos.de): 122, 123

Lufthansa Foto: 140 (o.), 141 (u.l.)

Martinez, Claudio / Köln (www.martinez-design.de): 17 (u.)

Melchior, Leon / Lanaken: 157

Schloss Johannisberg / Geisenheim-Johannisberg: 89 (o.)

Schupp, Holger / Aachen (www.holgerschupp.de): 142 (o.), 143 (o., M.l.)

Söhnchen, Daniela (www.curly-horses-germany.de): 184, 185

Stempell, Kyra / Bedburg: 26/27 (Illustrationen), 40/41 (Illustrationen)

Strauch, Michael / Eschweiler (www.foto-strauch.de): 137 (u.)

Toffi, Jacques / Hamburg (www.toffi-images.de): 62, 63, 104/105, 106, 107 (o.), 110 (u.), 119 (u.)., 121, 124, 125 (o.), 126, 127, 128, 130, 131, 132, 133, 135 (o., u.), 136, 137 (o.), 138, 139, 142 (u.), 146 (u.l., u.r.), 147, 148, 149, 152 (u.), 154, 155, 156, 164 (o.), 165 (o., M.), 167 (o.), 171 (o.l., o.r., u.),180 (u.)

Zimmermann, Waltraut Dr. / Köln (www.koelner-zoo.de): 28/29

LITERATUR- UND QUELLENNACHWEIS

Schnieper, Xaver (Hg.): Pferde in Dichtung und Farbaufnahmen. Luzern 1966.

Busch, Wilhelm: Kritik des Herzes. München 1940.

Binding, Rudolf G.: Reitvorschrift für eine Geliebte. Hildesheim u.a. 1995.

Dossenbach, Monique u. Hans D.: König Pferd. München o.J.

Duve, Karen / Völker, Thies: Lexikon berühmter Tiere. Frankfurt 1997.

Edwards, Hartley: Sattel, Zaumzeug & Geschirr. Cham 1996.

Harrison, Lorraine: Pferde in Kunst, Fotografie und Literatur. Köln 2000.

Isenbart, H.-H. / Bührer, E. M.: Das Königreich des Pferdes. Luzern 1989.

Köhler, Hans Joachim: Tempelhüter. Symbol der Trakehner Pferdezucht und des Landes Ostpreußen. Stuttgart u. Hamburg 1995.

Pourtavaf, Ariane / Meyer, Herbert: Die Brücke zwischen Mensch und Pferd. Warendorf 1998.

Wir haben uns bis Redaktionsschluss intensiv bemüht, alle Rechteinhaber und Quellennachweise korrekt zu recherchieren. Sollten eventuelle Ungenauigkeiten oder Auslassungen festgestellt werden, so bitten wir, diese dem Verlag mitzuteilen, damit sie in Nachauflagen berücksichtigt werden können.

REGISTER

Alle namentlich erwähnten Pferde in kursiver Schrift.

Aachen 136f.
Aachen-Laurensberger Rennverein e.V. 136
Aalstrich 40
Abbayan 48
Abdullah 34, 134
Abschied der Nationen 136f.
Abzeichen 38ff., 74
Acchetta 70
Achal-Tekkiner 49
Achenbach, Benno von 155
Achill 22
Achterzug 155
Ackergaul 64, 84f.
Aegidienberger 68, 70
Aga Khan 111, 115
Ägypter 18
Ahlmann, Christian 34, 62, 132
Albino 35
Alexander der Große 20f.
Allenby, Edward 96
Allende, Isabel 37
Allergen 185
Alpenquarter 66
Alter Réal 53
Althoff, Franz 165
Alva 57
Amazonen 22
American Albino Horse Club 35
American Bashkir Curly Horse 184
American Cream Horse 35
American Saddle Horse 37
Amerikanischer Belgier 65
Amerikanisches Standardbred 121
Amtsschimmel 35
Andalusier 27, 35, 50f., 53, 56, 63, 71, 100, 165
Anglo-Araber 47, 71
Antiope 22
Apassionata 165
Apfel 175
Aphrodite 16
Apokalyptische Reiter 80
Apor 28
Appaloosa 60f.
Araberknick 48
Arabisches Vollblut 35, 47, 48ff., 53, 55, 64f., 121 , 142
Archer, Fred 112
Ares 22
Arion 21
Artgerechte Haltung 176ff.
Ascot 107, 112f.
Ashnai 28
Assyrer 18
Astley, Philip 164
Auffrischer 99
Aufgalopp 110
Ausgleich 108
Ausritt 166f.
Ausrüstung (Pferd) 170ff.
Ausrüstung (Reiter) 168f.
Außenbox 176
Australisches Pony 71
Auswilderung 28f.

Baden-Württembergisches Warmblut 62
Bali-Pony 71
Balkenhohl, Klaus 101
Ballotade 55
Banane 175
Banderas, Antonio 37
Bars 123
Bayard 81
Bayerisches Warmblut 62
Becher's Brook 112
Beerbaum, Ludger 8f., 62, 131, 133, 135, 141, 156f., 166
Beethoven 55
Becker, Otto 34, 62
Behindertenreitsport 152
Bellerophon 21
Ben Hur 92
Bengtsson, Rolf-Goran 132
Berber 27, 50
Bereiter 55
Bersarin, Nikolaj 91
Big Racket 60
Bille und Zottel 163
Black Beauty 36f., 163
Black Jack 36
Blaue Reiter 39
Blender 110
Blinddarm 175
Blindenpony 31
Blinkers 110
Blitz 37, 163
Brabanter 64f., 85
Bradley, Caroline 135
Brauereipferd 85
Brauner 39
Breeders Cup 113
Breeding Stock 61
Brennen 57, 74f.
Brille 30
Bockrichter 154
Bodyguard of Spain 123
Bonaparte 62
Bonfire 62, 127
Bosal 171
Boten 88f.
Britta 163
Brookes, Laureen 163
Brutus 28
Bryant, Bonnie 163
Buchmacher 107, 117
Buffalo Bill 87ff.
Bukephalos 20f.
Byerley's Turk 47, 119

Caligula 18
Calumet Farm 43
Calvaro 34
Camargue-Pferd 35, 58f.
Capellmann, Nadine 63, 127
Caprilli, Federico 131, 172
Caspari, Tina 163
Cento 34, 62
Champion de Lys 133
Charles I. 106
Charles II. 106
China-Pony 71
CHIO 136f.
Chippen 57 75
Chiron 21
Choreografie 127
Chukker 148
Churchill, Winston 109
Classic Touch 135
Cluster, George Armstrong 86f.
Cody, William 89
Comanche 87
Condé 157
Connemara-Pony 71
Conspirateur 131
Conversano 55
Copenhagen 95
Cortés, Hernando 37, 149
Cöster 34, 62, 132
Cowboy 50, 86f., 150f., 162
Cow-sense 61, 150, 185
Crack 110
Crazy Horse 86f.
Crins blanc 58f.
Cromwell, Oliver 106
Crousse, Capitaine 131
Curly Horses 184ff.
Cushing 184
Cutting 66, 151

d'Astarade-Linie 53
Dag 18
Damele 184
Damensitz 22f.
Dänisches Warmblut 46
Darley's Arabian 47, 119
Dartmoor-Pony 71
Deckhengst 42f.
Deckstation 43
Decktaxe 42f., 119
Delon, Alain 37
Deister 156f.
Demeter 21
Desirée 94
Deutsches Derby 107, 113
Deutsches Reitpferd 46
Deutsches Reitpony 71
Deutsches Warmblut 46
Dettori, Lanfranco 107
Distanzreiten 138, 142f.
DNA-Analyse 74
Doma Vaquera 50f.
Domestikation 80f., 181
Donnerhall 126
Donoghue, Steve 114
Dracula 92
Dragoner 96
Drees, Rita 123
Dreispänner 154f.
Dressursport 124ff.
Dubai Millennium 111, 115
Dubai World Cup 113, 115
Dülmener Wildpferde 72f., 183
Dunstan 15
Durchblutung 183

E.T. 135
Echte Abzeichen 40
Eclipse 119
ECS (Equine Cushing Syndrom) 184
Edda 18
Einhorn (Fabeltier) 12f.
Einhorn (Gespann) 155
Einhornwal 13
Einspänner 45, 154
Eisenbahn 89
El Morzillo 37
Elchschaufel 99
Elferzug 155
Eligius 16
Endurance 142f.
Energiefeld 178f.
Englisches Reitpony 71
Englisches Vollblut 42, 47, 53, 60f., 104, 118f., 121, 144, 149
Enorm 8
Eohippus 26
Epona 18
Epsom Derby 115
Equi Magic 165
Equus October 19
Esel 26
Exmoor-Pony 26, 71
Exterieur 32
Evolution 26f.

Fahne (Voltigierübung) 152
Fahrdienstprüfung 91
Fahrsport 66, 154f.
Fairbanks, Douglas 37
Falbe 39
Falsche Abzeichen 40
Farben 24ff.
Farbenfroh 63, 127

Farley, Steven 37, 163
Farley, Walter 37, 163
Favory 55
Feng Shui 178f.
Feldmann, Walter 70
Fell-Pony 71, 183
Fellwechsel 132, 184
Ferrari 103
Fiaker 55, 91, 121
Fischer, Josef Emanuel 55
Fjordpferd (Norweger) 27, 40, 71, 142
Flachrennen 118
Flanke (Voltigierübung) 152
Flemington Race Course 113
Fliege 108
Fliegen 140f.
Flieger 110, 118
Fohlengeld 43
Ford Mustang 102
Frack 128
Francis, Dick 109
Franconi, Antonio 164
Frederiksborger 50, 123
Freiheitsdressur 164f.
Freud, Anna 161
Freud, Siegmund 161
Friedensreiter 88
Friedrich II. der Große 50, 96, 98, 157
Friedrich Wilhelm I. 98
Friedrich Wilhelm von Seydlitz 98
Friese 35, 56f., 63, 165
Friso 57
Fuchs 38f.
Fuchsjagd 144
Führring 110f.
Fünfspänner 155
Fury 37, 163
Fütterung 174f.

Galopprennsport 106ff.
Galiceno 71
Galopp 126
Galoppwechsel 127
Gammur fra Kritholi 68
Gardians 59
Garrocha 51
Gasmaske 97
Gaucho 151
Gebäude 32
Gebiss 170f.
Geläuf 110
Gene 34
Geopathologie 179
Gerenal Stud Book 47, 106, 119
Germanen 18f
Gerte 169
Gespann 154f.
Giftpflanzen 31, 181
Gigolo 62, 125, 127
Godolphin 107, 111
Godolphin Barbe 47, 119
Goethe, Johann Wolfgang von 39
Goldfever 62, 131, 133
Goldstern 101
GPS 139
Gräfin Dönhoff, Marion 98
Grand National Steeplechase 112
Griechen 20f., 124, 164
Grubenponys 84
Grundgangarten 126, 138
Grundsitz 152
Grundtempo 132
Grüner Tisch 131
Guérinière, Robichon de la 124
Gutierrez, Antonio 131
Gymnastik 124, 156

Haaranalyse 74
Habdan 48
Hackamore 171
Hackney 71
Hafer 174f.
Haflinger 35, 40, 66f.
Hagenbeck, Carl 28
Halali 144
Halla 134
Halsring 171
Haltung 176ff.
Hamdani 48
Handicap (Polo) 146
Handicap (Rennen) 108
Hannoveraner 46, 53, 62f., 71, 156
Happy Valley 116
Haras National du Pin 43
Harddraver 123
Haruurara 115
Hatatitla 87
Hauptgestüt 43ff.
Header 151
Healer 151
Heartland 163
Heiliger Martin 19
Heiliger Schimmel 18f.
Heilpädagogisches Reiten/Voltigieren 152
Hengstparade 44ff.
Hephaistos 16
Herzog von Aymond 81
Herzog von Croy 73
Herzog von Cumberland 119
Herzog von Wellington 94f.
Heu 174
Highland-Pony 70f.
Hippolythe 22
Hippotherapie 152
Hispanos 50f.
Hobgoblin 119
Hochweitsprung 133
Hochzeitskutsche 35
Hohe Schule 53, 57, 123
Höhlenmalereien 78f.
Home Alone 30
Homfeld, Conrad 34, 134
Holsteiner 46, 62f., 135
Hopkins, Anthony 37
Hortobágy 29
Howard, Charles 114
Hoy, Bettina 131, 138f.
Huaso 131
Huf 17
Hufeisen 12 ff., 121, 183
Hufnagel 14
Hufschmied 16 f.
Humorist 114
Hundertmeiler 142
Hunter 144
Husaren 94
Hutmacher 128f.
Hyracotherium 26

Iltschi 87
Incitatus 18
Indianer 37, 60, 80, 86f., 89, 151, 184
Irisdiagnose 74
Isabelle 39
Isländer 35, 40, 68f., 142, 182

Jagd 23, 80
Jagdbläser 144f.
Jagdfeld 145
Jagdregeln 144f,
Jagdreiten 144f.
Jagdspringen 139
Jahrhundertrennen 114
Jeanne d'Arc 23
Jockey 108f., 118
Jockey Club 106, 113
Jog 151
Jolly Jumper 86f.

Kaiserin Auguste Victoria 23
Kaiserin Maria Theresia 55
Kaliber 64f.
Kalifen 49
Kallai, Pal 108
Kaltblut 26, 46, 56, 64f., 84f., 120
Kandare 170f.
Kanonenwagen 94ff.
Kapriole 57
Karl VI. 54f.
Karl der Große 81, 136
Kartäuser 50
Kavallerie 20, 63, 94ff., 138, 152, 172
Kelten 18
Kemmer, Heike 62
Kennedy, Caroline 23
Kennedy, Jacqueline 23
Kennedy, John F. 23, 36
Kentauren 21
Kentucky-Derby 107
Kinder und Pferde 160 f.
Kikka-Sho Kyoso 113
King of Boxmeer 115
Kladruber 55
Kleiderordnung 128, 144, 150
Kleiner Onkel 61
Kleist, Heinrich von 22
Kleopatra 46
Knabstupper 61
Knie, Fredy und Fredy jr. 165
Knochen 32
Kolik 140
König Athus 81
Königin Juliana 57
Königlich-Andalusische Reitschule 50
Koppel 180f.
Körperbau 32
Körpertemperatur 46, 183
Kosaken 97
Krieg 52, 80, 94ff.
- 1. Weltkrieg 55, 96f.
- 2. Weltkrieg 55, 63. 96ff., 176
Kronprinzessin Cecilie 23
Kuhaylan 48f.
Kumyss 67
Kür 127
Kürmusik 127
Kurzsichtigkeit 30
Kutsche 45, 90ff.
Kutscher, Marco 62, 131
Kutschpferd 36, 65

Lade 170
Landbeschäler 43
Landgestüt 42ff., 63
Leithengst 30
Leitstute 30
Lessing, Gotthold Ephraim 32
Lettisches Warmblut 46, 62
Levade 55
Lewitzer 71
Lipizzaner 35, 50, 54f., 56f.
Little Bighorn 86f.
Lockenpferde 184f.
Longchamp 113
Lope 151
Lucky Luke 86f.
Ludwig XIV. 58
Lusitano 52f., 56
Lyr 18

Mac Kinley 132
Mächtigkeitsspringen 131
Maestoso 55
Magen 174
Man O'War 43, 114
Managertraining 69

Manege 164f.
Mangalarga Marchadores 68
Manstein, Erich von 97
Marathonwagen 155
Marc, Franz 39
Marengo 94f.
Marlboro-Mann 87
Marske 119
Matratze 177
May, Karl 87
McCulley, Johnston 37
Medusa 21
Mehlkopf, Willibert 131
Melbourne Cup 113
Melliger, Willi 34
Merfelder Bruch 73
Mesohippus 26
Meteor 62, 134
Meute 144f.
Meyer, Eduard 38
Michaels-Beerbaum, Meredith 135
Military 138f.
Miller, Albert G. 163
Milton 34, 135
Mini-Traber 120
Miohippus 27
Mobilgas 103
Mohammed (Prophet) 48f.
Mohammed bin Rahid Al Maktoum 23, 107, 111, 113, 115, 142
Möhre 175
Mongolen 94, 97, 172
Morales, Alberto Larraguibel 131
Morgenarbeit 108
Motender 62
Mounties 101
Mr. Ed 31
Mühle (Voltigierübung) 152f.
Muniqi 49
Mustang 60, 184
Mustang Jeans 103

Nasenzäumung 170f.
Nashorn 26
Napoleon 53, 58, 94f.
National Stud 42
Naturtölter 68, 70, 185
Neapolitaner 50, 55, 63, 65
Neapolitano 55
Newmarket 42, 106, 111
Ney, Michel 95
Niederländisches Warmblut 62
Nilpferd 27
Norfolk Trotter 121
Noriker 64f.
Nótt 18

Oak State 106
Odin 18f.
O'Connor, Cian 131
O'Kelly, Colonel 119
Offenstallhaltung 180f.
Oktoberpferd 19
Old King 35
Old Shatterhand 87
Oldenburger 62f.,
Olivier, Laurence 81
Opel, Irmgard von 138
Orlow, Alexei Grigorjewitsch 123
Orlow-Traber 123
Osoppo 131
Overo 61

Paddock 181
Pahnke, Lisbeth 163
Paint Horse 61
Pales 19
Palmer, John 89
Palomino103
Papiere 33, 40
Partnerschaft 165f.
Paso Fino 68
Paso Peruano 70
Pass 68f.
Passage 124, 127
Patsy-Award 37
Pegaso 103
Pegasus 21
Pelham 170f.
Penthesilea 22
Percheron 64
Perfektionist 99
Perser 20, 146
Perseus 21
Pessoa, Rodrigo 131
Pferde im Film 36f., 92
Pferdeallergie 185
Pferdebücher 163
Pferdediebe 86
Pferdefleisch 64, 78f.
Pferdefuhrwerk 90f.
Pferdehänger 140
Pferde-Lazarett 96
Pferdeliebe 160f.
Pferdemuseum Moskau 99
Pferdemuseum Verden 99
Pferdemusical 165
Pferderennen 20, 60, 180
Pferdeschwanz 46
Pferdespielzeug 162f.
Pferdetransporter 140
Pferdewetten 116f.
Phar Lap 114
Philippe d'Anjou 50
Phillips, Zara 23
Piaffe 53, 57, 127
Piber 54
Picasso, Pablo 21
Pignon, Jean-François 164f.
Pigott, Lester 113
Pippi Langstrumpf 61
Pirouette 51, 52, 57, 125f., 151
Platzangst 140
Pleasure 151
Pliohippus 27
Pluto 55
Polizeipferd 100f.
Polkan 123
Pollard, Red 114f.
Polo 146ff.
Poloausrüstung 148
Polopony 148f.
Poloregeln 148
Polydor 157
Pony 26, 47, 66, 70f.
Ponyexpress 88f., 142
Pony-Schnitt 46
Poros 21
Portugiesische Hofreitschule 53
Poseidon 21
Postkutsche 86, 90
Power, Tyrone 37
Prins 57
Prinz Charles 146
Prinz Harry 146
Prinz William 146
Prinzessin Anne 23, 138
Prinzessin Haya 23
Prinzipienreiterei 167
Prix de l'Arc de Triomphe 111, 113
Przewalski, Nikolaj Michajlowitsch 28
Przewalski-Pferd 26, 28f., 183
PS 102
Pura Raza Español 50f.

Quadriga 44, 93, 155
Quadrille 44, 54f.
Quarter Horse 60f.
Quarter Horse Association 60
Quarter-Mile-Rennen 61
Queen Elizabeth 23, 92f., 112
Queen Mum 92f., 112

Rails 110
Ramskopfpferd 26f.
Rangordnung 30f.
Rappe 36f.
Rappenspalter 36
Ratina Z 9,156
Reining 151
Reisen 140f.
Reiter-SA 97
Reitkleidung 168f.
Reitgeld 108
Reithalfter 170f.
Reitschulen 50, 53f., 57
Rejoneador 52f.
Rembrandt 62, 157
Renaud 81
Rennfarbe 110
Rennleitung 110
Rennpass-Rennen 68
Rennpreis 110
Rentner 156f.
Rheinisches Kaltblut 65
Richard III. 81
Richard Löwenherz 50, 83
Richterspruch 110f.
Rinderhirten 50f., 58, 150f.
Ringstechen 83
Ringwood Cockatoo 139
Ritter 65, 81ff., 169, 172
Ritterturnier 81ff.
Römer 18f., 120, 164, 170
Roping 151
Rosshaar 33
Rossschinder 81
Rosstäuscher 33
Roussel, Athina 23
Rothschild 111
Royal Canadian Mounted Police 101
Royal Horse Artillery 96
Royal Mail 89
Roxana 119
Rückepferd 65, 85
Ruhepunkt 179
Rush on 157
Russel, William H. 88
Rüstung 81ff.
Rusty 62, 127

Sägespäne 177
Salzgeber, Ulla 62, 127
Salinero 62
Sankt Georg 83
Saqlawi 48f.
Sarasani 164
Sarmaten 172
Sattel 170f.
Sattelaufbau 170
Sattelherstellung 171
Satteltypen 51, 170
Sattelclub 163
Schauklpferd 162
Schaudt, Martin 62
Schecke
Schere (Voltigierübung) 152
Scheuklappen 121
Silber 163
Schiller, Friedrich von 21, 96
Schimmel 34f., 38
Schimmelreiter 34
Schlachtross 57, 63, 64, 81, 82f.
Schleppjagd 144f.
Schmidt, Hubertus 62
Schnee 182ff.
Schneepolo 146
Schneerennen 121
Schockemöhle, Alwin 134
Schockemöhle, Paul 71, 135, 156
Schritt 126

Schutzmaske 100
Schwarzwälder Fuchs 85
Schweizer Rappen 36
Seabiscuit 114f.
Sechsspänner 45, 155
Secretariat 118
Seekrankheit 140
Seepferd 27
Seitpferd 152
Seitwärtstreten 151
Seven up 62
Sewell, Anna 36, 163
Sha Tin 116
Shetland-Pony 71
Sidepass 151
Siebenmeilenstiefel 89
Siglavy 55
Simon, Hugo 135
Sinndar 111
Sinne 30f.
Sisi 23
Sitting Bull 86
Shakespear 119
Shakespeare, William 81
Shergar 115
Shirehorse 64f., 85
Shutterfly 135
Skelett 32
Skijöring 146
Skythen 172
Sleipnir 18f.
Sliding Stop 151
Sloothaak, Franke 135
Slowakisches Warmblut 46
Smetanka 123
Solutré-Pferd 58
Sommerrappe 36
Sorraia 27
Spanische Hofreitschule/Wien 54, 57
Spanischer Sattel 51
Spanischer Schritt 51
Spätlesereiter 89
Spiletta 119
Spin 151
Sporen 169
Springsport 130ff.
Sprint 50
St. Leger 113, 118
Staatsgestüt 42f.
Stalin 91
Stall 176ff.
Stammbuch 26f.
Ständerhaltung 176
Startmaschine 108
Startwagen 122
Stechtrab 124
Steckenpferd 162
Steeple chase 111
Stehen (Voltigierübung) 152f.
Steher 111, 118
Steigbügel 51, 172
Steilsprung 133
Steppenpferd 26f.
Sternbild 12, 21
Stiefelknecht 168
Stierkampf 51, 52f., 59
Stoffpferd 162
Stop 50f., 61, 151
Storm, Theodor 34
Strauß, Franz Josef 33
Straight Curlys 184
Stroh 174, 177
Stunthorse 82
Stutenmilch 67
Sulky 120ff.
Sykros 71

Takt 126
Tandem 154
Tapir 26
Tarpan 28
Tätowierung 57, 75
Teichrose 99
Tellington-Jones, Linda 170
Tempelhüter 99
Temperament 46f.
Tennessee Walking Horse 68
Tensor 179
Tevis Cup 142
Therapeutisches Reiten 152
Thiedemann, Fritz 134
Tierarzt 139, 142f.
Tigerschecke 38f.
Tobiano 61
Todd, Marc 139
Tölt 68f.
Töltiberer 68
Torero 51, 52
Totalisator 116
Totes Rennen 108, 111
Trab 126
Traber 35, 120ff., 134
Trabrennsport 120ff.
Trail 66, 151
Trakehner 63, 71, 98f., 134, 138
Tränke 174, 177
Traversale (Seitengang) 44, 50, 52, 124, 138
Treck 98f.
Treideln 89
Trense 170f.
Troika 155
Trojanisches Pferd 20
Tundrenpferd 26f., 71

Überflieger 134f.
Ulan 96
Ungarische Post 94
Unterlegtrense 170
Uphoff, Nicole 157
Urpferd 26f.
Urpony 26f.

Van Grunsven, Anky 62, 127
Vaqueros 50f., 151
Veiga, Manuel 53
Veiga-Linie 53
Vererber 42, 119
Verhalten 30f.
Vielseitigkeit 138f.
Vierspänner 155
Vizir 95
Vollblut 26, 46, 63, 71, 123, 138
Voltigieren 152f.
Voltigierpferd 153
Vulcanus 16

Waage 111
Wabbs 131
Wagenlenker 154
Wagenrennen 19f., 45, 92, 106
Waldheim, Kurt 97
Walk 151
Wanderreiten 143, 185
Wansuela Suerte 62
War Admiral 114f.
Warendorf 42, 157
Warmblut 46, 142
Warwick Rex 134
Wasserader 178f.
Wassergraben 132f.
Wasserhindernis 138f.
Waterford Cristal 131
Waterloo 94f.
Wayne, John 86f.
Weide 180ff.
Weihaiwej 135
Weitsprung 133
Welsh-Pony 71
Weltall 62
Weltfest des Pferdesports 136f.
Wendungen 50f., 61
Werth, Isabell 62, 125, 127, 166
Westernlektionen 146
Westernpferde 60f., 185
Westernreiten 150f.
Westernturniere 150f.
Westfale 62f.
Wetherby, James 106
Wettarten 115f.
Wetteinsatz 116
Wettquote 116
Wewering, Heinz 123
White Turf 121, 146
Wien 54f.
Wikinger 68
Wilder Westen 86f.
Wildman, William 119
Wiltfang, Gerd 136
Windsor-Schimmel 92f.
Winkler, Hans Günter 134, 136
Winnetou 87
Winterrappe 36
Wippe 151
Wirbel 40, 48, 74
Whitaker, John 34, 135

Xenophon 20

Zauberwald 165
Zäumung 170f.
Zebra 26
Zeus 16, 21, 32
Zielfoto 110f.
Zirkus 164f.
Zorro 37
Zottel 163
Zucht 35, 42f.
Zügel 170f.
Zungenfreiheit 171
Zweispänner 154
Zweikampf 30f.
Zwerghackney-Pony 71
Zwergpferd 31
Zwerg-Shetland-Pony 71
Zylinder 128f.
Zylinder-Herstellung 129